北京市高等教育精品教材建设立项项目
高等医学院校康复医学专业方向教材
高等医学院校康复治疗学专业教材

临床康复学

关 骅 主编

华夏出版社

临床康复学

组织委员会

顾　　　问	汤小泉
主任委员	尤　红
副主任委员	高文铸　梁万年　李建军
委　　　员	张凤仁　国乐平　崔树起　线福华　李洪霞

编写委员会

主　　　编　关　骅
副 主 编　王茂斌　励建安
编　　　委　(以姓氏笔画为序)
　　王宁华　王　志　王茂斌　关　骅　孙启良
　　江钟立　励建安　宋　凡　张　通　张建宏
　　陆廷仁　陈学明　孟　申　范建中　洪　毅
　　胡莹媛　崔寿昌　薛　磊　戴　红

序

自20世纪80年代起,随着我国国民经济的发展和人民生活水平的不断提高,康复医学在我国开始兴起,康复医学教育也随之逐渐发展。为了适应21世纪现代化建设和我国卫生事业改革与发展的需要,培养具有创新精神和实践能力的康复医学专门人才,加强康复医学专业教材建设势在必行。

首都医科大学康复医学院自1991年开办临床医学专业康复医学专业方向教育以来,培养了多届本科生和研究生,自编的康复医学专业方向系列教材曾获首都医科大学优秀教材一等奖。鉴于康复医学理论与实践的不断提高,满足教学需要,我们在原教材的基础上,组织国内知名的康复医学专家又重新编写了这套系列教材。教材包括《临床康复学》、《康复疗法学》、《康复评定学》和《社会康复学》。此套教材已被北京市教育委员会作为"北京市高等教育精品教材建设立项项目"。教材内容全面、深入、新颖,具有较强的理论性和实践性,反映了康复医学的最新进展与动态,充分体现了教材"五性三基"的基本要求,即科学性、思想性、先进性、启发性和适用性,以及基本理论、基本知识和基本技能。

此套教材适用于临床医学专业康复医学专业方向教育、康复治疗学本科教育和选修康复医学课的本科生、研究生使用,也可作为康复医学工作者的参考用书。由于编写时间短、仓促,因此难免出现不当之处,欢迎广大读者提出意见和建议,以便再版时修订。

这套教材的编写得到了北京市教育委员会的大力支持,在此表示感谢!

尤 红

2003年3月

前　言

随着康复医学理论与实践的发展，特别是近年来早期康复和专科康复的发展，使康复医学成为重要的临床学科。临床康复学作为康复医学的重要组成部分，最能体现康复医学的基本特点，高水平的临床康复医学人才的培养则是康复医学发展中面临的重要课题。

本书作为北京市高等教育精品教材和国内首部临床康复学教材，主要用于康复医学专业方向本科教育及康复治疗学专业本科教育之用，同时也可作为选修康复医学课程的本科生或研究生的参考教材。希望本书的出版有助于临床康复医学人才的培养。

目前，发达国家的一些临床医生既是某个临床专业（如神经内科、骨科、心血管病科等）的专科医生，又是神经康复、骨科康复、心肺康复等方面的专家。正如中国康复医学会会长耿德章教授指出的：要推动我国临床康复医学的发展，也同样需要这种"双料"专家。因此，希望本书也能成为临床各科医生的参考书，从而促进临床康复工作的发展和患者功能的最大恢复。

本书作者均为在相应领域从事临床康复工作的专家和医师，但因我国临床康复医学尚处于发展阶段，经验有限，不足之处在所难免。书中如有错讹与疏漏，敬请指正。

编　者

目 录

第一章 总论 ……………………………………………………………………… (1)
  第一节 临床康复学概述 ………………………………………………………… (1)
    一、康复、康复医学与临床康复学 …………………………………………… (1)
    二、康复医学与治疗医学 ……………………………………………………… (3)
    三、康复的基本目标 …………………………………………………………… (4)
  第二节 康复治疗组 ……………………………………………………………… (6)
    一、康复医学的工作模式 ……………………………………………………… (6)
    二、基本模式与治疗组成员 …………………………………………………… (7)
    三、发展趋势 …………………………………………………………………… (9)
  第三节 临床康复效果的评定 …………………………………………………… (10)
    一、身体的构成成分、活动和参与能力 ……………………………………… (10)
    二、功能与残疾 ………………………………………………………………… (11)
    三、背景因素与健康 …………………………………………………………… (12)
    四、与国际接轨的评定方法 …………………………………………………… (12)
  第四节 临床康复医师的资格与职责 …………………………………………… (13)
    一、资格 ………………………………………………………………………… (13)
    二、职责 ………………………………………………………………………… (15)
  附:《国际功能、残疾和健康分类》临床医生用检查表 ………………………… (17)

第二章 脑血管疾病的康复 …………………………………………………… (22)
  第一节 脑血管疾病的临床诊治 ………………………………………………… (22)
    一、脑血管疾病概述 …………………………………………………………… (22)
    二、脑梗死 ……………………………………………………………………… (23)
    三、脑栓塞 ……………………………………………………………………… (29)
    四、脑出血 ……………………………………………………………………… (30)
  第二节 脑血管疾病的临床康复 ………………………………………………… (34)
    一、脑血管疾病后的功能障碍 ………………………………………………… (34)
    二、康复评定 …………………………………………………………………… (35)
    三、康复治疗 …………………………………………………………………… (36)
  第三节 脑卒中并发症的康复 …………………………………………………… (64)
    一、废用综合征 ………………………………………………………………… (64)
    二、过用综合征 ………………………………………………………………… (65)

三、误用综合征 ………………………………………………………… (65)
　　四、脑卒中肩部并发症 …………………………………………………… (65)
第三章　颅脑损伤的康复 ……………………………………………………… (67)
　第一节　颅脑损伤的临床诊治 …………………………………………… (67)
　　一、分类诊断 ……………………………………………………………… (67)
　　二、临床治疗原则 ………………………………………………………… (70)
　　三、并发症的防治 ………………………………………………………… (72)
　第二节　颅脑损伤的临床康复 …………………………………………… (73)
　　一、康复评定 ……………………………………………………………… (73)
　　二、康复治疗 ……………………………………………………………… (81)
　　三、康复护理 ……………………………………………………………… (84)
　第三节　颅脑损伤的高压氧治疗 ………………………………………… (87)
　　一、基本概念 ……………………………………………………………… (88)
　　二、治疗原理 ……………………………………………………………… (89)
　　三、治疗指征 ……………………………………………………………… (89)
　　四、治疗禁忌证 …………………………………………………………… (90)
第四章　脊髓损伤的康复 ……………………………………………………… (91)
　第一节　脊髓损伤的临床诊治 …………………………………………… (91)
　　一、分类诊断 ……………………………………………………………… (91)
　　二、临床处理 ……………………………………………………………… (96)
　　三、并发症的防治 ………………………………………………………… (101)
　第二节　脊髓损伤的临床康复 …………………………………………… (113)
　　一、康复评定 ……………………………………………………………… (114)
　　二、康复治疗 ……………………………………………………………… (117)
　　三、康复护理 ……………………………………………………………… (124)
第五章　脑性瘫痪的康复 ……………………………………………………… (126)
　第一节　脑性瘫痪的临床诊治 …………………………………………… (126)
　　一、临床分类 ……………………………………………………………… (126)
　　二、临床治疗 ……………………………………………………………… (133)
　第二节　脑性瘫痪的临床康复 …………………………………………… (133)
　　一、康复评定 ……………………………………………………………… (133)
　　二、康复治疗 ……………………………………………………………… (141)
　　三、康复护理 ……………………………………………………………… (148)
　　附：小儿各种发育规律及评定表 ………………………………………… (155)
第六章　周围神经损伤的康复 ………………………………………………… (165)
　第一节　周围神经损伤的临床诊治 ……………………………………… (165)
　　一、分类诊断 ……………………………………………………………… (165)
　　二、治疗原则 ……………………………………………………………… (169)

三、并发症的防治 ……………………………………………………………… (173)
　第二节　周围神经损伤的康复 ………………………………………………… (174)
　　一、康复评定 ……………………………………………………………… (174)
　　二、四肢主要周围神经的解剖及评定要点 ……………………………… (176)
　　三、康复治疗 ……………………………………………………………… (185)
　　四、康复护理 ……………………………………………………………… (190)

第七章　骨关节伤病的康复 ……………………………………………………… (192)
　第一节　骨折的康复 …………………………………………………………… (192)
　　一、骨折概述 ……………………………………………………………… (192)
　　二、康复评定 ……………………………………………………………… (197)
　　三、康复治疗 ……………………………………………………………… (198)
　第二节　骨关节病的康复 ……………………………………………………… (202)
　　一、骨关节炎的临床诊治与康复 ………………………………………… (202)
　　二、类风湿关节炎的临床诊治与康复 …………………………………… (204)

第八章　截肢的康复 ……………………………………………………………… (212)
　第一节　截肢的临床问题 ……………………………………………………… (212)
　　一、截肢的适应证 ………………………………………………………… (212)
　　二、截肢外科技术进展 …………………………………………………… (213)
　　三、儿童截肢的特点 ……………………………………………………… (219)
　　四、截肢术后并发症及其处理 …………………………………………… (220)
　第二节　截肢的临床康复 ……………………………………………………… (223)
　　一、截肢术后的康复评定 ………………………………………………… (224)
　　二、截肢的康复治疗 ……………………………………………………… (228)
　　三、假肢的选择 …………………………………………………………… (231)

第九章　关节置换术后的康复 …………………………………………………… (241)
　第一节　关节置换术的临床问题 ……………………………………………… (241)
　　一、关节置换术的适应证 ………………………………………………… (241)
　　二、关节置换术的基本类型 ……………………………………………… (241)
　　三、术后并发症的处理 …………………………………………………… (243)
　第二节　关节置换术后的临床康复 …………………………………………… (245)
　　一、康复评定 ……………………………………………………………… (245)
　　二、康复治疗 ……………………………………………………………… (250)
　附：美国膝关节协会全膝关节置换术后X线评分 …………………………… (257)

第十章　手外伤的康复 …………………………………………………………… (258)
　第一节　手外伤的临床检查与康复评定 ……………………………………… (258)
　　一、一般检查 ……………………………………………………………… (258)
　　二、功能评定 ……………………………………………………………… (261)
　第二节　手外伤的临床康复 …………………………………………………… (262)

一、手部软组织损伤和术后的康复 …………………………………………………………(262)
　　二、手部骨折的康复 ………………………………………………………………………(267)
　　三、手部肌腱修复术后的康复 ……………………………………………………………(269)
　　四、手部周围神经修复术后的康复 ………………………………………………………(273)

第十一章　颈肩腰腿痛的康复 …………………………………………………………………(276)
第一节　颈肩腰腿痛的临床分类诊断 …………………………………………………(276)
　　一、颈背部筋膜纤维织炎 …………………………………………………………………(277)
　　二、颈部软组织劳损 ………………………………………………………………………(278)
　　三、颈椎病 …………………………………………………………………………………(279)
　　四、棘上棘间韧带损伤 ……………………………………………………………………(282)
　　五、急性腰扭伤 ……………………………………………………………………………(282)
　　六、腰背部筋膜纤维织炎 …………………………………………………………………(283)
　　七、腰肌劳损 ………………………………………………………………………………(283)
　　八、腰椎间盘突出症 ………………………………………………………………………(284)
第二节　颈肩腰腿痛的临床治疗原则 …………………………………………………(287)
　　一、祛除病因或诱因 ………………………………………………………………………(287)
　　二、缓解或消除症状 ………………………………………………………………………(288)
　　三、预防复发 ………………………………………………………………………………(288)
第三节　颈肩腰腿痛的临床康复 ………………………………………………………(288)
　　一、颈肩痛的临床康复 ……………………………………………………………………(288)
　　二、腰腿痛的临床康复 ……………………………………………………………………(292)

第十二章　冠心病的康复 ………………………………………………………………………(298)
第一节　冠心病的临床诊治基础 ………………………………………………………(298)
　　一、临床基础 ………………………………………………………………………………(298)
　　二、诊断标准 ………………………………………………………………………………(298)
　　三、临床治疗概要 …………………………………………………………………………(301)
　　四、康复问题 ………………………………………………………………………………(304)
第二节　冠心病的临床康复 ……………………………………………………………(304)
　　一、康复治疗基础 …………………………………………………………………………(304)
　　二、康复治疗 ………………………………………………………………………………(319)

第十三章　呼吸功能障碍的康复 ………………………………………………………………(336)
第一节　呼吸功能障碍的临床诊断 ……………………………………………………(336)
　　一、呼吸功能障碍的分类诊断 ……………………………………………………………(336)
　　二、慢性阻塞性肺病的临床治疗原则 ……………………………………………………(337)
第二节　呼吸功能障碍的临床康复 ……………………………………………………(339)
　　一、病人的选择标准 ………………………………………………………………………(339)
　　二、康复评定 ………………………………………………………………………………(340)
　　三、康复治疗 ………………………………………………………………………………(349)

四、呼吸康复的应用范围 ………………………………………………… (360)
第十四章 糖尿病的康复 ………………………………………………… (361)
　第一节 糖尿病的临床诊治 ……………………………………………… (361)
　　一、诊断 ………………………………………………………………… (361)
　　二、分型 ………………………………………………………………… (362)
　　三、治疗 ………………………………………………………………… (363)
　　四、并发症防治 ………………………………………………………… (365)
　第二节 糖尿病的临床康复 ……………………………………………… (366)
　　一、运动疗法 …………………………………………………………… (367)
　　二、糖尿病足的康复 …………………………………………………… (370)
第十五章 老年病的康复 ………………………………………………… (374)
　第一节 老年病的临床特点 ……………………………………………… (374)
　　一、老年期的相关问题 ………………………………………………… (374)
　　二、老年病的临床特点 ………………………………………………… (379)
　第二节 老年病的康复 …………………………………………………… (381)
　　一、老年神经系统疾病的康复 ………………………………………… (381)
　　二、老年心脏病的康复 ………………………………………………… (388)
　　三、老年呼吸系统疾病的康复 ………………………………………… (398)
　　四、老年骨质疏松症的康复 …………………………………………… (402)
　　五、老年骨关节病的康复 ……………………………………………… (404)
　　六、老年白内障的康复 ………………………………………………… (405)
　　七、老年聋的康复 ……………………………………………………… (406)
　　八、老年常见健康问题的康复 ………………………………………… (406)
第十六章 烧伤的康复 …………………………………………………… (410)
　第一节 临床诊治 ………………………………………………………… (410)
　　一、诊断 ………………………………………………………………… (410)
　　二、早期处理 …………………………………………………………… (411)
　　三、并发症 ……………………………………………………………… (413)
　第二节 康复治疗 ………………………………………………………… (414)
　　一、早期康复 …………………………………………………………… (414)
　　二、后期康复 …………………………………………………………… (418)
第十七章 疼痛的康复 …………………………………………………… (421)
　第一节 慢性疼痛的临床诊断 …………………………………………… (421)
　　一、慢性疼痛理论 ……………………………………………………… (421)
　　二、慢性疼痛诊断步骤 ………………………………………………… (428)
　第二节 慢性疼痛的康复 ………………………………………………… (429)
　　一、康复评定 …………………………………………………………… (429)
　　二、康复治疗 …………………………………………………………… (433)

三、几种慢性疼痛的综合治疗 …………………………………………………………… (437)
第十八章　康复医疗中的急症 …………………………………………………………… (445)
第一节　心搏骤停 …………………………………………………………………… (446)
一、原因 …………………………………………………………………………………… (446)
二、临床表现 ……………………………………………………………………………… (446)
三、治疗 …………………………………………………………………………………… (446)
第二节　急性心功能不全 …………………………………………………………… (447)
一、原因 …………………………………………………………………………………… (447)
二、临床表现 ……………………………………………………………………………… (447)
三、治疗 …………………………………………………………………………………… (448)
第三节　血栓性疾病 ………………………………………………………………… (449)
一、深静脉血栓形成 ……………………………………………………………………… (449)
二、肺栓塞 ………………………………………………………………………………… (451)
第四节　吸入性肺炎 ………………………………………………………………… (455)
一、病因 …………………………………………………………………………………… (455)
二、病理和病理生理 ……………………………………………………………………… (455)
三、临床表现 ……………………………………………………………………………… (455)
四、预防和治疗 …………………………………………………………………………… (456)
第五节　急性呼吸衰竭 ……………………………………………………………… (456)
一、康复患者发生急性呼吸衰竭的原因 ………………………………………………… (456)
二、临床表现 ……………………………………………………………………………… (457)
三、治疗 …………………………………………………………………………………… (457)
第六节　癫痫 ………………………………………………………………………… (457)
一、康复患者中发生癫痫的常见疾病 …………………………………………………… (458)
二、癫痫的常用实验室检查 ……………………………………………………………… (458)
三、抗癫痫药物的选择 …………………………………………………………………… (459)
第七节　骨折 ………………………………………………………………………… (459)
一、引起骨质疏松的常见疾病 …………………………………………………………… (459)
二、骨折发生的常见部位 ………………………………………………………………… (460)
三、骨折的处理 …………………………………………………………………………… (460)
第八节　康复过程中的情感危机 …………………………………………………… (461)
一、脊髓损伤患者的情绪障碍 …………………………………………………………… (461)
二、偏瘫患者的情绪障碍 ………………………………………………………………… (462)

主要参考文献 ……………………………………………………………………………… (464)

第一章 总 论

第一节 临床康复学概述

目前，WHO 已将医学分为保健医学、预防医学、治疗医学（curative medicine）和康复医学（rehabilitation medicine）四个领域。根据卫生部综合医院康复医学管理规范第三条有关规定，康复医学科是在康复医学理论指导下的从事康复医疗服务的临床科室。目前，一方面康复中心和部分综合医院康复医学科已建立康复病区、开设康复病床进行临床康复治疗，另一方面又要与相关临床科室密切协作，为病伤急性期、恢复早期的患者提供康复医学专业诊疗服务。康复医学的发展，特别是近年来早期康复和专科康复的发展，使得康复医学和治疗医学的关系更加密切。从医疗时间上看，康复医疗不再仅是临床医疗的延续，而应尽早和临床医疗同时进行。从医疗空间或范围上看，康复医学已深入传统临床治疗医学的各专科领域，形成了如骨科康复学，神经康复学等专科康复学。临床康复（clinical Rehabilitation）专科杂志已在国内外出版，临床康复学已成为康复医学的重要组成部分，成为康复医学和临床治疗医学密切结合的学科，受到康复医师和临床医师的重视。

一、康复、康复医学与临床康复学

(一) 康复

康复（rehabilitation）作为一个与人类功能障碍相关的概念，最初是伴随骨科医师的临床工作出现的。尽管"康复"作为一个词（rehabilitation），早在 1864 年已由 Torro 在其著作中应用。但骨科医师 Law 首先将此概念应用于有关截肢处理的医学论文中，首次提出"战伤患者的康复问题"。从此，"康复"作为医学概念逐步推广应用于医学领域。

1. **康复的定义** 1969 年，世界卫生组织（WHO）对康复作了如下定义："康复是指综合地、协调地应用医学的、社会的、教育的和职业的措施，对患者进行训练和再训练，使其活动能力达到尽可能高的水平。"1981 年，世界卫生组织（WHO）医疗康复专家委员会对康复作了新的定义："康复是指应用各种有用的措施以减轻残疾的影响和使残疾人重返社会。康复不仅是指训练残疾人使其能适应周围的环境，而且也包括调整残疾人周围的环境和社会条件以利于他们重返社会。"1994 年，康复专家 Hellender 对康复的定义作了补充，即：康复包括应用所有措施减少残疾的影响，使残疾者达到自立，有较好的生活质量，能实现其抱负，回归社会。我国康复学者认为，康复是综合、协调地应用各种措施，减少病伤者身、心、社会功能障碍，以发挥其身体、解剖的最高潜能，使病伤者能重返社会，提高生活质量。康复医学的对象不仅包括残疾人、老年人、慢性病患者，而且包括急性期和恢复早期的患者。可以认为，随着社会的发展，对康复的认识将逐渐深化。

2. 康复的领域 从康复的定义中可以明确康复的领域包括：医学康复(medical rehabilitation)，即利用医学手段促进康复；教育康复(educational rehabilitation)即通过特殊教育和培训促进康复；职业康复(vocational rehabilitation)即通过职业培训恢复适当的就业能力；社会康复(social rehabilitation)即在社会层次上，采取与社会生活相关的包括法律的措施，为残疾人重返社会创造必要的条件。上述四个方面体现了全面康复的基本概念。

(二)康复医学

1. 康复医学(rehabilitation medicine)的定义 《康复医学辞典》(1983，美国)解释："康复医学是涉及医疗康复所有方面的医疗专业。"缪鸿石依据国际传统观点认为，康复医学是主要利用医学的措施，治疗因外伤或疾病而遗留功能障碍致独立生活有困难的躯体性残疾者，使其功能达到可能达到的最大限度，为他们重返社会创造条件的医学分支。目前在康复医学(rehabilitation medicine)和医疗康复(medical rehabilitation)的基本概念上仍存在着不同意见。国内学者经过探讨认为，医疗康复是康复事业在医学上的一个侧面，包括各种残疾的医学方面的所有问题，也包括对康复有利而在医学上可以应用的一切技术和方法。它不是一个学术或学科的概念，而是按照目的和范围确定的概念。在康复医学的实际工作中，康复医学与临床治疗医学的发展密切结合表现在早期康复和强化康复逐步受到重视等方面，康复医学范围的扩大则表现在形成了与临床治疗医学相对应的康复医学的各个分支学科等方面，临床康复学的发展体现了康复医学进一步与临床工作融合的趋势。

2. 康复医学的基本内容 康复医学是一门跨学科的应用科学，又是一门有其专科理论和专门技术的医学科学。因此，康复医学的内容既与临床医学各学科相联系，又与其他学科相区别。康复医学的主要内容如下：

(1)康复医学基础学 包括功能解剖学、运动学、生理学、生物力学、病理学及残疾学等。

(2)康复评定学 康复功能评定是对功能障碍进行测定和分级的学科，是康复治疗的基础，通过康复评定可制定康复治疗方案和评价康复效果。康复评定包括躯体功能评定(ROM，MMT等)，心肺功能评定，神经电生理测定，心理学评定，日常生活能力评定等。

(3)康复治疗学 康复治疗是康复医学中最具特色的部分，通过康复训练等治疗措施促进功能恢复、代偿或补偿。包括物理治疗(physical therapy)，作业治疗(occupational therapy)，语言治疗(speech therapy)，心理治疗及支具矫形器应用等。中国传统康复疗法如按摩，药浴等也是康复治疗的重要部分。

(4)临床康复学 根据对临床各专科各类病残或伤残所致的功能障碍的特点，进行有针对性的康复评定、康复治疗及相关问题研究的学科。如骨科康复、神经康复、糖尿病康复、肿瘤康复及老年病康复、儿科病康复等。

(5)社区康复学 具有功能障碍的病伤残者出院后，必须回归到家庭和社区并利用社区资源继续康复。1981年，WHO对社区康复的定义是："在社区的层次上采取康复措施。这些措施是利用和依靠本社区的资源进行的，包括残疾者自身、家庭和社会。"社区康复学是研究社区康复的目标、方法及社区康复的管理等，一些内容已超出康复医学的范畴。

(三)临床康复学

康复医学随着专科康复的开展，促进了与临床专科相应的临床康复学的发展。随着专科康复的发展,在一些国家出现了临床专科康复医师,如骨科康复医师,神经康复医师。专科康复学和专科康复医师队伍的发展体现了临床康复学已深入临床工作之中,体现了康复医学与临床治疗医学的密切关系。临床医师既是临床专科医师,通过学习也应可以成为该专科的康复医师,因为康复是所有医师的责任。而且,临床阶段又是康复的最佳时期。尽管临床实际工作中,临床专科医师难以也不需掌握康复医学的全面知识,但应了解本专科疾病康复的基本知识,才能提高治疗水平。临床康复学的基本领域主要包括:

1. 骨科康复学(orthopeadic rehabilitation)是一门研究骨与关节、肌肉及外周神经和软组织的损伤、畸形和疾病所致的功能障碍及康复处理的学科。康复的手段包括必要的手术治疗和手术前后的功能训练,假肢和矫形器的装配等。

2. 神经康复学(neurological rehabilitation)是一门研究中枢神经系统及外周神经系统病损所致的功能障碍及康复处理的学科。

3. 其他康复学科 包括肿瘤康复学,老年病康复学,心脏病康复学等。

二、康复医学与治疗医学

在现代医学体系中,保健医学、预防医学、治疗医学和康复医学都是必要的组成部分,相互联系又相互区别构成一个整体。20 世纪 80 年代以前,人们普遍认为康复是临床治疗的延续,是对治疗后的功能障碍进行康复。20 世纪 80 年代以来,更多学者认识到康复应与临床治疗紧密结合,相互渗透。康复医学与临床治疗医学的相互关系体现在临床实际工作之中:从临床处理早期开始开展早期康复;外科手术治疗为康复治疗创造必要的条件及临床医师和康复医师协作开展康复评定等。临床康复研究结果显示:早期康复效果明显优于后期康复的效果,只有开展早期康复才能达到理想的康复效果;康复不仅是临床治疗后的延续而且应与临床治疗紧密结合,康复只有与临床治疗紧密结合才能达到理想的效果。近年来国际及国内建立的专科中心,如脊髓损伤中心(spinal unit)、脑卒中单元(stroke unit)为患者提供了临床急救、早期治疗和早期康复的系列服务,取得了治疗康复效果良好、住院时间较短及花费相对较少的结果,充分体现了临床治疗医学和康复医学密切结合的优越性。康复医学和治疗医学的结合也体现了医学发展从生物学模式向生物-心理-社会-文化模式的转变。但是,康复医学和治疗医学是医学的不同学科,由于长期以来将治疗医学称为临床医学,又由于康复医学科已确定为临床科室且康复医学已与临床治疗医学关系日趋密切,因此探讨和了解康复医学和治疗医学的关系具有重要的理论和现实意义。两者的异同比较如表 1-1。

1. 治疗方向或目标 康复医学与临床治疗医学的基本区别是治疗方向或目标不同。临床治疗医学主要是针对原发疾病进行治疗,是采取一切必要医疗措施逆转原发疾病病理过程或消除病因,挽救生命,治愈伤病。康复医学则是针对功能障碍进行治疗,是需采取一切必要代偿或补偿功能的方法。临床工作中可能发生临床治疗"成功",而从康复角度评价是失败的病例。如小腿外伤离断后,在肢体短缺 20 厘米情况下断肢再植成功后,造成患者行走或安装假肢均困难。骨折愈合后关节发生挛缩、功能受限是更多见的情况。但是,必须强调的是,康复医学和治疗医学的最终目的的一致性,即保障人的健康。无论在 WHO 关于残疾的 ICIDH 分类(1980)还是在 WHO 关于功能、残疾和健康的 ICF 分类(1997,2001)中都体现出这种一致性。因为，对损伤(impairment)的防治是功能康复的重要条件。因此，在了解康复医学与治疗医学区别的基础上，加强临床工作中康复与治疗医学的有机合作具有重要意义。

表1-1 康复医学与治疗医学的比较

项目	治疗医学	康复医学
治疗对象	外伤及疾病患者	暂时或永久性功能障碍患者
治疗方向	消除病因，逆转疾病的病理过程	促进功能的恢复代偿或补偿
病历内容	常规临床病历	临床病历及功能障碍评定等
治疗方法	药物手术治疗辅以其他治疗	康复治疗和必要的药物手术
诊疗方式	主管专科医师及责任护士	康复治疗组(Team work)
护理方式	替代护理为主(整体化护理)	介助护理为主
患者态度	相对被动(配合)参与治疗过程	必须积极主动参与诊疗过程
家属介入	一般不需要家属直接介入	需要家属直接介入

2. 负责人　康复医学与临床治疗医学的重要区别还在于临床治疗主要由专科医师和护士负责实施，即由专科医师负责诊断和制定治疗方案；康复治疗则由医师、护士、PT士、OT士及心理医师等共同组成的多学科康复治疗组进行(team work)。临床治疗前应由专科医师明确诊断，康复治疗前则应由康复治疗组进行康复评定和制定康复计划，康复评定应定期进行并应根据评定结果调整康复治疗计划和目标。康复治疗组是康复医疗的核心，在组长的协调下各专业人员对患者进行检查评定，提出各自的意见后，由组长归纳制定康复治疗计划。康复治疗组是一种多学科合作的工作方式，有其特有的工作特点，需要在实际工作中不断总结经验。

3. 护理特点　康复医学与临床医学的区别还表现在临床与康复护理的不同。康复护理中基础护理技术与临床护理是一致的，但康复护理注意患者自己能力的发挥。康复护士不仅要完成基本护理任务，还要指导或协助患者在病区开展康复训练。其重要特点是要千方百计地使患者从被动接受他人护理(替代护理)转变为自己尽可能照料自己的自我护理，护士需要花费更多时间指导或协助(介助护理)。康复护士还是康复教育的组织者，使患者及家属了解康复的目标和基本方法，以利于患者住院期间和出院后的康复。

4. 患者的角色　康复医学与临床医学的区别还在于，在临床治疗中患者主要是治疗的"被动"接受者，而在康复治疗中患者应是治疗的主动参加者，医师和患者都必须深刻理解这一不同点。尽管在临床治疗中需要患者的主动积极的配合治疗，但临床治疗主要由主管医师和护士实施。在康复治疗全过程中，患者不仅是主动的参加者，而且是康复治疗小组的重要成员，参加康复评定及制定康复目标的讨论。康复治疗的经验显示，没有患者的主动参加，任何康复治疗都不会达到理想的效果，已达到的目标也不能维持。

康复医学和治疗医学的最终目标的一致性体现在康复医学与治疗医学在临床工作中的密切结合，临床医师应了解两者的关系将有利于促进临床康复医学的发展。

三、康复的基本目标

在制定康复治疗计划时，每个患者其具体的康复目标往往是不同的。确定每一个病伤患者具体的康复目标主要依据其病伤的分类诊断和功能评定,同时参考患者的年龄、体质,有无其他合并症等情况。但是从康复医学的基本观点出发,患者的基本康复目标又是一致的。康复医学的目的是利用以医学为主的多种手段,设法使患者已经受限或丧失的功能和能力恢复到可能达到的最大限度,以便他们能重返社会,过一种接近正常或比较正常的生活。康复基本目标主要包括两个方面:增加患者的独立能力(independence),使患者能回归社会并进行创造性生活(productive life)。

(一)重获独立能力

重获独立能力是康复的首要目标。长期以来,康复被认为是一个通过康复训练等手段使患者获得尽可能高的身体独立水平的过程。日常生活活动(ADL)或生活自理能力(Self-Care)的明显提高往往被作为临床康复成功的标志。长期以来,独立能力的概念被极度限制在身体的(肉体的)独立能力范围之内,即把生活自理能力(self-care)作为独立能力的指标。然而,独立能力不能单纯看作为身体或生理功能上的独立能力,而且应包括独立作出决定和解决问题的能力即自决能力(self-determination)。如果只强调身体的独立能力,就使得如高位脊髓损伤这样的患者失去了康复的目标和意义而无法获得潜在的独立能力。实际上,这些高位脊髓损伤患者可以通过指导别人协助和应用某些辅助器械达到一种相对独立的生活方式。因此,在所有患者的临床康复过程中,要同时注意培养患者的自决能力(self-determination),从而尽可能地达到身心的独立(independense)。独立功能评定FIM体现了这两方面内容。

(二)回归社会并进行创造性的生活(productive life)

至今,很多康复医师仍把康复的目标局限于生活自理能力或独立能力的恢复或提高,康复治疗主要局限于物理疗法、作业疗法等体能方面的训练,社会适应能力的恢复及潜在的就业能力的恢复往往被忽视,甚至被忽略。患者和家属满足于患者生活自理,认为重新工作是不可能或不必要的。生活自理能力的恢复,为社会适应能力和就业能力的恢复奠定了基础,但是生活自理能力的恢复不意味着社会适应能力和就业能力的恢复。患者只有生活自理能力,可以使他能在家庭环境之中进行一定程度的独立活动,但他仍难以回归社会。这样,他们事实上只是社会资源的消耗者,而不能通过自己可能的就业劳动能力(包括体力和智力)为社会提供资源。他们既不能作为社会精神或物质财富的创造者而创造性地生活,也不能通过创造财富增加自信自立。只注意生活自理能力的恢复,实际上主要是对人的自然属性进行的康复。只有注意社会适应能力和就业能力的恢复,才是对人的社会属性进行"康复"。否则,其对自然属性的康复就失去了重要价值。颈髓损伤患者中,有一定文化水平和专业技术的患者通过必要的训练,应用现代科学技术(如计算机)也可从事一定的工作。同时,研究结果显示,脊髓损伤患者在生活其他方面所消耗的平均时间实际上少于正常人所用的时间,因此可以有更多的时间从事更有意义的工作,这已被一些事业上取得成功的患者所证实。对康复患者应进行力所能及的职业康复训练,使他们今后能返回某种适宜的工作岗位,从而真正地回归社会,达到全面康复的目标。

(关 骅)

第二节 康复治疗组

一、康复医学的工作模式

治疗组模式(team approach)是康复医疗的基本工作形式。康复医学是多专业和跨学科的学科，因此多学科的康复治疗组的工作形式是所有康复医学工作者都应该了解和实践的重要内容。

1. 基本工作模式

(1) 治疗组会议(team meeting)　治疗组会议，即由康复医师、康复治疗师、护士、社会工作者、心理治疗师、矫形器假肢治疗师等参加的康复评定和治疗方案讨论会。实施方式一般为：会议前确定患者的主要问题，然后由治疗组负责人确定会议日期、时间和地点。会议可以定期或不定期，在会议上各专业人员报告患者评定结果，确定或回顾治疗目标，设定治疗重点内容，并确定出院日期。会议的宗旨是治疗组成员提供相互交流的论坛，弥补各个专业的缺点或"盲点"，对患者近期和远期治疗目标以及实现目标最重要的治疗策略和方针达成共识。接受康复治疗者及其重要亲朋好友的主动介入可增加患者的满意度。必要时患者及其家属也可以参加会议，这样可以有效地提高患者对医务人员的信任，也有助于提高疗效。10年前这些会议通常每两周进行一次，现在通常是每周进行一次。会议需要耗费较多的时间和较多的人力资源，效率较低，因此，应根据实际情况进行。

(2) 查房(ward round)　查房是临床传统的病房工作模式，特征是由上级医师指导下的下级医师进行医疗处置观察，患者一般被动地参与，现在逐渐与临床查房模式结合，以提高工作效率。医师查房时相关治疗师和护士同时参加。康复病区的查房通常在治疗室进行，这样不影响患者治疗，也有利于直接观察患者的治疗情况。这种方式的针对性强，效率高，是今后的发展趋势。

(3) 会诊(consultation)　请相关学科专家对特殊问题共同进行诊疗讨论是医院工作的基本形式。康复医学的横向多学科合作大部分以会诊的形式进行，必要时也可邀请兄弟学科专家参加治疗组会议。

2. 基本发展动力　康复是使功能障碍者社会参与最大化的过程。这需要尽量减少他们的躯体、精神和心理屏障，尽可能全面改善其体质、活动能力、生活自理能力、交流能力和心态，并努力恢复正常的社会角色，包括工作角色。全面康复治疗必须有各种类型的专家和辅助条件，但是没有任何个人可以有足够的时间或广博的知识来独立完成如此全面的康复治疗过程。这是治疗组工作模式发展的基本动力。参与康复治疗各专业人员的经验与技术不同，观察和治疗患者的时间和时期不同，对康复治疗均有独特的贡献，而且在治疗组中各个专业的作用往往超过原先该职业的内涵和价值。

3. 基本原理　康复医学的核心是通过多层次、多学科、多渠道的集体合作方式，对患者和残疾者进行训练和再训练，使其功能障碍得到最大程度的恢复，并尽可能恢复他们的社会角色和价值。这种方式可以使各康复医疗相关专业的作用得到充分发挥和扩大，因此已经成为康复医疗最典型的工作特征。

4. 优秀治疗组的特征　治疗组需要建立互相尊重的关系,建立信息共享、相互熟悉的坦诚交流环境。优秀治疗组的两个重要特征是:①对于目标的清晰理解和共识;②有效的人际交流。治疗组会议趋向于无特定首脑(non-hierarchical)。治疗组领导或会议主持者不是简单地追求康复目标和策略方面的共识,而是应该将自己的知识和经验用于引导团队小组达到共识(表1-2)。

表1-2　优秀治疗组的基本特征

1. 轻松和谐:活动环境轻松、和谐,参与人员有强烈的主人翁心态
2. 共同兴趣:所有参与者都有足够的兴趣和热情。工作目标得到充分理解
3. 集思广益:所有成员均参与讨论,但是主题必须集中。讨论主题事先可进行私下交流,并且得到所有成员的认可,并在会议前充分准备
4. 百花齐放:讨论有充分的言论自由,允许保留观点,但是不要影响治疗。意见不一致时可以通过协商确定妥协的治疗方案,并在实施过程中不断调整和修正。一般不采用表决方式确定治疗方案
5. 百家争鸣:鼓励会议中进行批评或评论,但是不得以任何形式进行人身攻击。批评应该强调建设性,减少指责
6. 民主集中:会议主席不主宰会议,但是要组织会议、协调各方意见,最后形成决议
7. 团结一心:所有成员应该有良好的人际关系,也要与患者及其亲属保持良好的关系,共同寻求和创造最佳的康复治疗效果
8. 加强沟通:会议必须有结论,有记录,并将会议纪要递交给所有参会者

二、基本模式与治疗组成员

1. 基本模式　康复治疗组的成员构成有四种基本模式,包括传统医疗模式、多学科组合模式、学科协作模式和跨学科模式。

(1)传统医疗模式(medical model)　传统医疗模式指参与医疗的技术人员分工负责的形式,例如医师、护士和技师分工负责特定患者的医疗,共同讨论和协商较少。这种模式在病种单纯、治疗目标单一的情况下效率比较高,也可以达到较高的治疗水准。疼痛性疾病的康复(颈椎病、肩周炎、腰腿痛等)一般采用这类模式。但是,大多数患者的康复医疗强调全面康复,参与的人来自的专业多,从事的职业也多,因此传统医疗模式的应用较少。

(2)多学科组合模式(multidisciplinary model)　多学科组合模式是自上而下地组合多个学科和专业进行诊疗的金字塔关系,是临床模式的发展。相关专业人员包括:康复医师、护士、物理治疗师、作业治疗师、言语治疗师、心理学家、社会工作者、假肢/矫形器技师等。相关学科包括:康复医学科或物理医学与康复科、运动医学科、骨科、神经内科、神经外科、心胸外科、老年医学科、心脏科、呼吸科、内分泌科、风湿科、急诊科、泌尿科等。这种方式避免了单一学科知识狭窄的缺陷,但是各学科和专业之间的横向交流不充分,所有成员主要集中于各专业的特定目标,而不是项目的整体目标。有关记录只强调其专业内容,同时冠以其专业名称,忽视可能对其他目标的贡献。这意味着除医生、护士和各个专业治疗的记录外,没有患者的综合数据库。这种形式只是多个学科治疗方式的集合,而不是融合。

(3)学科协作模式(interdisciplinary model) 学科协作模式是组合模式的发展,是强调多种专业和职业技术人员知识和技能融合的形式。协作模式和组合模式的人员相似,但是工作方式不同。协作模式强调横向平等的充分对话和讨论,强调学科和专业之间知识与技能的融合,从而派生出新的治疗模式和效果。因此,组合模式的表现形式是"蛋炒饭",而协作模式的表现形式是"鸡蛋糕"。例如对于脊髓损伤患者,通过康复医师、康复治疗师、护士、心理医师、骨科医师或神经外科医师、泌尿科医师、社会工作者等的小组会议,共同讨论,确定患者的整体治疗方案,并互相协作完成康复治疗全过程。

(4)跨学科模式(transdisciplinary model) 跨学科模式是指医学和其他学科之间相互合作的形式。这是因为部分残疾者的康复医疗目标和手段会超越医学范畴,而需要医学以外的学科参与。例如假肢配置不仅涉及残疾者肢体残端的处理、假肢对线、假肢步态训练等,还涉及假肢材料学和生物力学,也涉及残疾者职业训练和就业政策等。因此,全面康复需要医学与社会学、工程学、特殊教育等学科的结合和合作,这就是跨学科模式的基础。

2. 治疗组成员 参与康复治疗的所有人员都可以是康复治疗组的成员。因此,在广义上讲,康复治疗组的成员除了康复医疗相关的医护人员外,还包括患者及其他有影响的人员,此外还有康复助理、助手或其他对康复治疗过程起独立作用的有关的人员。

3. 成员的角色和任务

(1)康复医师(physiatrist) 负责患者的诊断、确定关键的功能障碍或出院目标,决定患者的药物、手术和其他医疗问题。通常康复医师担任治疗组会议组织者的角色。当然这一角色也可以由其他专业人员担任。康复医师必须首先是合格的临床医师,然后还要经过系统的康复医学专业训练和考核。

(2)物理治疗师(physical therapyist) 主要责任是恢复患者躯体和肢体运动能力,包括关节活动、肌力和肌肉耐力、全身耐力和心肺功能,使用下肢矫形器、假肢和步行辅助具,步态训练,坐、站和转移训练,牵张训练,协调和平衡训练,皮肤整体感觉训练,各种理疗(冷、热、电、磁、光、超声、水疗等)、轮椅技巧训练等。推拿按摩或手法治疗一般也属于物理治疗师的工作。

(3)作业治疗师(occupational therapyist) 主要责任是恢复患者日常生活、学习、娱乐和工作能力,包括患者的生活自理活动能力(衣、食、住、行、个人卫生等)、职业能力、转移能力,使用上肢矫形器、假肢和辅助具的能力等;必要时训练患者的感觉、感知和认知能力;吞咽功能训练有时也由作业治疗师进行;此外还包括出院前向患者提供家庭和工作环境改造建议、就业建议等。患者家属和陪护者的训练也是作业治疗师的责任。

(4)言语治疗师(speech - language pathologyist) 主要责任是评定和治疗神经源性言语障碍,包括失语症(aphasia),构音障碍(dysarthria),失用症(apraxia),以及认知性交流障碍(cognitive - communication impairments)。吞咽障碍往往也属于言语治疗师的工作范畴。

(5)矫形器和假肢技师(prosthetist - orthotist) 主要责任是矫形器和假肢的评定、制作和训练,指导患者和家属进行矫形器和假肢的日常维护等。

(6)心理医师(psychologist) 主要责任是患者的心理评定、心理咨询、心理疏导、应激处理、行为治疗、性功能障碍评定和治疗等。

(7)社会工作者(social worker) 主要责任是与患者家庭和社区联络,评定患者的家居、家庭收入情况、就业情况、生活方式,协调患者的治疗费用,为患者做出院安排,为患者家属排忧解难。国内目前没有此职业。

(8) 娱乐和体育治疗师(recreational and sports therapist)　主要责任是评定、训练和教育患者进行娱乐和体育活动的能力,激发患者主动活动的热情和积极性,为患者确定合适的娱乐和体育活动。

(9) 康复护士(rehabilitation nurse)　少数国家设有专职的康复护士,主要负责患者卧床期间的体位摆放、床上活动、皮肤护理、直肠和膀胱处理、个人卫生、病房环境控制、辅助器具使用辅导、治疗时间安排等。没有专职康复护士时,护理部将从整体上承担上述任务。

(10) 其他治疗师　与康复治疗相关的其他治疗技术人员还包括：运动治疗师(kinesiotherapist)、园艺治疗师(horticultural therapist)、音乐治疗师(music therapist)、足医(podiatrist)、舞蹈治疗师(dance therapist)等。

所有成员不仅要致力于特定的专业目标,而且要对康复治疗的所有结果承担共同的责任：共同参与康复目标的确定,提供与目标相关的观察结果(不仅局限于自身的专业),与所有成员共享工作经验,互相学习,取长补短。因此,学科协作模式比学科组合模式更加注重参与康复过程的各个成员的独立性和相互作用。

三、发展趋势

1. 治疗组模式的弊端　康复治疗组模式尽管得到了广泛的支持,但是实施起来却一直很困难。这种模式起源于1940年。当时几乎所有的康复都是通过住院治疗。大部分医疗目标在入住康复中心前均已经实现。因此Howard Rusk当时称康复医学为医学的第三阶段(the third phase of medicine),意思是康复是在临床医疗结束后才开始。当时患者的期待是在康复中心住院期间实现所有的康复目标,包括就业目标。患者的住院时间通常是数月之久,出院计划的准备可以十分悠闲。与现在的康复医院和综合医院的康复医学科相比,过去的康复中心在整体上是一种闲暇的环境。

尽管处于这种低压环境,仍然存在许多问题。最显著的就是治疗组成员各自为政。例如相关成员可能启动自己设计的治疗方案,而有违于会议确定的方案。有可能根据各自专业调整治疗方案而不考虑其他成员的作用,为其他成员提供治疗记录时只包括自己专业的治疗和评估,甚至这些记录可能对治疗组其他成员毫无意义。所以,评估和治疗前有较长的时间延误,从而导致康复治疗过程拖沓。

协作模式的发展在一定程度上加强了成员之间的交流,但是在会议上有些成员过分陈述与患者主题无关的内容,有人事先缺乏准备,因而不能有效地表达相关的发现和合理的建议,从而导致会议效率不高。此外由于会议每1~2周召开一次,限制了患者治疗目标的确定,也会显著延误治疗计划的调整。这些问题常使会议的时间冗长,耗资巨大,使管理者在经济上难以承受。

由于现代医院管理模式的改变,患者住院周期日趋缩短,治疗组模式的理念和实践正面临着越来越大的压力。越来越多的患者在疾病急性期即开始早期康复,由临床科室转入康复医学科或康复医院。这意味着许多患者的病情相对不稳定或者是属于重症,参与康复治疗的医师和护士要求有能力处理这类严重的病情。由于医疗费用的限制,患者住院期间的康复治疗目标往往是阶段性目标而不是全面目标。这种局部目标一般定位在患者病情稳定,可以进行辅助独立活动,可以适应基本的家庭生活,从而可以安全返回家庭。患者的其余康复目标可以在社区层面通过患者、家庭成员、家庭护士、家庭治疗师和门诊康复中心得到实现。

2. 挑战与尝试　治疗组模式最重要的挑战是如何提高工作效率和质量,如何更有效地协调所有成员之间的关系。为此,学术界正在进行研讨和实验。国际上开始尝试在会议前明确主题,以书面和电子邮件方式表达需要交流的问题、对患者的评定结果和治疗意见,不讨论意见相同的问题,而在出现意见分歧时才展开讨论。

发展会议促进者(facilitator)是提高会议效率的新组织措施。会议促进者的任职主要取决于其控制会议中心议题的能力,而不限专业。会议促进者需要事先综合参加会议的各专业人员针对患者的观察结果、治疗目标和需要的治疗。促进者事先要对有关问题进行比较,并把意见分歧点列入讨论议题。讨论时只讨论预先确定的议题。促进者也需要综合讨论的结果,形成综合性治疗计划。采用这一方式可使团队会议在 20 分钟内完成复杂病例的讨论。

有些患者住院只有 5~10 天,例如关节置换术后而无合并症的患者。如此短暂的住院时间使传统的会议难以实施。因此,治疗组查房成为综合医院康复医学科常用的方式。治疗组查房强调讨论限制患者出院及其康复的问题。参加讨论者仅限于那些与康复目标直接相关的治疗人员,一般比常规查房时间多 2~5 分钟。

(王茂斌)

第三节　临床康复效果的评定

2001 年 5 月 22 日,在日内瓦举行的第 54 届世界卫生大会上,根据近 20 年来的研究结果,世界卫生组织(WHO)提出并经会员国一致通过了一项 WHA54.21 决议:在会员国使用《国际功能、残疾和健康分类》(international classification of functioning, disablity and health, 简称 ICF)。从而,提出了一个全新的有关"功能"、"残疾"和"健康"概念的新模式(图 1-1)。

一、身体的构成成分、活动和参与能力

1. 身体的构成成分　在这里包括身体的"结构"和"功能"。"身体结构"是指身体的解剖部位,如器官、肢体及其组成部分。"身体功能"是指身体各系统的生理功能(包括心理功能),如精神功能、言语功能、感觉功能、心肺功能、消化功能、排泄功能、神经肌肉骨骼和运动功能等。

2. 活动能力　是指个体执行一项任务和行动的能力,如学习和应用知识的能力、完成一般任务和要求的能力、交流的能力、个体的活动能力、生活自理能力等。

3. 参与能力　指的是投入到一种生活情景中,如家庭生活的能力、人际交往和相处关系的能力、接受教育和工作就业的能力、参与社会和社区生活的能力等。

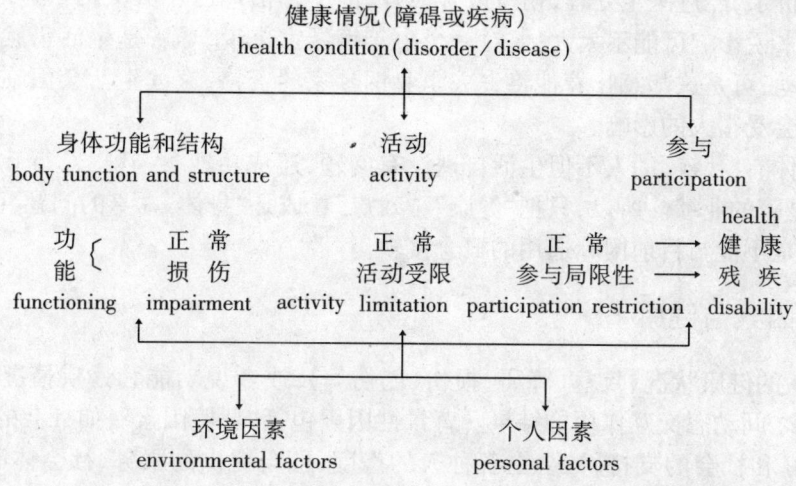

图1-1 WHO关于"功能"、"残疾"和"健康"概念的新模式

二、功能与残疾

1. 功能 在对健康的描述中,"功能"(functioning)作为一个概括性的词,指所有的身体结构及功能、活动能力和参与能力,即包括所有三个水平上的功能。"功能"没有问题,就是健康。

2. 残疾 身体功能或结构上出现的问题叫"损伤"。这里是指身体或作为身体部分的器官和脏器水平的结构和功能上显著的变异或缺失。个体在进行活动时可能遇到的困难叫"活动受限"。这里指的是个体整体水平的功能障碍。个体投入到生活情景中可能经历到的问题叫"参与局限性"。身体的损伤(impairment)、活动的受限(activity limitation)和参与的局限性(participation restriction)概括到一起,就叫"残疾"(disablement)。即:"残疾"是包括所有三个水平上的"功能障碍"。可见,"健康"、"功能"和"残疾"都是使用"身体"、个体"活动"和社会"参与"这三项各自独立而又彼此关联的成分加以说明的。

这三种成分之间并没有量化数值上的平行关系,如果打分的话,不一定是前一个成分的分数低后一个成分的分数也低。但三个成分之间又是不可分割的。因此,当我们考虑"健康"、"功能"、"功能障碍"或"残疾"的时候,必须从"损伤"-"活动"-"参与"三个不同的水平分别进行评定。例如桑兰,由于高位截瘫,从身体上(特别是四肢的运动功能)来看,基本上是全瘫了,不能像正常人那样地运动四肢。但是经过康复训练,依靠轮椅和一些特殊的器械设备,她可以到处活动,生活基本可以自理,并且可以参加各种社会活动,如作为申奥的形象大使做出了很大的社会贡献。反之,一个较低位置的截瘫患者,可能两个上肢活动很好,但不愿驾驶轮椅努力争取生活自理,也不积极参与正常的家庭生活和社会生活,整天躺在床上痛苦抑郁、精神委靡,不但自己的生活质量很低,也给家庭和社会造成很大压力。比较起来,我们只能说:前者虽然身体残疾很重,但其活动能力和社会参与能力很强;后者虽然身体残疾较轻,但其活动能力和社会参与能力很差。后者的总体健康情况较差、功能障碍(残疾)较重,个体的生活质量较差。同样,相同的解剖学缺失可能会有很不同的意义。例如一个人上汽车时不小心把右手小指夹伤而致骨折了,经过医生处理,伤口愈合很好,但小指活动已不太灵活。这对一个从事家务的退休工人来说影响可能不太大;但对一个中年钢琴家来说,尽管是生活仍然能够自理,人也可以到处活动,可是这却意味着他将失去职业钢琴家的资格,家庭生活会面临许多困难,个人的生活质量会受很大的影响。

有许多身体有"残疾"的人不但生活自理没有问题,还成功地参与科技、行政管理、经商等活动,取得了显著的业绩。所以,只把"健康"、"残疾"看成是"身体"本身的问题,已经是陈旧的观念了。至少是不能与目前国际通用的概念接轨。

三、背景因素与健康

然而,某人的健康状况(疾病、障碍、损伤、创伤等),或者说功能和残疾情况,实际上是与"背景性因素"之间动态交互作用的结果。背景性因素包括"环境因素"(如社会的产品和技术、自然环境、家庭和社会的支持、社会上各种人的态度、社会提供的服务、社会体制、政策等)和"个人因素"(如性别、年龄、其他健康情况、生活方式、习惯、教养、应对方式、社会背景、教育水平、职业、过去和现在的经验、整体的行为方式、个体的心理素质和其他特征)。例如:一个下肢截肢或瘫痪的患者,完全可以应用计算机来从事办公或市场管理的工作。这首先是社会的服务进步了,有了计算机。但个人也必须有受教育的背景,学会计算机的应用,有管理的经验。这样就可以说,这个残疾人尽管不是很"健康"的,但他的功能还是很好的。他不但不是社会或家庭的负担,而且还可以为社会做出应有的贡献,为家庭承担起应尽的责任。所以,社会因素和个人因素也在很大程度上影响着"功能"、"残疾"和"健康"状态。

可见,身体健康情况、功能和残疾情况以及背景性因素之间,是一种可以双向相互影响的统一体系。因此,人们的眼睛不能只盯着"病",更重要的应当是观察"人"——生活能够"独立"的人,具有较高"生活质量"的人,才是真正"健康的人"。

四、与国际接轨的评定方法

在 ICF 出台之前,有关康复医学的效果评定和质量控制的概念就已经有了很大的进展:在使用 ICIDH 的年代,就已经逐步明确了不能只以"残损"(impairment)水平的积分改善来评定康复医疗的效果,而强调在"残疾"(disability)和"残障"(handicap)水平上积分的改善。通常,使用 ADL(activity of daily living,日常生活活动能力)和 IADL(instrumental activities of daily living,工具性日常生活活动能力)的积分(如巴氏指数-BI 和功能独立性评定-FIM 等)来定量"残疾"水平,使用 QOL(生活质量)积分(如简表 SF-36,世界卫生组织生活质量问卷 WHOQOL-100,欧洲生活质量量表 Euro-QOL,良好状态评定表 QWB,诺丁汉健康量表 NHP 等)来定量"残障"水平积分。这种康复效果的评定实际上强调的是个体活动能力和社会活动能力的改善,而不仅仅是躯体水平上功能的改善。

在 ICF 出台后,世界各国对"功能"和"残疾"的概念已经统一,WHO 也已经公布了与 ICF 配套的临床评定量表(ICF checklist - clinician form)。因此,应当尽快结合我国国情适当修订后,将该量表用于我国临床康复效果的评定上(见《国际功能、残疾和健康分类》临床医生用检查表)。

由于该量表较长,使用起来不太方便,我们暂时采用了自行简化的康复医学数据系统作为康复效果评定的量表(见康复医学数据统计),这里谨供参考。表中没有使用 ICF"身体"水平的评定表部分,是因为不同的损伤必须用专用的量表才能更明确说明功能的问题,如脑卒中偏瘫可能需要使用 Fugl-Meyer 运动功能评定表,截瘫可能需要使用 ASIA 评定量表;但在"活动"水平和"参与"水平上基本是完全按 ICF 的量表进行评定的。

总之,在临床康复效果的评定上,必须尽快与国际接轨。也就是要使用 ICF 规定的"损伤"-"活动受限"-"参与局限性"三个水平上、国际统一的评定标准。

(王茂斌)

第四节 临床康复医师的资格与职责

一、资格

临床康复医师在发达国家是取得执业资格的专科医师。一般临床康复医师首先应在正规的医学院校毕业,取得临床医师的资格。通常需要在临床相应的学科(如内科、外科、神经科、骨科、心脏科、呼吸科等)轮转 1~2 年,有了一定的临床基础后,再开始专业的康复医学训练。康复医学的训练应在具有资格的培训基地正规地学习 3~5 年,然后经过国家级的资格认定(例如在美国需要经过两次考试),才能取得执业康复医师的资格。因此,在发达国家,临床康复医师必须达到相当于国内主治医师的水平(postgraduated),即专科医师的水平。

实际上,在发达国家中,从事康复医学工作的专科医师,不仅有专科的执业康复医师,还有对专科康复医疗感兴趣并且通过康复医学专科协会考核而获得从事康复医疗资格的其他临床专科的医师,如对临床神经康复感兴趣的神经科医师、对骨科康复感兴趣的骨科医师、对心肺康复感兴趣的心脏科医师和呼吸科医师等。例如在日本,专职从事康复医学的执业医师被称为"专门医",而从事其他临床专业但对康复医学感兴趣并经过康复医师协会考核合格后取得康复医学执业资格的医师被称为"认定医"。除这两种情况之外的任何医师均无资格从事临床康复医学的医疗活动。换句话说,只有经过认定的康复医学"专门医"和"认定医"才有资格从事康复医疗活动,否则即为违法行医。

在发达国家,康复医师和各种康复治疗人员(如物理治疗师、作业治疗师、言语治疗师、矫形支具师、康复护士等)分属于不同的行业。康复治疗人员一般不在医学院校培养,而是在理工科院校或技术院校培养。他们的行业管理和资格认可都是独立的。因此不允许康复治疗人员从事康复医疗临床工作,也没有康复医师从事康复治疗工作。从事跨行业的工作也被认为是不合法的。

同样,在发达国家中从事康复医疗的机构也必须经过国家或行业协会的准入许可。通常,他们都把康复医疗机构的行业准入许可证和执业康复医师的资格认定证书挂在最显眼的地方,患者一眼就可以看到并确认可以信赖的临床康复机构和具有合法资格的临床康复医师。

正是由于这种严格的行业界限和资格认可制度,保证了发达国家较高的康复医学的医疗质量。但是,这种严格的专业划分对于发展中国家来说存在着一些具体困难和问题。就拿我国来说,培养与国外同一个水平的执业康复医师和康复治疗人员需要很多年,远远不能满足当前快速发展的康复医学的需求,因而可能阻碍康复医学的发展;国家要设置许多不同的专业学校来培养不同行业的康复治疗人员;患者要支付不同专业康复治疗人员的费用等等。因此,在如何培养康复医师和康复治疗人员的问题上,我国至今尚无明确的、统一的规范。这就使得我国康复医学相关的执业资格认可存在许多困难。

目前我国的实际情况是:由于我国康复医学起步晚,正规康复人才的培养体制还不健全,因此,虽然已经培养了一些康复医学的研究生(硕士和少量博士),但数量和质量远远不能满足快速发展的临床康复医学的需求。于是大量非康复医学专业正规培养的执业医师,不管学历是研究生、本科、大专、中专,甚至是自学成才的,也不管原来在什么地方工作(例如原来的理疗科医生、针灸按摩医生、长期从事疗养工作的医生、原来在其他临床科室工作的临床医生等),只要有行医的资格,目前又正在从事与康复医学相关的医疗工作者,统统可以转变为或被称为"康复医学科"的医生。由于我国目前没有康复医疗机构的准入制度和执业康复医师的认可制度,致使我国目前康复医学的现状显得比较混乱。尤其是在比较基层的医疗单位,很难找到真正懂得临床康复医学基本概念和基本理论以及掌握现代康复医学基本技术和基本操作流程的比较合格的临床康复医师。在这种情况下,康复医疗的质量很难达到较高的水平,患者也就不可能获得较好的功能改善,其结果会极大地影响社会对康复医学的期望,康复医学的发展也就会障碍重重。很显然,在大多数行政领导、社会团体,乃至普通老百姓眼中,如果"康复医学"仅仅是慢性病的长期照顾、调养和疗养,"医疗期间"很长,而"医疗效果"又不能很好地被证实,那么,医疗保险和大病统筹就不可能支持康复医疗,广大群众也就不会信任康复医疗的作用,康复医学自身的地位也就不可能提高。其实,在发达国家,康复医学科在综合医院中,就是同内科、外科、妇产科、儿科、眼科、耳鼻喉科等一样的一级"临床科室",康复医师在患者住院的早期就介入临床医疗工作,例如临床康复医师及早地进入急诊科、重症监护病房、卒中单元(stroke unit)等,已经成为趋势。康复医学作为多学科、多专业协作体的一个组成部分,已经成为现代医学发展的一种模式。例如,在脑卒中的现代医疗中,经循证医学的研究已经证实:卒中单元中的多学科、多专业的协作处理(其中包括急救医学、神经影像学、神经内科学、神经外科学、介入神经外科学、营养学和相当大一部分内容的临床康复医学服务)是脑卒中医疗效果最明显的医疗措施。在医院中建立卒中单元已经成为发达国家急性期医院的常规,在我国也正在迅速发展之中。显然,康复医师要能承担起这种责任,首先就要具备很强的临床康复处理的能力。然而,从我国目前的情况看,要达到发达国家那样的标准,还要花费很大的力气和付出很大的代价。可是,当前国内康复医学面临一个快速发展的时期,这就提出来一个尖锐的问题:究竟什么样的医疗机构可以从事康复医疗工作?什么样的执业医师才能从事临床康复医疗工作?

面临加入 WTO 后的世界经济一体化的严峻局面,康复医学的发展既不能脱离国际的总体局势,又不能不考虑中国的具体情况。究竟应当如何解决我国康复医学相关行业的资格认可和执业准入,是一个亟待研究和解决的问题。这需要国家有关行政管理部门和有关行业协会、学会的共同努力。我们的国家和政府大力支持现代康复医学的发展,已经把康复医学纳入到预防 – 保健 – 治疗 – 康复"四位一体"的医学模式和预防 – 保健 – 治疗 – 康复 – 计划生育 –

健康教育"六位一体"的社区卫生服务模式之中。但是,由于目前尚缺乏发达国家那样的康复医学行业的机构执业准入和个人执业资格认可制度,因此现实中难免存在鱼目混珠,出现一些乱打"康复医疗"旗号的所谓"康复医疗机构"和自称为"康复医师"的"游医";即使在正规的医院中,也需要对现在从事康复医疗工作的执业医师和治疗师进行分类指导和培训。否则,即将出现的国外医疗机构和医疗保险的进入将极大地影响我国康复医学的健康发展。因此,无论如何,必须尽快建立起我国康复医学行业的机构执业准入和个人执业资格认可制度,加强行业的自律,打击非法行医,确保康复医学执业者的医疗活动质量。

在发达国家,为了确保临床康复医疗的质量,还对康复医疗后果(outcome)进行了极为严格的监控。例如在美国,建立全国性的医学康复统一数据系统(uniform data system for medical rehabilitation,UDSMR)已有20多年。通过多年的数据分析,将某种疾病或损伤在平均每个住院日、每投入单位医疗-康复支付后功能的改善程度进行量化的处理。一个医院或一个执业的康复医师不能使患者的功能改善达到一定的"分值",就必须作出解释,否则医疗保险可能会拒绝支付。在这种体制下的临床康复医师必然千方百计地缩短患者的住院日数、减少临床治疗和康复的费用,并努力提高患者的功能恢复的"分值"。政府、行业组织、医疗保险和医疗支付系统则大力支持那些平均住院日短、医疗和康复费用低,而患者功能恢复分值高的康复机构和康复医疗手段。我国在这方面还有相当的差距。目前我国的康复医疗机构还处在千方百计获得经济效益、争取"生存"的尴尬局面:医疗保险和大病统筹不支付康复医疗项目,康复医疗机构和临床康复医师不得不首先"挣钱养活自己"。也就是说,要留住患者住院,尽可能获得治疗和康复的收入,至于患者功能改善的程度则由于没有量化的"分值"而顺其自然。患者在很大程度上是"听宣传"、"看广告"来决定"自费康复"的。这种体制很难保证康复医疗的质量,也很难设想临床康复医学会健康地发展。所以,即使建立了康复医疗机构的准入和执业康复医师的认可制度,如果没有严格、量化的医疗质量监控系统,临床康复医疗工作仍然不可能走上良性发展的道路。

二、职责

康复医学的临床康复工作不仅在与其他临床学科的关系上强调多专业、多学科的合作,即使在康复医疗的"内部"范畴内,也要强调"小组工作"方式,即多学科和多专业的工作方式。这个康复小组包括康复医师、物理治疗师、作业治疗师、言语治疗师、假肢矫形器师、心理治疗师、文体治疗师、康复护士、社会工作者等,通常还应包括患者及其家属。临床康复医师是这个康复小组的核心成员和领导者。临床康复医师的职责应当包括:

1. 对患者的临床医疗情况全面负责　明确患者的临床诊断,不仅是致残的原发疾病,而且包括众多的合并症和并发症;稳定患者的临床情况,例如负责治疗和稳定患者的原发疾病和并发症、合并症的病情;患者病情变化时的密切观察、及时处理、组织会诊、安排必要的转科;组织紧急情况下的抢救等。临床的康复医疗应在临床情况相对稳定的条件下才能进行,在患者进入综合医院康复病房或康复医院(康复中心)的相应病区之后,临床康复医师就必须承担起患者全部医学管理的责任。

2. 对患者的康复处理全面负责　全面了解患者在三个水平上的功能障碍的种类;定量评

定各种水平的功能;制定全面的康复计划;组织实施康复治疗(如定期组织康复评定会,检查康复处理的效果,修订康复计划等);对康复的后果全面负责。有些康复对象的功能障碍十分复杂,如脑卒中患者,在身体的损伤水平上不仅可以有感觉-运动障碍(如偏瘫)、言语交流功能障碍(如失语、构音障碍)、认知功能障碍(如昏迷、忽略、失认、失用)、情感-心理功能障碍,还可以有原发疾病(如高血压、糖尿病、高血脂症、血管疾病和血液疾病等)、合并症和并发症(如冠心病心绞痛、心肌梗死、吸入性肺炎、癫痫、泌尿系感染、下肢深静脉血栓形成、肩关节半脱位、肩手综合征、肩痛等)。而且还可能有废用综合征、误用综合征、过用综合征。在活动能力和参与能力上的功能障碍,更是涉及了许多方面的功能评定和功能恢复的处理;其他疾病需要康复处理的患者也同样会面临多方面的康复问题。一个临床康复医生必须面对所有这些问题,作出正确的判断和提出完整的、全面的康复计划。因此,可以想像,一个临床康复医师没有扎实的临床基础会是什么样子的。所以,在发达国家要取得执业康复医师资格必须首先取得临床医师的资格,然后再经过3~5年的康复医学培训,并一定要经过正规的执业考核才能取得临床康复医师的执业资格。

3. 组织和管理康复医疗机构的运行　一个康复医疗机构中,需要有一个懂得康复医学组织和管理的康复医师具体负责全面的康复医疗工作。即使是在一个主要从事康复医疗的康复医学科,也需要至少有一个康复医师来主持工作。康复医疗机构在组织和管理上与一般的临床科室是不大一样的。首先,康复医学针对的是功能障碍,是"残疾"而不是"疾病",因此考察康复医疗的效果主要是看功能的改善(功能后果,functional outcome)而不是"治愈"。其次,康复治疗是一个"康复小组"的整体性活动,而不仅仅是医生和护理的问题,其中起重要作用的是各种治疗师。如何处理好康复医疗(科室)与其他临床医疗(科室)之间的关系,如何协调和处理好科室内部各"小专业"(PT、OT、ST、P/O等)之间的关系,保证康复医疗机构(科室)在行政和业务方面的健康运行,是康复医师——特别是负有管理责任的康复医师的重要职责。

4. 宣传康复医学的理念和扩大康复医学的影响　康复医学是一个新兴的医学学科,许多行政领导,甚至医院的院长、临床兄弟科室的主任和医生,也并不都了解康复医学,更不要说一般的老百姓了。因此,不断宣传康复医学的理念和扩大康复医学的影响,用自己的工作向社会证明康复医学是现代医学不可缺少的部分,应是每个康复医师的责任。这就要求康复医师具有较好的社会活动能力。

5. 培养康复医学人才　国际上,执业的康复医师都具有较高的学历。在当前我国康复医师比较缺乏的情况下,已经取得资格的临床康复医师应当主动地参与康复医学人才的培养。在我国目前通过正规资格认可的康复治疗师极为缺乏的情况下,康复医师还必须兼顾康复治疗人员的培养工作。

6. 组织和实施康复医学的科学研究　康复医学长期以来被认为是一种"经验医学"。要使康复医学走在"循证医学"的科学道路上,需要广大康复医师进行长期的、大量的、艰苦的科学研究工作。为了学习国外的先进经验,康复医师不但需要掌握相关的医学知识,而且需要掌握外语和计算机网络技术,并且在自己的实践工作中,不断开拓、创新,为康复医学的现代化贡献一份力量。

(王茂斌)

附：《国际功能、残疾和健康分类》临床医生用检查表（节选）

本检查表是世界卫生组织《国际功能、残疾和健康分类》(简称 ICF) 主要类目测试表，它是说明和记录个体功能状况和残疾的工具，该信息可以总结为病案记录（例如在临床实践或是社会工作中的记录）。检查表要与 ICF 评定表或 ICF 简表一起使用。

A. 基本资料
A.1 姓名：_____
A.2 性别：(1) [ ] 女　(2) [ ] 男
A.3 出生日期：__/__/__（日/月/年）
A.4 地址：
A.5 正式教育年数：__
A.6 现实婚姻状况：
(1) 从未结婚　[ ]　(4) 离婚　　[ ]
(2) 已婚　　　[ ]　(5) 单身　　[ ]
(3) 分居　　　[ ]　(6) 同居　　[ ]
A.7 现实职业状况（作一最佳选择）
(1) 挣工资　　　　[ ]　(6) 退休　　　　　　　[ ]
(2) 自谋职业　　　[ ]　(7) 失业（健康原因）　[ ]
(3) 无收入工作，　[ ]　(8) 失业（其他原因）　[ ]
　　如志愿者/慈善事业
(4) 学生　　　　　[ ]　(9) 其他　　　　　　　[ ]
(5) 在家/家务　　[ ]（请说明）_____
A.8 现实主要健康状况的医疗诊断，如可能给出 ICD 编码
1. 不存在医疗问题
2. _____ ICD 编码：_._._._.
3. _____ ICD 编码：_._._._.
4. _____ ICD 编码：_._._._.
5. 存在健康问题（疾病、紊乱、损伤），不知道它的性质和诊断

第一部分（A）　身体功能损伤
· 身体功能是指身体各系统的生理功能
· 损伤是指身体功能或结构出现的问题，如显著的变异或缺陷

限定值（损伤程度）：0 无残疾；1 轻度残疾；2 中度残疾；3 严重损伤；4 完全损伤；8 未特指；9 不适用

身体功能简表	限定值
b1. 精神功能	
b110 意识功能	
b114 定向功能（时间、地点、人物）	
b117 智力功能（包括弱智、痴呆）	
b130 能量和驱动能力	
b134 睡眠功能	
b140 注意力	
b144 记忆力	
b152 情感功能	
b156 知觉功能	
b164 高水平认知功能	
b167 语言功能	
b2. 感觉功能和疼痛	
b210 视功能	
b230 听功能	
b235 前庭功能（包括平衡功能）	
b280 疼痛	
b3. 发声和言语功能	
b310 发声功能	
b4. 心血管、免疫和呼吸系统功能	
b410 心脏功能	
b420 血压功能	
b430 血液系统功能	
b435 免疫系统功能（过敏症、过敏性）	
b440 呼吸系统功能	
b5. 消化、代谢和内分泌系统功能	
b515 消化功能	
b525 排便功能	
b530 体重维持功能	
b555 内分泌腺功能（激素变化）	
b6. 泌尿生殖和生育功能	
b620 排尿功能	
b640 性功能	
b7. 神经肌肉骨骼和运动有关的功能	
b710 关节活动功能	
b730 肌肉力量功能	
b735 肌张力功能	
b765 不随意运动功能	
b8. 皮肤和有关结构的功能	
其他身体功能	

第一部分（B） 身体结构损伤

· 身体结构是躯体如器官、肢体及其构成成分的解剖结构

· 损伤是由于明显的偏差或损失造成的身体功能或结构问题

一级限定值（损伤程度）：0 无残疾；1 轻度残疾；2 中度残疾；3 严重损伤；4 完全损伤；8 未特指；9 不适用

二级限定值（变化的性质）：0 结构没有改变；1 完全缺失；2 部分缺失；3 附属部位；4 异常维度；5 不连贯性；6 偏离位置；7 结构上的性质改变，包括积液；8 未特指；9 不适用

三级限定值（建议：指出部位）：0 多于一个部位；1 右侧；2 左侧；3 两侧；4 前端；5 后端；6 近端；7 远端；8 未特指；9 不适用

身体结构简表	一级限定值	二级限定值	三级限定值
s1.神经系统的结构			
s110 脑的结构			
s120 脊髓和脊神经			
s2.眼、耳和有关结构			
s3.涉及发声和言语的结构			
s4.心血管、免疫和呼吸系统的结构			
s410 心血管系统的结构			
s430 呼吸系统的结构			
s5.与消化、代谢和内分泌系统有关的结构			
s6.与泌尿和生殖系统有关的结构			
s610 泌尿系统的结构			
s630 生殖系统的结构			
s7.与运动有关的结构			
s710 头颈部的结构			
s720 肩部的结构			
s730 上肢的结构（臂、手）			
s740 骨盆部的结构			
s750 下肢的结构（腿、足）			
s760 躯干的结构			
s8.皮肤和有关结构			
其他任何身体结构			

第二部分　活动受限和参与局有

· 活动是由个体执行一项任务或行动。

· 参与是投入于生活环境之中。

· 活动受限是个体在进行活动时可能遇到的困难。

· 参与局限是个体投入于生活环境中可能体验到的困难。

活动表现限定值说明个体在他/她的现实环境中实际做了什么。由于现实环境中有社会性的背景，使用该限定值记录活动表现可以理解为"投入到生活情景中"或人们在其所生活的实际背景中的"实际经历"。这种背景包括有环境性因素——自然、社会和态度等所有方面。

能力限定值说明个体执行一项任务或行动的能力。这项限定值指出某人在既定时刻、既定领域其功能可能达到的最高水平。为了全面评定个体能力，需要有一种"标准化"的环境来平衡不同环境因素对个体能力的影响。标准化的环境可以是（a）在一种测试情境下常用于评定能力的实际环境；或（b）如果不可能，可以是一种设想的环境。

一级限定值（活动表现受限的程度）：0 无困难；1 轻度困难；2 中度困难；3 重度困难；4 完全困难；8 未特批；9 不适用

二级限定值（无辅助时能力活动受限的程度）：0 无困难；1 轻度困难；2 中度困难；3 重度困难；4 完全困难；8 未特批；9 不适用

活动和参与维度简表	活动表现限定值	能力限定值
d1.学习和应用知识		
d110 看		
d115 听		
d140 学习阅读		
d145 学习写作		
d150 学习计算（算术）		
d175 解决问题		
d2.一般任务和要求		
d210 从事单项任务		
d220 从事多项任务		
d3.交流		
d310 交流－接收－口头讯息		
d315 交流－接收－非语言讯息		
d330 说		
d335 生成非语言讯息		
d350 交谈		
d4.移动		
d430 举起或搬运物体		
d440 精巧手的使用（拿起，抓）		
d450 步行		
d465 利用设备到处移动（论椅、滑冰）		
d470 利用交通工具（轿车、小公共汽车、飞机等）		
d475 驾驶（骑自行车和摩托车，驾驶小轿车等）		

活动和参与维度简表	活动表现限定值	能力限定值
d5. 自理		
d510 盥洗自身（洗澡、擦干身体、洗手等）		
d520 护理身体各部（刷牙、刮胡子、修饰）		
d530 入厕		
d540 穿着		
d550 吃		
d560 喝		
d570 照顾个人健康		
d6. 家庭生活		
d620 获得商品和服务（购物等）		
d630 准备膳食		
d640 做家务（清洁房屋、清洗餐具、洗熨等）		
d660 帮助别人		
d7. 人际交往和人际关系		
d710 基本人际交往		
d720 复杂人际交往		
d730 与陌生人的联系		
d740 正式人际关系		
d750 非正式人际关系		
d760 家庭人际关系		
d770 亲密关系		
d8. 主要生活领域		
d810 非正规教育		
d820 学校教育		
d830 高等教育		
d850 有报酬的职业		
d860 基本经济交易		
d870 经济自给		
d9. 社区、社会和公民生活		
d910 社区生活		
d920 娱乐和休闲		
d930 宗教和精神性生活		
d940 人权		
d950 政治生活和公民权		
其他任何活动和参与		

第三部分 环境因素

·环境因素构成了人们生活和指导人们生活的自然、社会和态度环境

环境限定值　障碍因素或有利因素

障碍因素：0 无障碍因素；1 轻度障碍因素；2 中度障碍因素；3 重度障碍因素；4 完全障碍因素

有利因素：0 无有利因素；+1 轻度有利因素；+2 中度有利因素；+3 充分有利因素；+4 完全有利因素

环境简表	限定值障碍因素或有利因素
e1. 用品和技术	
e110 个人消费用的用品或物质（食物、药品）	
e115 个人日常生活用的用品和技术	
e120 个人室内外移动和运输用的用品和技术	
e125 通信用的用品和技术	
e150 公共建筑物用地设计、建设及建筑用品和技术	
e155 私人建筑用的设计、建设及建筑用品和技术	
e2. 自然环境和对环境的人为改变	
e225 气候	
e240 光线	
e250 声音	
e3. 支持和相互联系	
e310 直系亲属家庭	
e320 朋友	
e325 熟人、同伴、同事、邻居和社区成员	
e330 处于权威地位的人	
e340 个人护理提供者和个人助手	
e355 卫生专业人员	
e360 其他专业人员	
e4. 态度	
e410 直系亲属家庭成员的个人态度	
e420 朋友的个人态度	
e440 个人护理提供者和个人助手的个人态度	
e450 卫生专业人员的个人态度	
e455 与卫生有关专业人员的个人态度	
e460 社会态度	
e465 社会准则、实践和观念	
e5. 服务、体制和政策	
e525 住房供给的服务、体制和政策	
e535 通讯的服务、体制和政策	
e540 交通运输的服务、体制和政策	
e550 法律的服务、体制和政策	
e570 社会保障的服务、体制和政策	
e575 全社会支持的服务、体制和政策	
e580 卫生的服务、体制和政策	
e585 教育和培训的服务、体制和政策	
e590 劳动和就业的服务、体制和政策	
其他任何背景性因素	

康复医学数据系统	
患者情况	**日期**

患者情况

1. 康复机构编码 ☐
2. 患者编码 ☐
3. 出生日期 ☐ M M/D D/Y Y Y Y
4. 身份证号码 ☐☐☐☐☐☐☐☐☐☐☐☐☐☐☐☐☐☐
5. 姓氏 ☐ 6. 简称 ☐ 7. 名 ☐
8. 街道 ☐
9. 城市 ☐
10. 省(自治区) ☐
11. 邮政编码 ☐
12. 国家 ☐
13. 电话 ☐
14. 性别 1-男 2-女 ☐
15. 民族 1-汉 2-满 3-回 4-蒙 5-其他 6-外国人 ☐
16. 言语 1-汉语 2-少数民族语 3-外语 ☐
17. 婚姻状况 1-未婚 2-已婚 3-丧偶 4-分居 5-离婚 ☐

付费来源和康复所需金额

18. 付费来源
    a 主要来源 ☐
    b 次要来源 ☐
    1-医疗保险(补充保险,特大病保险) 2-商业保险
    3-自费医疗 4-公费医疗 5-大病统筹 6-其它
19. 医疗所需总金额
    a 全部 ☐
    b 医生的报酬 1-包括 2-不包括 ☐
20. 康复所需金额
    a 全部 ☐
    b 医生的报酬 1-包括 2-不包括 ☐

21. 入院日期 ☐ M M/D D/Y Y Y Y
22. 入院分类 1-首次康复 2-短期住院 3-再次住院 ☐
23. 出院日期 ☐ M M/D D/Y Y Y Y
24. 有无疗程干扰 1-有 2-无 ☐
25. 疗程干扰日期(有疗程干扰才填)
    a 第一次转出日期   b 第一次转回日期
    ☐   ☐
    M M/D D/Y Y Y Y   M M/D D/Y Y Y Y
    c 第二次转出日期   d 第二次转回日期
    ☐   ☐
    M M/D D/Y Y Y Y   M M/D D/Y Y Y Y
    e 第三次转出日期   f 第三次转回日期
    ☐   ☐
    M M/D D/Y Y Y Y   M M/D D/Y Y Y Y

医学情况

26. 损伤组 ☐
    指 ICF 损伤编码
27. ASIA 损伤计分(仅适用于脊髓损伤) ☐
    A-完全性 B-感觉尚存 C-运动无功能
    D-运动有功能 E-正常
28. 发病日期 ☐ M M/D D/Y Y Y Y
29. 病因诊断(指 ICD-10) ☐
30. 其他诊断(指 ICD-10)   最重要
    指与 26 项最密切   A ☐
    相关的诊断   B ☐
                               C ☐
31. 合并症,并发症   A ☐
    (指 ICD-10)   B ☐
                               C ☐
32. 转出或死亡诊断
    (指 ICD-10)   ☐

住院情况

33. 介绍入院　　□
   1-家　2-寄宿和照顾者处　3-暂时居住处　4-中间设施
   5-有专业护理的单位　6-本院急性治疗单位
   7-慢性病医院　8-其他医院急性治疗单位
   9-其他康复机构　10-其他

34. 住院前在何处生活　同33　□

35. 住院前与何人一起生活（只适用34项是在家中）
   1-独居　2-家人/亲属　3-朋友　4-担保人　5-其他　□

36. 住院前的职业种类
   1-工作　2-庇护性工作　3-学生　4-家庭主妇
   5-失业　6-年龄退休　7-因病退休　□

37. 住院前职业尽力情况
   （只适用于第36项中的1,2,3,4时）
   1-全日　2-部分时间　3-可调整的工作　□

出院情况

38. 出院到何处　同33　□

39. 出院后与何人一起生活
   （只在38项是1家中,才适用）　□
   1-独居　2-家人/亲属　3-朋友　4-担保人　5-其他

治疗情况

40. 康复治疗时间范围
   A 开始康复治疗时间　B 结束康复治疗时间
   □　至　□

41. 内部康复程序名称
   □

42. 活动与参与能力评定

	初期	中期	末期
d1. 学习与应用知识			
d110. 看	□	□	□
d115. 听	□	□	□
d140. 学习阅读	□	□	□
d145. 学习写作	□	□	□
d150. 学习计算	□	□	□
d175. 解决问题	□	□	□
d2. 一般任务与要求			
d210. 从事单项任务	□	□	□
d220. 从事多项任务	□	□	□
d3. 交流			
d310. 交流-接收-口头讯息	□	□	□
d315. 交流-接收-非言语讯息	□	□	□
d330. 说	□	□	□
d335. 生成非言语讯息	□	□	□
d350. 交谈	□	□	□

43. 其他注意事项

	初期	中期	末期
d4. 活动			
d430. 举起与搬运物体	□	□	□
d440. 精巧手的使用	□	□	□
d450. 步行	□	□	□
d465. 利用设备到处移动	□	□	□
d470. 利用交通工具	□	□	□
d475. 驾驶	□	□	□
d5. 自理			
d510. 盥洗自身	□	□	□
d520. 护理身体各部	□	□	□
d530. 入厕	□	□	□
d540. 穿着	□	□	□
d550. 吃	□	□	□
d560. 喝	□	□	□
d570. 照顾个人的健康	□	□	□
d6. 家庭生活			
d620. 获得商品和服务	□	□	□
d630. 准备膳食	□	□	□
d640. 做家务	□	□	□
d660. 帮助别人	□	□	□
d7. 人际交往和人际关系			
d710. 基本人际关系	□	□	□
d720. 复杂人际关系	□	□	□
d730. 与陌生人的联系	□	□	□
d740. 正式人际关系	□	□	□
d750. 非正式社会关系	□	□	□
d760. 家庭人际关系	□	□	□
d770. 亲密关系	□	□	□
d8. 主要生活领域			
d810. 非正规教育	□	□	□
d820. 学校教育	□	□	□
d830. 高等教育	□	□	□
d850. 有报酬的就业	□	□	□
d860. 基本经济交易	□	□	□
d870. 经济自给	□	□	□
d9. 社区,社会和公民生活			
d910. 社区生活	□	□	□
d920. 娱乐和休闲	□	□	□
d930. 宗教和精神性活动	□	□	□
d940. 人权	□	□	□
d950. 政治生活和公民	□	□	□

评分标准
0 没有困难（无,缺乏,微不足道…）0%～4%
1 轻度困难（略微,较低…）5%～24%
2 中度困难（中等,一般…）25%～49%
3 重度困难（很高,非常…）50%～95%
4 完全困难（全部…）96%～100%

第二章 脑血管疾病的康复

第一节 脑血管疾病的临床诊治

一、脑血管疾病概述

脑血管疾病(cerebrovascular disease,CVD)是指由于各种脑血管病变所引起的脑部病变。脑卒中(stroke)则是指急性起病、迅速出现局限性或弥漫性脑功能缺失征象的脑血管性临床事件。

CVD是神经系统的常见病及多发病,其发病率为(100~300)/10万,患病率为(500~740)/10万,死亡率为(50~100)/10万,约占所有疾病死亡人数的10%,是目前人类疾病的三大死亡原因之一。存活者中50%~70%病人遗留瘫痪、失语等严重残疾,给社会和家庭带来严重的负担。我国1986~1990年大规模人群调查结果显示,脑卒中发病率为(109.7~217)/10万,患病率为(719~745.6)/10万,死亡率为(116~141.8)/10万;脑卒中发病率男性高于女性,男:女约为1.3:1~1.7。脑卒中发病率、患病率和死亡率随年龄增长而增加,45岁以后明显增加,65岁以上人群增加最为明显,75岁以上者发病率是45~54岁组的5~8倍。脑卒中的发病与环境因素、饮食习惯和气候(纬度)等因素有关,我国脑卒中发病率总体分布呈现北高南低、西高东低的特征;纬度每增高5°,脑卒中发病率则增高64.0/10万,死亡率增高6.6/10万。

1. 脑血管疾病分类 脑血管疾病有不同的分类方法:①依据神经功能缺失症状持续的时间,将发病不足24小时者称为短暂性脑缺血发作(TIA),超过24小时者称为脑卒中。②依据病情严重程度可分为小卒中(minor stroke)、大卒中(major stroke)和静息性卒中(silent stroke)。③依据病理性质可分为缺血性卒中(ischemic stroke)和出血性卒中(hemorrhagic stroke)。前者又称为脑梗死,包括脑血栓形成和脑栓塞;后者包括脑出血和蛛网膜下腔出血。我国将CVD分为12类(1986年),参见表2-1。限于篇幅,本章重点介绍易造成神经功能缺损的类型。

2. 脑血管疾病的病因 许多全身性血管病变、局部脑血管病变及血液系统病变均与CVD的发生有关,其病因可以是单一的,亦可由多种病因联合所致。常见的病因有:

(1)血管壁病变,以高血压性动脉硬化和动脉粥样硬化所致的血管损害最常见,其次为结核、梅毒、结缔组织疾病和钩端螺旋体等多种原因所致的动脉炎,以及先天性血管病(如动脉瘤、血管畸形和先天性狭窄)和各种原因(外伤、颅脑手术、插入导管、穿刺等)所致的血管损伤,药物、毒物、恶性肿瘤等所致的血管病损等。

表 2-1 我国脑血管疾病分类草案(简表)

Ⅰ.颅内出血	1.颈动脉系统
1.蛛网膜下腔出血	2.椎-基底动脉系统
2.脑出血	Ⅳ.脑供血不足
3.硬膜外出血	Ⅴ.高血压脑病
4.硬膜下出血	Ⅵ.颅内动脉瘤
Ⅱ.脑梗死(颈动脉系统及椎-基底动脉系统)	Ⅶ.颅内血管畸形
1.脑血栓形成	Ⅷ.脑动脉炎
2.脑栓塞	Ⅸ.脑动脉盗血综合征
3.腔隙性梗死	Ⅹ.颅内异常血管网症
4.血管性痴呆	Ⅺ.颅内静脉窦及脑静脉血栓形成
Ⅲ.短暂性缺血发作	Ⅻ.脑动脉硬化症

(2)心脏病和血流动力学改变 如高血压、低血压或血压的急骤波动,以及心功能障碍、传导阻滞、风湿性或非风湿性瓣膜病、心肌病及心律失常,特别是心房纤颤。

(3)血液成分和血液流变学改变 包括各种原因所致的高黏血症,如脱水、红细胞增多症、高纤维蛋白原血症和白血病等,以及凝血机制异常,特别是应用抗凝剂、服用避孕药物和弥漫性血管内凝血等。

(4)其他病因 包括空气、脂肪、癌细胞和寄生虫等栓子,脑血管受压、外伤、痉挛等。部分 CVD 病人的病因不明。

3.脑血管病危险因素 流行病学调查发现,许多因素与脑卒中的发生及发展有密切关系。这些危险因素主要有:高血压、心脏病、糖尿病、TIA 和脑卒中史、吸烟和酗酒、高脂血症。其他脑卒中危险因素:体力活动减少、饮食(如盐量、肉类及动物油的高摄入)、超重、药物滥用、口服避孕药、感染、眼底动脉硬化、无症状性颈动脉杂音、血液病及血液流变学异常所致的血栓前状态(prethrombotic state)或血黏度增加等亦与脑卒中的发生有关,此外还有高龄、性别、种族、气候和卒中家族史等。

4.脑卒中的预防 脑卒中的预防包括一级预防和二级预防两种。前者是指对有脑卒中倾向但尚无 CVD 病史的个体发生脑卒中的预防;后者是指对已有脑卒中或 TIA 发生率高的个体发生脑卒中的预防。在脑卒中的预防中,除了对危险因素进行非药物性调整外,主要的预防性药物有阿司匹林、噻氯匹啶和华法林(warfarin)等,应依据病人的个体情况加以选择。

二、脑梗死

脑梗死(cerebral infarction,CI)又称缺血性脑卒中(cerebral ischemic stroke,CIS),是指由于脑部血液供应障碍,如缺血、缺氧,引起的局限性脑组织发生缺血性坏死或脑软化改变。脑梗死的临床常见类型有脑血栓形成、腔隙性梗死和脑栓塞等。脑梗死约占全部脑卒中的80%。

(一)脑血栓形成

脑血栓形成(cerebral infarction,CI)是脑梗死中最常见的类型,通常指脑动脉的主干或其皮层支因动脉粥样硬化及各类动脉炎等血管病变,导致血管的管腔狭窄或闭塞,进而发生血栓形成,造成脑局部供血区血流中断,发生脑组织缺血、缺氧、软化坏死,出现相应的神经系统症状和体征。

1. 临床表现

(1)一般特点由 粥样硬化所致者以中老年人多见,由动脉炎所致者以中青年人多见。常在安静或休息状态下发病,部分病例病前有肢体无力及麻木、眩晕等TIA前驱症状。神经系统局灶性症状多在发病后10余小时或1至2天内达到高峰。除脑干梗死和大面积梗死外,大多数病人意识清楚或仅有轻度意识障碍。

(2)临床类型 依据症状和体征的演变过程可分为:

1)完全性卒中(complete stroke):指发病后神经功能缺失症状较重较完全,常于数小时内(<6h)达到高峰。

2)进展性卒中(progressive stroke):指发病后神经功能缺失症状在48小时内逐渐进展或呈阶梯式加重。

3)可逆性缺血性神经功能缺失(reversible ischemic neurological deficit,RIND):指发病后神经缺失症状较轻,持续24小时以上,但可于3周内恢复。

(3)脑梗死的临床综合征

1)颈内动脉闭塞综合征:病灶侧单眼一过性黑矇,偶可为永久性视力障碍(因眼动脉缺血),或病灶侧Horner征(因颈上交感神经节后纤维受损);颈动脉搏动减弱,眼或颈部血管杂音;对侧偏瘫、偏身感觉障碍和偏盲等(大脑中动脉或大脑中、前动脉缺血);主侧半球受累可有失语症,非主侧半球受累可出现体象障碍;亦可出现晕厥发作或痴呆。

2)大脑中动脉闭塞综合征:

• 主干闭塞:①三偏症状,即病灶对侧中枢性面舌瘫及偏瘫、偏身感觉障碍和偏盲或象限盲;上下肢瘫痪程度基本相等;②不同程度的意识障碍;③主侧半球受累可出现失语症,非主侧半球受累可见体象障碍(图2-1)。

• 皮质支闭塞:①上分支包括至眶额部、额部、中央回、前中央回及顶前部的分支,闭塞时可出现病灶对侧偏瘫和感觉缺失,面部及上肢重于下肢,Broca失语(主侧半球)和体象障碍(非主侧半球);②下分支包括至颞极及颞枕部,颞叶前、中、后部的分支,闭塞时常出现Wernicke失语、命名性失语和行为障碍等,而无偏瘫。

• 深穿支闭塞:①对侧中枢性上下肢均等性偏瘫,可伴有面舌瘫;②对侧偏身感觉障碍,有时可伴有对侧同向性偏盲;③主侧半球病变可出现皮质下失语。

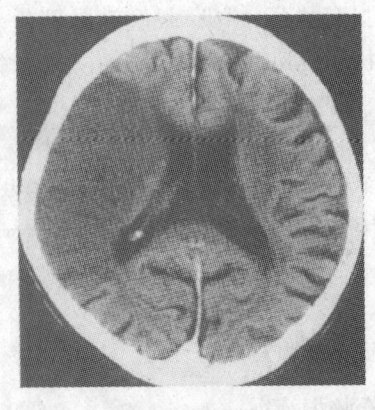

图2-1 大脑中动脉闭塞的CT所见

3)大脑前动脉闭塞综合征:

- 主干闭塞：发生于前交通动脉之前，因对侧代偿可无任何症状；发生于前交通动脉之后可有：①对侧中枢性面舌瘫及偏瘫，以面舌瘫及下肢瘫为重，可伴轻度感觉障碍；②尿潴留或尿急（旁中央小叶受损）；③精神障碍如淡漠、反应迟钝、欣快、始动障碍和缄默等（额极与胼胝体受累），常有强握与吸吮反射（额叶病变）；④主侧半球病变可见上肢失用，亦可出现 Broca 失语。
- 皮质支闭塞：①对侧下肢远端为主的中枢性瘫，可伴感觉障碍（胼周和胼缘动脉闭塞）；②对侧肢体短暂性共济失调、强握反射及精神症状（眶动脉及额极动脉闭塞）。
- 深穿支闭塞：对侧中枢性面舌瘫及上肢近端轻瘫（影响内囊膝部及部分前肢）。

4) 大脑后动脉闭塞综合征：
- 主干闭塞：对侧偏盲、偏瘫及偏身感觉障碍（较轻），丘脑综合征，主侧半球病变可有失读症。
- 皮质支闭塞：①因侧支循环丰富而很少出现症状，仔细检查可见对侧同向性偏盲或象限盲，而黄斑视力保存（黄斑回避现象）；两侧病变可有皮质盲；②主侧颞下动脉闭塞可见视觉失认及颜色失认；③顶枕动脉闭塞可见对侧偏盲，可有不定型的光幻觉性发作，主侧病损可有命名性失语；④矩状动脉闭塞出现对侧偏盲或象限盲。
- 深穿支闭塞：①丘脑穿通动脉闭塞产生红核丘脑综合征：病灶侧小脑性共济失调、意向性震颤、舞蹈样不自主运动，对侧感觉障碍；②丘脑膝状体动脉闭塞可见丘脑综合征：对侧感觉障碍并以深感觉为主，以及自发性疼痛、感觉过度、轻偏瘫、共济失调和不自主运动，可有舞蹈、手足徐动症和震颤等锥体外系症状；③中脑支闭塞出现 Weber 综合征：同侧动眼神经瘫痪，对侧中枢性偏瘫；Benedit 综合征：同侧动眼神经瘫痪，对侧不自主运动。
- 后脉络膜动脉闭塞：罕见，主要表现为对侧象限盲。

5) 椎-基底动脉闭塞综合征：
- 主干闭塞：常引起脑干广泛梗死，出现脑神经、锥体束及小脑症状，如眩晕、呕吐、共济失调、瞳孔缩小、四肢瘫痪、肺水肿、消化道出血、昏迷、高热等，常因病情危重而死亡。
- 基底动脉尖综合征：由 Caplan（1980）首先报道。基底动脉尖端分出两对动脉即小脑上动脉和大脑后动脉，其分支供应中脑、丘脑、小脑上部、颞叶内侧及枕叶。故可出现以中脑病损为主要表现的一组临床综合征，多因动脉粥样硬化性脑血栓形成、心源性或动脉源性栓塞引起。临床表现：①眼球运动及瞳孔光反应迟钝而调节反应存在，类似 Argyll-Robertson 瞳孔（顶盖前区病损）；②意识障碍：一过性或持续数天，或反复发作（中脑及/或丘脑网状激活系统受累）；③对侧偏盲或皮质盲；④严重记忆障碍（颞叶内侧受累）。有卒中危险因素的中老年人，突然发生意识障碍又较快恢复，无明显运动、感觉障碍，但有瞳孔改变、动眼神经麻痹、垂直注视障碍，应想到该综合征；如有皮质盲或偏盲、严重记忆障碍则更支持；CT 及 MRI 见中脑、双侧丘脑、枕叶、颞叶病灶即可确诊。
- 中脑支闭塞出现 Weber 综合征、Benedit 综合征；脑桥支闭塞出现 Millard-Gubler 综合征（外展、面神经麻痹，对侧肢体瘫）、Foville 综合征（同侧凝视麻痹、周围性面瘫、对侧偏瘫）。

6) 小脑后下动脉或椎动脉闭塞综合征：又称延髓背外侧（Wallenberg）综合征，是脑干梗死中最常见的类型。主要表现：①眩晕、呕吐、眼球震颤（前庭神经核）；②交叉性感觉障碍（三叉神经脊束核及对侧交叉的脊髓丘脑束受损);③同侧Horner征(交感神经下行纤维受损);④吞咽困难和声音嘶哑(舌咽、迷走神经受损);⑤同侧小脑性共济失调(绳状体或小脑受损)。由于小脑后下动脉的解剖变异较多,使临床症状复杂化,常有不典型的临床表现。

• 双侧脑桥基底部梗死出现闭锁综合征(locked-in syndrome):病人意识清楚,四肢瘫痪,不能讲话和吞咽,仅能以目示意。

7)小脑梗死:由小脑上动脉、小脑后下动脉、小脑前下动脉等闭塞所致,常有眩晕、恶心、呕吐、眼球震颤、共济失调、站立不稳和肌张力降低等,可有脑干受压及颅内压增高症状。

2. 辅助检查

(1)颅脑CT 多数脑梗死病变于发病后24小时内CT不显示密度变化,24~48小时后逐渐显示与闭塞血管供血区相对应的低密度梗死灶,如梗死灶体积较大可有占位效应。

(2)MRI 脑梗死病变数小时内,病灶区即有MR信号改变,呈长T1长T2信号,出血性梗死区为长T1长T2信号中混杂有短T1和短T2信号。

(3)血管造影 DSA或MRA可发现血管狭窄和闭塞的部位,可显示动脉炎、Moya-moya病、动脉瘤和血管畸形等。

(4)其他 彩色多普勒超声检查(TCD)可发现颈动脉及颈内动脉的狭窄、动脉粥样硬化斑或血栓形成。

3. 诊断及鉴别诊断

(1)诊断 突然发病,迅速出现局限性神经缺失症状并持续24小时以上,具有脑梗死的一般特点,神经症状和体征可以用某一血管综合征解释者,应当考虑急性脑梗死的可能。再经脑CT/MRI发现梗死灶,或排除脑出血、瘤卒中和炎症性疾病等,诊断即可确定。在脑梗死诊断中认真寻找病因和卒中的危险因素(高血压、糖尿病、心脏病、高脂血症、吸烟等),对合并出血性梗死及再卒中进行监测也是必要的。

(2)鉴别诊断

1)脑出血:临床上脑梗死主要应与脑出血进行鉴别(表2-2)。

表2-2 脑梗死与脑出血鉴别要点

项 目	脑梗死	脑出血
发病年龄	多在60岁以上	多在60岁以下
起病状态	安静状态或睡眠中	活动中
起病速度	十余小时或1~2天达到高峰	数十分钟至数小时症状达到高峰
高血压史	较少	较多
全脑症状	轻或无	头痛、呕吐、嗜睡、打哈欠等颅内压增高症状
意识障碍	通常较轻或无	较重
神经体征	多为非均等性偏瘫 (大脑中动脉主干或皮层支)	多为均等性偏瘫(内囊)脑实质内高密度病灶
头颅CT	脑实质内低密度病灶	血性(洗肉水样)
脑脊液	无色透明多	

注:其中最重要的是起病状态和起病速度。

2)脑栓塞:起病急骤,常有心脏病史,栓子的来源如风心病、冠心病、心肌梗死、亚急性细菌性心内膜炎,特别是合并心房纤颤。

3)颅内占位病变:某些硬膜下血肿、颅内肿瘤、脑脓肿等也可呈卒中样发病,出现偏瘫等局限性神经功能缺失症状。有时颅内高压征象,特别是视乳头水肿并不明显,可与脑梗死混淆,CT/MRI 检查不难鉴别。

4. 治疗原则

(1)急性期的治疗原则 ①超早期治疗:首先要提高全民的急救意识,认识到脑卒中同样是一种急症,为获得最佳疗效应力争超早期溶栓治疗;②针对脑梗死后的缺血瀑布及再灌注损伤进行综合保护治疗;③要采取个体化治疗原则;④整体观念:脑部病变是整体的一部分,要考虑脑与心脏及其他器官功能的相互影响,如脑心综合征、多脏器衰竭等,重症病例要积极防治并发症,采取对症支持疗法,并进行早期康复治疗;⑤对卒中的危险因素及时给予预防性干预措施。最终达到挽救生命、降低病残及预防复发的目的。

(2)超早期溶栓治疗 目的是溶解血栓,迅速恢复梗死区血流灌注,减轻神经元损伤。溶栓应在起病 6 小时内的治疗时间窗内进行才有可能挽救缺血半暗带。

1)临床常用的溶栓药物:尿激酶(UK)、链激酶(SK)、重组的组织型纤溶酶原激活剂(rt-PA)。①尿激酶:在我国应用最多,常用量 25~100u,加入 5% 葡萄糖或 0.85 生理盐水中静脉滴注,30min~2h 滴完,剂量应根据病人的具体情况来确定;也可采用 DSA 监视下超选择性介入动脉溶栓;②rt-PA 是选择性纤维蛋白溶解剂,与血栓中纤维蛋白形成复合体后增强了与纤溶酶原的亲和力,使纤溶作用局限于血栓形成的部位;每次用量为 0.9mg/kg,总量 < 90mg;有较高的安全性和有效性,rt-PA 溶栓治疗宜在发病后 3 小时内时进行。

2)适应证:尚无统一标准,以下可供参考:①年龄 < 75 岁;②无意识障碍,但椎-基底动脉系统血栓形成预后极差,故即使昏迷较深也可考虑;③发病在 6 小时内,进展性卒中可延长至 12 小时;④治疗前收缩压 < 200mmHg 或舒张压 < 120mmHg;⑤CT 排除颅内出血,且本次病损的低密度梗死灶尚未出现,证明确为超早期;⑥排除 TIA(其症状和体征绝大多数持续不足 1 小时);⑦无出血性疾病及出血素质;⑧患者或家属同意。

3)并发症:①脑梗死病灶继发出血:UK 是非选择性纤维蛋白溶解剂,使血栓及血浆内纤溶酶原均被激活,故有诱发出血的潜在危险,用药后应监测凝血酶原时间;②致命的再灌注损伤及脑组织水肿也是溶栓治疗的潜在危险;③再闭塞:再闭塞率可达 10%~20%,机制不清。

(3)抗凝治疗 目的在于防止血栓扩展和新血栓形成。常用药物有肝素、低分子肝素及华法林等。可用于进展性卒中、溶栓治疗后短期应用防止再闭塞。治疗期间应监测凝血时间和凝血酶原时间,还须备有维生素 K、硫酸鱼精蛋白等拮抗剂,以便处理可能的出血性并发症。

(4)脑保护治疗 是在缺血瀑布启动前超早期针对自由基损伤、细胞内钙离子超载、兴奋性氨基酸毒性作用、代谢性细胞酸中毒和磷脂代谢障碍等进行的联合治疗。可采用钙离子通道阻滞剂、镁离子、抗兴奋性氨基酸递质、自由基清除剂(过氧化物歧化酶、维生素 E 和 C、甘露醇、激素如 21-氨基类固醇、巴比妥类等)和亚低温治疗。

(5)降纤治疗 通过降解血中纤维蛋白原,增强纤溶系统活性,抑制血栓形成。可供选择的药物有降纤酶(Defibrase)、巴曲酶(Batroxobin)、安克洛酶(Ancrod)和蚓激酶等。

(6)抗血小板聚集治疗 发病后48h内对无选择的急性脑梗死病人给予阿司匹林100~300mg/d,可降低病死率和复发率,但溶栓及抗凝治疗不要同时应用,以免增加出血的风险。

(7)外科治疗 如颈动脉内切除术、颅内外动脉吻合术、开颅减压术等对急性脑梗死病人有疗效。大面积脑梗死和小脑梗死合并有脑疝征象者,宜行开颅减压治疗。

(8)一般治疗 包括维持生命功能、处理并发症等基础治疗。

1)维持呼吸道通畅及控制感染:有意识障碍或呼吸道感染者,应保持呼吸道通畅、吸氧,并给予适当的抗生素防治肺炎、尿路感染和压疮;必要时可行气管切开,人工辅助呼吸;卧床病人可给予低分子肝素4000IU,1~2次/d,皮下注射,预防肺栓塞和深静脉血栓形成;控制抽搐发作,及时处理病人的抑郁或焦虑障碍。

2)进行心电监护(>3d)以预防致死性心律失常和猝死。发病后24h~48hBp>200/120mmHg者宜给予降压药治疗,如卡托普利(Captopril)等。血糖水平宜控制在6~9mmol/L,过高或过低均会加重缺血性脑损伤,如>10mmol/L宜给予胰岛素治疗。注意维持水电解质的平衡。

3)脑水肿高峰期为发病后48h~5d,可根据临床观察或颅内压监测,给予20%甘露醇250ml,6~8h一次,静脉滴注;可用速尿40mg或10%白蛋白50ml,静脉注射。

(9)康复治疗 其原则是在一般和特殊疗法的基础上,对病人进行体能和技能训练,以降低病死率,促进神经功能的恢复,提高生活质量,应尽早进行。(详见后述)

(10)预防性治疗 对已确定的脑卒中危险因素应尽早给予干预治疗。抗血小板聚集剂阿司匹林、噻氯匹定用于防治缺血性脑血管病已在临床广泛应用,有肯定的预防作用。国内临床试验证实,阿司匹林的适宜剂量为50mg/d,噻氯匹定为250mg/d。要注意适应证的选择,不要长期不间断的用药,有胃病及出血倾向者慎用。

(二)腔隙性梗死

腔隙性梗死(lacunar infarction)是指发生在大脑半球深部白质及脑干的缺血性微梗死,因脑组织缺血、坏死、液化并由吞噬细胞移走而形成腔隙,约占脑梗死的20%。1965年以来Fisher通过大量病理学研究,对该病的病因、病理和临床表现做了全面系统的总结,并归纳出21种腔隙综合征。他认为腔隙性梗死是病理解剖时最常见的一种高血压性脑血管病变。近年来随着CT和MRI等神经影像学的发展,已使该病的临床诊断成为可能。

1.临床表现 本病多发生于40~60岁及以上的中老年人,男性多于女性,常伴有高血压。起病常较突然,多为急性发病,部分为渐进性或亚急性起病;20%以下表现为TIA样起病。多数学者认为,TIA持续时间超过数小时以上应考虑为本病;多在白天活动中发病。

2.临床类型 临床表现多样,可有20种以上的临床综合征,临床常见的腔隙综合征有:纯运动性轻偏瘫(pure motor hemiparesis,PMH)、纯感觉性卒中(pure sensory stroke,PSS)、共济失调性轻偏瘫(ataxic-hemiparesis,AH)、构音障碍-手笨拙综合征(dysarthric-clumsy hand syndrome,DCHS)、感觉运动性卒中(sensorimotor stroke,SMS)、腔隙状态(lacunar state)。

3.辅助检查

(1)CT可见深穿支供血区单个或多个直径2~15mm病灶,呈圆形、卵圆形、长方形或楔形腔隙性阴影,边界清晰,无占位效应,增强时可见轻度斑片状强化;以基底节、皮质下白质和内囊多见,其次为丘脑及脑干,阳性率为60%~96%。

(2)MRI显示腔隙病灶呈T1等信号或低信号、T2高信号,T2加权像阳性率几乎可达100%。

(3)其他 脑电图、脑脊液及脑血管造影无肯定的阳性发现。PET和SPECT通常在早期即可发现脑组织缺血变化。颈动脉Doppler可发现颈动脉粥样硬化斑块。

4.诊断及鉴别诊断

(1)诊断 目前国内外尚无统一的诊断标准,以下标准可资参考:①中年以后发病,有长期高血压病史;②临床表现符合腔隙综合征之一;③CT或MRI影像学检查可证实存在与神经功能缺失一致的病灶;④EEG、腰椎穿刺或DSA等均无肯定的阳性发现;⑤预后良好,多数患者可在短期内恢复。

(2)鉴别诊断 腔隙综合征的病因除梗死之外,还包括小量脑出血、感染、囊虫病、Moyamoya病、脑脓肿、颅外段颈动脉闭塞、脑桥出血、脱髓鞘病和转移瘤等,故在临床诊断中需注意鉴别非梗死性腔隙病变。

5.治疗 目前尚无有效的治疗方法,主要是预防疾病的复发:①有效控制高血压病及各种类型的脑动脉硬化是预防本病的关键;②应用阿司匹林、噻氯匹定等,抑制血小板聚集,减少复发;③急性期可适当应用扩血管药物,增加脑组织的血液供应,促进神经功能恢复;④尼莫地平、氟桂利嗪等钙离子拮抗剂可减少血管痉挛,改善脑血液循环,降低腔隙性梗死的复发率;⑤活血化瘀类中药对神经功能恢复可有所裨益;⑥控制其他可干预危险因素如吸烟、糖尿病、高脂血症等;⑦慎用抗凝剂,以免发生脑出血。该病预后良好,死亡率及致残率较低,但易复发。

三、脑栓塞

脑栓塞(cerebral embolism)是指各种栓子随血流进入颅内动脉系统,使血管腔急性闭塞,引起相应供血区脑组织缺血坏死及脑功能障碍。由于栓塞造成的脑梗死也称为栓塞性脑梗死(embolic infarction),约占脑梗死的15%。

1.临床表现

(1)任何年龄均可发病,但以青壮年多见。多在活动中突然发病,常无前驱症状,局限性神经缺失症状多在数秒至数分钟内发展到高峰,是发病最急的脑卒中,且多表现为完全性卒中。

(2)大多数病人意识清楚或仅有轻度意识模糊,颈内动脉或大脑中动脉主干的大面积脑栓塞可发生严重脑水肿、颅内压增高、昏迷及抽搐发作,病情危重;椎-基底动脉系统栓塞也可发生昏迷。

(3)局限性神经缺失症状与栓塞动脉供血区的功能相对应。约4/5脑栓塞累及Willis环前部,多为大脑中动脉主干及其分支,出现失语、偏瘫、单瘫、偏身感觉障碍和局限性癫痫发作等,偏瘫多以面部和上肢为重,下肢较轻;约1/5发生在Willis环后部,即椎-基底动脉系统,表现为眩晕、复视、共济失调、交叉瘫、四肢瘫、发音及吞咽困难等;栓子进入一侧或两侧大脑后动脉可导致同向性偏盲或皮质盲;较大栓子偶可栓塞在基底动脉主干,造成突然昏迷、四肢瘫,成为基底动脉尖综合征。

(4)大多数病人有栓子来源的原发疾病,如风湿性心脏病、冠心病和严重心律失常等;部分病例有心脏手术、长骨骨折、血管内治疗史等；部分病例有脑外多处栓塞证据，如皮肤、球结膜、肺、肾、脾、肠系膜等栓塞和相应的临床症状和体征。肺栓塞常有气急、紫绀、胸痛、咯血和胸膜摩擦音等；肾栓塞常有腰痛、血尿等，其他如皮肤出血点或瘀斑，球结膜出血，腹痛，便血等。

2．辅助检查

(1)头颅 CT 及 MRI 可显示缺血性梗死或出血性梗死的改变，如出现出血性更支持脑栓塞的诊断。

(2)脑脊液压力正常，大面积栓塞性脑梗死可增高；出血性梗死者 CSF 可呈血性或镜下可见红细胞。

超声心动图检查可证实心源性栓子的存在。颈动脉超声检查可评价颈动脉管腔狭窄、血流及颈动脉斑块，对颈动脉源性脑栓塞有提示意义。

3．诊断及鉴别诊断　根据骤然起病，数秒至数分钟内出现偏瘫、失语、一过性意识障碍、抽搐发作等局灶性症状，有心脏病史或发现栓子来源，诊断不难。同时发生其他脏器栓塞、心电图异常均有助于诊断，脑 CT 和 MRI 可明确脑栓塞部位、范围、数目及是否伴有出血。应注意与脑血栓形成、脑出血鉴别。

4．治疗

(1)发生在颈内动脉末端或大脑中动脉主干的大面积脑栓塞，以及小脑梗死可发生严重的脑水肿，继发脑疝，应积极进行脱水、降颅压治疗，必要时需行颅瓣切除减压术。大脑中动脉主干栓塞可立即行栓子摘除术，据报道70%可以取得较好疗效。

(2)由于脑栓塞有很高的复发率，有效的预防很重要。房颤病人可采用抗心律失常药物或电复律，如果复律失败应采取预防性抗凝治疗，目的是预防形成新的血栓，杜绝栓子来源，防止栓塞部的继发性血栓扩散，促使血栓溶解。

(3)部分心源性脑栓塞患者发病后 2~3 小时内，用较强的血管扩张剂，如罂粟碱静滴，或吸入亚硝酸异戊酯，可收到意想不到的满意疗效；亦有用烟胺羟丙茶碱(脉栓通、烟酸占替诺)治疗发病 1 周的轻、中度脑梗死病例收到较满意疗效者。

(4)对于气栓的处理应采取头低、左侧卧位；如为减压病应立即行高压氧治疗，可使气栓减少，脑含氧量增加，气栓常引起癫痫发作，应严密观察，及时进行抗癫治疗。脂肪栓的处理可用扩容剂、血管扩张剂、5%碳酸氢钠注射液 250ml 静脉滴注，每日 2 次。感染性栓塞需选用有效足量的抗生素抗感染治疗。

脑栓塞急性期病死率为 5%~15%，多死于严重脑水肿、脑疝、肺部感染和心力衰竭。10%~20%脑栓塞病人可能在病后 10 天内发生第二次栓塞，故预防性治疗应尽早进行。椎－基底动脉系统栓塞所致的大面积脑干梗死的死亡率极高。

四、脑出血

脑出血(intracerebral hemorrhage,ICH)是指原发性非外伤性脑实质内出血。占全部脑卒中的 20%~30%。高血压是脑出血最直接的原因，高血压伴发脑内小动脉病变，血压骤升，引起动脉破裂出血称为高血压性脑出血。

1．临床表现　高血压性脑出血常发生在 50~70 岁者，男性略多见，冬春季发病较多。多有高血压病史。通常在活动和情绪激动时发生,大多数病人病前无预兆,少数可有头痛、头晕、肢体麻木等前驱症状。临床症状常在数分钟到数小时内达到高峰,可因出血部位及出血量不同而临床特点各异。重症者发病时突感剧烈头痛,瞬即呕吐,数分钟内可转入意识模糊或昏迷。

2．临床类型

(1) 基底节区出血　约占全部脑出血的70%,壳核出血最为常见,约占全部脑出血的60%,丘脑出血约占全部脑出血的10%。由于出血常累及内囊,并以内囊损害体征为突出表现,故又称内囊区出血。壳核出血又称为内囊外侧型出血,丘脑出血又称为内囊内侧型出血。

1) 壳核出血:系豆纹动脉尤其是其外侧支破裂所致。表现为突发的病灶对侧偏瘫、偏身感觉缺失和同向性偏盲,双眼球向病灶对侧同向凝视不能,主侧半球可有失语;出血量大可有意识障碍,出血量较小可仅表现纯运动、纯感觉障碍,不伴头痛、呕吐,与腔隙性梗死不易区分。

2) 丘脑出血:由丘脑膝状动脉和丘脑穿通动脉破裂所致,亦表现为突发对侧偏瘫、偏身感觉障碍甚至偏盲等内囊性三偏症状;其与壳核出血的不同之处是:深感觉障碍更突出;可有特征性眼征,如上视障碍或凝视鼻尖、眼球偏斜或分离性斜视、眼球会聚障碍和无反应性小瞳孔等;意识障碍多见且较重。出血波及下丘脑或破入第三脑室则出现昏迷加深、瞳孔缩小、去皮质强直等中线症状。

3) 尾状核头出血:也属基底节区出血,较少见;临床表现与蛛网膜下腔出血颇相似,仅有脑膜刺激征而无明显瘫痪,有头痛、呕吐及轻度颈强、Kernig征,可有对侧中枢性面舌瘫;或仅有头痛;而在CT检查时偶然发现,临床上往往容易被忽略。

(2) 脑桥出血　约占脑出血的10%,多由基底动脉脑桥支破裂所致。出血灶多位于脑桥基底与被盖部之间。大量出血(血肿>5ml)累及双侧被盖和基底部,常破入第四脑室,患者迅速进入昏迷、双侧针尖样瞳孔、呕吐咖啡样胃内容物、中枢性高热(持续39℃以上、躯干热而四肢不热)、中枢性呼吸障碍、眼球浮动、四肢瘫痪和去大脑强直发作等,多在48小时内死亡。小量出血可无意识障碍,表现交叉性瘫痪和共济失调性偏瘫,两眼向病灶侧凝视麻痹或核间性眼肌麻痹。

(3) 中脑出血　罕见。但应用CT及MRI检查并结合临床已可确诊,轻症表现为一侧或双侧动眼神经不全瘫痪或Weber综合征;重症表现为深昏迷,四肢弛缓性瘫痪,可迅速死亡。

(4) 小脑出血　约占脑出血的10%。多由小脑齿状核动脉破裂所致。发病初期大多意识清楚或有轻度意识障碍,表现眩晕、频繁呕吐、枕部剧烈疼痛和平衡障碍等,但无肢体瘫痪是其常见的临床特点;如出血量较大,病情迅速进展,发病时或发病后12~24小时内出现昏迷及脑干受压征象,可有面神经麻痹、两眼凝视病灶对侧、肢体瘫痪及病理反射等。

(5) 脑叶出血　约占脑出血的10%,常由脑动静脉畸形、Moyamoya病、血管淀粉样病变、肿瘤等所致。出血以顶叶最常见,其次为颞叶、枕叶、额叶,也可有多发脑叶出血。常表现为头痛、呕吐、脑膜刺激征及出血脑叶的局灶定位症状,如额叶出血可有偏瘫、Broca失语、摸索等;颞叶出血可有Wernicke失语、精神症状;枕叶出血可有视野缺损;顶叶出血可有偏身感觉障碍、空间构像障碍。脑叶出血者抽搐较其他部位出血常见,昏迷较少见;部分病例缺乏脑叶的定位症状。

(6) 脑室出血　约占脑出血的3%~5%,由脑室内脉络丛动脉或室管膜下动脉破裂出血,血液直接入脑室内所致,又称原发性脑室出血。多数病例为少量脑室出血,常有头痛、呕吐、脑膜刺激征,一般无意识障碍及局灶性神经缺损症状,血性脑脊液,酷似蛛网膜下腔出血,可完全恢复,预后良好。大量脑室出血常起病急骤,迅速出现昏迷、频繁呕吐、针尖样瞳孔、眼球分离斜视或浮动、四肢弛缓性瘫痪及去大脑强直发作等,病情凶险,预后不良,多迅速死亡。

3. 辅助检查

(1) CT 检查 是临床疑诊脑出血的首选检查。发病后CT 即可显示新鲜血肿,为圆形或卵圆形,均匀高密度区,边界清楚,可显示血肿部位、大小、形态,是否破入脑室,血肿周围无低密度水肿带及占位效应,脑组织移位和梗阻性脑积水等,有助于确诊及指导治疗(图2-2)。

(2) MRI 检查 急性期,对幕上及小脑出血的诊断价值不如 CT,对脑干出血的诊断价值优于 CT;病程 4~5 周后,CT 不能辨认脑出血时,MRI 仍可明确分辨,故可区别陈旧性脑出血和脑梗死;可显示血管畸形的流空现象。

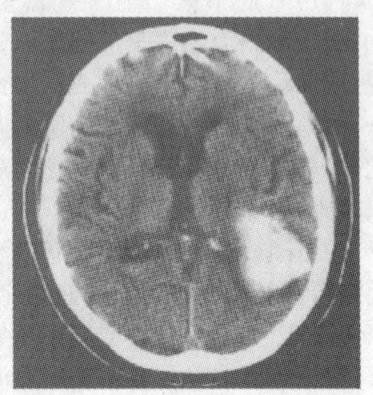

图 2-2 脑出血的 CT 所见

(3) 数字减影脑血管造影 怀疑脑血管畸形、Moyamoya 病、血管炎等可行 DSA 检查,尤其是血压正常的年轻患者,应考虑用以查明病因,预防复发。

(4) 脑脊液检查 脑压增高,脑脊液多呈洗肉水样均匀血性。因有诱发脑疝的危险,仅在不能进行头颅 CT 检查且临床无明显颅内压增高表现时进行;怀疑小脑出血禁行腰穿。

(5) 还应进行血、尿、便常规及肝功、肾功、凝血功能、心电图检查,外周血白细胞可暂增高达 $(10~20)\times 10^9/L$,血糖、尿素氮等亦可短暂升高,凝血活酶时间和部分凝血活酶时间异常提示凝血功能障碍。

4. 诊断及鉴别诊断

(1) 诊断 50 岁以上中老年高血压患者在活动或情绪激动时突然发病,迅速出现偏瘫、失语等局灶性神经缺失症状,应首先想到脑出血的可能。头颅 CT 检查可提供脑出血的直接证据。

(2) 鉴别诊断 ①无条件做 CT 检查时应与脑梗死鉴别(见脑血栓形成);②对发病突然、迅速昏迷且局灶体征不明显者,应注意与引起昏迷的全身性中毒(酒精、药物、一氧化碳)及代谢性疾病(糖尿病、低血糖、肝性昏迷、尿毒症)鉴别,病史及相关实验室检查可提供诊断线索,头颅 CT 无出血性改变;③外伤性颅内血肿多有外伤史,头颅 CT 可发现血肿;④出血位于壳核、苍白球、丘脑、内囊、脑室周围深部白质、脑桥、小脑者,若既往有高血压病史,基本上可确诊为高血压性脑出血;老年人脑叶出血若无高血压及其他原因,多为淀粉样脑血管病变所致;血液病及抗凝、溶栓治疗引起的出血常有相应的病史或治疗史;肿瘤、动脉瘤、动静脉畸形等引起者,头颅 CT、MRI、MRA 及 DSA 检查常有相应发现,瘤卒中常表现在慢性病程中出现急性加重。

5. 治疗原则

(1) 内科治疗

1) 应保持安静,卧床休息,减少探视。严密观察体温、脉搏、呼吸和血压等生命体征,注意瞳孔和意识变化。保持呼吸道通畅,及时清理呼吸道分泌物,必要时吸氧,使动脉血氧饱和度维持在90%以上。加强护理，保持肢体的功能位。有意识障碍、消化道出血宜禁食24～48小时，然后酌情安放胃管。

2）水电解质平衡和营养：病后每日入液量可按尿量+500ml计算，如有高热、多汗、呕吐或腹泻者，可适当增加入液量。维持静脉压5～12mmHg或肺楔压在10～14mmHg水平。注意防止低钠血症，以免加重脑水肿。每日补钠50～70mml1/L，补钾40～50mml1/L，糖类13.5～18g。

3）控制脑水肿，降低颅内压（ICP）：可选用：①甘露醇：通常用20%甘露醇125～250ml，每6～8h一次，疗程7～10d；如有脑疝形成征象，可快速加压经静脉或颈动脉推注，冠心病、心肌梗死、心力衰竭和肾功能不全者慎用；②利尿剂：速尿较常用，常与甘露醇合用以增强脱水效果，每次40mg，每日2～4次，静脉注射；③甘油：宜在症状较轻或重症而病情好转时使用，10%复方甘油溶液500ml，每日1次，静脉滴注，3～6小时滴完；④10%血清白蛋白：50～100ml，每日1次，静脉滴注，对低蛋白血症病人更适用，可提高胶体渗透压，作用较持久；⑤地塞米松：可降低毛细血管通透性，维持血脑屏障功能，用药后12～36小时才显示抗脑水肿作用；因易并发感染或促进上消化道应激性溃疡，影响血压和血糖的控制，故不主张常规使用；对病情危重者可早期短时间应用，10～20mg/d，静脉滴注。

4）控制高血压：脑出血后血压升高是在ICP增高情况下为保持相对稳定的脑血流量（CBF）的脑血管自动调节反应。当ICP下降时，血压也会随之下降，因此通常可不使用降压药，特别是注射利血平等强降压药，应根据患者年龄、病前有无高血压、病后血压情况等确定最适血压水平。

5）并发症的防治：①感染：合并意识障碍的老年患者易并发肺部感染，尿潴留或导尿等易合并尿路感染，可给予抗生素预防治疗；②应激性溃疡：可致消化道出血。预防应用H_2受体阻滞剂，如甲氰咪胍0.2～0.4g/d，静脉滴注；一旦出血，应按上消化道出血的常规进行治疗，可应用止血药，如去甲肾上腺素4～8mg加盐水80～100ml口服，4～6次/d；③抗利尿激素分泌异常综合征又称稀释性低钠血症：可发生于10%ICH病人，因经尿排钠增多，血钠降低，加重脑水肿，应限制水摄入量在800～1000ml/d，补钠9～12g/d；低血钠症需缓慢纠正，否则可导致脑桥中央髓鞘溶解症；④痫性发作：以全面性发作为主，频繁发作者可静脉缓慢推注安定10～20mg，或苯妥英钠15～20mg/kg控制发作，不需长期治疗；⑤中枢性高热：宜先行物理降温，效果不佳者可用多巴胺能受体激动剂，如溴隐亭3.75mg/d，逐渐加量至7.5～15.0mg/d，分3次服用；也可用硝苯呋海因0.8～2.56mg/kg，肌肉或静脉给药，6～12小时1次，缓解后用100mg，2次/d；⑥下肢深静脉血栓形成：表现肢体进行性浮肿及发硬，勤翻身、被动活动或抬高瘫痪肢体可预防，一旦发生，应进行肢体静脉血流图检查，并给予普通肝素100mg静脉滴注，每日1次，或低分子肝素4000u皮下注射，每日2次。

(2) 外科治疗 脑出血的外科治疗对挽救重症患者的生命及促进神经功能恢复有益。应根据出血部位、病因、出血量及患者年龄、意识状态、全身状况决定手术方案。手术宜在超早期（发病后6～24h内）进行。

(3) 康复治疗（详见后）。

6. 预后 脑出血是脑卒中最严重的类型之一。随着高血压等危险因素的有效控制，其发病率正日益下降;但病死率仍然较高,病后 30 天内病死率为 35%～52%,半数以上的死亡发生在病后 2 天内;脑水肿、颅内压增高和脑疝形成是致死的主要原因。其预后与出血量、部位、病因及全身状况有关。脑干、丘脑和脑室大量出血预后较差。可恢复生活自理的患者,在 1 个月后约为 10%,6 个月后约 20%,部分患者可恢复工作。

第二节 脑血管疾病的临床康复

一、脑血管疾病后的功能障碍

CVD 后肢体瘫痪的性质属于上运动神经元性的。此时脑部发生病变并产生抑制,病变以下的脑干、脊髓则处于释放阶段。瘫痪肢体运动功能的恢复,开始表现为被释放的脑干和脊髓的活动,如姿势反射、联合反应和共同运动等。它们都是原始性的、低级的活动,属于病态模式。只有大脑的功能恢复,肢体的运动功能才可恢复正常。应该尽量减少病态模式的出现和减轻其严重性,从临床意义上说,利用它来促进康复。除运动功能障碍外,还有感觉、语言及意识等障碍。

(一)联合反应

联合反应(associated reaction)表现为当患肢无随意运动时,由于健肢的运动引起患肢的肌肉收缩。这是一种发自于脊髓的随意的异常运动,在瘫痪恢复的早期出现。上肢内收、外展、伸展、屈曲运动呈对称性表现;下肢内收、外展为对称性,但屈伸为相反的表现。它可用于诱发患肢的活动。

(二)共同运动

共同运动(synergic movement)是由意志引起,但只能按一定模式进行的运动。其运动组成部分为随意运动,部分为不随意运动,是由脊髓控制的原始运动。在瘫痪恢复的中期出现,是一种病态运动模式。此时要注意不可强化这种模式,不然对功能的恢复是不利的。

(三)姿势反射

体位改变引起的四肢屈肌、伸肌的张力按一定模式改变,称姿势反射。为脑干、脊髓所控制,是中枢性瘫痪时的特征性变化,在瘫痪的早期出现。随着病情好转,姿势反射逐渐减弱,但很少完全消失。

1. 紧张性颈反射

(1)非对称性紧张性颈反射　颈部转向:面向侧上下肢伸肌优势,对侧屈肌优势。故 CVD 病人卧位时头多偏向患肢侧。

(2)对称性紧张性颈反射　颈前屈:上肢屈肌优势,下肢伸肌优势。颈后伸:上肢伸肌优势,下肢屈肌优势。故 CVD 病人不宜多采取卧位与颈屈位。

2. 紧张性迷路反射——延髓　仰卧位:上下肢伸肌优势。俯卧位:上下肢屈肌优势。

3. 紧张性腰反射——脊髓　当上半身向右扭转时:右侧上肢屈肌优势,左侧上肢伸肌优势。故 CVD 病人卧位时上半身应扭向健侧。

上述反射虽都是病理性反射,但也可以加以利用,如在卒中早期摆放良肢位时可参考(已如上述),用以预防痉挛的发生。卒中偏瘫如恢复不好,后期常呈 Wernicke – Mann 姿势,而在急性早期最忌仰卧位,如颈再前屈就强化了上肢屈肌、下肢伸肌优势的病态模式。最好肢位应该取健侧在下的侧卧位。当然为了预防坠积性肺炎或压疮,定时翻身还是需要的。

(四)脑血管病后肢体运动恢复的分期

CVD 后的运动恢复,Brunnstrom 将它分为六个过程,简单地说是:

1. 松弛性瘫痪,无活动。
2. 在共同运动形式下的活动,并出现痉挛。
3. 主动运动的出现仅见于肢体完成共同运动时,痉挛增强。
4. 除共同运动的活动外,出现随意运动,痉挛减轻。
5. 出现脱离共同运动的活动。
6. 能出现对个别或单独活动的控制,恢复至接近正常的活动控制。

二、康复评定

(一)评定内容

1. 患者全身状态的评定　如患者的全身状态、年龄、合并症、既往史、主要脏器的功能状态等。
2. 患者功能状态的评定　包括意识、智能、言语障碍及肢体伤残程度等。
3. 心理状态的评定　包括抑郁症、无欲状态、焦虑状态、患者个性等。
4. 患者本身素质及家庭条件的评定　如患者爱好、职业、所受教育、经济条件、家庭环境、患者同家属的关系等。
5. 对其丧失功能的自然恢复情况进行预测。

(二)确定康复目标

康复目标可分为近期目标及远期目标。近期目标是指从执行康复治疗开始一个月要求达到的康复目标。远期目标是指康复治疗三个月后应达到的康复目标,即病人通过系统康复治疗后最终能康复到什么程度:如独立生活、部分独立部分介助、回归社会、回归家庭等等。

康复目标必须根据病人情况作修正,因为最初制定目标和实际达到的目标是有距离的,因此必须对每个病人每月举行一次评定会议,评定是否达到目标,如果达到则制定新的目标及计划,如果没有达到,要分析其原因,变更目标,修正训练内容。为实施具体的康复治疗,必须根据每位病人的功能障碍、能力障碍、社会不利的具体情况制定康复目标。康复目标的制定不仅仅要由医疗部门,而且要由一个康复小组集体进行制定。

(三)脑卒中的功能障碍评定

1. 脑卒中后常有的功能障碍:偏瘫,两侧瘫,言语障碍,认知功能障碍与情感障碍等,应选用国际通用量表进行评定。
2. 脑卒中后障碍的三个层次　①残损(impairment),有生理、解剖结构和运动功能缺失或异常。②残疾(disability),有个体能力受到限制、缺失或不能正常完成某项任务。③残障(handicap),个体已不能充分参加社交活动,即人的基本权利活动受到影响(根据 2001 年 ICF 标准,应包括结构与功能损伤、活动受限及参与局限性。详见第一章)。

• 三者关系:

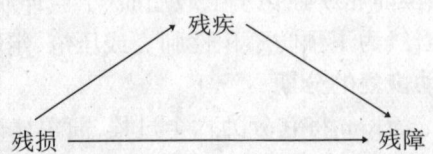

残损处理得好可不发展为残疾或残障。

三者定义及代表量表见表2-3。

表2-3 脑卒中神经功能缺损量表选择方案:WHO对残损、残疾、残障的分级

术语	定义	代表量表
残损	因神经系统损害所肌致的临床症状/体征	格拉斯哥昏迷量表 MMSE量表 Lovett六级力评定法 Ashworth或修订量表评定 Fugl-Meyer(FMA量表)
残疾	因神经性残损所致ADL受限	Bathel Index 功能性独立量表(FIM)
残障	因残损和残疾所致的社会和环境的后果	伦敦残障量表

说明:BI与FIM量表常用。BI分>95分(满分为100分)者表示能力良好,功能独立,可以回归社会或家庭。

BI>60分者与行走有关,给予帮助,可考虑出院。这个分数重要,意味着回家后给予帮助,即可发挥一定功能,其中还包括可行走50米。

一般脑卒中病人急性期入院时,其BI分大都为30分左右。经康复后,每周约可增加BI7分~8分。

三、康复治疗

(一)康复治疗原则

1. 尽早进行　只要病人神智清楚,生命体征平稳,病情不再发展,48小时后即可进行康复治疗。

2. 康复实质是"学习、锻炼、再锻炼、再学习"　调动剩余脑组织的重组和再建功能。要求病人理解并积极投入,才能取得康复成效。

3. 全面康复　除运动康复外,尚应注意言语、认知、心理、职业与社会康复等。

4. 康复与治疗并进　脑卒中的特点是"障碍与疾病共存",故康复应与治疗并进,同时进行全面的监护与治疗。

5. 重建正常运动模式　在急性期,康复运动主要是抑制异常的原始反射活动,重建正常运动模式,其次才是加强肌肉力量的训练。卒中康复是一个改变"质"的训练,旨在建立病人的主动运动,要保护病人,防止并发症发生。

6. 重视心理因素　严密观察和关切卒中病人有无抑郁、焦虑,它们会严重地影响康复进行和功效。

7. 预防再发　约40%脑卒中病人可有复发,对此应加强相应预防措施。

8. 合理用药 已证实一些药物,如苯丙胺、溴隐亭分别对肢体运动和言语功能的恢复作用明显,巴氯氛对抑制痉挛状态有效,可选择应用。可乐定、哌唑嗪、苯妥英钠、安定、氟哌啶醇对急性期运动恢复产生不利影响,故应少用或不用。

9. 坚持不懈 要强调康复是一个持续的过程,因此要重视社区及家庭康复的重要性。

(二)运动功能康复治疗

1. 急性期(早期卧床期) 体位交换,保持良好体位,进行被动运动,起坐训练,床上运动训练和开始ADL训练。

(1)体位变换 急性期患者大部分时间在床上度过,因此这时的床上卧位姿势格外重要。不良姿势会加剧痉挛程度,甚至会造成关节挛缩的严重后果。可以说,保持急性期床上的正确卧位,关系到康复的成败,必须给予重视。正确的卧位姿势有如下几种:

1)患侧卧位:患侧位于下方的侧卧位,应注意以下几点:头部始终保持自然舒适位;患侧上肢充分前伸,前臂取旋后位,腕关节自然背伸;患侧下肢取自然伸展位;健侧上肢自然放置于体侧;健侧髋关节、膝关节屈曲,下方垫一较长软枕,此枕可同时起到保持患侧髋关节伸展的作用。

患侧卧位有利于患侧肢体整体的伸展,可以控制痉挛的发生,又不影响健侧手的正常使用(图2-3)。

2)健侧卧位:健侧位于下方的侧卧位。采取这种卧位时应注意以下几点:在患者躯干前方及后方各置一软枕,以保持躯干呈完全侧卧位而非半腹卧位;患侧上肢充分前伸,肩关节屈曲100°左右,患侧上肢下方垫一高枕;患侧下肢的髋、膝关节屈曲,下方垫软枕,为防止踝关节出现内翻,软枕必须垫至足部以下;健侧上肢取自然舒适位;健侧下肢髋、膝关节略微屈曲,自然放置(图2-4)。

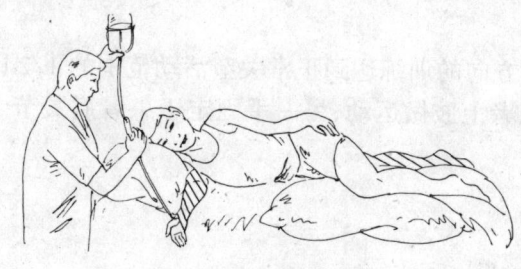

图2-3 患侧卧位

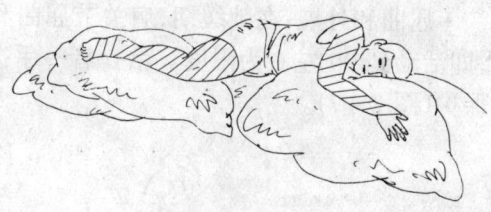

图2-4 健侧卧位

3)仰卧位:仰卧位容易诱发异常的反射活动,形成压疮的危险性也大,所以仰卧位的时间不宜过长,只作为体位更换的一个过渡性卧位而被采用。下肢伸肌肌张力高的患者尤其不宜采取仰卧位。

采取仰卧位时,可以用若干软枕对患侧给予支撑。首先在患侧肩关节以及上臂下方垫一长枕,以保持肩关节充分前伸、肘关节伸展和腕关节背伸。其次用一长枕垫在患侧臀以及大腿的下方,目的在于防止髋关节外旋(图2-5)。

值得注意的是:对于下肢有屈曲倾向的患者,必须早期纠正以限制其发展。仰卧位时要避免在膝下垫小枕,以防膝关节屈曲的加剧。否则会导致关节挛缩,将影响患者起坐、起立以及步行能力的恢复,对康复十分不利。

踝关节有明显的跖屈或内翻的患者,应在足底部放置保持踝关节中立位的足托板。

4)床上坐位:床上坐位难以使患者的躯干保持端正,多数情况下都容易出现躯干后仰,呈半卧位姿势,而半卧位会助长躯干的屈曲,激化下肢的伸肌痉挛。因此,原则上不主张采取半卧位,仅在卧床患者进食、排泄等不得已的情况下采取,其他时间应尽可能采取相对良好的姿势。首先要保持患者躯干的端正,为此可以用大枕垫于身后,使髋关节屈曲90°,将双上肢置于移动小桌上,防止躯干后仰,肘及前臂下方垫枕,以防肘部受压(图2-6)。

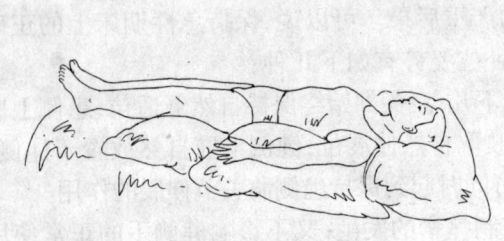 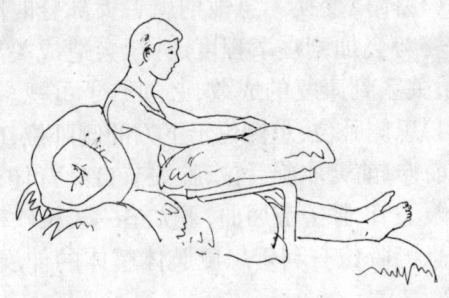

图2-5 仰卧位时软枕放置位置　　　　　　　　图2-6 床上坐位

(2)关节活动度的训练　从早期开始进行关节活动度的训练,可以维持关节正常的活动范围,有效防止肌肉废用性萎缩的发生,促进全身功能恢复。患者在发病急性期不能到训练室,应该在病房中实施关节活动度的训练。

一般在急性期应该每天做两次,每次10～20分钟。全身各个关节向各个运动方向做全活动范围的运动2～3次。

1)肩关节:

• 屈曲和外展:在弛缓期,肩关节屈曲和外展方向的训练达到正常关节活动范围的1/2即可,即活动到90°左右为限度。治疗者一手握住患者上肢做运动,另一手固定于患者肩关节予以保护(图2-7)。

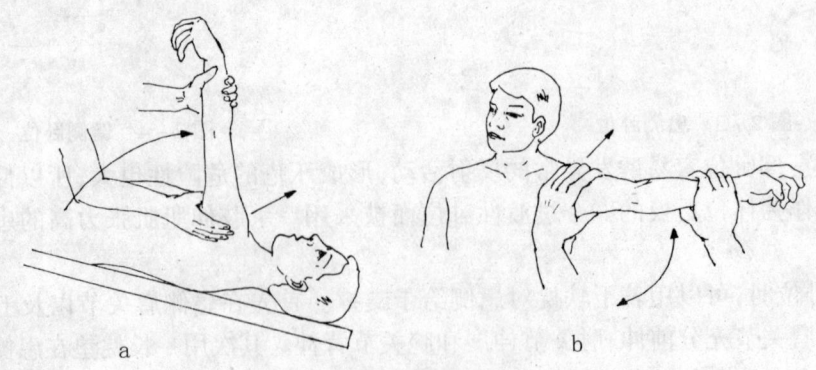

图2-7 肩关节训练
a.屈曲训练;　b.外展训练

- 内旋和外旋：肩关节内外旋活动范围,应掌握在正常范围的1/2以内,并注意保护关节,避免不必要的损伤(图2-8)。

2)前臂：前臂易出现旋前挛缩(即旋后受限)。训练时治疗者一手固定患者上臂下部,另一手握紧腕部,缓慢地充分旋转前臂(图2-9)。

3)手指关节：在肌张力高的情况下,掌指关节以及指关节都容易发生挛缩,需特别注意。训练时应充分对腕关节、掌指关节和指关节进行伸展和屈曲,并注重拇指外展方向的运动(图2-10)。

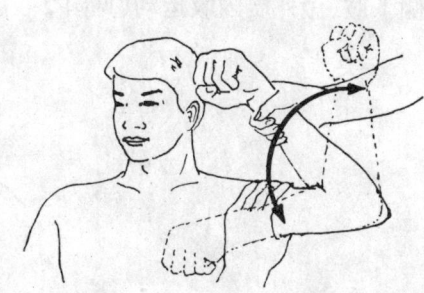

图2-8 肩关节内外旋转训练

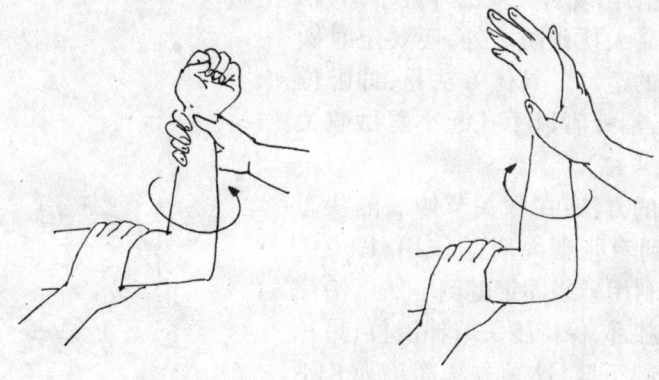

图2-9 前臂前后旋训练

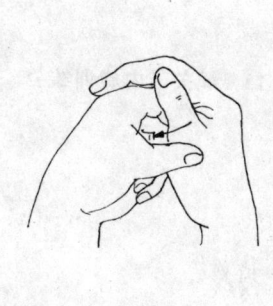 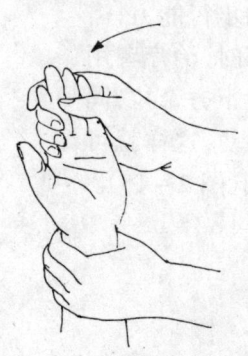 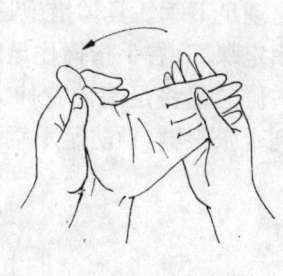

图2-10 手及指关节训练

a.掌指关节屈曲训练； b.腕、指关节伸展训练； c.拇指外展训练

4)髋关节：

- 伸展：保持髋关节的伸展能力非常重要。在仰卧位下,充分屈曲健侧下肢的髋关节和膝关节,同时用另一侧手向下方(即床面方向)按压患侧膝关节,达到伸展患侧髋关节的作用(见图2-11)。

- 外展内收：利用砂袋固定健侧膝部,使健侧下肢保持在轻度外展位。治疗者用双手托起患侧下肢,做外展内收运动(见图 2-12)。

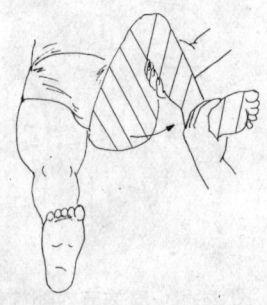

图 2-11 髋关节伸展训练

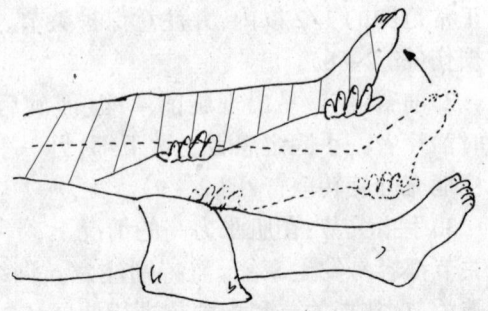

图 2-12 髋关节外展内收训练

• 内旋:患侧较易出现髋关节的外旋挛缩,因此除了在仰卧位垫靠大枕预防之外,还要定时做充分的髋关节内旋的运动。具体方法是:仰卧位下患侧髋关节屈曲,治疗者以手托起小腿做髋关节的内旋运动(图 2-13)。

5)牵张腘绳肌的方法:在膝关节伸展的状态下屈曲髋关节,达到牵张腘绳肌的作用(图 2-14)。另外,也可以利用砂袋固定健侧下肢。治疗者用一手固定患侧膝部,保持膝关节伸展位;另一手托住足部向上抬起下肢,这种方法简称为 SLR (图 2-14)。

6)踝关节:足下垂会影响患者的步行能力,需防止出现足下垂。具体措施是:训练时,治疗者用左手固定踝部,右手指握住足跟向后下方牵拉,同时用右侧前臂将足底向背伸方向运动,这样就可以达到牵张跟腱、预防足下垂的作用(图 2-15)。

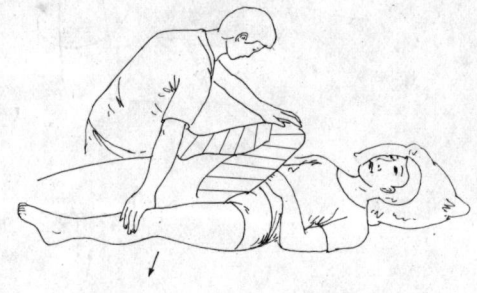

图 2-13 髋关节内旋训练

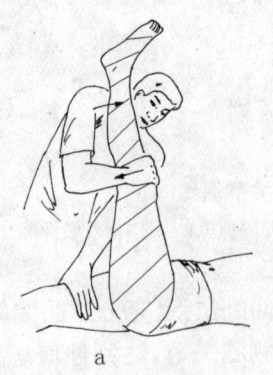

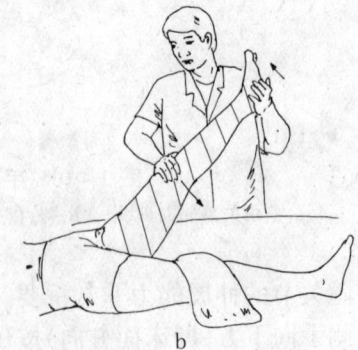

图 2-14 牵张腘绳肌训练

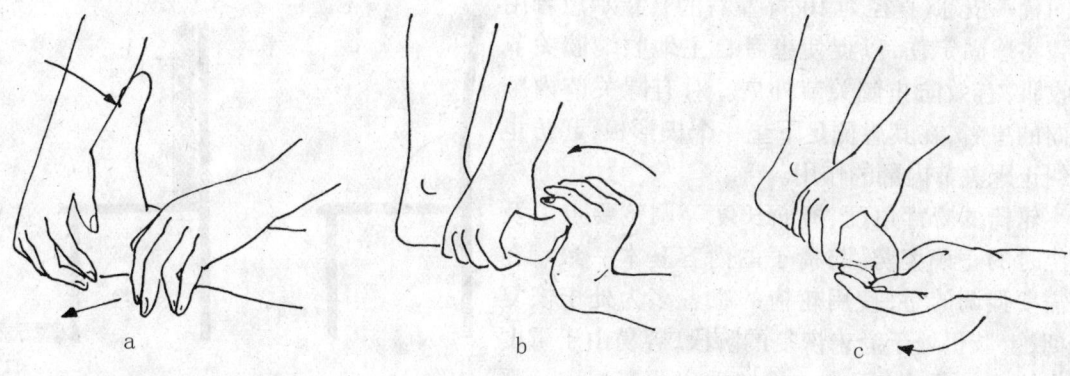

图 2-15 踝关节训练

(3)保持正确的椅子及轮椅上的坐姿 与卧位相比,坐位有利于躯干的伸展,可以促进身体及精神状态的改善。因此,在身体条件允许的前提下,应尽早离床,采取坐位。

但是,只有保持正确的坐姿,才能起到治疗和训练的目的。发现不良坐姿需要及时纠正。

1)正确坐姿(图 2-16):头、颈、躯干保持左右对称,躯干无扭转现象,尤其患侧肩部不得偏向后方。具体如下:躯干伸直;髋关节、膝关节、踝关节均保持90°屈曲位;臀部尽可能坐在椅子的偏后侧,以防止出现臀部过度前置,引起躯干后倾的现象,并保持双侧臀部同等负重;膝关节以下的小腿部分保持与地面垂直,避免出现患侧髋关节外展、外旋和患侧踝关节内翻、跖屈。

2)不良坐姿(图 2-17):头、颈、躯干不对称,患侧下肢外展、外旋,足内翻、下垂,两侧臀部负重不均等。

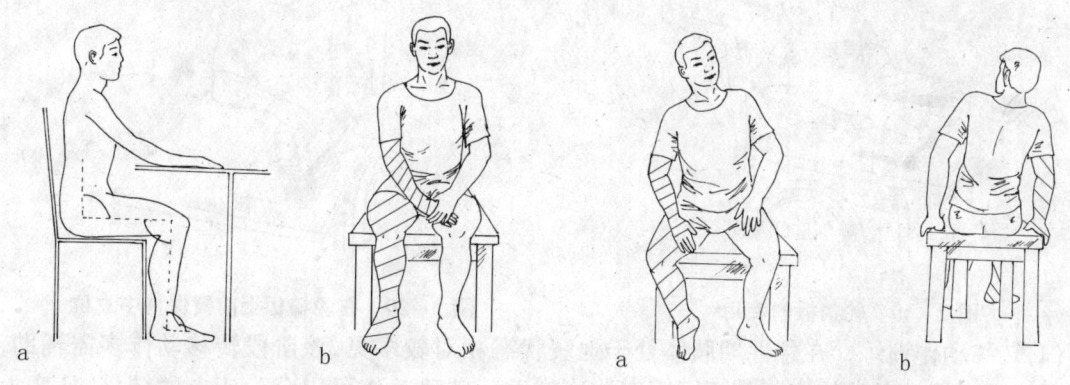

图 2-16 正确坐姿　　　　　　　图 2-17 不良坐姿

3)椅子和轮椅的调整:为尽可能保证患者取得良好的坐姿。有时需要对椅子或者轮椅进行调整,满足以下条件:

椅面保持水平。椅面高度应适合患者的身高及肢体长度。如患者身高较矮,可以用较硬的海绵垫垫于椅背前方,以弥补大腿的长度。另外,可以选择适合高度的木板垫于足下,以保持患者膝关节和踝关节的屈曲(图 2-18)。

可以利用一些简单的道具防止不良坐姿的出现,如对有髋关节外旋倾向的患者,在其双膝之间置一皮球(直径为10cm左右的),指示患者用双膝将球固定住,以促使患者自主地收缩髋关节内收肌,有效防止髋关节外展。对有踝关节内翻倾向的患者,在其患侧足下垫一个楔形板,起防止及纠正踝关节内翻的作用。

轮椅的椅背角度、椅面长度等调整要点以及坐位时的正确姿势,与椅子的内容基本一致。在此需要强调的是,使用轮椅的患者多为处于恢复初期,上肢仍处于尚未恢复的阶段,容易由于重度的牵拉或外界力量,造成或加重肩关节损伤。严重时会引起肩手综合征。因此,在此期间应采取一些保护措施,具体如下:

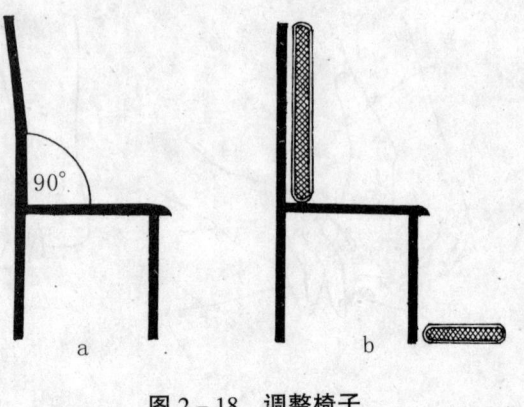

图2-18 调整椅子

- 利用轮椅板保持肩部的正常位置,避免肩部的下坠和后撤。
- 在轮椅板上于放置前臂的位置上固定一块软垫,防止肘部长期受压损伤尺神经。
- 在轮椅板上于放置手的位置上固定一块较大的硬海棉,使患者的手置于其上时自然形成腕关节的背伸位(图2-19)。
- 前臂有旋前倾向的屈曲时,可以在轮椅板上放手的位置处固定一个小立柱,指示患者握住立柱,保持前臂中立位(图2-20)。

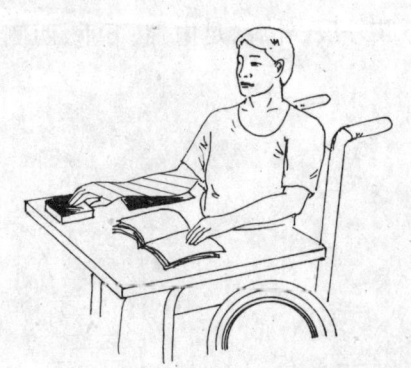

图2-19 轮椅板的使用

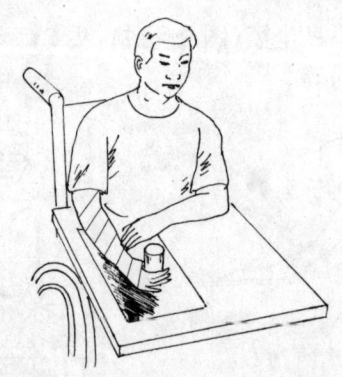

图2-20 在轮椅板上前臂保持中立位

(4)转移动作训练 在急性期肢体处于弛缓状态相对较多见,该阶段转移动作多需辅助,治疗者可以根据患者功能恢复的不同程度加以辅助。转移动作可以分为床上的转移、从床上坐起或起立、从床向轮椅的转移等。以下逐一介绍正规的动作要领以及正确的辅助方法。

1)仰卧位的侧方移动:仰卧位下,双下肢髋关节及膝关节屈曲,足底接触床面,同时抬高臀部,做所谓"搭桥"动作。然后向左侧或右侧移动臀部,臀部接触床面之后,再移动肩部、头部,最后调整全身姿势(图2-21)。

2)床上翻身:翻身动作可以促进全身的反应和活动,对于患者十分重要。仰卧位容易诱发伸肌痉挛,故不宜长时间取仰卧位,患者掌握了翻身动作之后,可以自发地更换体位,既保障了身体的活动性,也有助于机体功能的恢复,对康复有积极意义。

在学习翻身动作之前,应该先指导患者掌握双手掌心相对、十指交叉(患侧拇指位于上方)的攥拳动作,临床上称之为 Bobath 握手。在 Bobath 握手的状态下,上举双上肢过头(图2-22)。

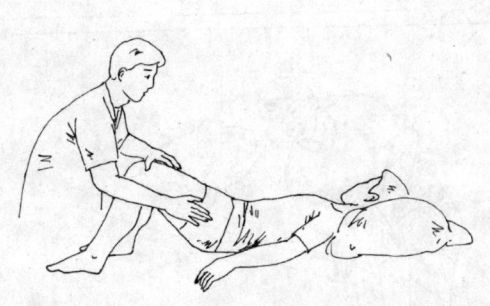

图2-21 床上侧方移动

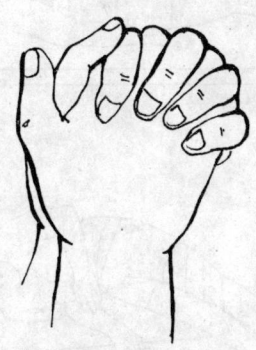

图2-22 Bobath 握手动作

- 向健侧翻身:采取 Bobath 握手姿势,伸展肘关节,上举上肢至肩关节 90°屈曲位。然后由双上肢、肩部带动躯干翻向健侧,随后旋转骨盆,带动下肢翻向健侧。治疗者对患侧下肢给予最小限度的辅助(图2-23)。

- 向患侧翻身:同样取 Bobath 握手姿势,伸展肘关节,肩关节屈曲至 90°。健侧下肢抬起,离开床面并配合健侧上肢,同时向患侧方向摆动数次,然后借助于惯性,翻向患侧,直至完成向患侧的翻身动作(图2-24)。治疗者在患侧膝部给予辅助,并注意保护患侧肩关节。

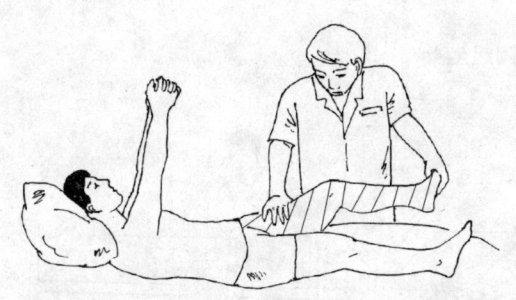

图2-23 治疗者协助向健侧翻身

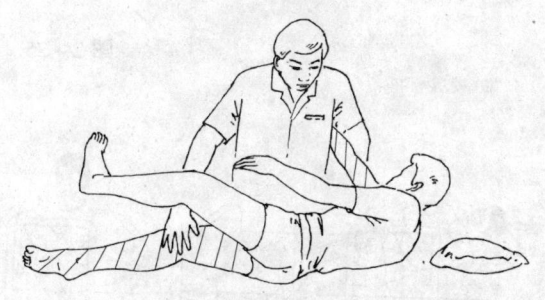

图2-24 治疗者协助向患侧翻身

3)床上起坐:

- 从健侧起坐:从健侧起坐相对比较容易,可教会患者独立起坐。方法之一:先做翻身动作,获得健侧卧位,将患侧上肢置于体前,指示患者一边用健侧臂支撑躯干,一边抬起躯干。必要时治疗者用一只手在患者头部给予向上的辅助,另一只手帮助患侧下肢移向床边并沿床缘垂下(图2-25)。方法之二:利用床栏杆起坐。先将患侧上肢置于体上,以防忽视患侧。健侧下肢插入患侧下肢下方,并将患侧下肢逐渐移向床边,然后利用健侧手扶住床栏杆,抬起上部躯干同时将双下肢移向床边下垂。注意：应事先准备一个高度合适的木台，便于患者取坐位后垫于双足下，以确保坐位稳定（图2-26）。

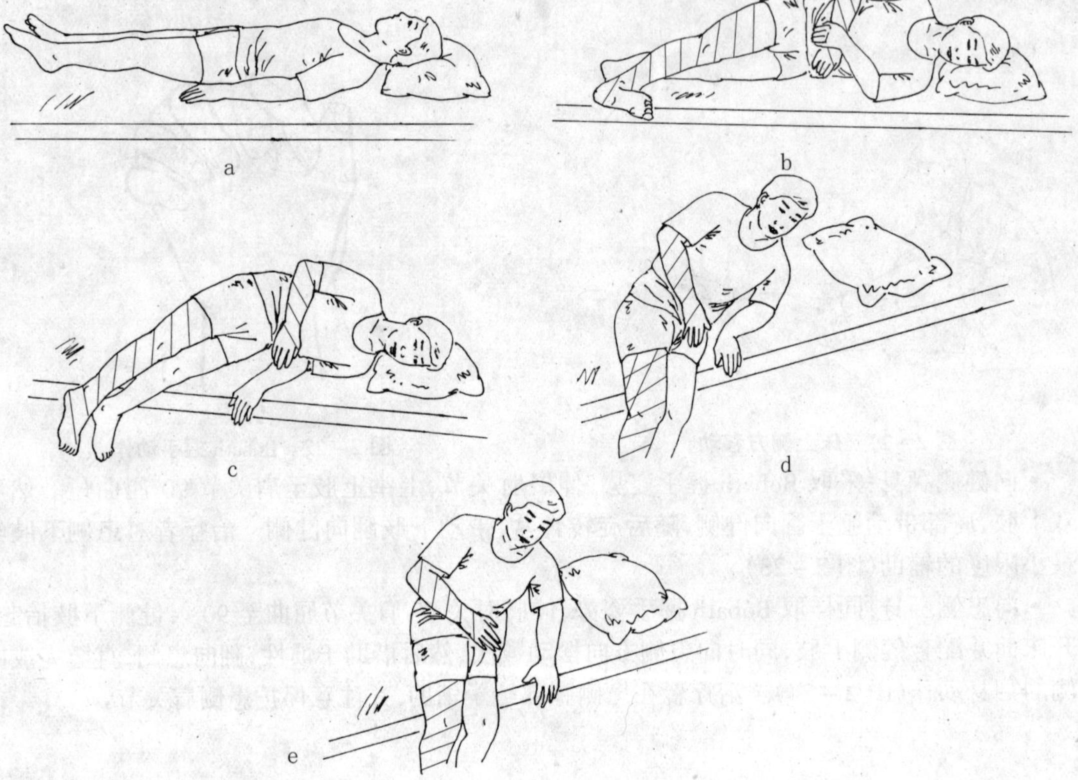

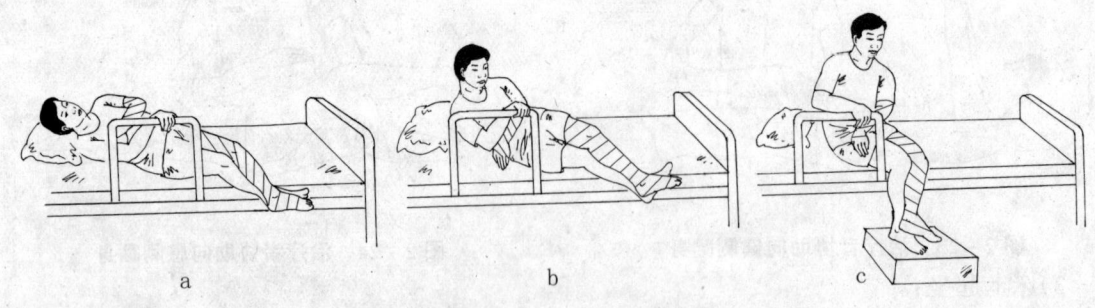

图2-25 从健侧起坐

图2-26 利用床栏杆起坐

- 从患侧起坐：从患侧起坐则先取患侧卧位，双手做Bobath式握手，指示患者在用患侧前臂支撑的同时抬起上部躯干起坐。治疗者一手在患者头部给予向上的辅助，另一手辅助患侧下肢移向床边并自床缘垂下(图2-27)。

4)起立:首先将重心前移,移至健侧下肢。治疗者从腰部辅助患者做起立动作,并用自己的膝部抵住患侧膝部,以促进患侧膝关节伸展(图2-28)。

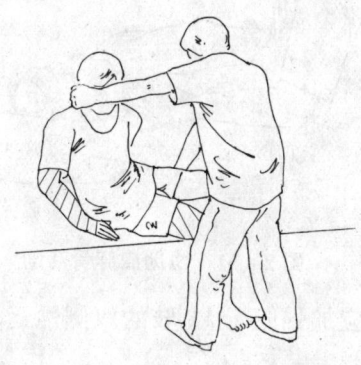

图2-27 协助患者从患侧起坐

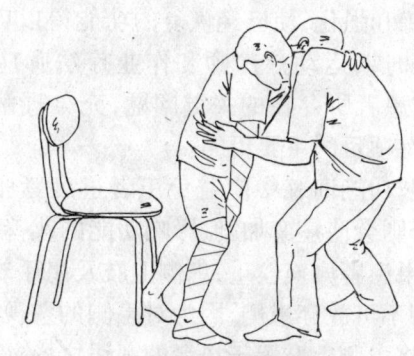

图2-28 协助患者起立

(5)上肢自我辅助训练　肩部及肩关节的活动性在很大程度上影响上肢运动功能的恢复,因此必须从早期采取措施,既能对容易受损的肩关节起到保护作用,又能较好地维持其活动性。

1)Bobath握手(图2-22)并上举上肢,使肩部充分前伸:这个动作可以在卧位、坐位、立位等任何姿势下进行练习(图2-29)。

2)Bobath握手同时上举上肢至头顶:这个动作也可以在任何体位进行,用以维持肩关节的活动度及抑制痉挛(图2-30)。注意:躯干及双上肢应取对称姿势。

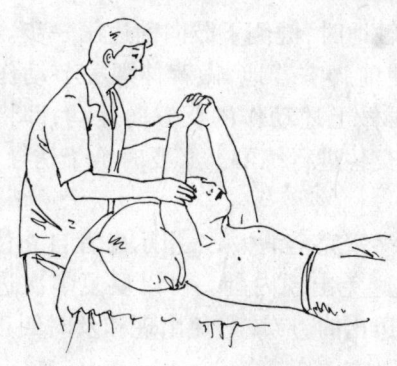

图2-29 Bobath握手同时上举

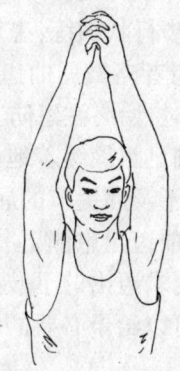

图2-30 Bobath握手同时上举上肢至头顶

(6)活动肩胛骨　肩胛骨是否具有良好的活动性,在相当大的程度上影响肩关节的运动能力、上肢的应用能力、平衡反应的效果以及步行的质量。因此,必须从早期开始对肩胛骨施以必要的活动,防止由于肩胛骨周围的肌肉痉挛引起运动受限。具体方法为:活动肩胛骨可以在仰卧位和健侧卧位或坐位进行。治疗者一手握住患侧上肢,保持肩关节外旋位,另一手沿肩胛骨内侧缘将肩胛骨向上方、下方、前方运动(图2-31)。

2. 恢复期康复措施

(1) 上肢恢复训练 在这个阶段应通过运动疗法和作业疗法相结合的方式,将运动疗法所涉及的运动功能通过作业疗法充分应用到日常生活中并不断训练和强化,使已经恢复的功能得以巩固。因此,这个时期运动疗法师和作业疗法师应密切配合,确定患者所存在的关键问题,充分理解训练内容和训练项目的主要目的。

上肢功能训练中应避免患者过度紧张和过分用力,否则会使痉挛加剧,影响功能的改善和发挥。

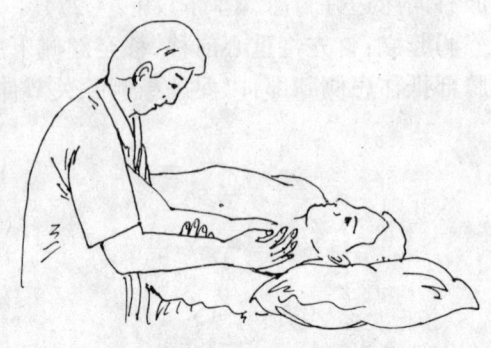

图 2-31 协助肩胛骨活动

如果患者瘫痪较重,患侧上肢及患手难于完全恢复,切不可放弃患侧,因为对患侧的忽视会加重瘫痪,应加强躯干、上肢的双侧性运动,并有意识地将患侧上肢置于患者的视线之内。

有些患者原本可以用手完成一些动作,但由于在治疗者指示下过于紧张反而难于完成,或者完成动作显得十分笨拙。因此,在训练过程中要充分利用一些无意识动作,如在玩的过程中自然出现的动作。另外,要注意手的运动不应受肩、肘位置的影响,无论肩、肘在屈曲或者伸展位,都应该自如地应用手的功能。

(2) 下肢恢复训练 恢复期下肢功能训练主要以改善步态为主。

恢复步行能力的偏瘫患者,往往由于缺乏膝关节良好的选择性屈伸运动,和踝关节选择性背屈、跖屈运动,以及平衡能力不够充分等原因造成步态异常。在进行改善步态训练时,应该从这些方面入手,通过训练力求完成患足先足跟、后足尖着地的步行。

1) 踝关节选择性背屈和跖屈运动训练:

- 双下肢作步行状训练:患侧下肢支撑期足底完全触地时,健侧下肢向前迈出一步。在这个状态下,指导患者略微屈曲患侧膝关节,足跟离地,使前脚掌着地,做背伸踝关节动作的训练。做这个动作时,始终注意防止出现足内翻。然后,再做上述动作的反方向运动,即将重心逐渐后移,使患侧足跟徐缓着地。上述两个动作可反复交替进行练习。必要时给予诱导,但应注意防止诱发躯干及髋关节的屈曲运动。

- 自立位向前迈出患侧下肢训练:待患侧下肢伸肌痉挛完全消失后,指示患者自立位向前迈出患侧下肢,要求迈出的下肢必须保持踝关节背屈并避免出现内翻。可以反复多次进行此项训练,治疗者可以给予必要的辅助。当患侧下肢向前迈出时,应该避免出现和及时纠正踝关节内翻。

2) 加强患侧下肢负重和平衡能力的训练:

- 利用滑板的动作训练:制作一个带四个方向轮的滑板,利用滑板可进行双下肢的运动。训练患侧下肢时是将患足踏于滑板上,向前、后、侧方移动,滑板有助于患侧下肢的运动。

训练健侧下肢时是将健足踏于滑板上,同样向前、后、侧方运动,此时的主要训练目的在于强化患侧下肢的支撑及平衡能力。

- 利用体重计的动作训练:目的在于通过体重计来检测下肢向地面方向施加压力的程度。

3)向后方迈步训练:人体在向后迈步时,首先需要屈膝而不是上提骨盆,以便髋关节获得充分伸展,踝关节获得充分背屈,因此练习向后迈步对改善步态是有效的。

4)骨盆和肩胛带旋转训练:肩胛带的旋转可以带动上肢摆动,骨盆的旋转有助于抑制下肢痉挛,它们都对改善步行的协调性起重要作用。

• 肩胛带旋转训练:最初可在立位下进行。在立位下指示患者双手交替做触碰对侧大腿部的摆动。步行时指导患者用一侧手试图去触碰向前迈出的下肢大腿部。

• 骨盆旋转训练:需要治疗者的辅助。治疗者位于患者后方,双手置于患者骨盆处,在患者步行的同时,辅助骨盆的旋转。如果在步行过程中,出现患侧整体僵硬,则要停止步行,原地进行数次骨盆旋转运动,使躯干和下肢放松后再继续进行步行训练。

(三)感觉障碍康复治疗

很多偏瘫患者在运动障碍同时伴有感觉障碍。感觉功能和运动功能有密切关系,出现感觉丧失、迟钝、过敏等障碍时,会严重影响运动功能。因此必须建立感觉 - 运动训练一体化的概念。

1. 感觉训练基本原则　纠正异常肌紧张使其正常化;抑制异常姿势和病理性运动模式。施加感觉刺激时,必须防止由于刺激造成的痉挛加重。为获得最佳的治疗效果必须取得患者的合作,因此向患者作解释说明是必不可少的。治疗者应有充足的思想准备,感觉的恢复不可能在短时间出现,需要长期反复训练。因此,同一动作或同一种刺激需要反复多次,还要注意不能频繁更换训练用具。根据患者感觉障碍的程度选择适当的训练方法和训练用具,训练要循序渐进、由易到难、由简单到复杂。以指示患者用手触摸判断物品名称的训练为例,说明如下:最初可仅让患者判断物品的一个特点即可,如判别物品的大小、轻重、软硬程度等等。其他方法难易度可由治疗者决定。较简单的方法是让患者判断两个差异较大的物品(而要求患者从多个差异不大的物品中进行判别就较难了)。具体做法是:在木箱中放置一个圆球、一个方块积木,指示患者判别球和方块;在患者判断比较准确之后,再在木箱中放置大、中、小三个圆球或者方块积木,指示患者用患侧手触摸判断它们的差异。下一步提高难度:通过用手触摸来判断不同物品的名称。这个训练也可从易到难,初期选择一些形状简单、特点明显的物品,如书本、水杯等,指示患者用手触摸加以判断;进而选择体积较小、形状复杂的物品,如钥匙、铅笔、曲别针等。

感觉障碍患者除了运动功能受到较大的影响之外,感觉的丧失或迟钝还易造成烫伤、创伤以及感染等,所以治疗者要帮助患者在治疗和日常生活中,养成用视觉代偿感觉的习惯,防止造成外伤。

2. 有明显感觉障碍的训练　在偏瘫恢复初期,不能把训练和恢复的重点仅仅放在运动功能方面,应该对运动障碍和感觉障碍给予同等重视并加以训练。

(1)上肢运动功能的恢复训练时,经常使用木钉盘,在木钉外侧用各种材料缠绕,如砂纸、棉布、毛织物、橡胶皮、铁皮等,在患者抓握木钉时,各种材料对患者肢体末梢的感觉刺激可提高其中枢神经的知觉能力。

(2)患侧上肢负重训练　是改善上肢运动功能的训练方法之一。这种训练不仅对运动功能有益,对感觉功能也有明显的改善作用。因为在维持上肢特定姿势时,需要主动肌和辅助肌的双重神经支配,使上肢肌肉同时收缩。

患侧上肢负重时,可以在支撑手下铺垫不同材料的物品,如木板、金属板、棉布、绒布等等,这样无形中对手掌施加了各种各样的刺激。

3. 深感觉存在明显障碍的感觉运动训练　深感觉障碍主要体现在位置觉障碍和运动觉障碍。因此,深感觉障碍的训练必须将感觉训练和运动训练结合起来。

最初,由治疗者通过被动运动引导患者患侧做出并体验正确的动作,然后指示患者用健侧去引导患侧完成这些动作。再进一步,通过双手端起较大物品的动作,间接地引导患侧上肢做出正确动作。可以运用木质的大立方体,也可以运用硬纸黏合物或泡沫塑料。总之,通过拿放不同重量的物体,调节训练的易难程度。

书写练习也是一项有效的训练内容。起初可用手指在桌面上按要求画线,相比之下画圆滑的曲线易于画直线,因此要注意由易而难。练习用纸最初可用白纸,当患者可以较好地运用笔后,选择有线、格的练习纸,指示患者将字写入格内。

(四)痉挛的康复方法

痉挛的治疗在脑血管病康复治疗中占有重要地位,如不及时治疗或治疗不当,会给脑血管病患者留下后遗症,影响其日常生活能力。在康复领域中治疗痉挛的方法是综合性的(表2-4)。

表2-4　痉挛的治疗方法

1	药物治疗
2	运动疗法
3	物理疗法(湿、热、冷、振动、电)
4	支具治疗
5	生物反馈治疗
6	整形外科治疗(肌腱切断、神经切断)
7	神经外科治疗(前、后根切断,脊髓、小脑电刺激)
8	神经阻滞

1. 降低痉挛肌的兴奋性　调节肌梭的梭内纤维感受性的是γ纤维,当梭内纤维被牵张时,发出来自肌梭的向心纤维Ⅰa和Ⅱ的向心性冲动,影响单突触性或多突触性α及γ运动神经元。为抑制痉挛,必须对γ系统进行抑制,并抑制向心性冲动。另一方面,在关节肌腱移行附近有Golgi腱器官,存在防止肌肉过度牵张、抑制α和γ运动神经元的抑制反射,如拆刀现象,在临床中多应用Golgi腱器官的抑制反射治疗痉挛。上述不同方法,共同点都是使支配痉挛肌的神经的兴奋性降低,提高肌纤维兴奋点的阈值。

2. 药物治疗　痉挛的药物治疗主要是使用抗痉挛药。抗痉挛药不能直接改善运动障碍,但可间接改善运动的灵活性,特别是对轻度痉挛性瘫痪。对于中等度以上痉挛,不能期待单独使用药物的治疗效果,必须配合运动疗法,其目的是:①使康复治疗顺利进行;②提高康复治疗效果;③预防并发症,如关节挛缩。

抗痉挛药物按作用部位不同,分为中枢性抗痉挛药及周围性抗痉挛药(表2-5)。

表2-5 主要抗痉挛药

种 类	药 名	中 文 名
中枢性抗痉挛药	Diazepam	安定
	Tizanidine(sirdalnd)	松得乐
	Baclofen	力奥来素,巴氯芬
周围性抗痉挛药	Dantrolene	硝苯呋海因

上述四种抗痉挛药作用部位、疗效、不良反应各不相同,见表2-6。在应用时共同点是根据康复训练的需要,调整服药时间,在使用常用量3~4小时后进行康复训练效果最佳。

表2-6 四种抗痉挛药物性能比较

药物	地西泮	松得乐	巴氯芬	硝苯呋海因
作用部位	作用于脊髓内终末部的GABA受体,增强突触前、后的抑制,抑制来自皮肤、肌肉感觉性信号的传入	在脊髓水平对多突触反射的抑制作用,具α₂肾上腺素能的协同作用,抑制天冬氨酸的释放	刺激GABAB受体兴奋,抑制天冬氨酸及甘氨酸的释放,降低单突触与多突触的传导	直接作用于骨骼肌,抑制肌浆网内的Ca离子的释放
剂量	开始4mg/d,最大剂量40mg/d	逐渐加量,每日4~24mg,以后根据反应在数周内调整至最佳剂量	15mg/d,逐渐调整增加至75mg/d,剂量个体化	25~100mg/d,最大剂量可400~600mg/d,疗程不超过60天
不良反应	嗜睡、全身乏力、倦困、共济失调、依赖性、戒断发作	嗜睡、眩晕、低血压、系Cloni-dine衍生物,与降压药应用增强降压作用,故应慎用	头晕、恶心、嗜睡、低血压(与降压药同用时)、尿潴留	乏力、腹泻、恶心、呕吐、头晕、肝功异常0.2%~0.3%可产生坏死性肝炎
疗效	脊髓病变、多发硬化、卒中、脑瘫	脑与脊髓病变所致的痉挛状态	脊髓病变、多发硬化、脑瘫、卒中	脊髓病变、多发硬化、脑瘫、卒中

3. 运动疗法　运动疗法是治疗痉挛的另一个重要手段,特别是在肌张力增高初期及轻度痉挛时期。痉挛与运动控制功能的作用是相反的,为达到运动功能的恢复,应促进痉挛肌的拮抗肌以抑制痉挛,提高主动肌的协调性和技巧性。

Bobath对痉挛患者多采用牵张法,在松弛的基础上开始进行功能再训练。其次,运用手关节等被动振动方法、痉挛肌与拮抗肌反复交替收缩方法,使拮抗肌的收缩抑制痉挛肌发放冲动,使痉挛逐渐减轻。这除了与肌梭的伸展感受器相互抑制的作用有关以外,还与来自Golgi器官的刺激有关。

也可用反射学的方法抑制肌张力,如当股四头肌、髋关节的伸肌张力高时,用Maric-Foix被动足趾跖屈,若伸展背屈肌,可抑制下肢伸展共同肌的肌张力,使髋及膝关节屈曲较容易,进一步增大屈曲,给予伸肌的Golgi腱器官刺激,能促使伸肌张力持续降低。相反,当屈肌张力高时,足趾背屈可抑制其肌张力增高。另外,用交替伸展、屈曲反射,可抑制对侧的伸肌及屈肌张力。

还可用姿势反射方法,如用非对称性紧张性颈反射使面向侧的屈肌、对侧伸肌抑制。用对称性紧张性颈反射,使颈部后伸、上肢屈曲以抑制伸肌等。

4．物理疗法　物理疗法分为湿热疗法、寒冷疗法、电刺激疗法和振动疗法。

(1) 湿热疗法　作用机制不完全清楚,一般认为可使 Golgi 腱器官活性增高,抑制 γ 纤维活动性,使软组织及关节的黏弹性增高。

除上述抑制痉挛的作用外,湿热又具有止痛及扩张末梢循环作用。湿热疗法有湿水浴、超短波、红外线等。

其中湿水浴有哈巴槽及涡流浴,对脑血管病痉挛具一定效果。温度在 38℃ ~ 40℃,除湿热效果外,还具有治疗对抗重力肌的痉挛作用。在浴中同时进行运动训练效果更好。临床实际中,用于疼痛及关节挛缩的治疗比用于治疗痉挛更多见。

(2) 寒冷疗法　用寒冷抑制痉挛的机制为肌梭活动被抑制,神经传导及传导速度降低,软组织及关节粘弹性增加。

寒冷疗法最多的是冰块致冷法及冷水槽法。温度 10℃ 以下为最佳。这时 γ 系受抑制、阵挛消失、痉挛拮抗肌肌力增强。寒冷持续时间为 1 小时以上(皮肤温度在 25℃ 以下)。

寒冷疗法应与运动疗法一起应用,时间安排应为寒冷疗法在前、运动疗法在后,这样更有利于运动疗法的进行。对寒冷过敏、不能耐受及心脏病史患者不应使用。

(3) 振动疗法　是一种促进主动肌的手段,把振动频率 100Hz 左右、振幅 0.5 ~ 3.5mm 的振动施于拮抗肌的肌腱上或腱腹处,持续 10 ~ 15 分钟。因相反抑制原理使痉挛减轻、阵挛消失、深反射低下。作用机制为来自拮抗肌肌梭的冲动沿着 Ⅰa 纤维上行,脊髓通过中间神经元的抑制作用,使痉挛肌的活动受到抑制。在振动过程中抗痉挛效果最强,中止约 30 分钟后复原。

(4) 电刺激　一般刺激方法是在痉挛肌的拮抗肌给予电刺激,100Hz 电流、持续 7 ~ 15 分钟出现抑制痉挛肌的效果及拮抗肌的随意运动改善。其效果维持在 4 小时左右。作用机制为使 Ⅰb 纤维活化,在痉挛肌受抑制。由于长时间刺激,也可使痉挛肌的拮抗肌张力下降。因此,应短时间刺激,以 1 分钟为宜。

功能性电刺激(FES)是指以促进上运动神经元瘫痪的主动肌运动和抑制主动肌痉挛为目的的电刺激疗法。刺激强度为 18 ~ 160V、0.1 ~ 2.0s、30Hz,波幅 30ms。如置刺激电极于腓神经上,无关电极置于足底,对足下垂有较好效果。机理为胫前肌活化,对足屈肌的痉挛起抑制作用。近来又有研究显示,下肢功能性电刺激具有活化中枢神经的作用。

(5) 生物反馈治疗　生物反馈治疗痉挛根据痉挛的强度和拮抗肌随意收缩的程度分为两个阶段:①痉挛强且其拮抗的控制能力尚不充分时,把电极置于痉挛肌上,被动伸展痉挛肌。这时行抑制痉挛肌放电反馈治疗。②随着痉挛肌放电的抑制,拮抗肌随意收缩逐步增加。这时,可在充分集中注意力的状况下,诱发拮抗肌的收缩。

(6) 痉挛肌神经干阻滞法　为了缓解痉挛,在痉挛肢体的末梢神经干或痉挛肌的运动点,经皮注入酚剂阻滞传导。先用绝缘电极注射针式电子定位器确定神经干或运动点,然后注入

2%~5%浓度的酚液3~5ml,注射后立即可以出现痉挛减轻,约50%以上患者可持续6个月以上。缺点是有一过性局部疼痛。其机制是来自肌梭的Ib纤维向心性的传导被阻断而抑制牵张反射。

(7)支具治疗 支具治疗痉挛的目的是保持抑制痉挛的肢位和防止及矫正痉挛导致的挛缩。其中常用支具有针对手指屈曲、腕掌屈痉挛的分指板——即固定腕关节背屈、拇指伸展、手指保持外展和指关节伸展位。这是根据Bobath反射抑制运动模式原理设计的。对下肢内翻尖足可用塑料制成的短下肢支具,保持足中间位。

(8)手术治疗 目的是矫正因长期痉挛导致的关节挛缩变形,改进运动功能。最常用于临床的是矫正尖足的跟腱延长术以及矫正足趾屈曲挛缩,挛缩形成槌趾变形导致疼痛。影响行走者,可作屈肌腱切断术。

(9)肉毒杆菌毒素局部注射法 肉毒杆菌毒素(BT)是肉毒梭状芽胞杆菌在无氧条件下产生的外毒素,是目前已知的毒性最强的生物毒素之一。近几年来,已用于斜颈、面肌痉挛、脑瘫、脑血管疾病等引起的肌张力异常的治疗。其机制是:局部注射后,通过干扰神经末梢的钙离子代谢,在突触前阻断乙酰胆碱在神经-肌肉接头处的释放,造成肌肉的化学性失神经支配,达到降低肌张力的目的。临床已证明这是一个安全易行的降低肌张力的方法。应用方法为肌注部位可根据肌张力增高的肌肉按解剖定位来确定,对于大块肌肉可选择3~4个注射点。较细小的肌肉,为保证其效果和避免不良反应,可用EMG来精确定位,确保注射于神经-肌肉接头处,这样才可达到最佳效果和应用最少剂量(脑血管疾病肢体张力增高经常注射的肌肉及用药剂量如表2-7)。

表2-7 脑血管疾病肌张力增高,肉毒杆菌毒素注射部位及剂量

	部 位	剂 量(u)
上肢	肘关节	
	肱二头肌	40
	腕关节	
	尺侧腕屈肌	10
	桡侧腕屈肌	10
	指浅屈肌	5
	指深屈肌	5
下肢	膝关节	
	股直肌	30
	半腱肌	40
	股外侧肌	60
	半膜肌	60
	踝关节	
	腓肠肌	60

一般大块肌肉一次剂量可 20~120u,小块肌肉 2.5~4u,每次注射总量约 25~250u。对乙酰胆碱的阻断作用在几小时内即可产生,临床症状改善常在几天至一周左右出现。持续时间约 2~3 个月,每年需治疗 3~4 次。

肉毒杆菌毒素仅作用于局部周围神经,并不进入中枢神经系统,故对中枢神经无影响。副作用常表现为局部注射肌肉无力。但常用剂量仅会降低肌张力,不致引起明显的肌肉无力。

(五)失语症的康复

1. 失语症的检查 卒中后失语症在我国约占该病病人总数的 22%~32%。对初步考虑为失语症的患者,应该进一步做失语症检查,评定言语损伤的性质和受损程度。急性期的病人常常不能耐受长时间的检查,应该采用简短的床边问话筛选检查,待病情平稳后再做更为详尽和全面的成套测验。

国外广泛采用的成套测验有波士顿诊断性失语检查(BDAE)及由其演变而来的西方失语成套测验(WAB)等。我国的失语症检查方法多数是在此基础上,根据我国的文化背景、方言习惯修改而成,较为流行的有北京医科大学汉语失语成套测验(ABC)、临床汉语言语测评方法(胡超群编)及北京医院汉语失语症检查法。

上述各类失语症检查方法的共同点是针对患者听、说、读、写四个方面进行评定,包括表达、理解、复述、呼名、书写及阅读六项基本内容,检查时可根据患者的情况(特别是在急性期)或精简内容或分多次测查。

(1)表达 包括简单答话及表述。答话内容包括回答名字、年龄、职业、住址、家庭情况等,表达包括回答就诊的原因及让病人看一张图并描述图中的内容。检查时注意让患者自然、充分地表达。通过上述检查,判断口语的流畅性,有无发音、找词、语法障碍,有无错语、新语、杂乱语及刻板言语等。

(2)复述 令患者重复检查者所述内容,包括数字、字词、短句和长句,要注意有无错语及错语的性质。

(3)呼名 让患者称实物、图片、颜色及身体各部位的名称,还可以让患者列名,即记一分钟内说出某类物品的名称(如蔬菜类、动物类等)的数量。

(4)听理解 包括听辨认、是非判断及执行口头吩咐。

1)听辨认:由患者指出检查者所述的相应物品或图片。

2)是非判断:检查者叙述一些句子,由简单到复杂,由患者判断是与非。

3)执行口头吩咐:检查者给患者以指令,由简单到复杂,患者需照吩咐来执行。

(5)阅读 包括朗读及阅读理解。

1)朗读:让患者朗读字词及短文。

2)阅读理解:听字指字:患者从一组字词中辨认出检查者所说的字词。执行书面语吩咐:患者阅读书面语吩咐后,按照指令完成动作。短文理解:患者阅读短文后,回答有关问题或叙述中心内容。

(6)书写 包括自动性书写、抄写、听写、看图写字及书写短文。

1)自动性书写:患者书写非常熟悉的内容,如姓名、年龄、职业、住址、系列数字等。

2)抄写:患者抄写所示的字词或句子。

3)听写:患者书写检查者所说的字词和句子。
4)看图写字:患者书写图中所示物品、颜色及动作的名称。
5)书写短文:嘱患者书写短文,内容可以是病史或描述图片中的故事。

(7)其他相关检查

1)利手:询问10种动作(如写字、持筷、刷牙等)时患者的利手,确定为右利、左利或双利;
2)有关的神经心理学检查:包括注意、记忆、视空间、运用、计算等。

2. 失语症常见症状

(1)口语表达障碍

1)流畅性:即流利程度,连续用词的能力。根据患者表述情况,分为流利性失语与非流利性失语,区别如表2-8。

表2-8 流利性失语与非流利性失语的区别

项 目	非流利性失语(少语)	流利性失语(多语)
语量	少(0~50个词/min)	正常(100~200个词/min)
语音	不正常	正常
言语产生	费力	正常,轻松
短语长度	短(单个词,电报语言)	正常(5~8个词或短语)
韵律	失韵律	正常
内容	仅有实词,缺乏语法结构	缺实词,言语空泛,语法错乱
错语	少见	常见
病变部位	外侧裂前	外侧裂后

2)语音障碍:发音及发音器官运动虽然没有障碍,但说出的声音与想说的话不完全一样,可以有音位错误与韵律障碍。

3)呼名障碍或找词困难:是失语症病人的核心症状,几乎所有类型的失语症患者均有不同程度的障碍。在口语表述中,表现为找词困难;在呼名测查中,被称为呼名障碍。

4)复述障碍:病人不能完整无误地重复检查者所说的内容。

5)错语、新语、无意义语音或语义错误的词替代:

· 新语:用无意义的词或新创造的词代替说不出的词。

· 无意义语音:指病人说的是一串意义完全不明的音或为单词的堆砌。

6)语法障碍:即组成正确句型困难的状态,表现为失语法症或语法错乱。前者为表达的句子中缺乏助词,后者为助词错用或词语位置顺序不合乎语法规则。

(2)听理解障碍 目前对听理解过程的研究有限。指患者可听到声音,但对语义的理解不能或不完全。其中,有些病人可以分为语音认知障碍和语义理解障碍。

(3)阅读障碍 包括读音障碍和阅读理解障碍。前者指患者不能正确朗读字词及句子,后者指病人不能理解所看到的字词和句子。读音障碍和阅读理解障碍可同时存在,也可出现分离性障碍。

(4)书写障碍 指大脑损伤所致非瘫痪性的书写能力受损或丧失。失语性书写障碍主要表现为构字障碍、语义及语法障碍;非失语性书写障碍常常由于视空间障碍所致。

3. 失语症程度的评定　多采用波士顿诊断性失语检查中的 BDAE 失语症严重程度分级标准进行(表 2-9)。

表 2-9　BDAE 失语症严重程度分级标准

0	无有意义的口语或听理解能力
1	所有言语交流均通过片断言语来表达;大部分需要听者推测、询问和猜测,可交流的信息范围有限,听者在言语交流中感到困难
2	在听者的帮助下,可以进行熟悉话题的交谈,但对陌生话题常常不能表达出自己的思想,使病人与检查者都感到进行言语交流的困难
3	在极少的帮助下或帮助下,病人可以讨论几乎所有的日常问题,但由于言语或理解能力的减弱,使某些谈话出现困难或不能
4	言语流利方面或理解方面有某种明显的障碍,但所要表达的想法和形式无明显限制
5	极小的可分辨得出的言语障碍;病人主观上可能感到有点困难,但听者不能明显觉察到

4. 失语症的分类　学者们从不同角度对失语症提出了多种不同的分类,其中有两种分类在临床上较为实用:①Jackson(1868 年)将失语症分为流利型失语和非流利型失语。②根据 Benson 和 Geschwind(1971 年)提出的基本类型,国内高氏归纳为皮质性失语综合征和皮质下失语综合征(表 2-10)。

表 2-10　失语症高氏分类

1. 皮质性失语综合征	
(1)外侧裂周失语综合征	
	·Broca 失语
	·Wernicke 失语
	·传导性失语
(2)分水岭区失语综合征	
	·经皮质性运动性失语
	·经皮质性感觉性失语
	·经皮质性混合性失语
(3)完全性失语	
(4)命名性失语	
2. 皮质下失语综合征	
(1)基底节性失语	
(2)丘脑性失语	

5. 构音障碍与构音失用

(1)构音障碍　分为运动障碍性构音障碍、器质性构音障碍及功能性构音障碍。运动障碍性构音障碍与神经系统疾病关系密切(表 2-11)。

(2)构音失用　是因大脑损伤引起的构音运动组合及程序控制障碍,造成构音表达困难,有时伴口部肌肉的失用,但没有肌肉的麻痹及共济失调。Broca 失语可同时伴有构音失用。此类病人常费力摸索寻找正确的构音部位;构音的选择、起始、移行笨拙;言语不流畅,语音有替代、脱落、重复、置换。

表 2-11 构音障碍类型

障碍类型	原因	言语特征	伴随症状
1. 痉挛性	口部肌肉上运动神经元瘫痪引起，临床上常见双侧脑病变引起的"假性球麻痹"	言语缓慢，发声费力发紧，出现阵发性音量失控，话语短，单词末尾语调下降，重音减弱，辅音不准，鼻音过重	饮水呛，吞咽困难，强哭强笑，中枢性面舌瘫或伸舌不出，软腭运动差，咽反射改变
2. 弛缓性（麻痹性）	口部肌肉的下运动神经元瘫痪引起	言语含混不清，话语短，鼻音浓重，气息声增多，软腭音、唇音歪曲	饮水呛咳，吞咽困难，软腭不能上举，咽反射消失
3. 运动减少型	旧纹状体病变引起	说话慢，单一音调，可有颤音，单一音量，随言语进展，言语速度加快	运动减少，张力高，动作缓慢，姿势异常
4. 运动过多型	新纹状体病变引起	发音费力，音的高低、长短、快慢不一，有震颤及异常停顿	运动过多，张力低，可有舞蹈样
5. 运动失调型	多因小脑病变引起	言语不协调，起音迟，但常突然发出，不规则停顿，语调异常，形容为"爆发性言语"或"吟诗样言语"	共济失调，平衡障碍
6. 混合型	上述各类型疾病并存引起	上述不同症状的组合上述不同症状的组合	

6. 言语障碍的康复 失语症的康复主要是通过训练使患者动用和提高残存的言语功能，补充多种其他交流途径，改善实际交流能力。

通过康复训练，失语症患者的言语及其他交流能力会超出其自然恢复的程度，但是依病情程度不同而愈后不一。因此，程度轻病人能够恢复工作，中度者可达到日常生活自理，严重者只能回归家庭。

影响失语症预后的因素 在诸多影响失语症愈后的因素（表 2-12）中，失语症的严重程度及患者对康复训练的欲望是关键性的。

表 2-12 影响失语症预后的因素

背景	年龄、利手、病前智力和文化程度、职业、性格、病后环境（如家庭、对事业的态度及医患关系等）
病情	原发疾病的性质、有无并发症、全脑功能 失语症的类型及严重程度、开始康复的时间、对错误的自知和自我纠正能力等 心理状态，包括对康复训练的欲望及态度

失语症的康复方法很多，它们是基于对失语症的不同认识而产生的。1958 年 Jackson 把失语症看作是使用语言能力的降低，而不是丧失语言。由此，1961 年 Wepman 提出了"思维刺激方法（Thought-stimulation Therapy）"来治疗失语症。因为将失语症看成是一种交流工具的障碍，产生了"促失语症交流效果，即 Promotihg Aphasics' Communicative Effectiveness，简称 PACE"这一训练方法。1964 年 Schuell 提出了刺激疗法（详见后），根据失语症的中心症状是找词困难这一观点，近 10 年左右认知神经心理学信息加工模型假说的兴起，使失语症的治疗

变得更为直接、细致。比较完全的失语症治疗方法有以下四种:

1)经典疗法或刺激疗法(The classical or stimulation approach):为临床上常用的以改善言语功能为目的的治疗方法。Wepman(1951年)及 Schuell(1964年)曾清楚地描述,失语症的康复是促进和刺激言语,而不是教授。本方法强调有足够的听刺激,分为直接和间接训练两种,前者针对损害的言语,后者则重视表达的内容(表2-13)。

表 2-13 Schuell 刺激疗法的六原则

1.	适当的语言刺激	根据失语症类型、程度,选择适宜难度的刺激,循序渐进
2.	强听觉刺激及多途经的语言刺激	进行听刺激的同时,辅以视、触、嗅等刺激
3.	反复刺激	一次刺激得不到正确反应时,反复刺激可提高其反应性
4.	每次刺激	应引出相应反应一次刺激应引出一个反应,这可以评价刺激是否恰当,并可提供反馈以调整下一次刺激
5.	强化正确反应	对正确反应要肯定和鼓励
6.	矫正刺激	得不到正确反应时,要矫正刺激,但注意避免患者的不满

2)程序化指导方法(Programmed instructions):本方法认为失语症言语康复是一个教授过程,但与初始习得时不同。基本假设为,在患者全部行为中有一种是康复治疗者所希望的,通过对自发正常状态下获得的行为进行结构分析,设计一系列细致控制的步骤,指导患者纠正,一步步接近康复治疗者所希望的行为。Sarno 等(1970年)及 Holland(1970年)曾经使用这种方法康复失语症病人。

3)实用方法(The programmatic approach):本方法是在刺激方法的基础上发展起来的。刺激方法强调患者以正确的句法次序说出字词。实用方法强调的不是患者提取一定的词或使用一个句法结构,而是与交流者同等交换信息,包括使用语言及语言外的内容。Holland 等 1980 年设计的 CADL(Communicative Abilities in Daily Living Test)是测查患者日常生活交流能力的一种方法。"促交流效果法(PACE)(Davis 及 Wilcox1981)"是众所周知的一种治疗方法,它把基调从言语功能转移到交流效果上。

(六)构音障碍的康复

在卒中为广泛病变或两侧性病变时出现,常与失语症、失用症并存。理解能力存在,可用代偿性技术。提示病人说话要慢,并辅以呼吸支持疗法常可获效。交流板沟通治疗是为严重病人而设计。电子交流盘治疗是通过计算机的作用,有数字化语言或在键上印有生活常用的需求语,只要按键即可有言语表达需求。卒中时软腭麻痹而出现鼻音言语,可通过软腭修复术等手术治疗。

(七)认知障碍的康复

卒中后注意、记忆障碍,重者痴呆,非优势半球的视觉——空间功能异常和疏忽症均是。应进行功能缺失的定量判定。

痴呆在国外患病率在60岁时为10%,80岁时为25%。在我国北方以血管性痴呆为主。在卒中前即可存在。卒中后认知功能均受到进一步的损伤。由于痴呆时注意力下降,学习新事物困难,难以参加完整的康复训练。

轻痴呆病人可通过训练,运用记录的方法或运用视觉提醒物来代偿丧失的记忆。严重痴呆者情绪淡漠,缺乏自知能力,康复更为困难。

(八)注意障碍的康复

注意缺失将阻碍新事物编码而成为不能学习的障碍。有各种注意障碍,康复时应在控制环境下进行,即在一个分离的、单独的治疗室中进行,这样才能获得迅速进展。

视疏忽症(视觉知觉障碍,neglect)非优势半球或右侧丘脑卒中损伤时可见。20%～31%卒中病人合并此病。表现为进食与阅读时对病变对侧失去注意。穿衣困难,不易认识周围环境,驾驶或驱动轮椅时常用病侧手指抓握轮椅辐条或冲向周围危险物。有时还伴有自知力障碍。

康复方法是通过视觉、言词诱导使疏忽侧受到注意;通过视觉扫描和躯体感觉意识的训练,以及电视反馈、计算机扫描与注意训练等。个别方法可以获得一些疗效。眼罩与溴隐亭疗法也在使用中。

视疏忽症常与偏盲同时存在,一般在3个月内消失。

(九)吞咽障碍的康复

脑血管病继发的吞咽障碍已越来越被重视,因为吞咽障碍对患者营养的维持、疾病的康复以及生活质量都有很大影响。

1. 吞咽障碍的发生率及其经过　脑血管病急性期的吞咽障碍发生率为30%～50%。随着病程的推移,百分比逐步下降。发生率及障碍程度与病变部位有关,以双侧、多发性、集中在脑干部的病变者多见,即使进行吞咽训练后情况也不同。

2. 吞咽障碍的类型　正常的吞咽运动过程可分为三个阶段,即口腔期、咽喉期、食管期。以上任何一个阶段发生障碍均可导致吞咽运动受阻,发生进食困难。

当脑血管病发生时,如累及支配面部咀嚼肌、舌肌、咽喉、会厌部的神经肌肉,此肌肉的运动发生障碍导致吞咽运动功能障碍。从正常吞咽过程的三个阶段分,吞咽功能障碍可分为口腔期吞咽障碍、咽喉期吞咽障碍、食管期吞咽障碍。大多数脑血管病的吞咽障碍是这三期障碍均有不同程度的表现,称混合性吞咽障碍。

3. 吞咽障碍的检查　临床上为了确定吞咽障碍的存在,必须详细地了解病史,经过神经病学及特殊检查后才能确定。

(1)病史　一般状况、进食动作、发音及面部状态、病史记录,如表2－14示。

(2)神经病学检查　意识状态及认知功能检查,脑神经检查及影像学检查。

最近在关于吸入性肺炎的研究中发现,65岁以上老人半数在睡眠中把有病原菌的分泌物吸入气管内,引起轻度吸入性肺炎。因此65岁以上脑血管病患者即使有意识障碍不能进食,也有可能引起轻度吸入性肺炎。吞咽失用的存在将影响患者的吞咽运动,易误认为是吞咽功能有障碍。而半侧空间失认的存在主要对患者的取食动作有影响。

与吞咽运动有关的脑神经主要有:三叉神经、面神经、舌咽神经、迷走神经及舌下神经。

表 2-14 吞咽障碍病史记录表

1. 一般状况	脱水症状、营养状况差、吸入性肺炎的症状(体重下降、尿量减少、发热等)
2. 进食动作	(1)呛咳 (2)进食所需时间 (3)一次进入腔内的食物量 (4)饮食的嗜好 (5)进食动作是否需要帮助及方式
3. 发音及面部状态	(1)构音障碍:清晰、流利状况 (2)感情失控:强哭强笑 (3)流口水 (4)咳嗽的频度及强度
4. 以往脑血管病发作史	

(3)影像学检查 脑血管病的吞咽障碍病变重点在脑部,因此必须进行头颅 CT 或 MRI 检查。根据这些检查以明确脑血管病病灶是单发还是多发?半球还是脑干部?脑干病变属哪一平面?通过这些检查有助于区分真性球麻痹还是假性球麻痹的吞咽障碍以及康复预后的估计。

(4)特殊检查 Videofluorography(VFG)法,即在 X 线透视下,让患者吞咽造影剂(50g 钡加水 100ml 调成糊状,每次约 5ml),观察造影剂在口腔到咽喉到食管的移动状况,其评价内容如表 2-15 所示。

表 2-15 VFG 检查观察内容

1. 口腔期状况	(1)口腔内保留(口唇闭合、造影剂向咽喉部非随意流动) (2)食块状形成(在舌中央部形成陷凹)
2. 造影剂从口腔向咽喉输送	(1)在口腔内异常滞留 (2)颈部异常运动 (3)向鼻腔内逆流
3. 观察喉咽	(1)有无咽反射 (2)向咽喉上方、前方移动 (3)通过咽喉部的时间
4. 有无流入气管内	(1)前咽喉期型 (2)喉头上举型 (3)喉头下举型 (4)混合型
5. 咽喉食管有无停滞	(1)梨状窝、喉室造影剂潴留 (2)轮状咽喉肌松弛不全
6. 食道状况	

有报告提示,通过咽喉的时间在 3 秒以上,则吸入性肺炎的发生率明显增高。

饮水试验法:让患者在坐位状态下饮 30ml 的常温水,观察全部饮完的时间,试验内容及评定见表2-16所示。在观察时要同时注意观察是否有水从口角流出。

表2-16 饮水试验及评定

1. 饮水试验	(1) 能一次饮完,无呛咳及停顿
	(2) 分二次饮完,但无呛咳及停顿
	(3) 能一次饮完,但有呛咳
	(4) 尽管分二次饮完,但有呛咳
	(5) 有呛咳,全部饮完有困难
2. 评定标准	(1) 正常范围:一次饮完,在5秒以内
	(2) 可疑:一次饮完,在5秒以上,分两次饮完
	(3) 异常:上述(3)-(5)项

此方法简易,适合急性起病的初发脑血管病患者,在其恢复期检查有无吞咽障碍存在。此外,饮水后语言清晰度亦可预测误咽是否存在。

4. 吞咽障碍的诊断 如患者存在流口水、构音障碍、湿性嗄声、进食呛咳、反复肺部感染、体重下降、口腔失用,同时伴有神经病学检查异常存在,即可诊断。

吞咽障碍是脑血管病常见症状之一,可分为真性球麻痹或假性球麻痹所致。两者预后不同,必须予以鉴别,方法如表2-17所示。

表2-17 真性球麻痹与假性球麻痹的鉴别

项 目	真性球麻痹	假性球麻痹
病灶	脑干、延髓	双侧大脑半球
性质	出血、梗死	出血,梗死,多发性梗死
病因	双侧迷走神经核及其核下纤维病损	双侧皮质延髓束病损
舌肌萎缩	有	无
舌肌纤颤	有	无
咽反射	消失	存在或减弱
锥体束征	无	双侧
构音	发声困难,有鼻音	构音障碍,无鼻音
吞咽运动障碍部位	咽喉期	口腔期

5. 吞咽障碍的评定 吞咽障碍程度可根据 VFSS 检查方法进行评分,重症为0分,正常为10分,详见表2-18。

脑血管病引起的误咽在进食全过程中的任何一期均可发生,但在咽喉期引起误咽对生命的威胁是最直接的。

6. 吞咽障碍的治疗 吞咽障碍不单纯是口腔和咽喉的运动功能障碍,它涉及到复杂的神经调节、控制、呼吸功能、认知功能及全身情况等多种因素。脑损伤所致吞咽障碍的康复治疗建立在对吞咽障碍的性质、程度、并发症及患者的全身状态的正确诊断的基础上。根据 WHO 的国际功能、残疾和健康分类(ICF),功能和残疾状态的描述分为"损伤"(impairments)、"活动限制"(activity limitation)、"参与局限性"(participation restrictions),其对应的康复原则分别为治疗、代偿及适应。所以吞咽障碍的康复亦从这三个层次展开。吞咽障碍的治疗需要语言科、神经科、耳鼻喉科、口腔科和营养科等多学科的共同参与,其理想治疗,是有一个多学科的治疗组为病人提供治疗所需。具体的康复治疗包括:

表 2-18 吞咽障碍的程度评分

	程度(VFSS)	评分
口腔期	不能把口腔内的食物送入咽喉,从口唇流出,或者仅由重力作用送入咽喉	0
	不能形成食块流入咽喉,只能把食物形成零零碎碎状流入咽喉	1
	不能一次把全部食物送入咽喉,一次吞咽动作后,有部分食物残留在口腔内	2
	一次吞咽就可把全部食物送入咽喉	3
咽喉期	不能引起咽喉上举,会厌的闭锁及软颚弓闭合,吞咽反射不充分	0
	在咽喉凹及梨状窝存有多量的残食	1
	少量贮留残食,且反复几次吞咽才能把残食全部吞下	2
	一次吞咽就可把食物送入食管	3
误咽程度	大部分误咽,但无呛咳	0
	大部分误咽,但有呛咳	1
	少部分误咽,无呛咳	2
	少量误咽,有呛咳	3
	无误咽	4

(1)功能恢复训练

1)改善口面肌群运动训练:目的为增强口面肌功能及运动协调性,减少流涎,增强口腔对食团的控制力。具体方法:①口轮匝肌训练:指尖叩击或用冰块击打唇周。小口呼吸或进行吸管呼吸运动。抗阻力下紧闭唇;应用压舌板反复刺激唇中央。②颊肌训练:用冰块、刷子刺激颊部。按摩患颊皮肤。③咬肌训练:将软硬适中的物品插入切牙间,嘱患者咬住,逐渐牵引下颌关节,使其张口,持续数秒或数分。轻按咬肌,降低其紧张性;抗较大阻力下开/闭口。用力咬白齿。

2)增强舌运动训练:目的为增强食团控制力。防止食团过早通过口腔,引起吞咽前误吸。具体方法:①做舌的主动水平后缩,侧方运动。②抬高舌背。③卷舌运动。④用压舌板给予阻力,使舌做抗阻运动。

3)增强吞咽反射的训练:目的为增强吞咽反射,防止吞咽反射减弱、消失或延迟造成的吞咽前吸入。具体方法:①咽部冷刺激(ice-massage):用冰块、冰喉镜刺激上腭基部。②假声发声。③舌控制法:将舌放置在中切牙间进行吞咽。④空吞咽(dry swallowing)训练。⑤吸气时闭口,呼气时开口伸舌呈爆破状。⑥增加咽刺激:增加食物的黏稠度、酸度;增加视觉刺激。

4)声带内收训练:目的是通过训练增强声带闭锁肌功能,达到屏息时声带闭合。具体方法:①经鼻深吸气,双手置于胸前紧扣,保持肘关节屈曲 90°,尽力下压手掌,闭唇屏气 5 秒,反复数次。②清嗓动作。③声门闭塞音(glottal stopping)训练。④屏气发声运动:屏气时做双手支撑椅面做推压运动(pushing-exercise),突然松手,呼气发声。

5)增强喉上抬能力:目的为增强喉上抬能力,保证喉入口闭合。增大咽部空间,增强使食管上括约肌开放的被动牵引力。具体方法:①嘱患者头前伸,颏下肌伸展 2~3 秒,在颏下加阻力,使其做抗阻低头动作。②抬高舌背,上抵硬腭,发辅音 g、k、ch。

6)咽收缩训练:目的为改善咽闭合功能,增强清咽能力。具体方法:①唇舌肌的抗阻训练、假声训练。②改良的 Valsava 动作,此动作可促进上咽缩肌的运动。③舌控制法。

7)吸吮及喉抬高训练:目的为产生吞咽动作。具体方法:体验吸吮及喉抬高感觉,模仿吸吮及喉抬高动作,至中度吸吮力量后进行吸吮后立即做喉抬高练习,两动作协调一致即为吞咽动作。

8)空吞咽训练(dry swallow):目的为使舌从上述基础功能训练过渡到复杂吞咽模式。具体方法:在每次吞咽训练结束前均应做空吞咽动作数次。

(2)功能代偿技术

1)体位改变:根据食物的自身重力以改变食团的运动途径,改变咽腔体积,促进吞咽,减少吸入。具体方法:①口腔期障碍者训练时头后倾,利于食团向后运动,便于入咽。②咽期吞咽启动延迟者训练时屈颈头前倾,可助喉上提、闭合以保护气道,防止食团误入气管。③一侧咽功能障碍者训练时头转向吞咽功能差的一侧以利于患侧梨状窝关闭,同时屈颈以提高声门闭合功能。头侧向健侧以利于食团由健侧通过。

2)特殊手法:吞咽障碍的患者在经口进食前多需要特殊手法训练。①声门上吞咽:在吞咽前及吞咽时关闭声门以改善咽期喉闭合、保护气道。用于咽反射延迟/消失,声门闭合延迟,有吞咽前/时吸入者。②超声门上吞咽:用力吞咽前/时关闭声门,有助于关闭喉前庭入口,促进舌根后缩以清除会厌谷残留。③Mendelsohn 手法:可助于喉上提,喉前庭闭合,UES 开放。④多次吞咽:以清除咽部滞留物。

(3)摄食训练

1)一口量:容易误吸时,每口食物量要从少量(约 1～4ml)开始,逐步增加,摸索合适的一口量。食物量过多时,食块难以通过咽门而积存在咽部,这将加大误吸的危险;食物量过少时,则无法激发吞咽反射。

2)调整进食速度:进食速度应适当放慢,一般以 30 分钟内摄入 70%的食物量为宜。

3)咽部残留食块的去除:吞咽动作无力时,食块常常残留在口腔和咽部,吞咽后能听到咕噜咕噜的声音。为了去除残留食块可选用下列方法:①空吞咽:即不给予食物而进行吞咽。②重复吞咽:即吞入食物后多次进行空吞咽。③交替吞咽:让患者交替吞咽固体和流质食物。④点头式吞咽:颈部后仰挤出会厌谷的残留食物,接着在做点头动作的同时进行吞咽,可去除残留食物。

(4)饮食矫正及食物、流质的补给 吞咽障碍的患者通过饮食矫正多可获取足够的水分及营养。同时可减少口腔残留,有效减少吞咽障碍及气道吸入。

1)经口进食:随着功能的改善,以阶梯式推进的方法开始直接摄食训练,同时利用各种可以利用的功能补偿手段减少误吸。直接训练的方法及注意事项如下:①调整摄食姿势:吞咽障碍时,患者可先尝试 30°仰卧、颈部前屈的姿势,这样既可以利用重力使食物容易被摄入和吞咽,又可以减少误吸。②调整食物形态:避免进食干、黏食物,应采用稠厚流质。通过增加食物稠度刺激咽喉部,促进喉闭合、咽收缩。但保证患者安全吞咽的最佳流质稠度尚未建立,根据处方黏度,使用黏度仪配置可提高治疗效果。增强食团对患者的味觉刺激对吞咽有改善功能。

如体积大、酸性食团及温度触觉刺激,可提高吞咽时中枢神经系统对口咽刺激的敏感性,促进口咽吞咽的启动。③餐具的选用:吞咽障碍患者应选用匙面小、难以粘上食物的汤匙。能自己进食的患者应选用勺柄粗细、长短都适宜的勺子。如果液体在口腔内传送困难,可以使用吸管,吸吮的动作还有助于激发吞咽反射。

2)管饲进食:对意识不清、评定及试验性进食确定不能经口进食者,管饲是保证营养水分供给、避免误吸的惟一方法。以往较常采用的方法是经鼻胃管管饲。但该法不能全面防止误吸,而且可增加食物反流的可能,使吸入性肺炎发生率增高。Ciocon 等发现 43% 的吞咽障碍患者在经鼻胃管管饲的前两周内出现误吸。长期应用而且不能保证患者充足的营养、水分供给。对吞咽障碍不断进展或持续时间长者宜采用胃造瘘管饲。此法可供给日常摄入量的 93%。但治疗时机目前尚无定论,英国正在进行此问题的多中心研究。经皮内镜下胃造瘘术(Percutaneous Endoscopic Gastrostomy, PEG)是通过内镜的协助,经腹壁放置胃造瘘管,仅需在腹壁切开约 0.5cm 的小切口,然后经导丝通过胃镜送出 0.5cm 左右的造瘘管,固定于腹壁即告完成,以达到进行胃肠道营养的目的。与传统的剖腹胃造瘘术相比,这项技术创伤极小,并发症少,因此十分安全;此外该手术操作简便、快捷,一般仅需 20 分钟可完成手术,并且大大降低了治疗费用。有文献指出,脑损伤的急性期可先行鼻胃管营养支持,但对短期内不能恢复经口进食者,两周后应改为 PEG。在欧美一些国家 PEG 已成为脑损伤患者的主要管饲方法。近期有研究表明,对病情危重者采用鼻空肠管并发症更少。

(5)药物治疗 目前尚无药物能有效提高吞咽能力。吞咽障碍的药物治疗包括原发病的治疗,如脑卒中、帕金森病等在其原发病的治疗后吞咽障碍会有所改善。目前有采用肉毒杆菌的环咽肌注射,来治疗环咽肌群张力过高。该治疗无严重不良反应,但效果尚需进一步验证,疗效持续时间尚无定论。一些小样本的实验提示,硝苯地平可缩短触发吞咽与食团通过的延迟时间,改善口咽期吞咽困难。并可降低食管下括约肌静止压(LESP),改善食管体部过度运动。

(6)手术治疗 经上述治疗无效者,可采取手术治疗。包括环咽肌切开术、代偿性喉 - 舌骨 - 颏固定术等促进食团运送的治疗;声带中移术、气食管分路术、喉切开术等减少误吸的手术。其中环咽肌切开术是目前证明治疗多种神经源性吞咽障碍(如脑卒中等)的有效方法。

尽管急性脑血管病的吞咽障碍 85% 以上经过治疗可恢复或减轻,但如不及时治疗,丧失了恢复的最佳时机,可导致终身鼻饲进食。因此,对急性脑血管病有吞咽障碍的病人应尽早撤离鼻饲,进行吞咽功能的训练。

吞咽障碍的治疗必须对治疗目标给予正确的估计,不但是功能水平的恢复,而且是能力水平的恢复。一般,初发脑梗死或脑出血所致的吞咽障碍为 85% 以上,经过治疗功能得到恢复,而反复脑卒中的吞咽障碍只能改善吞咽能力,其中的 11% 以上最终以鼻饲维持营养。

吞咽障碍治疗的顺序如表 2 - 19 所示。无论间接还是直接的训练,患者体位都尤为重要。因为颈部前屈位易引起吞咽反射,而躯干向后倾斜可防止误咽,还能促进吞咽功能的恢复,进而改善吞咽障碍。

表 2-19 吞咽功能训练内容

功能障碍	训练法	代偿方法
1. 口腔期障碍		
口唇闭锁不全 颊肌张力低下	口腔周围的自主和被动运动（口唇、颊部、下颌关节、舌、软腭、颜面肌、咀嚼肌）	把食物送进口腔、用手把口唇闭合 改进餐具
	颈部、颊部、咽喉的冰块按摩、刷子按摩	体位：躯干后屈，颈部前屈，向健侧倾斜
	小口呼吸，吸管吸气运动 颈部关节活度训练	把食物放入健侧颊部，用手推患侧的口唇及颊部
流涎	冰块按摩皮肤（患侧）	夜间俯卧位
舌肌运动差，不能把食物形成块状送到舌根	舌肌运动训练	练把食物直接放在舌的后部 体位：躯干后屈，颈部前屈
咽反射减弱消失，使食物通过咽喉困难	咽喉的冰块按摩或湿热刺激 发声训练，OE 法	体位：躯干后屈，颈部前屈
2. 咽喉期麻痹		
侧梨状窝有食物残留	侧卧吞咽 边低头边吞咽	体位：躯干向健侧倾斜，把颈部向患侧旋转
鼻咽腔闭锁不全 咽喉闭锁不全	空气、唾液吞咽训练 呼吸训练，小口呼吸 咳嗽训练	软腭上提修补术 超越声门吞咽 改进餐具
	声门闭锁诱发：(pushing)运动、Valsava 手法，哼唱	减少一次进食 体位：颈前屈、突前、松弛、坐位
	环状咽喉肌松弛 Mendelsohn 手法 直接训练法 有意识吞咽动作分阶段选择食物形态：糊状、肉糜状、水冰 分次吞咽 食物、水交替吞咽	调整颈部屈曲角度和旋转、躯干的倾斜度

（十）泌尿功能障碍康复

常见的功能障碍为尿失禁 38%～60%，与脑卒中范围大小、神经系统功能缺失程度、失语或痴呆，低 BI 有关，但似与卒中部位无关。尿失禁与逼尿肌反射亢进有关。

卒中后膀胱功能不同，病人均应测残余尿量。卒中早期病人 36%～53% 残余尿量增加。

残余尿 <50ml，如不失禁，则不需治疗。

残余尿 <50ml，如失禁，则定时小便程序。

残余尿 >50ml，如正常或逼尿肌高反射，则定时小便程序，监测残余尿量。

残余尿 >50ml，如逼尿肌低反射性，则间歇性导尿。

残余尿 >50ml，如尿出口阻塞，则泌尿科处理。

如无尿出口阻塞可行保守治疗,一般不用留置尿管或药物处理,可用间歇导尿。

第三节 脑卒中并发症的康复

一、废用综合征

(一)废用综合征发生的原因

1. 原发病的性质及病情,为了治疗需要长期保持安静或卧床状态。
2. 脑卒中导致严重的运动障碍。
3. 精神抑郁者常处于静止不动、不活跃状态。
4. 有严重感觉障碍者,特别是深感觉障碍,因缺少刺激而减少活动。
5. 因疼痛限制肢体或躯体活动。
6. 老年人喜静不喜动。
7. 长期使用支具、石膏、夹板固定,限制肢体或躯体活动。

(二)废用综合征的症状

1. 局部废用引起的症状及治疗

(1)废用性肌无力及肌萎缩 抗重力的下肢肌肉比上肢肌肉更易无力及萎缩(Disuseful muscle atrophy and weakness)。完全不运动的肢体,等长肌力每天下降1%~3%,每周下降10%~20%。如完全不动3~5周肌力下降50%。

防止肌无力及肌萎缩的方法有:每天进行几秒钟机体最大肌力的20%~30%的锻炼。如做1秒钟肌肉最大肌力的50%的锻炼更有效。神经肌肉电刺激也可能预防或减轻肌无力和肌萎缩。

(2)关节挛缩 这是由于关节、软组织、肌肉缺乏活动或被动运动范围受限而导致的。最常见的因素有:疼痛、肢体运动功能障碍、痉挛、长时间关节静止不动、未能及时康复。

防治关节挛缩的主要措施是:①定时变换体位。②保持良好肢位。③被动关节活动。④自主被动关节活动。⑤机械矫正训练。⑥抑制痉挛治疗(如 Bobath 法、PNF 法)。

(3)废用性骨质疏松(Osteoporosis) 是由于骨骼缺乏负重、重力及肌肉活动等刺激,使骨质反应增强。此外,由于长期不活动状态影响内分泌系统,使尿中钙的排泄增加,羟脯氨酸排泄增加,粪便中钙的排泄增加。骨质疏松在骨膜下最明显,与老年性骨质疏松相反,后者发生于骨膜外侧。

防治方法:负重站立,力量、耐久和协调性的训练,肌肉等长、等张收缩等。

2. 全身废用所致症状及治疗

(1)位置性低血压(直立性低血压,Postural Hypotension) 防治方法为定时变换体位。平卧时,头抬高于足30~50cm,随着病情稳定,逐步抬高上身,从15cm、30cm、45cm直至达到80cm、90cm,每日3次,以患者能耐受为准。适当主动或被动活动四肢,抑制过度的交感神经兴奋,有效改善血液循环,通过血管运动神经调节,增强反射敏感性。睡眠时,上身略高于下身,使交感神经兴奋,有利于肾素产生,并改善血循环及增强血管收缩。作深呼吸运动,促进反射性血管收缩,但颅压增高者禁用。对健侧肢体、躯干、头部做抗阻力运动,增加心搏出量,刺激循环反射,推动内脏及下肢血液回流。按摩四肢,冷水摩擦皮肤。下肢、腹部用弹性绷带,增加血液回流量。最重要的是尽可能避免长期卧床,尽早开始坐位训练。

(2) 内分泌改变　表现为激素和酶的反应降低。包括糖耐量下降,生活节律改变,体温及汗排泄反应改变,甲状腺、甲状旁腺、肾上腺、垂体激素等的调节能力改变。

(3) 神经、情绪及认知的改变　包括注意力、时间、空间定向力差、紊乱,共济失调,认知能力下降,情绪及行为紊乱。防治的方法是鼓励病人与医务人员、其他病人及家庭成员多接触,调整心理及参与社会活动,可进行娱乐性治疗。

(4) 代谢及营养改变　营养平衡失调,脂肪增加,无机物和电解质缺失。防止高钙血症应多饮0.9%或0.45%的盐水及应用利尿剂利尿。

(5) 皮肤改变　定时变换体位,适当肢体被动活动,局部按摩,保持皮肤清洁。

(6) 静脉血栓形成　防治静脉血栓形成的措施是早期活动肢体,抬高下肢位置,用弹性绷带促进静脉血回流,也可用按摩协助静脉血回流,严重者则可使用抗凝剂如华法令(Warfarin)、肝素(Heparin)以及阿司匹林(Aspirin)。必要时手术治疗。

二、过用综合征

此概念是 Loveff 在 1915 年首先提出的,即过度劳累(overfatigne)及过度使用(overuse)。

三、误用综合征

误用综合征(misuse syndrome)即在康复治疗中方法错误,引起医源性的继发性损害。常见于下列原因:粗暴的关节被动活动;康复方法错误;护理方法错误。

四、脑卒中肩部并发症

脑卒中所致上肢运动功能障碍的病人可出现肩部并发症,最常见的有肩关节半脱位、肩手综合征。这些并发症不仅对病人上肢运动功能恢复带来不良影响,而且给病人造成痛苦,影响其康复积极性,因此应给予足够的重视,早期预防,及时诊断并治疗。

(一)肩关节半脱位

1. 肩关节半脱位特征　有下列特征者为肩关节半脱位:①肩胛带下降,肩关节腔向下倾斜。②肩胛骨下角的位置比健侧低。③病侧呈翼状肩。

2. 肩关节半脱位的原因　①解剖结构不稳定。②肩关节固定结构起不到固定作用。③病侧上肢自身重力牵拉。

3. 肩关节半脱位的预防　在病人上肢处于迟缓性瘫痪时,保持肩胛骨的正确位置是早期预防肩关节半脱位的重要措施。

4. 肩关节半脱位的治疗　可从以下几个方面进行:①按照肩关节的肩胛骨的正确位置及肱骨头在肩关节腔内位置进行纠正,恢复肩部的固定机制。②通过逐步递加强度刺激,促进相关的肌群的活动。③在不损伤肩关节及周围组织的条件下,做被动无痛性全关节活动。

(二)肩手综合征

肩手综合征是指在原发病恢复期间,病侧上肢的手突然浮肿、疼痛及病侧肩疼痛,使手的运动功能受限制。严重的是可引起手及手指变形,手功能完全丧失。因此,应对肩手综合征给予足够的重视,并及早治疗。

1. 病因及发生机制　①长时间的腕关节强制性掌屈。②过度腕关节伸展可产生炎症样的浮肿及疼痛。③长时间病侧手背静脉输液。④病侧手伤。

2. 临床表现　肩手综合征的临床表现可分三期。第一期:病人的病侧手突然浮肿,并很快使运动范围明显受限。水肿主要出现在病侧手的背部,包括掌指关节、拇指及其他4指。皮肤失去皱褶,特别是指节、近端及远端的指间关节。水肿触及有柔软感和膨胀感,常终止于腕关节及其近端。手肌腱被掩盖而看不出。手的颜色发生改变,呈橘红或紫色,特别是手处于下垂状态时。水肿表面有微热及潮湿感。指甲逐步发生变化,与健手相比表现为苍白、不透明。同时伴病侧上肢肩及腕关节疼痛,关节活动范围受限制,特别是前臂被动外旋、腕关节背屈更为显著。如做超过腕关节可活动范围的被动屈曲时,病人有明显疼痛感,甚至在做病侧上肢负荷体重的治疗时也可引起。指间关节明显受限,突出的指骨因水肿而完全看不出。手指外展严重受限,使健手指难以插入病侧手指间,两手相互交叉抓握非常困难,近端的指间关节发硬,因此仅能做稍稍屈曲动作,不能完全伸展。若被动屈曲该关节,病人有疼痛感,而远端指间关节可伸展,但屈曲几乎不能。如果该关节轻度屈曲有些发硬,如有任何被动屈曲的企图,就会产生疼痛及运动受限。

第一期持续3~6个月,20%是两侧性的,这一期如在出现症状时立即开始治疗,常可控制其发展,并且治愈;如不及时治疗就很快转入第二期。

第二期:手的症状更为明显,手及手指有明显的难以忍受的压痛加重,肩痛及运动障碍,手的水肿减轻,但血管通透性发生变化,如皮肤湿度增高、发红,可见于绝大多数病人。病侧手皮肤、肌肉明显萎缩,手掌呈爪形,手指挛缩。X线可见病侧手骨质疏松样变化。肉眼可看到在腕骨间区域的背侧中央和掌骨与腕骨结合部出现坚硬隆起。

第二期平均持续约3~6个月,预后不良,为了把障碍减少到最小程度,必须积极治疗。

第三期:水肿完全消失,疼痛也完全消失,但未经治疗的手的活动能力永久丧失,形成固定的有特征性的畸形手。腕屈曲偏向尺侧,背屈受限制,掌骨背侧隆起、固定、无水肿,前臂外旋受限,拇指和示指间部分萎缩、无弹性,远端及近端的指间关节固定于轻度屈曲位,即使能屈曲也是在很小程度范围内,手掌呈扁平,拇指和小指显著萎缩,压痛及血管运动性变化也消失。

第三期是不可逆的终末阶段。病侧手完全废用,成为终身残疾。

3. 治疗　防止腕关节掌屈;向心性缠绕压迫手指;冰水浸泡法;冷水-温水交替浸泡法;主动运动;被动运动;其他治疗。总之,肩手综合征的治疗原则是早期发现,早期治疗,一旦慢性化,就没有任何有效治疗,特别是发病3个月内是治疗最佳时期。

(张　通)

第三章 颅脑损伤的康复

颅脑损伤(traumatic brain injury, TBI)是由于创伤所致的脑部损伤,可导致意识丧失、记忆缺失及神经功能障碍,是青年人因创伤致死的重要原因之一。其原因在战时多为火器伤、利器伤、爆炸伤、工事或建筑物倒塌的撞、压伤等;在和平时期主要是交通事故、工伤、运动损伤、跌倒、利器伤等。车祸是美国最常见的颅脑损伤原因,占49%。我国20世纪80年代进行的六大城市神经系统疾病的流行病学调查,颅脑损伤的患病率为783.3/10万人口,仅次于脑血管病。在美国,因颅脑损伤导致死亡或住院治疗者约为180~220/10万人口,每年有50万新增病例,每年约有8万人死于颅脑损伤。轻度、中度、重度颅脑损伤的病死率分别为0%、7%和58%,而致残率分别为10%、66%和100%。颅脑损伤占全身各处损伤的10%~20%,仅次于四肢伤,但病死率居首位。颅脑损伤引起的功能障碍除运动、言语等方面以外,主要有记忆、思维等认知功能障碍。特定功能障碍的类型与损害的严重程度、损伤的性质及治疗情况有关,但认知功能障碍在中重度颅脑损伤患者中均可见到。常见的认知损害包括:注意力及觉醒、记忆、感觉及知觉、语言及交流、情绪、智力及行为等方面的功能障碍。

大多数颅脑损伤的成年患者在伤后6个月内开始恢复,然后继续较小进步与逐步适应,一般需2年左右功能渐稳定。儿童患者预后通常较好,即使损伤严重也可在短期内恢复良好,继续进步和好转的时间也较长。颅脑损伤后所致的残疾对伤者本人及其家庭、经济和社会的影响巨大,越来越成为当今世界各国的一个严重的社会问题。

第一节 颅脑损伤的临床诊治

颅脑损伤的临床诊治主要涉及颅脑损伤的分类诊断、病理及临床表现、影像学特点、治疗原则以及各种并发症的防治。临床诊治侧重于对损伤及疾病本身的诊断与治疗,尤其是损伤急性期的诊治。

一、分类诊断

按损伤性质可分为闭合性颅脑损伤和开放性颅脑损伤;按损伤程度可分为轻度、中度、重度颅脑损伤;按损伤部位可分为头皮损伤、颅骨损伤与脑损伤;脑损伤按病理机制可分为原发性脑损伤和继发性脑损伤。

(一)按损伤性质分类

按伤后脑组织是否与外界相通,将颅脑损伤分为闭合性颅脑损伤和开放性颅脑损伤。前者为头部接触较钝物体或间接暴力所致,脑膜完整,无脑脊液漏;后者多由锐器或火器直接造成,伴有头皮裂伤、颅骨骨折和硬脑膜破裂,有脑脊液漏。造成闭合性颅脑损伤的机制较为复杂,可概括为两种作用力造成:①接触力:物体与头部直接碰撞,由于冲击导致局部脑损伤;②惯性力:由于受伤瞬间头部的减速或加速运动,使脑组织在颅内急速移位而导致的损伤。通常将受力侧的脑损伤称为冲击伤,其对侧的损伤称为对冲伤。

(二)按损伤程度分类

可分为轻度、中度、重度颅脑损伤颅脑损伤,依据为格拉斯哥昏迷量表(Glasgow Coma Scale,GCS)及昏迷时间(表3-1)。最高记分15分为正常;最低记分3分。

表3-1 格拉斯哥昏迷量表(GCS)

睁眼反应(E)	评分	言语反应(V)	评分	运动反应(M)	评分
自动睁眼	4	回答正确	5	遵嘱活动	6
呼唤睁眼	3	回答错误	4	刺痛定位	5
刺痛睁眼	2	语无伦次	3	躲避刺痛	4
不能睁眼	1	只能发声	2	刺痛肢屈	3
		不能发声	1	刺痛肢伸	2
				不能活动	1

轻型:总分13~15分,伤后昏迷20分钟以内。

中型:总分9~12分,伤后昏迷20分钟~6小时。

重型:总分6~8分,伤后昏迷或再次昏迷持续6小时以上。

特重型:总分3~5分。

(三)按损伤部位分类

1. 头皮损伤

(1)头皮血肿 头皮血肿多因钝器伤所致,按血肿在头皮内的层次可分为皮下血肿、帽状腱膜下血肿和骨膜下血肿。帽状腱膜下血肿因该层组织疏松可蔓延至全头部,小儿及体弱者可导致休克或贫血。较小的头皮血肿在1~2周左右可自行吸收,较大的血肿需4~6周才能吸收。处理头皮血肿要着重考虑到颅骨损伤及脑损伤的可能。

(2)头皮裂伤 头皮裂伤可由锐器或钝器伤所致。由于头皮血管丰富,出血较多,可引起失血性休克。头皮裂伤的处理主要是压迫止血、清创缝合,处理时注意检查有无脑损伤。

(3)头皮撕脱伤 头皮撕脱伤多因发辫受机械力牵扯,使大片头皮自帽状腱膜下层或连同颅骨骨膜被撕脱所致。可导致失血性或疼痛性休克。治疗方法是在压迫止血、防治休克、清创、抗感染的前提下行植皮术。

2. 颅骨骨折 颅骨骨折指颅骨受暴力作用所致颅骨结构改变。颅骨骨折按骨折部位分为颅盖与颅底骨折;按骨折形态分为线形与凹陷性骨折;按骨折与外界是否相通分为开放性与闭合性骨折。

(1)颅盖骨折 颅盖部的线形骨折发生率最高,颅骨X线摄片可确诊。单纯线形骨折本身不需特殊处理,但要警惕硬脑膜外血肿的可能。

(2)颅底骨折 颅底骨折按部位可分为颅前骨折、颅中窝骨折和颅后窝骨折。颅底骨折单纯靠颅骨平片很难诊断，常需要颅骨 CT 来帮助诊断。①颅前窝骨折累及眶顶和筛骨，可有鼻出血、眶周广泛淤血征（"熊猫眼"征）以及广泛球结膜下淤血斑等表现。若脑膜、骨膜均破裂，则合并脑脊液鼻漏。②颅中窝骨折因损伤部位不同可有脑脊液鼻漏、脑脊液耳漏及合并第Ⅱ至第Ⅷ对颅神经的损伤。若颈内动脉受损可发生致命性的鼻出血或耳出血。③颅后窝骨折可出现乳突部、枕下部皮下淤血，有时可合并后组颅神经损伤（第Ⅸ至Ⅻ对颅神经）。颅底骨折本身无需特殊治疗，着重于观察有无脑损伤及处理脑脊液漏、颅神经损伤等合并症。

3. 脑损伤　脑损伤按病理机制可分为原发性脑损伤和继发性脑损伤。原发性脑损伤指暴力作用于头部时立即发生的脑损伤，主要有脑震荡、脑挫裂伤、弥漫性轴索损伤及原发性脑干损伤等。继发性脑损伤指受伤一定时间后出现的脑受损病变，主要有脑水肿和颅内血肿。继发性脑损伤因产生颅内压增高或脑压迫而造成危害。区分原发性和继发性脑损伤有重要临床意义：前者一般无需开颅手术，其预后主要取决于伤势轻重；后者往往需及时开颅手术，其预后与处理是否及时、是否正确有密切关系。

（1）脑震荡　脑震荡表现为受伤时出现短暂的意识障碍，一般不超过半小时，清醒后有不同程度的逆行性和顺行性遗忘，伤后记忆丧失的时间长短是判断损伤程度的最好标准。神经系统检查无阳性体征，脑脊液检查无红细胞，CT 检查颅内无异常发现。

（2）弥漫性轴索损伤　弥漫性轴索损伤属于惯性力所致的弥漫性脑损伤，造成脑白质广泛性轴索损伤。病变可分布于大脑半球、胼胝体、小脑或脑干。伤后没有颅内占位或缺血性损害，表现为持续的昏迷。MRI 可发现脑白质、胼胝体、脑干、内囊区或第三脑室周围多个点状小出血点。

（3）脑挫裂伤　脑挫裂伤好发于额叶和颞叶，往往合并硬膜下血肿和外伤性蛛网膜下腔出血。其继发性改变脑水肿和血肿形成具有更为重要的临床意义。随着头颅 CT 的广泛应用，脑挫裂伤的检出率明显增加。临床表现主要有意识障碍、与损伤部位相关的局灶症状和体征、颅内压增高的表现与脑疝等。CT 检查可了解损伤部位、范围、脑水肿程度及中线结构移位情况，损伤部位表现为低密度区内有散在的点、片状高密度出血灶。

（4）原发性脑干损伤　原发性脑干损伤与继发性脑干损伤不同的是，其症状和体征在损伤当时即出现，不伴有颅内压增高的表现，常与弥漫性脑损伤并存。表现为伤后程度较深的昏迷，有脑干损伤的症状和体征。病理变化为脑干神经组织结构紊乱、轴突断裂、挫伤或软化等。MRI 检查有助于明确诊断，了解损伤部位及范围。

（5）颅内血肿　颅内血肿按血肿来源和部位分为硬膜外血肿、硬膜下血肿和脑内血肿，其严重性在于可引起颅内压增高而导致脑疝。早期及时处理可在很大程度上改善预后。

1）硬膜外血肿：硬膜外血肿一般位于颅盖部，血液积于颅骨内板与硬脑膜之间。硬膜外血肿本身造成的意识障碍为脑疝所致。若原发脑损伤较轻，而血肿形成又不是太迅速，在最初的昏迷与脑疝引起的昏迷之间有一段意识清醒时间，称为中间清醒期。如果原发损伤较重，或血肿形成较迅速，则见不到中间清醒期。视血肿大小可有意识障碍、瞳孔异常、锥体束征及生命体征的改变。CT 检查在颅骨内板与脑表面之间有双凸镜形或梭形密度增高影，有助于确诊。CT 检查可明确部位、出血量、脑室受压情况及中线移位情况等。

2）硬膜下血肿：硬膜下血肿的发生率远远高于硬膜外血肿，约占严重颅脑损伤患者的

30%。根据是否伴有脑挫伤而分为复合性血肿和单纯性血肿。复合性血肿多由对冲性脑挫裂伤所致，好发于额极、颞极及其底面。单纯性血肿为脑表面与静脉窦之间的桥静脉破裂所致，血肿较广泛覆盖于大脑半球表面。由于合并脑挫伤及继发的脑水肿存在，硬膜下血肿的病情多较重，可有意识障碍、颅内压增高的表现及脑挫伤的表现等。CT 检查在颅骨内板与脑表面之间有高密度或混合密度的新月形或半月形影，有助于确诊。

3）脑内血肿：脑内血肿可分为浅部血肿和深部血肿。浅部血肿的出血来自脑挫裂伤灶，血肿位于伤灶附近或伤灶裂口中；深部血肿多见于老年人，血肿位于白质深部，脑的表面可无明显挫伤。临床表现主要是进行性意识障碍加重及局灶症状。CT 检查在脑挫裂伤灶附近或脑深部白质内见到圆形或不规则高密度影，同时可见血肿周围的低密度水肿区。

4）脑室内出血：外伤性脑室内出血多见于脑室邻近的脑内出血破入脑室，出血量大者可形成血肿。病情常较复杂、严重，除原发性脑损伤、脑水肿及颅内其他血肿的临床表现外，脑室内血肿可堵塞脑脊液循环而导致脑积水，引起急性颅内压增高，加重意识障碍。CT 检查可发现脑室扩大，脑室内有高密度或中等密度影。

5）迟发性外伤性颅内血肿：迟发性外伤性颅内血肿指伤后首次 CT 检查时无血肿，而在以后的 CT 检查中发现了血肿，或在原无血肿的部位发现了新的血肿。表现为伤后经历了一段病情稳定期后，出现进行性意识障碍加重等颅内压增高的现象，确诊须依靠多次 CT 检查的对比。

二、临床治疗原则

颅脑损伤治疗原则是在密切观察病情的基础上，根据损伤程度及性质进行处理。早期治疗的重点是及时处理继发性脑损伤，着重于脑疝的预防和早期发现，特别是颅内血肿的发现和处理。对原发性脑损伤的处理主要是对已发生的昏迷、高热等的护理和对症治疗，预防并发症。有手术指征则及时手术，以尽早解除脑受压。

(一)病情观察

动态的病情观察是鉴别原发性与继发性脑损伤的重要手段，目的是为了早期发现脑疝、判断疗效及调整治疗方案。病情观察的重点是意识情况以及瞳孔、神经系体征、生命体征等。有条件可行 CT 检查、颅内压及脑诱发电位检查等。

(二)急诊处理要求

1. 轻型颅脑损伤

1）留急诊室观察 24 小时。
2）观察意识、瞳孔、生命体征及神经系体征变化。
3）颅骨 X 线检查，必要时行头颅 CT 检查。
4）对症处理。
5）向家属交代有迟发性颅内血肿的可能。

2. 中型颅脑损伤

1）意识清楚者留急诊室或住院观察 48～72 小时，有意识障碍者须住院。
2）观察意识、瞳孔、生命体征及神经系体征变化。

3) 颅骨 X 线检查,必要时行头颅 CT 检查。
4) 对症处理。
5) 有病情变化时,复查头颅 CT,作好随时手术的准备工作。

3. 重型颅脑损伤
1) 须住院或在重症监护病房。
2) 观察意识、瞳孔、生命体征及神经系体征变化。
3) 选用头部 CT 监测、颅内压监测或脑诱发电位监测。
4) 积极处理高热、躁动、癫痫等,有颅内压增高表现者,给予脱水等治疗,维持良好的周围循环和脑灌注压。
5) 注重昏迷的护理与治疗,首先保证呼吸道通畅。
6) 有手术指征者尽早手术;已有脑疝时,先予以 20% 甘露醇 250ml 及速尿 40mg 静脉推注,立即手术。

(三) 昏迷病人的护理与治疗

昏迷病人的护理与治疗主要是保持内外环境的稳定、防治各种并发症及综合促醒治疗。①要保证呼吸道的通畅并积极防治呼吸道感染。②保证营养支持,提高机体的免疫力及修复能力。③促苏醒治疗的关键在于早期的防治脑水肿和及时解除颅内压增高,可使用神经营养药物、康复治疗及高压氧等治疗。④注意防治压疮,坚持定期翻身拍背。⑤严格无菌导尿,防治尿路感染。

(四) 脑水肿的治疗

脑水肿的治疗主要是脱水治疗。脱水治疗适用于病情较重的颅脑损伤,有剧烈头痛、呕吐等颅内压增高表现,CT 检查发现脑挫裂伤合并脑水肿,以及手术治疗前后。常用药物有 20% 甘露醇、速尿及白蛋白。急性颅内压增高有脑疝征象时,可立即用 20% 甘露醇 250ml 快速静滴,同时速尿 40mg 静脉注射。在脱水过程中,要监测血电解质、酸碱平衡及肾功能等,适当补充液体与电解质,维持正常尿量,维持良好的周围循环和脑灌注压。

(五) 手术治疗

1. 开放性脑损伤 原则上应尽早行清创缝合术,使之成为闭合性脑损伤。清创由浅而深,逐层进行,彻底清除碎骨片、头发等异物。

2. 闭合性脑损伤 手术主要针对颅内血肿或重度脑挫裂伤合并脑水肿引起的颅内压增高合并脑疝,其次为颅内血肿引起的局灶性脑损害。

颅内血肿的手术指征为:①意识障碍程度逐渐加深;②颅内压的监测压力在 270mmH2O 以上,并呈进行性升高表现;③有局灶性脑损害体征;④尚无明显意识障碍或颅内压增高表现,但 CT 检查血肿较大(幕上者 > 40ml,幕下者 > 10ml);或血肿虽不大但中线结构移位明显(移位 > 1cm)、脑室或脑池受压明显者;⑤在非手术治疗过程中病情恶化者。

重度脑挫裂伤合并脑水肿的手术指征为:①意识障碍进行性加重或已有一侧瞳孔散大的脑疝表现;②CT 检查发现中线结构明显移位、脑室明显受压;③在脱水等治疗过程中病情恶化者。

常用的手术方式有:开颅血肿清除术、去骨瓣减压术、钻孔探查术、脑室引流术及钻孔引流术等。

三、并发症的防治

(一) 高热

高热的常见原因为脑干或下丘脑损伤以及呼吸道、泌尿系或颅内感染等。受伤后注意预防颅内继发性感染、肺部及尿路感染，发生感染后可依据培养及药敏结果选用合理的抗生素。中枢性高热需要采用物理降温，常用方法有冰帽，或在头、颈、腋、腹股沟等处放置冰袋。如体温过高物理降温无效或引起寒战时，需采用冬眠疗法。常用氯丙嗪及异丙嗪各 25mg 或 50mg 肌注或静脉慢注，用药 20 分钟后开始物理降温，保持直肠温度 36℃左右。冬眠药物可降低血管张力，并使咳嗽反射减弱，要注意掌握好剂量，保证呼吸道通畅及血压正常。

(二) 躁动

观察期间若患者突然变得躁动不安，常为意识恶化的预兆，提示有颅内血肿或脑水肿的可能。意识模糊的患者出现躁动，可能是疼痛、颅内压增高、尿潴留、体位或环境不适等原因引起，须找出原因作相应处理，然后再考虑给予镇静剂。

(三) 蛛网膜下腔出血

有头痛、发热及颈强直等表现，可给予解热镇痛药对症处理。伤后 2~3 天当病情趋于稳定后，为解除头痛可每日或隔日行腰椎穿刺，放出适量血性脑脊液，直至脑脊液清亮为止。

(四) 继发性癫痫

脑损伤可发生继发性癫痫，以大脑皮质运动区、额叶及顶叶皮质区发生率最高。给予苯妥英钠 0.1g 口服，每日三次用于预防发作。发作时用安定 10~20mg 静脉缓慢注射。癫痫完全控制后，应继续服药 1~2 年并逐步减量。

(五) 消化道出血

严重颅脑损伤的患者，尤其是下丘脑或脑干损伤时可引起应激性溃疡，大量使用皮质激素也可诱发。发生消化道出血时，应停止使用激素，除传统的止血、制酸、收缩胃黏膜等药物治疗外，可给予洛赛克 40mg 静脉注射，病情稳定后可口服，20~40mg/日。严重患者需抗休克治疗。

(六) 尿崩

为下丘脑受损所致，尿量 >4000ml，尿比重 <1.005。可给予垂体后叶素，首次 2.5~5u 皮下注射，记录每小时尿量，若超过 200ml/h，追加 1 次用药。在尿量增多期间，注意补钾，定期监测血电解质情况，保证补液量。

(七) 急性神经源性肺水肿

主要表现为呼吸困难、咯血性泡沫痰、肺部多量水泡音，可见于下丘脑或脑干损伤。患者应取头胸稍高位以减少回心血量；气管切开，保持呼吸道通畅，必要时用呼吸机辅助呼吸，行呼吸终末正压换气。可给予速尿 40mg、地塞米松 10mg、西地兰 0.4mg 加入 50% 葡萄糖 40ml 中静脉注射，以增加心输出量、改善肺循环和减轻肺水肿。

(范建中　张建宏)

第二节 颅脑损伤的临床康复

颅脑损伤的康复主要针对损伤所引起的功能障碍,包括认知、行为、言语、情绪及运动和感觉等方面的功能障碍。颅脑损伤,尤其是中、重度颅脑损伤后,认知功能障碍特别突出,常见的认知功能损害包括:注意力及觉醒、记忆、感觉及知觉、语言及交流、情绪、智力及行为等方面的功能障碍。本节的重点是认知方面的评定和治疗,运动等方面的内容可参见脑卒中的康复。

一、康复评定

颅脑损伤的康复评定内容与本书中的中枢神经系统疾病的评定内容一致,本节重点介绍认知和行为方面的评定。下面将介绍对颅脑损伤严重程度、预后、认知等方面的评定方法或评定量表。

(一)严重程度的评定

颅脑损伤的严重程度主要依据昏迷的时间、伤后遗忘(PTA)持续的时间来确定。可采用Glasgow昏迷量表(GCS)、盖尔维斯顿定向力及记忆遗忘检查(GOAT)及Halstead-Reitan成套神经心理学测验(HRB)。

1. 格拉斯哥昏迷量表(Glasgow Coma Scale,GCS)是颅脑损伤评定中最常用的一种国际性评定量表。该表内容简单,只有3项(睁眼反应、言语反应和运动反应),评分标准具体,是反映急性期损伤严重程度的可靠指标(表3-1)。

2. 盖尔维斯顿定向力及记忆遗忘检查(Galveston Oriengtation and Amnesia test,GOAT)是评定伤后遗忘(Post Traumatic Amnesia,PTA)的客观可靠的方法。该试验主要通过向患者提问的方式了解患者的连续记忆是否恢复。患者回答不正确时按规定扣分,将100减去总扣分是为得分。100分为满分;75~100为正常;66~74为边缘;<66为异常。一般认为达到75分才可以认为是脱离了PTA(表3-2)。

表3-2 Galveston定向力及记忆遗忘检查表

姓名	性别:男 女	出生日期: 年 月 日
诊断:		
检查时间:	受伤时间:	
①你叫什么名字?(2分) 你的生日是什么时候?(4分) 你现在在哪里?(4分) ②你现在在什么地方?城市名(5分) 医院名(5分) ③你是哪一天入院的?(5分) 你是怎样到医院的?(5分) ④受伤后你记得的第一件事是什么?(5分) 你能详细描述受伤后记得的第一件事吗?(5分)		

(续表)

姓名　　　　　　性别：男　女　　　　出生日期：　　　年　　　月　　　日

诊断：

检查时间：　　　　　　　　　　　受伤时间：

　　（例如：时间、地点、伴随情况等）
⑤你能描述事故发生前的最后一件事吗？（5分）
　你能详述伤前记住的第一件事吗？（5分）
　　（例如：时间、地点、伴随情况等）
⑥现在是几点？几分？（最高5分，与当时时间相差半小时扣1分）
⑦今天是星期几？（最高5分，与正确者相差1天扣1分）
⑧今天是几号？（最高5分，与正确者相差1天扣1分）
⑨现在是几月份？（最高15分，与正确月份相差1月扣5分）
⑩今年是公元多少年？（最高30分，与正确年份相差1年扣10分）

注：该项检查总分是100分，实际得分等于100减去回答错误的扣分。

3．Halstead－Reitan 成套神经心理学测验（Halstead－Reitan Battery，HRB）　神经心理学是研究脑与行为关系的心理学分支，著名的神经心理学法 Halstead－Reitan 成套神经心理学测验（Halstead－Reitan Battery，HRB）在我国标准化较早（表3－3）。

表3－3　HRB 各测验名称和测试内容

测验名称	测验内容
①范畴测验（category test）	注意力、集中、抽象和概括，利用反馈的能力，视觉解决问题的能力，从熟悉的事物泛化到新的但又类似的情况中去的能力
②触摸测验（tactual performance test，TPT）	触觉形状记忆、位置觉记忆、空间记忆，触觉－运动－空间的综合能力，运动解决问题的能力，伴随发生的学习能力
③节律测验（seashore rhythm test）	注意、集中、非言语性听觉分辨和记忆，节律分辨能力
④语音感知测验（speech perception test）	注意、集中、言语性听觉分辨、词匹配、高频声分辨
⑤手指敲击测验（finger tapping）	运动速度，维持规律性敲击的能力，小脑和基底节功能
⑥连线测验（trail making test）	视运动速度、扫描、探索、处理字母和数学信息的能力、视觉排顺序和空间交替分配的能力

4．颅脑损伤严重程度的综合评定（表3－4）。

表3－4　颅脑损伤严重程度的综合评定

严重程度	伤后24小时或连续记忆恢复以前		连续记忆恢复以后	
	GCS	昏迷时间	PTA	HRB
轻度	13～15	<20min	<1h	3/7*
中度	9～12	<20min <6h	1～24h	4/7
重度	≤8	≥6h	>24h	5/7

*错误测验数/总测验数

（二）功能预后的评定

功能预后的评定常用格拉斯哥预后量表（GOS）和残疾分级量表（DRS）。

1. 格拉斯哥预后量表(Glasgow Outcome Scale, GOS)是对颅脑损伤患者恢复及其结局进行评定,根据患者能否恢复工作、学习,生活能否自理等指标将残疾严重程度分为5个等级:死亡、植物状态、重度残疾、中度残疾、恢复良好(表3-5)。

表3-5 格拉斯哥预后量表

等级	标准
恢复良好(good recovery)	能恢复正常生活:生活能自理,成人可恢复20%,学生能继续学习,但可能仍存在轻微的神经或病理缺陷
中度残疾(moderate disability)	日常生活能自理,可乘坐交通工具,在专门环境或机构中可以从事某些工作或学习
重度残疾(servere disability)	生活不能自理,需他人照顾,严重精神及躯体残疾,但神志清醒
植物状态(vegetable state)	长期昏迷,可以有睁眼及周期性睁眼-清醒,但大脑皮质无任何功能,呈去皮质状态或去脑强直
死亡(dead)	

2. 残疾分级量表(Disability Rating Scale, DRS) 主要用于中度和重度残疾的颅脑损伤,目的是评定功能状态及其随时间的变化情况。残疾分级量表包括6项内容,前3项反映唤醒、觉醒和反应能力,第4项反映自理生活方面的认知能力,第5项反映生活独立水平,第6项反映心理社会适应能力(表3-6)。

表3-6 残疾分级量表

项目	评分	项目	评分
Ⅰ 开眼		完好	0
自发	0	部分完好	1
对言语刺激	1	极少	2
对疼痛刺激	2	无	3
无反应	3	Ⅴ 功能水平	
Ⅱ 言语		完全独立	0
定向	0	在特定环境中独立	1
错乱	1	轻度不能自理(需要有限帮助,帮助者无需住在患者家中)	2
不恰当	2		
不可理解	3	中度不能自理(需要中度帮助,帮助者需住在患者家中)	3
无反应	4		
Ⅲ 运动		重度不能自理(任何时间任何活动均需帮助)	4
按命令	0		
局部性	1	完全不能自理(24小时均需护理)	5
回撤性	2	Ⅵ 受雇能力	
屈曲性	3	不受限	0
伸展性	4	可选择一些竞争性的工作	1
无反应	5	可从事非竞争性的、在庇护工厂中的工作	2
Ⅳ 进食、上厕所、梳洗修饰方面的认知能力(不管运动方面的残疾如何,只看患者是否知道怎样做和什么时间该做)		不能受雇	3

注:第Ⅳ项中,对进食、上厕所、梳洗、修饰四项,分别评分。

根据残疾评分量表评出的残疾水平分为：无残疾（0分）、轻残疾（1分）、部分残疾（2~3分）、中度残疾（4~6分）、中重度残疾（7~11分）、重度残疾（12~16分）、极重度残疾（17~21分）、植物状态（22~24分）、极度植物状态（25~29分）、死亡（30分）。

3.综合评定量表 在入院后立即评定患者的预后，可采用我国学者提出的综合评定量表（表3-7）。

表3-7 颅脑损伤预后综合评定表

内容	评分	内容	评分
Ⅰ GCS	3-15	B.体温 正常	3
Ⅱ 脑干反射		38℃~39℃	2
A.额-眼轮匝肌反射	5	>39℃	1
B.垂直性眼反射	4	C.脉搏 60~120次	3
C.瞳孔对光反射	3	>120次	2
D.水平头眼反射	2	<60次	1
E.眼心反射	1	D.血压 正常	3
Ⅲ 运动姿势		>20/12kPa	2
A.正常	2	<12kPa	1
B.去皮质强直	1	Ⅴ 年龄	
C.去大脑强直或弛缓性麻痹	0	0~20	3
Ⅳ 生命体征		21~40	2
A.呼吸		41~60	1
正常	2	>60	0
>30/min	1		
病理性呼吸	0		

注：最低分为7分，最高分为36分。7~19分为预后不良；>25分为预后良好；20~24分为不能判定。

（三）认知功能的评定

认知是人们了解外界事物的活动，即知识的获得、组织和应用过程，它是体现功能和行为的智力过程，是人类适应周围环境的才智。感知是指大脑将感觉信息综合为有含义的认识的能力；认知指大脑处理、储存、回忆和应用信息的能力。颅脑损伤常可造成患者感知及认知功能障碍，导致对外界环境的感知和适应困难，引起生活和社会适应方面的障碍。感知障碍是指在感觉输入系统完整的情况下，大脑对感觉刺激的认识和鉴别障碍，表现为失认症和失用症。认知障碍的评定主要涉及记忆、注意及思维等。

1.失认症的评定 失认症是对事物、人体认识能力的丧失，包括视觉、听觉、触觉及对身体部位认识能力的丧失。主要有单侧忽略、疾病失认、视觉失认和Gerstmam综合征等。

（1）单侧忽略是患者对大脑损伤对侧一半视野内的物体的位置关系不能辨认，病变部位常在右侧顶叶、丘脑。常用的评定方法如下：

1）Albert划杠测验：是较敏感的试验，由40条2.5cm长的短线在不同方向有规律地分布在一张16开纸的左、中、右方位，让患者用笔与线条正交地删去。

2）字母删除试验（Diller测验）：在纸上排列6行字母或数字，每行大约60个，字母随机出现，让患者删掉指定的字母或数字。

3)高声朗读测验:高声朗读一段文字,可以发现空间阅读障碍,表现在阅读时另起一行困难,常常漏掉左半边的字母和音节。

4)平分直线测验:将一直线平分,可显示中段判断错误,常偏向大脑损伤侧。Shekenberg 等分线段测验:在纸上有长短不一、位置偏左、偏右或居中的水平线 20 条,让患者在每根线的中点做等分记号,如单侧漏切 2 根,或中点偏移距离超过全线长度的 10% 均为阳性。

(2)疾病失认是患者不承认自己有病,因而安然自得,对自己不关心,淡漠,反应迟钝。病变多位于右侧顶叶。评定主要根据临床表现。

(3)视觉失认是患者对所见的物体、颜色、图画不能辨别其名称和作用,但一经触摸或听到声音或嗅到气味,则常能说出。病变部位一般位于优势半球的枕叶。评定主要根据临床表现。

(4)Gerstmam 综合征包括左右失定向、手指失认、失写和失算四种症状。病变常在左侧顶叶后部和颞叶交界处。评定方法如下:

1)左右失定向:检查者叫出左侧或右侧身体某一部位的名称,嘱患者按要求举起相应部分。或由检查者指患者的一侧肢体,让患者回答是左侧还是右侧。回答不正确即为阳性。

2)手指失认:试验前让患者清楚各手指的名称,检查者说出左侧或右侧手指的名称,让患者举起相应的手指,或指出检查者的相应手指。回答不正确即为阳性。

3)失写:让患者写下检查者口述的短句,不能写者为失写阳性。

4)失算:患者无论是心算还是笔算均会出现障碍。重症患者不能完成一位数字的加、减、乘,轻症患者不能完成两位数字的加、减。失算患者完成笔算往往比心算更觉困难,这是因为患者在掌握数字的空间位置关系上发生了障碍。简单的心算可从 65 开始,每次加 7,直到 100 为止,不能算者为失算阳性。

2. 失用症的评定 失用症是在运动、感觉、反射均无障碍的情况下,患者不能按命令完成曾经学会的动作。常见的有结构性失用、运动失用、穿衣失用、意念性失用等。

(1)结构性失用 患者不能描绘或搭拼简单的图形,其病灶常在非优势半球顶、枕叶交界处。检查有 Benton 三维结构测验,该测验是让患者按模型搭积木。还有画图、用火柴棒拼图等检查。

(2)运动失用 患者不能按命令执行上肢的动作,如洗脸、刷牙、梳头等,但可自动地完成这些动作,其病灶常在非优势半球顶、枕叶交界处。常用 Goodglass 失用试验评定。分别检查四个方面的动作:吹火柴、用吸管吸饮料;刷牙、锤钉子;踢球;做拳击姿势、正步走。这四个动作分别检查面颊、上肢、下肢和全身。Goodglass 失用试验评定标准为:正常,不用实物也能按命令完成;阳性,在给予实物的情况下才能完成大多数动作;严重损伤,给予实物也不能按命令完成指定的动作。

(3)穿衣失用 穿衣失用是视觉空间失认的一种失用症,表现为对衣服各部位辨认不清,因而不能穿衣。其病灶部位常在右顶叶。评定时让患者给玩具娃娃穿衣,如不能则为阳性。让患者自己穿衣,如出现正反不分、穿衣及系鞋带困难或不能在合理时间内完成均为阳性。

(4)意念性失用 正常的有目的的运动需要经历认识-意念-运动的过程。意念中枢在左顶叶下回、缘上回,由此产生冲动,经弓状纤维到运动前区皮质及运动皮质。认识到需要运动时就有了运动的动机,产生了运动的意念,作出运动的计划,控制肌力、肌张力、感觉,完成有目的的运动。意念中枢受损时,不能产生运动的意念,此时,即使肌力、肌张力、感觉、协调能力正常也不能产生运动,称为意念性失用。特点是对复杂精细动作失去应有的正确观念,以致各种基本动作的逻辑顺序紊乱,患者能完成一套动作中的一些分解动作,但不能连贯结合为一套完整的动作。如让患者用火柴点烟,再将香烟放在嘴上,患者可能用烟去擦火柴盒,把火柴放在嘴里当做香烟。患者在日常生活中常常作出用牙刷梳头、用筷子写字、用饭勺刷衣等动作。模仿动作一般无障碍。患者常伴有智能障碍,生活自理能力差。病灶部位常在左侧顶叶后部或缘上回及胼胝体。

评定可进行活动逻辑试验:给患者茶叶、茶壶、暖水瓶和茶杯,让患者泡茶。如果患者活动的逻辑顺序混乱,则为阳性。可把牙膏、牙刷放在桌上,让患者打开牙膏盖,拿起牙刷,将牙膏挤在牙刷上,然后刷牙。如果患者动作的顺序错乱,为阳性。或将信纸、信封、邮票、浆糊放在桌子上,让患者折好信纸,放入信封,封好口,贴上邮票。如果患者动作顺序错乱,为阳性。

(5)意念运动性失用　是意念中枢与运动中枢之间联系受损所引起的。意念中枢与运动中枢之间的联系受损时,运动的意念不能传达到运动中枢,因此患者不能执行运动的口头指令,也不能模仿他人的动作。但由于运动中枢对过去学会的运动仍有记忆,有时能无意识地、自动地进行常规的运动。表现为可进行无意识的运动却不能进行有意识的活动。病灶部位常在缘上回运动区和运动前区及胼胝体。

可通过模仿动作、执行口头指令等情况进行评定。

3. 记忆的评定　有条件可采用韦氏记忆量表(Wechsler memory scale, WMS)进行评定。简单方法:①机械记忆:倒背数字,如果测题为 3-8-5,复述 5-8-3。最多 7 位数,记分方法以倒背正确的最多位数为准。时限为 60 秒。②视觉再生:看一幅画 30 秒,然后将其盖上,在纸上默画出来。时限为 120 秒。③规律记忆:从 1 起,每次加 3。如 1、4、7……数到 40 时停止。记录错误次数和数到 40 所需时间。

4. 注意的评定　可用下述的方法:

(1)视跟踪和辨别

1)视跟踪:让患者看着一个光源,医生将光源向患者左、右、上、下移动,观察患者视线随之移动的能力。

2)形状辨别:让患者复制一根垂线、一个圆、一个正方形和大写字母 A。

3)删字母:给患者一支铅笔,让其以最快速度删去一列字母中的某个字母。

(2)数和词的辨认

1)听认字母:医生在 60 秒内以每秒一个的速度念无规则排列的字母,其中有 10 个为指定的同一字母,让患者每听到此字母时举一下手。

2)重复数字:医生以每秒一个的速度给患者念随机排列的数目字,从 2 个开始,每念完一系列让患者重复一次,一直到患者不能重复为止。

3)词辨认:向患者播放一段录音,内有一段短文,其中有一定数量的指定词,让患者每听到指定词举一次手。

5. 思维的评定　思维的评定包括:①找规律(从图形、数字中);②将排列的字、词组成一个有意义的句子;②逻辑推理等。

6. 严重认知障碍的评定　严重认知障碍指的是严重的注意、记忆、思维、言语等方面的认知障碍,可用简明精神状态检查(Mini Mental Status Examinaton, MMSE)来检查。MMSE 共有30个项目,主要是检测定向力、计算力、理解力及记忆力等。

7. 认知障碍的成套测验

(1) HRB 神经心理成套测验(Halstead – Reitan battery, HRB)　HRB 是 1947 年由美国心理学家 Halstead 在研究脑行为时制定的一套综合性能力测验,后经 Reitan(1955)修订,在我国已由龚耀发教授等将其中国标准化。它是著名的评定认知功能和脑损伤程度(慢性期)的神经心理学测验。临床上较常用的有范畴测验、触摸试验、节律测验、语音感知测验和手指敲击试验等。

(2) LOCTA 认知功能的成套测验(Loeweistein occupational therapy cognitive assessment, LOCTA)　LOCTA 是以色列希伯来大学和 Loewenstein 康复医院的专家们提出的,最先用于脑损伤患者认知能力的评定。它基本涵盖了检测认知功能的各个方面,操作简单,实用性强,是临床康复中评定认知功能的敏感、系统的指标。其信度和效度在国外发达国家已得到广泛证实和认可。LOTCA 是评定脑外伤认知功能障碍的成套测验,评定内容分为四大类:定向力、知觉、视运动组织及思维运作检查,共 20 项测验,除思维运作中的三项检查为 5 分制外,均采用 4 分制评分标准。通过检查结果可了解患者在定向、视失认、命名、空间失认、失用、单侧忽略、视空间组织推理能力、颜色失认、失写、思维运作、注意力等方面的能力。

8. 认知功能障碍严重程度的分级　认知功能障碍严重程度的分级,可用 Rancho Los Amigos(RLA)医院的标准(表 3 – 8)。

表 3 – 8　Rancho Los Amigos 认知功能评定

分级	特点	表现
Ⅰ级	没有反应	病人处于深昏迷,对任何刺激完全无反应
Ⅱ级	一般反应	病人对无特定方式的刺激呈现不协调和无目的的反应,与出现的刺激无关
Ⅲ级	局部反应	病人对特殊刺激起反应,但与刺激不协调,反应直接与刺激的类型有关,以不协调延迟方式执行简单命令
Ⅳ级	烦躁反应	病人处于躁动状态,行为古怪,毫无目的,不能辨别人与物,不能配合治疗,词语常与环境不相干或不恰当,可以出现虚构症,无选择性注意,缺乏短期和长期的回忆
Ⅴ级	错乱反应	病人能对简单命令取得相当一致的反应,但随着命令复杂性增加或缺乏外在结构,反应呈无目的、随机或零碎性;对环境可表现出总体上的注意,但精力涣散,缺乏特殊注意能力,用词常常不恰当并且是闲谈,记忆严重障碍常显示出使用对象不当;可以完成以前常有结构性的学习任务,如借助帮助可完成自理活动,在监护下可完成进食,但不能学习新信息
Ⅵ级	适当反应	病人表现出与目的有关的行为,但要依赖外界的传入与指导,遵从简单的指令,过去的记忆比现在的记忆更深更详细
Ⅶ级	自主反应	病人在医院和家中表现恰当,能自主地进行日常生活活动,很少差错,但比较机械,对活动回忆肤浅,能进行新的活动,但速度慢,借助结构能够启动社会或娱乐性活动,判断力仍有障碍
Ⅷ级	有目的反应	病人能够回忆并且整合过去和最近的事件,对环境有认识和反应,能进行新的学习,一旦学习活动展开,不需要监视,但仍未完全恢复到发病前的能力,如抽象思维,对应激的耐受性,对紧急或不寻常情况的判断等

(四)情绪障碍的评定

颅脑外损伤患者的常见情绪障碍(表3-9)可表现为抑郁或焦虑,对于抑郁可用汉米尔顿抑郁量表进行评定,对于焦虑可用焦虑自评量表进行评定。

表3-9 颅脑损伤患者常见的情绪障碍

Ⅰ 淡漠无情感	Ⅴ 情绪不稳定
Ⅱ 易冲动	Ⅵ 神经过敏
Ⅲ 抑郁	Ⅶ 攻击性
Ⅳ 焦虑	Ⅷ 呆傻

(五)行为障碍的评定

颅脑损伤患者常见的器质性行为障碍如表3-10。

1. 发作性失控　发作性失控往往是额叶内部损伤的结果,表现为无诱因、无预谋、无计划的突然发作,直接作用于最近的人或物,如打破家具、向人吐唾沫、抓伤他人以及其他狂乱行为等。发作时间短,发作后有自责感。

2. 负性行为障碍　负性行为障碍常为额叶和脑干部位受损的结果,特点是精神运动退滞,感情淡漠、失去主动性,患者往往不愿动、嗜睡,即使是日常生活中最简单、最常规的活动也完成得十分困难。

3. 额叶攻击行为　额叶攻击行为又称脱抑制攻击行为,因额叶受损引起,特点是对细小的诱因后挫折发生过度的反应,其行为直接针对诱因,最常见的是间歇性的激惹,并逐步升级为一种完全与诱因不相称的反应。

表3-10 颅脑损伤常见的行为障碍

性　质	表　现
Ⅰ 正性	A. 攻击
	B. 冲动
	C. 脱抑制
	D. 幼稚
	E. 反社会性
	F. 持续动作
Ⅱ 负性	A. 丧失自知力
	B. 无积极性
	C. 自动性
	D. 迟缓
Ⅲ 症状性	A. 抑郁
	B. 类妄想狂
	C. 强迫观念
	D. 循环性情感(躁狂-抑郁气质)
	E. 情绪不稳定
	F. 癔病

(六)颅脑损伤患者其他常见功能障碍的评定

主要包括下列方面的评定:言语障碍、吞咽障碍、知觉障碍的评定;运动障碍的评定(痉挛、偏瘫、共济失调、手足徐动等);颅神经损伤的评定(面神经、位听神经、动眼、滑车、外展和视神经等);迟发性癫痫的评定;日常生活活动(ADL)能力的评定、功能独立性(FIM)的评定等。

二、康复治疗

颅脑损伤所引起的功能障碍可涉及多个方面,其康复治疗是综合的、具体的、有针对性的。除肢体运动、言语等方面的治疗外,本节重点介绍认知功能的康复治疗。不论脑的损伤程度如何,脑始终是学习的重要器官,即使损伤后认知能力降低,学习的速度变慢,但经过训练,仍可学习新的知识,因此,康复过程实质是再学习的过程。在这种过程中,要对患者进行训练,通过训练,使他们学会代偿的方法,其次是设法恢复其缺失的功能。颅脑损伤后功能恢复的可能机制包括:暂时损伤因素的解除、神经再生、功能重组、神经突触改变及特定能力的学习等。颅脑损伤总的康复目标是使患者的感觉、运动、生活自理功能、认知功能、言语交流功能和社会生活功能恢复到可能达到的最大限度。

(一)昏迷和无意识期的康复

此期的康复目标是尽可能排除影响意识恢复的因素,防治各种并发症,包括肢体挛缩、压疮、肺部感染、尿路感染、营养不良、静脉血栓等。采用综合促醒治疗,除药物以外,给予各种感觉刺激以促进意识的恢复。

1. 音乐刺激 选择患者比较熟悉、喜爱的音乐,调节适当音量,放送有意义并合适的音乐。通过患者的面部表情或脉搏、呼吸、睁眼等变化观察患者对音乐的反应。

2. 穴位刺激 选择头针、体针及特定促醒的穴位进行治疗。

3. 语言刺激 患者家属通过呼唤、讲话及生活护理过程中的语言刺激来加强声音输入。

4. 深浅感觉刺激 治疗师或家属通过关节被动运动、肢体按摩、抚摩及其他皮肤及关节刺激来加强触觉、痛觉及深感觉的输入。

(二)行为恢复过程中的康复治疗

1. 躁动不安的康复处理 躁动不安是脑外伤后患者表现出来的一种神经行为综合征,包括认识混乱,极度情感不稳定,运动活动过度,有身体或言语性攻击。其康复处理包括:在适当镇静药物的前提下,排除引起躁动不安的一些因素,如睡眠障碍、营养不良、癫痫等。减少环境中的刺激因素,允许患者一定程度的情感宣泄,避免患者自伤或伤害他人。

2. 异常行为的康复处理原则

(1)采用一致性的治疗原则来减少破坏性行为,如同一时间、地点、环境及治疗方法等,并给予适当的解释。

(2)在治疗中给予适当鼓励,向正常行为看齐。

(3)让患者清楚其行为造成的影响,并从中吸取教训。

(4)将建立责任感放在治疗计划中,在治疗计划范围内控制患者的一些不良行为。

(5)尽可能将患者的兴趣和努力结合在一起,以激发患者的兴趣和积极性。

(6)不要强迫患者停留在不舒服的环境中,可适当改变环境。

(7)尽量减少对患者的刺激,用平静的语调,并且与身体语言一致。

(8)设法将患者的注意力从挫折的原因中引开。

(三)认知功能障碍的康复治疗

认知是认识和理解事物过程的总称,包括感知、识别、记忆、概念形成、思维、推理及表象过程。认知功能障碍表现多样,要根据其评定和表现有针对性地进行治疗。主要的康复训练包括失认症的训练、失用症的训练、记忆训练、注意力训练及解决问题的能力训练等。

1. 失认症的训练

(1)单侧忽略训练法

1)不断提醒患者集中注意其忽略的一侧。

2)站在忽略侧与患者谈话和训练。

3)对忽略侧提供触摸、拍打、挤压、擦刷、冰刺激等感觉刺激。

4)将患者所需物品放置在忽略侧,要求其用健手越过中线去拿。

5)鼓励患侧上下肢主动参与翻身。

6)在忽略侧放置色彩鲜艳的物品提醒其对患侧的注意。

(2)视觉失认

1)颜色失认:用各种颜色的图片和拼板,先让患者进行辨认、学习,然后进行颜色匹配和拼出不同的图案,反复训练。

2)面容失认:先用亲人的照片,让患者反复看,然后把亲人的照片混放在几张无关的照片中,让患者辨认亲人的照片。

3)方向失认:让患者自己画钟面、房屋,或在市区路线图上画出回家路线等。

4)结构失认:让患者按治疗师的要求用火柴、积木、拼板等拼出不同图案。如用彩色积木拼图,先由治疗师向患者演示拼出积木图案,然后要求患者按其排列顺序拼积木,正确后可加大难度。

(3)Gerstmam 综合征

1)左右失认:反复辨认身体的左方或右方,接着辨认左方或右方的物体。左右辨认训练可贯穿于运动训练、作业训练及日常生活中。

2)手指失认:给患者手指以触觉刺激,让其说出该手指的名称,反复在不同的手指上进行。

3)失读:让患者按自动语序辨认和读出数字,让患者阅读短句、短文,给予提示,帮助理解意义。

4)失写:辅助患者书写并告知所写材料的意义,着重训练健手书写。

2. 失用症的训练 在训练时先选用分解动作,逐步将分解动作连贯结合。对难度大的动作加强重复性训练。先做粗大动作,再逐步练习精细运动技能。

(1)结构性失用 如训练患者对家庭常用物品的排列、堆放等,可让治疗师先示范,再让患者模仿练习。开始时可给予较多的暗示、提醒,有进步后再逐步减少暗示和提醒,并逐步增加难度。

(2)运动失用 如果训练患者完成刷牙动作,可将刷牙动作分解,示范给患者看,然后提示患者一步一步完成。也可将牙刷放在患者手中,通过触觉提示完成一系列刷牙动作。反复练习,改善后可逐步减少暗示、提醒等。

(3) 穿衣失用　训练穿衣时,训练者可暗示、提醒指导患者穿衣,甚至可一步一步用言语指导并手把手地教患者穿衣。

(4) 意念性失用　当患者不能按指令要求完成系列动作,如泡茶后喝茶、洗菜后切菜、摆放餐具后吃饭等动作时,可通过视觉暗示帮助患者。可将连续动作分解,然后分步进行训练,在上一个动作将要结束时,提醒下一个动作,启发患者有意识地活动。

(5) 意念运动性失用　治疗时要设法触动其无意识的自发运动。如要让患者刷牙,可以将牙刷放在患者手中,通过触觉提示完成一系列刷牙动作。启发患者的无意识活动以达到治疗的目的。

3. 记忆训练

(1) 记忆训练课　尽管记忆能力随着年龄而降低,但新的、持续的智力刺激可使记忆保持在较高水平。记忆训练课由四部分组成,小组成员先报告家庭作业,然后讨论所经历的实际记忆问题,介绍一个新的和切实可行的记忆策略,课程结束时,介绍与家务有关的作业。记忆策略包括:

1) 姓名和面容记忆:用视觉想像帮助记忆姓名和面容,独特的面容特征用作姓名之间的区别和联系。

2) 单词记忆:可将单词融入形象的故事或句子中进行记忆。

3) 日常生活活动记忆:建立恒定的活动常规,让患者不断重复和排练;可分解练习,从简单到复杂;利用视、听、触、嗅和运动等多种感觉输入配合训练。

(2) 辅助记忆法　是利用身体外部的辅助物或提示来帮助记忆的方法,常用的辅助工具有以下几种:

1) 日记本:在患者能阅读,最好也能写时应用,如不能可由他人代写。病人要理出主要成分、关键词,开始时每 15 分钟为一段作记事,记忆能力提高后酌情延长。

2) 时间表:将规律的每日活动制成大而醒目的时间表贴在患者常在的场所,开始时要经常提醒,若活动规律变化少则较易掌握生活规律。

3) 地图:适用于伴有空间、时间定向障碍的患者,用大地图、大罗马字和鲜明的路线表明常去的地点和顺序,以便利用。

4) 闹钟、手表、各种电子辅助物:可用一种带在手上的报时电子表,将所需要做的事情进行提醒。

5) 记忆提示工具:包括清单、标签、记号、提示等。

4. 注意力训练

(1) 猜测游戏　取两个杯子和一个弹球,让患者注意看着,由训练者将一杯反扣在弹球上,让患者指出球在哪个杯里。反复数次,如正确,改用两个以上的杯子和一个弹球,方法同前;成功后可改用多个杯子和多种颜色的球,扣上后让患者分别指出各颜色的球被扣在哪里。

(2) 删除游戏　在白纸上写汉字、拼音、字母或图形等,让患者用笔删去指定的汉字、拼音、字母或图形,反复多次无误后可增加汉字或字母的行数或词组,训练患者。

(3) 时间感　给患者秒表,要求患者按训练者的指令开启秒表,并于 10 秒内自动按下停止秒表。以后延长至1分钟,当误差小于1~2秒时改为不让患者看表,开启后心算到10秒停止,然后时间可延长至2分钟,当每10秒钟误差不超过1.5秒时,改为一边与患者讲话,一边让患者进行上述训练,要求患者的注意力尽量不受讲话影响。

(4)数目顺序　让患者按顺序说出或写出0到10之间的数字,或看数字卡片,让其按顺序排好。反复数次,成功后改为按奇数、偶数或逢5的规律说出或写出一系列数字。数字可以从小到大,或从大到小反复训练,还可以训练加减法、乘除法,以增加难度。

(5)代币法　让训练者用简单的方法在30分钟的治疗中,每两分钟一次记录患者是否注意治疗任务,连记5次作为行为基线。然后在治疗中应用代币法,每当患者能注意治疗时就给予代币,每次治疗中患者得到的代币数要达到给定值才能换取患者喜爱的食物。当注意改善后,可逐步提高给定值。

5. 解决问题能力的训练　颅脑损伤后可引起推理、分析、综合、比较、抽象、概括等多种认知过程的障碍,常表现为解决问题能力的降低。简易的训练方法如下。

(1)指出报纸中的消息　取一张当地的报纸,首先问患者有关报纸首页的信息,如大标题、日期、报纸的名称等。如回答无误,再让其指出报纸中的专栏,如体育、商业、分类广告等。如回答无误,再训练其寻找特殊信息,可问球队比赛的比分如何?电影如何?天气如何?回答无误后,再训练寻找由其自行决定的消息,如购物、猜谜等。

(2)排列数字　给患者3张数字卡,让其由小到大按顺序排好,然后每次给一张数字卡,根据数值大小插进已排好的3张之间,正确后,再给几张数字卡,问患者其中有何共同之处(如有些是奇数或偶数,有些可以互为倍数)。

(3)问题状况的处理　给患者纸和笔,纸上写有一个简单动作的步骤,如刷牙、将牙膏挤在牙刷上、清理牙膏和牙刷,问患者孰先孰后。更换几种简单动作,回答正确后再让其分析更复杂的动作,如煎鸡蛋、补自行车内胎等。

(4)从一般到特殊的推理　从工具、动物、植物、国家、职业、食品、运动等内容中随便指出一项如食品,让患者尽量多地想出与食品有关的细项,如回答顺利,可对一些项目给出一些限制条件,让患者想出符合这些条件的项目,如谈到运动时,可向患者提出哪些运动需要跑步?哪些需要球?逐步过渡到较复杂的推理问题。

(5)分类　给患者一张有30项物品名称的单子,并告诉患者30项物品分属于三类物品(如食品、家具、衣服),让其进行分类,可给予适当帮助。训练成功后,可进行更细的分类,如初步分为食品后,再细分为植物、肉类、奶类。

(6)作预算　让患者假设一个家庭在房租、水、电、食品等方面的每月开支账目(可6月或1年),然后问患者在一个月中哪一项花费最高或最低?回答正确后,再询问其各项开支每年的总消耗。可逐渐增加问题的复杂性和难度。

三、颅脑损伤的康复护理

颅脑损伤的康复护理具有神经疾患康复护理的共性,也有其侧重的方面。本节介绍颅脑损伤的康复护理观察、一般护理及功能康复护理工作。功能康复护理工作主要涉及吞咽障碍、构音障碍、心理障碍等。

(一)康复护理观察

1. 首先观察患者的精神状态,如抑郁、焦虑、狂乱行为、淡漠、嗜睡等,以便对症处理,同时注意观察生命体征的变化。

2. 对言语障碍的患者,要注意体态语言、手势、眼神的理解,满足其需要。注意饮食护理以及药物的副作用。

3. 注意观察认知功能的障碍,如记忆、思维、注意力、理解力、复杂操作能力等,提供信息,以便制定合理的训练计划。

4. 掌握患者运动障碍的程度及应用辅助器具的能力,给予必要的生活护理,防止发生意外。

5. 感觉功能障碍的患者,应注意观察其温度觉、触觉、痛觉及实体觉的反应程度,加强皮肤护理,防止压疮、烫伤、冻伤。

6. 定期对患者进行全面的功能评定,应注意其有无癫痫的发作并加以防范。

(二)一般护理

1. 体位排痰护理　促进排痰,改善日常的通气功能,促进肺膨胀,增加肺活量,预防肺部并发症。可采用体位排痰和辅助排痰的方法。体位排痰是定期为患者翻身,通过改变床的倾斜度,利用重力作用使痰液易于流出。辅助排痰是在翻身时振动、叩击患者的胸部、背部,使肺内分泌物流动、振动,同时鼓励患者有意识地咳痰,使肺部气管内积存的分泌物流入大气管而排出体外。

2. 皮肤护理　对感觉、运动功能障碍而长期卧床的患者,应每2小时翻身1次。对易发生压疮的部位垫一软枕或海绵垫等,保持皮肤清洁干燥,床单平整,大小便浸湿后随时更换。用热水袋保温或冰袋降温时,避免烫伤或冻伤。

3. 家庭康复指导

(1)早期诊断,早期治疗　颅脑损伤后的早期急救、手术及药物治疗为防止并发症、减少后遗症提供了必要的条件。只要病情稳定,应尽早康复治疗,促进功能最大程度的恢复。

(2)综合康复,持之以恒　既要选择适当的运动疗法进行反复训练,又要配合其他治疗措施,如心理康复、生活护理、药物治疗等。

(3)家庭参与,协作进行　对颅脑损伤患者的康复训练应贯穿于家庭日常生活中,保证患者在家庭中得到长期、系统、合理的训练。家属和陪护人员要掌握基本的训练方法和原则,了解训练的长期性、艰巨性及家庭康复的优点和意义。

(三)功能康复护理

主要介绍颅脑损伤后的吞咽障碍、构音障碍、心理障碍的康复护理工作。

1. 吞咽障碍的康复护理　吞咽障碍表现为食物向咽部移动困难、饮食发呛、构音障碍等。可造成水和其他营养成分摄入不足,易出现咽下性肺炎,甚至窒息。康复护理及训练对有意识障碍的患者先采用非经口摄取营养的方法,同时预防颈的伸展位挛缩并等待恢复。一旦意识清楚,能听从指示,病情不再加重,且全身情况稳定时,可试进糊状食物、水和成形食物。吞咽功能障碍的康复训练包括进食体位,食物的选择,咽部刺激,口腔、颜面及舌的运动训练等。具体护理方法如下:

(1)基础训练

1)每日进行鼓腮、伸舌和双侧面部按摩:目的是改善口、面、舌、下颌的运动功能,促进主动收缩功能的恢复。

2)舌运动的训练:包括舌向前、后、左、右、上、下等各个方向的主动训练,护士可用纱布包住患者的舌头,用力向各个方向行被动运动。

3)坐位训练:以预防体位性低血压,每日逐渐抬高床头直到能维持独立坐位,为进食打下良好基础。

(2)吞咽训练

1)咽部冷刺激:用棉棒蘸少许冰水,轻轻刺激患者软腭、舌根及咽后壁,然后嘱患者做吞咽动作,寒冷刺激能有效强化吞咽反射。

2)冰块刺激:采用头部30°~60°前屈仰卧体位,先用较小的冰块刺激口腔两侧黏膜、舌根及咽部,然后咽下,开始每天1次,逐渐增至每天2~3次,如果采用以上方法患者出现吞咽功能,即可开始进食训练。

(3)进食训练

1)进食体位:

- 坐位:身体坐直,稍向前倾约20°,颈部稍向前弯曲,使舌骨肌的张力增高,喉向上抬,使食物容易进入食管。

- 半坐位:躯干30°~60°仰卧位,头部前屈,偏瘫侧肩部用枕垫起,此时进行训练,食物不易从口中漏出,利于食物向舌根运送,还可减少鼻腔逆流及误咽的危险。

2)食物的选择:先选择易在口腔中移动、密度均匀又不易出现误咽的食物,入果冻、香蕉等,然后到糊状食物。

3)准备工作:在每次进食前先用冰刺激和诱发吞咽动作,观察喉结运动,确定有吞咽功能后再开始进食。

4)食具:开始选择小而浅的勺,从健侧喂食,尽量将食物放在舌根以利于吞咽。

5)在训练中防止食物残留造成误咽而继发肺部感染,吞咽和空吞咽交互进行。

(4)注意事项

- 创造一个良好的进食环境。
- 开始训练时防止急躁和疲劳,须循序渐进。

2. 构音障碍的康复护理 构音障碍训练主要进行构音器官运动功能的训练和发音训练。

(1)构音器官运动功能训练 在训练之前,首先消除影响构音器官运动功能的不良因素,主要是调整好坐姿,放松颈部肌肉。

1)呼吸训练:一种训练方法取坐位,双手置于患者两侧第11、12肋部,让患者自然呼吸,在呼气终末时予以适当的挤压,将残气挤出。另一种训练方法为卧位,患者仰卧于床上,护士站在患者一侧,双手置于患者两侧第11、12肋部,在自然呼吸情况下进行,在呼气终末时予以适当的挤压,挤压要向上推、向内收。此训练方法可促进胸部、腹部呼吸的协调性,诱发膈肌运动,由被动将残余气呼出逐渐过渡到主动呼出。

2)下颌运动训练:下颌运动在构音器官运动中有重要作用,可先进行下颌关节被动上抬、下拉的运动训练,促进下颌关节上抬、下拉的主动运动。

3)口唇运动功能训练:口唇运动障碍时,唇音产生困难。训练先从口唇闭合开始,然后做噘嘴、露齿、鼓腮等动作。

4)舌运动功能训练:舌的运动在构音运动中有很重要的作用。训练时,先做舌外伸训练,然后伸缩交替,进一步做舌外伸、上抬(舔上下口角)运动。最后可用舌尖沿上下齿龈做环形运动。

(2)发音训练 发音训练时,可利用各种音组合的方法进行训练,结合构音器官运动的特点进行。

1)不同音的组合训练:主要训练各构音器官的协调能力,如"ba,da,ka"的组合训练。

2)相同音的组合训练:主要为送气音、不送气音、鼻音等组合辨别训练,如"ba,pa,ma";"da,ta,na"等组合训练。

3)非有意义音节组合训练:如"ha,hu";"fa,fu"等组合训练。

4)有意义音节组合训练:如"小草、自行车"等组合训练。

5)句子水平的组合训练:当患者的构音情况好转时,可利用诗歌、儿歌进行句子水平的训练。

3. 排便的康复护理及训练 参见"脑卒中的康复"有关内容。

4. 心理障碍的康复护理 常见的心理反应阶段分为震惊期、否认期、抑郁期、反对独立期和适应期。作为康复护士必须了解患者的心理状态,在不同时期给予有针对性的心理护理。

(1)震惊期 患者不能面对现实,不能正视和接受巨大、严重事件的打击,迷惑而不知所措,表现沉默、无感觉、无反应。此期,护士应密切观察患者的情绪变化。一般采用解释、安慰为主的心理治疗,减轻患者恐惧不安的情绪。

(2)否认期 否认是患者常用的心理防御机制,患者面对自己的伤残保有侥幸心理,对病情产生部分或完全的曲解,以避免心理上的痛苦。此期可暂时保护患者,使其有时间慢慢接受现实,减轻忧伤的情绪。

(3)抑郁期 这是很多患者在伤后经历的心理阶段。表现为心情压抑、沉默,对生活失去信心、失眠、食欲下降,以至于希望结束生命。此期,护士应主动接触患者,热情、亲近,并表示理解,注意观察患者的情绪反应,鼓励患者树立信心,消除不良情绪。

(4)反对独立期 表现为过度依赖照顾,不肯自己独立完成力所能及的事情,夸大不适感,创造新症状,抵制康复训练。护士可通过耐心的交谈鼓励患者树立独立生活的信心,积极配合和参与治疗及训练。

(5)适应期 能正视现实,以积极态度考虑问题。

(范建中 张建宏)

第三节 颅脑损伤的高压氧治疗

高压氧治疗(Hyperbaric Oxygenation Therapy)是颅脑损伤的一种日益重要的康复治疗手

段。尽管脑重只有身体的 2%，但它接受心输出量大约 15% 的血液供应，氧耗量占整个机体的 20%。如果完全中断血流和供氧 10~15 秒，就可耗尽所有的氧，几秒钟就可出现意识障碍和脑电图异常。实验研究和临床实践表明，高压氧治疗脑外伤造成的脑缺氧、脑水肿、颅内高压等效果显著。

一、基本概念

高压氧医学是研究机体在高气压的特殊环境下吸入高气压氧时，组织器官所产生的各种反应的机制、性质以及对机体的各种生理功能和病理变化的影响，从而阐明高压氧治疗疾病的适应证以及为制定最佳的治疗方案提供理论依据。高压氧以其独特的治疗机制，不仅对颅脑损伤的康复具有显著的作用，而且对临床各科的急慢性缺血、缺氧性疾病和由此而引起的继发性疾病均能起到有效的治疗作用，它几乎与临床各个学科都有联系。

(一) 气压和高气压

在纬度 45℃ 的海平面上，温度为 0℃ 时，每 1 克分子气体所占体积为 22.4L，其分子数为 6.02204×10^{23}（Avogadro 常数），可测出所承受的气压为 760mmHg/cm^2，被定为标准大气压，即 1 个大气压（常压），单位是帕（Pascal Pa）、千帕（kPa）、兆帕（MPa）。在标准状态下，任何气体，每 22.4L 中的分子数超过 Avogadro 常数或温度升高，以致分子碰撞的频率增高且力度加大时，则气压升高，称为高气压（Hyperbaric）。

(二) 分压和高分压氧

混合气体中各成分气体的压力值称为分压（Partial pressure P）。P_x = 混合气体总压力 × 某气体的容积百分比。一种混合气体的总压力等于各成分气体分压之和，$P = P_1 + P_2 + \cdots\cdots + P_n$。例如：空气中氮（$N_2$）分压 $PN_2 = 760 \times 78\% = 592.8$mmHg。氧（$O_2$）$PO_2 = 760 \times 21\% = 159.6$mmHg。二氧化碳（$CO_2$）$PCO_2 = 760 \times 1\% = 7.6$mmHg。高分压氧：混合气体中，如氧气的分压高于常压下空气中的氧分压，称为高分压氧。

(三) 附加压和绝对压

附加于常压之上的压值称为附加压（Additional pressure），又称为表压（Gauge pressure）。高气压就是常压与附加压之和。常压与表压之和称为绝对大气压（Atmosphere Absolute ATA）。常压 = 1 个大气压 = 760 mmHg = 100kPa = 0.1 MPa = 1 ATA。

(四) 高压氧和高压氧治疗

机体在超过 1 个大气压的高压环境中必须呼吸与环境压力相等的高压气体，以平衡机体内外的压力，呼吸与环境等压的纯氧称为高压氧（hyperbaric oxygenation HBO）。不能认为压力高于常压的氧气就叫高压氧。为了达到高气压环境必须有一个耐高压而密闭的载人压力容器设备，这一特殊的将患者安置在高气压环境中进行吸氧的医疗设备称为高压氧舱（hyperbaric oxygen chamber）。这种在超过 1 个大气压的高压氧舱中，呼吸气体中的氧的分压大于一个大气压的治疗方法，称为高压氧治疗（hyperbaric oxygenation therapy）。高压氧舱分为两种：一种是用纯氧加压的单人或双人纯氧舱；一种是多人舱，可同时容纳多名患者治疗，用压缩空气加压，待稳压时戴面罩吸氧，舱内设有先进的医疗监护系统。

二、治疗原理

1. 提高血氧分压，增加血氧含量，增加血氧弥散距离　在 0.2 MPa 氧下，动脉血氧分压从常压下的 13.3 kPa 增加到 186.7 kPa；脑组织的氧分压从常压下的 4.5 kPa 增加到 32.5 kPa～60kPa；脑脊液的氧分压从常压下的 4.3 kPa 增加到 64kPa；脑灰质氧的有效弥散半径由 30μm 增加到 100μm。因此，高压氧下血液内的氧量明显增加，各组织的氧储量也大大增加，血氧弥散和脑组织内氧的有效弥散距离均增加，从而改善病灶区域脑细胞的缺氧状态，解除细胞的低氧水肿程度，促进脑细胞功能的恢复，纠正脑缺氧。

2. 促进脑血管收缩，减少脑血流量，减轻脑水肿，降低颅内压　在 0.2MPa 氧下，脑血流量减少 21%，颅内压下降 36%；在 0.3MPa 氧下，脑血流量减少 25%，颅内压下降 40%。研究证实，高压氧既有迅速减轻脑水肿、降低颅内压的作用，又有提高脑氧利用率的作用，从而打断脑缺氧与脑水肿的恶性循环。

3. 促进侧支循环的生成　高压氧能加速胶原蛋白的合成、胶原蛋白的积聚和强度的提高，促进血管成纤维细胞的活动和分裂及胶原纤维的形成，促进新血管的生成，加速侧支循环的建立，保护病灶周围"缺血半暗区"内的神经细胞。在 0.2MPa 氧下，葡萄糖代谢率高，能量生成恢复，促进脑组织的修复。

4. 促进醒觉　高压氧下颈动脉系统血管收缩，血流量减少，但椎动脉血流量反而增加，因此，网状激活系统和脑干部位的血流量和氧分压相对增加，刺激上行网状系统的兴奋性，有利于昏迷患者的觉醒和生命活动的维持。

5. 增加血-脑屏障的通透性、增高脑脊液的氧分压　高压氧能提高血-脑屏障的通透性，这种通透性增高是可逆的，故可利用高压氧促进已进入血液中的化学药物通过血-脑屏障，可使脑部感染等疾病得到有效的化学治疗。研究发现，脑脊液的氧分压通常反映动脉血氧分压，高压氧下脑组织和脑脊液的氧分压均增高，可用于解除或减轻脑缺氧状态，恢复或改善脑功能。

6. 辅助作用　因为厌氧菌缺乏细胞色素和细胞色素氧化酶，不能进行有氧代谢以获得能量，要在无氧或氧分压较低的环境下才能生长，故高压氧对厌氧菌有特异性杀灭作用。高压氧加速过氧化氢和过氧化物的快速生成，增强了白细胞的杀菌能力，同时也加强了机体对微生物的防御能力。高压氧通过增强某些药物如磺胺异恶唑、甲氧苄氨嘧啶等抗菌药物的药效，达到抗微生物的作用。

三、治疗指征

1. 各种原因造成的严重脑缺氧，无绝对禁忌证者，应在积极治疗病因的同时及早进行高压氧治疗。

2. 各种原因引起的急性脑水肿，在使用脱水剂或手术减压的同时，如无脑疝、脑挫裂伤或脑干损伤、病情稳定者，排除了颅内出血或脑脊液漏后可考虑高压氧治疗。

3. 各种颅内血肿术后或确认无活动性出血、病情稳定者。

4. 遗有明显的颅神经损害及其他神经系统指征者。

5. 脑缺氧后遗有明显的脑功能障碍及神经系统体征者。

四、治疗禁忌证

脑外伤患者如合并有以下高压氧治疗禁忌证,不考虑高压氧治疗或经处理后慎重治疗。

1. 合并绝对禁忌证　未经处理的气胸、纵隔气肿;活动性内出血及出血性疾病;氧中毒史;结核性空洞并咯血。

2. 合并相对禁忌证　重症上呼吸道感染;重度肺气肿、肺大疱、支气管扩张症;重度鼻窦炎;高碳酸血症;Ⅱ度以上心脏传导阻滞;脑血管瘤、畸形;未经处理的恶性肿瘤;视网膜脱离;病态窦房结综合征;心动过缓<50次/min;化脓性中耳炎(鼓膜未穿孔者);咽鼓管阻塞;血压过高者。

(薛　磊　范建中)

第四章 脊髓损伤的康复

脊髓损伤的最早描述见于古埃及的医生记录。在第一次世界大战中,80%的脊髓损伤患者于伤后2周内死亡。1940年以后,由于磺胺类抗菌药及抗生素应用于临床,使脊髓损伤者的并发症得到控制,平均存活时间延长。然而,脊髓损伤患者存活时间的延长提出了新的挑战:如何长期护理脊髓损伤患者?如何提高他们的生活自理能力和生活质量?如何使他们重返社会生活?以英国Guttmann博士为代表,对此挑战给予了回答:开展脊髓损伤患者的康复。

临床研究结果证实,脊髓损伤患者应尽早进入脊髓损伤中心或康复中心治疗与康复,其并发症少,住院时间短,治疗费用较低,治疗和康复效果更好。Carvell和Grundy的研究结果显示:未在脊髓损伤中心治疗的患者,可能因主管医师缺少对脊髓损伤病理生理的正确理解而成为不正确治疗的受害者。目前除澳大利亚和瑞士外,大多数发达国家的脊髓损伤患者首诊仍在综合医院。在英国和美国,首诊进入脊髓损伤中心或脊柱中心治疗的脊髓损伤患者尚不到50%。目前,我国脊髓损伤患者绝大多数首诊在基层综合医院,我国尚缺少专科康复中心且短期内不可能建立很多康复中心。因此,我国应加强综合医院脊髓损伤的急救和康复治疗工作。

第一节 脊髓损伤的临床诊治

一、分类诊断

脊髓损伤是因各种致病因素(外伤、炎症、肿瘤等)引起的脊髓的横贯性损害,造成损害平面以下的脊髓神经功能(运动、感觉、括约肌及自主神经功能)的障碍。脊髓损伤可根据致病因素及神经功能障碍情况进行分类,脊髓损伤的分类对患者的诊断、治疗、康复及预后评定有重要意义。

(一)病因分类

1. 外伤性脊髓损伤　在发达国家,外伤性脊髓损伤的发病率为每年20~60例/每百万人口。在我国因无脊髓损伤的登记制度,无发病率的准确统计。北京地区5年(1982~1986年)回顾性调查结果显示发病率为6.7/每百万人口,明显低于发达国家,但近年来似有增加的趋势。值得注意的是,不同国家或同一国家的不同发展时期造成外伤性脊髓损伤的主要原因可有不同(表4-1)。

了解外伤性脊髓损伤的具体原因,对采取相应措施预防或减少脊髓损伤的发生有重要意义。如高空作业安全带的应用,汽车驾驶安全带的应用,严禁酒后开车以及最近汽车内防撞系统的应用等,均对脊髓损伤的预防有重要意义。

表4-1 脊髓损伤原因分析

国家地区	交通事故	坠落或工伤	运动损伤	暴力损伤	其他损伤
美国[1]	47.7%	20.8%	14.2%	14.6%	2.7%
英国[2]	39%	24%	17%	4%	16%
加拿大[3]	41.2%	21.8%	12%	24.2%	
北京[4]	21.81%	58%	2.78%	1.62%	15.77%
CRRC[5]	53.7%	39.2%	1.7%	2.7%	2.6%

注:1. 摘自美国国家脊髓损伤统计中心,Birmingham AL,1986。
2. 摘自英国脊髓损伤学会报告(1992),"其他"中含非外伤性脊髓损伤。
3. 摘自加拿大截瘫学会报告(1993),"其他"中含暴力、自杀及医源性损伤。
4. 北京神经外科研究所1983年报告。
5. 中国康复研究中心1993~1998年入院急性脊髓损伤患者分析。

2. 非外伤性脊髓损伤　非外伤性脊髓损伤的发病率难以统计,有的学者估计与外伤性脊髓损伤近似。非外伤性脊髓损伤的病因很多,Burke与Murra将非外伤性脊髓损伤的原因分为两类:

(1)发育性病因　这包括脊柱侧弯、脊椎裂、脊椎滑脱等。脊柱侧弯中主要是先天性脊柱侧弯易引起脊髓损伤,而脊椎裂主要引起脊髓栓系综合征。

(2)获得性病因　主要包括感染(脊柱结核、脊柱化脓性感染、横贯性脊髓炎等),肿瘤(脊柱或脊髓的肿瘤),脊柱退化性疾病,代谢性疾病及医源性疾病等。脊柱结核曾是造成脊髓损伤的重要原因之一,即Potts病。我国统计脊柱结核中10%的患者合并截瘫,其中胸椎结核中24%合并脊髓损伤。脊柱、脊髓的原发肿瘤均可造成脊髓损伤。近年来,由于诊断及治疗方法的进步,恶性肿瘤患者的生存期延长,因而转移瘤的发生率有增加的趋势。临床病理尸检结果显示:脊柱是转移瘤的好发部位,90%的癌症患者病理检查可见脊柱转移。

(二)神经功能分类

各种不同致病因素造成脊髓损伤,造成脊髓神经病理改变及功能障碍。如何对脊髓神经功能障碍进行评定,即对脊髓损伤本身进行分类评定有重要的临床意义。长期以来,由于没有一致的脊髓损伤神经功能分类标准,使得在临床分类诊断、疗效评定、康复目标确定、愈后判断等方面进行学术交流和研究产生困难。1992年,美国脊髓损伤学会(america spinal injury association,ASIA)制定了脊髓损伤神经功能分类标准,简称92'ASIA标准。1994年,国际截瘫医学会(international medical society of paraplegia,IMSOP)正式推荐该标准为国际应用标准。2000年,ASIA又在临床应用的基础上对ASIA标准作了个别的修正。该标准基本概念明确,指标客观定量,可重复性强,成为目前国际上广泛应用的脊髓损伤分类标准。

1. 脊髓损伤的水平　脊髓神经解剖结构的节段性特点决定了脊髓损伤的节段性表现。脊髓损伤后,在损伤水平以下脊髓的运动、感觉、反射及括约肌和自主神经功能受到不同程度的损害。脊髓损伤水平的确定反映脊髓损伤的严重性,颈椎损伤($C_1 \sim T_1$)造成四肢瘫,胸腰椎损伤(T_1以下)造成截瘫。脊髓损伤水平是确定患者康复目标的主要依据。对完全性脊髓损伤患者来说,脊髓损伤水平一旦确定,其康复目标基本确定。对不完全性脊髓损伤患者来说,应具体确定脊髓损伤水平以下的肌力评分。脊髓损伤水平对选择康复治疗方法、制定护理方案和评定疗效有重要意义。

(1)运动水平(ML,Motor Level) 指的是脊髓损伤后,保持运动功能(肌力3级或以上)的最低脊髓神经节段(肌节)。运动水平左、右可以不同。肌节分布应参照脊神经解剖学运动神经的肌肉节段分布。运动水平之上的肌节肌力评分应为5级。运动评分(Motor Score):ASIA标准确定人体左右各有10组关键肌(Key Muscle),根据MMT肌力评分法肌力分0~5级,正常运动功能总评分为100分(表4-2)。

表4-2 运动评分

右侧的评分		关 键 肌 肉	左侧的评分
5	1	C_5 肱二头肌	5
5	2	C_6 桡侧伸腕肌	5
5	3	C_7 肱三头肌	5
5	4	C_8 中指末节屈肌	5
5	5	T_1 小指外展肌	5
5	6	L_2 髂腰肌	5
5	7	L_3 股四头肌	5
5	8	L_4 胫前肌	5
5	9	L_5 拇长伸肌	5
5	10	S_1 腓肠肌	5

(2)感觉水平(SL,Sensory Level) 脊髓损伤后,保持正常感觉功能(痛温、触压及本体感觉)的最低脊髓节段(皮节)。皮节分布应参照脊神经皮肤感觉节段分布。感觉水平依据对ASIA标准确定的28个感觉位点的体格检查来确定。脊髓损伤后,左、右侧感觉水平可有不同,感觉水平以下的皮肤感觉可减退或消失,也可有感觉异常。感觉评分(Sensory Score):正常感觉功能(痛觉、触觉)评2分,异常1分,消失0分。每一脊髓节段一侧正常共4分。ASIA标准确定人体左右各有28个感觉关键点(Key Point),正常感觉功能总评分224分(表4-3)。

(3)脊髓功能部分保留区(PPZ,partial preservation zone) 完全脊髓损伤患者在脊髓损伤水平以下大约1~3个脊髓节段中仍有可能保留部分感觉或运动功能,脊髓损伤水平与脊髓功能完全消失的水平之间的脊髓节段,称为脊髓功能部分保留区。

2. 脊髓损伤程度

(1)完全性脊髓损伤 在脊髓损伤平面以下的最低位骶段,感觉、运动功能完全丧失。骶部的感觉功能包括肛门皮肤黏膜交界处感觉及肛门深感觉,运动功能是肛门指检时肛门外括约肌的自主收缩。

(2)不完全性脊髓损伤 脊髓损伤后,损伤平面以下的最低位骶段($S_{3~5}$)仍有运动或(和)感觉功能存留。不完全性脊髓损伤提示脊髓损伤平面未发生完全性的横贯性损害,临床上不完全性脊髓损伤有不同程度的恢复的可能。临床上不完全性脊髓损伤,特别是不完全性颈髓损伤常表现为以下5种临床综合征:脊髓中央综合征、前脊髓损伤综合征、半横断综合征(Brown-Sequard syndrome)、圆锥损伤综合征、马尾综合征。

表 4-3　运动水平与感觉水平的确定

运动关键肌	感觉关键点
C_2	枕骨粗隆
C_3	锁骨上窝
C_4(膈肌)	肩锁关节部
C_5 屈肘肌(肱二头肌和肱桡肌)	肘窝桡侧
C_6 伸腕肌(腕桡侧伸肌长及短头)	拇指
C_7 伸肘肌(肱三头肌)	中指
C_8 中指末节指屈肌(指深屈肌)	小指
T_1 小指外展肌	肘窝尺侧
T_2	腋窝顶部
T_3	第三肋间(锁骨中线)
T_4	第四肋间(锁骨中线)
T_5	第五肋间(锁骨中线)
T_6	剑突水平
T_7	第七肋间(锁骨中线)
T_8	第八肋间(在 $T_6 \sim T_{10}$ 之间)锁骨中线
T_9	第九肋间(在 $T_8 \sim T_{10}$ 之间)锁骨中线
T_{10}	脐水平锁骨中线
T_{11}	(在 $T_{10} \sim T_{12}$ 之间)锁骨中线
T_{12}	腹股沟韧带中点
L_1	大腿前方 $T_{12} \sim L_2$ 距离的一半
L_2 屈髋肌(髂腰肌)	大腿前方中点
L_3 伸膝肌(股四头肌)	股骨内踝
L_4 踝背伸肌(胫前肌)	内踝
L_5 姆长伸肌	足背第三跖趾关节
S_1 踝跖屈肌(腓肠肌)	足跟外侧
S_2	腘窝中点
S_3	坐骨结节
$S_{4\sim5}$	肛周区

(3)脊髓损伤综合征

1)脊髓中央综合征:脊髓中央部分损害,主要临床表现为上肢运动障碍比下肢运动障碍严重,运动障碍比感觉障碍严重,鞍区感觉有残留等。

2)前脊髓损伤综合征:脊髓前柱和侧柱损害为主,临床主要表现为损伤平面以下不同程度的运动和温痛觉障碍,而本体感觉存在。

3)半横断(Brown-Sequard)综合征:脊髓半侧损害,主要临床表现为受损平面以下同侧的运动及本体感觉障碍,对侧的温痛觉障碍。

4)圆锥损伤综合征:脊髓圆锥和椎管内腰段脊神经损害,临床表现除运动、感觉障碍外,通常为无反射性膀胱和肠道运动障碍,下肢反射消失。骶段神经反射如球海绵体反射和排尿反射、肛门反射有时仍可保留。

表4-4　脊髓损伤神经分类标准

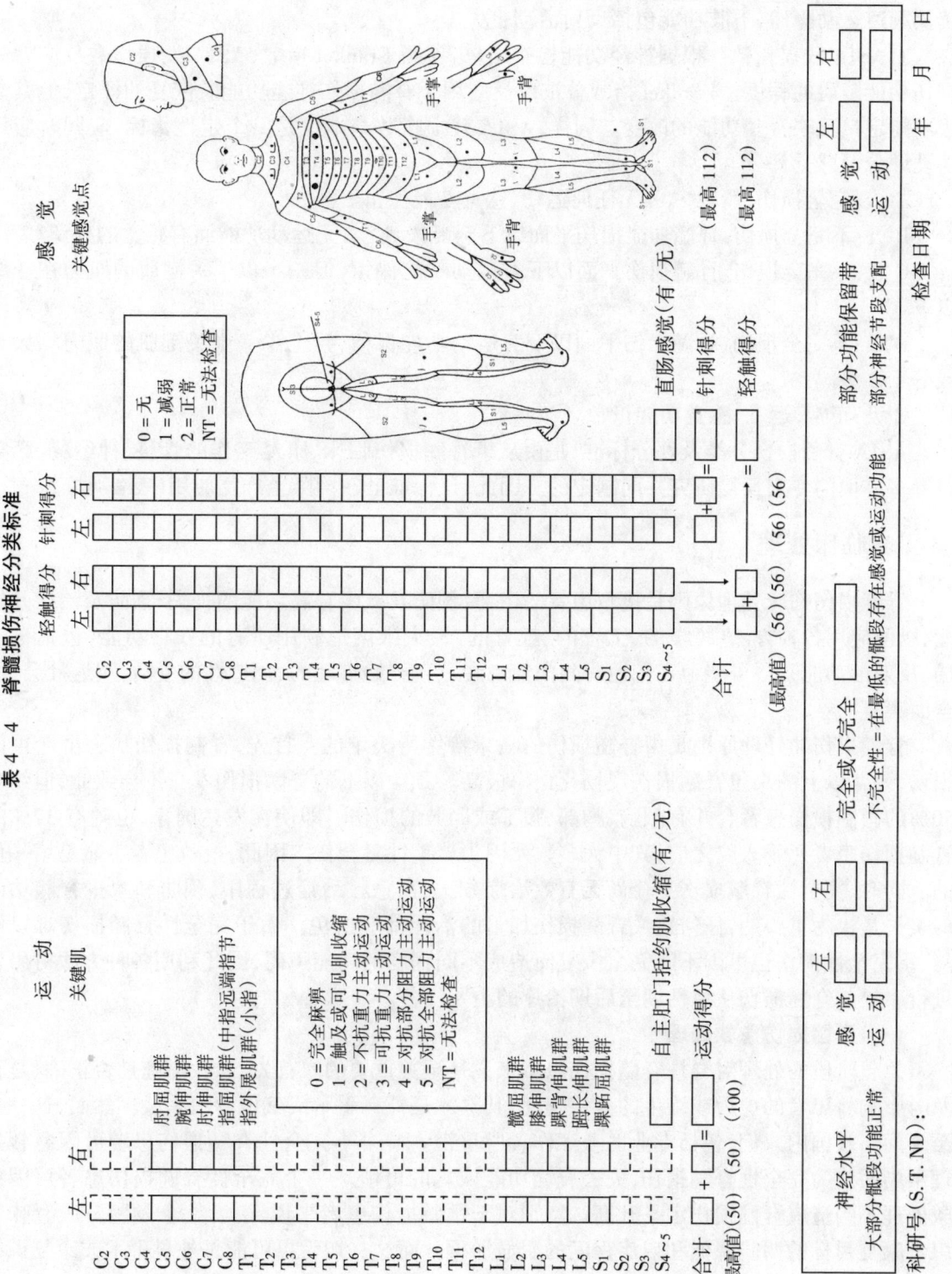

5)马尾综合征:椎管内腰骶神经损害,临床表现除相应的运动或感觉障碍外,无反射性膀胱及肠道运动障碍,下肢功能包括反射活动丧失。

3. ASIA 残损指数　根据神经功能检查结果,参照 Frankel 指数,ASIA 残损指数反应脊髓损伤功能障碍的程度。Frankel 指数曾被广泛应用于脊髓损伤神经功能及恢复的评定,但其分级不能定量反映脊髓功能的改变。同样,ASIA 残损指数基本也是一个定性指标,应同时应用运动评分及感觉评分。

A 级:完全损伤,骶段 $S_{4\sim5}$ 无任何运动、感觉功能保留。

B 级:不完全损伤,脊髓功能损伤平面以下至骶段 $S_{4\sim5}$,无运动功能而有感觉的残留。

C 级:不完全损伤,脊髓损伤平面以下有运动功能保留,但一半以下关键肌的肌力在 3 级以下。

D 级:不完全损伤,脊髓损伤平面以下有运动功能保留,且至少一半关键肌的肌力均大于或等于 3 级。

E 级:正常,运动、感觉功能正常。

ASIA 脊髓损伤分类及评分标准,是由从事脊髓损伤临床、康复工作的骨科、神经科、康复科等多方面的专家反复研究共同制定的。因此,该标准已在国际上广泛应用(表 4-4)。

二、临床处理

脊髓损伤临床处理原则是抢救患者的生命,预防及减少脊髓功能的丧失,预防及治疗并发症,以便应用各种方法(医学的、工程的、教育的)最大限度地利用所有的残存功能(包括自主的、反射的功能),尽可能地在较短时间内使患者重新开始自理的、创造性的生活,重返社会,即全面康复。

脊髓损伤的处理原则是由脊髓损伤的临床特性所决定的。首先,脊髓损伤是一个严重的损伤,颈 4 以上的高位脊髓损伤现场死亡率极高。颈 4 以下的脊髓损伤本身不会致命,但约有 50% 的脊髓损伤患者合并有颅脑、胸部、腹部或四肢的损伤。即使在发达国家,也约有 37% 的脊髓损伤患者死于入院之前,其中大多数死因为严重性复合伤。因此,抢救患者生命是第一位的。同时,完全性脊髓损伤至今尚无有效治疗方法,在急救治疗过程中,预防和减少脊髓功能的丧失是极为重要的,任何造成脊髓损伤加重的治疗都应避免。由于完全性脊髓损伤难以恢复,不完全性损伤也可因不能完全恢复而造成不同程度的功能障碍,因此利用各种方法对患者进行康复是脊髓损伤从急性期至后期治疗的主要任务。

(一)脊髓损伤急救处理

急救阶段的处理对脊柱脊髓损伤患者来说是至关重要的。首先,急救措施是否正确、是否及时影响着患者的愈后或终生的残疾程度,其次才是外科手术或其他诊治手段。然而,这一点至今尚未被国内人们,包括专业医务工作者所重视。一个不完全性脊髓损伤患者可因急救处理不当而成为完全性脊髓损伤,失去脊髓功能恢复的可能。一个完全性脊髓损伤患者可因急救处理不当造成脊髓损伤水平升高。特别对于颈髓损伤患者来说,上升一个颈髓节段意味着患者康复目标的明显降低和残疾程度的明显加重,而这一切后果可能是外科手术或康复训练所难以弥补的。近十年来,发达国家重视脊髓损伤预防和急救工,并取得了明显效果。20 世纪90年代美国 MeYer 报告,近十年来由于急救措施的进步,患者伤后到入院时间从数周降至平均伤后6.4小时,完全截瘫发生率从75.8%降至22.1%,病死率从10%降至2.2%,而神经功能的恢复率有所提高。

1. 院前急救 院前急救是从受伤起至入院时为止,患者在受伤现场及转运至医院过程中的诊疗救治。院前急救是脊柱脊髓损伤急救的关键阶段。脊髓损伤患者伤后第一年死亡者中,90%死于现场转运途中,23%~26%患者在院前急救过程中脊髓损伤明显加重。因此,应加强院前急救的教育、宣传和基层急救人员培训。

(1)初步诊断 初步诊断的第一步是确定有无脊柱、脊髓损伤和致命性复合损伤。对受伤现场的观察及受伤机制的分析,有助于判断。初步诊断的第二步是现场体格检查,应当迅速、准确、有重点、有顺序地检查记录。体检应按 ABCS 顺序进行,并定时测定 BP、P、R 等生命体征。

A:AirWay(气道) 首先观察呼吸道是否阻塞,包括异物、分泌物或呕吐物等,对有颌面部损伤的患者更应注意。清醒患者只要问其姓名听回答,即可知有无呼吸道阻塞。意识障碍者应仔细检查上呼吸道,如有阻塞应及时排除,必要时应用口咽通气管、气管插管。对任何疑有颈椎损伤者作上述处理时均应避免颈部过伸。

B:Breath(呼吸) 呼吸功能的检查应包括呼吸频率与呼吸方式(颈椎损伤者无胸式呼吸)。应对胸部进行检查确定有无血、气胸或多发肋骨骨折并作相应处理。

C:Circulation(循环) 循环功能应注意观察血压、心率及末梢循环情况。脊髓损伤后如出现轻度血压下降而心律不快(少于100次),神志及一般情况好,则可能是脊髓休克而不是失血性休克所引起,一般只需少量补液。一定要鉴别失血性休克和脊髓损伤引起的低血压。

S:Spine(脊柱) 如果患者心肺功能良好、生命指征稳定,即可进一步检查有无脊柱脊髓损伤。检查过程中应保持脊柱稳定,尽量少移动患者。应作重点、系统的神经系统感觉、运动、反射等检查,包括鞍区感觉检查并作记录。

(2)制动稳定 除非患者需立即移出现场否则安全就有危险,脊柱脊髓损伤患者均应制动固定后再移动,甚至跳水运动损伤后应在水面颈部制动后再移离水面。发达国家因为采取了上述严格措施,大大减少了继发性损伤的可能,才使完全性截瘫的发生率明显下降。在完全性脊髓损伤尚无有效治疗方法的情况下,防止二次损伤是至关重要的。制动位置有两种选择:一种是保持受伤后的体位,这可避免移动时再次损伤脊髓;另一种是中立位制动,是一种传统的制动方式。在变化到中立体位时应观察患者有无疼痛或神经损害是否加重,不要强行改变体位。制动的装置各有长短,其中有简单实用的脊柱固定板或围领。在无制动的情况下,应当采取正确的搬运方法,保持脊柱的稳定。(图4-1)

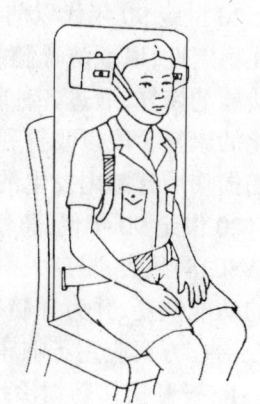

图4-1 中立位制动

(3)移离现场 只有在可靠的制动固定后,患者才可从受伤现场被救护人员细心移动撤离,这是一条重要原则。好心人立即帮助抬送患者或扶他们坐起的习惯必须制止。

(4)转运 经过初步诊断可能有脊柱、脊髓损伤的患者,在可靠的制动固定和移离现场后,院外急救的最后一步就是将患者转运至医院。应选择最近的、能处理脊柱脊髓损伤的医院，不应常规逐级转院，以免浪费时间延误救治。

2. 院后急救　患者达到医院后，急诊室工作人员应协助转移人员将患者从车内移至急诊室内，且保持脊柱的稳定性。急诊医务人员应从转诊人员或患者亲属处了解受伤及现场急救情况，取得有关记录资料，开始急诊救治工作。

(1)急诊诊断处理　在了解全部病史的同时，重新进行 ABCS 的急诊诊查工作，同时建立生命维持系统，确保患者生命体征平稳和主要器官系统的基本功能。

在生命体征基本稳定的基础上，进行全面的体格检查及神经系统检查，记录检查结果。主要内容包括：脊柱损伤的部位、类型，脊髓损伤的水平、程度，呼吸系统功能，心血管系统功能，消化、泌尿系统的功能及复合伤等。根据体检结果，由急诊值班人员陪同进行 X 线检查。对疑有颈椎损伤者应拍颈、胸、腰椎正侧位片，正位胸片及骨盆片，对疑有胸腰椎损伤者应拍胸腰椎及胸片正位及骨盆正位片。要特别注意截瘫水平以下肢体的检查，必要时行 X 线检查。凡有胸椎 10 以上胸椎骨折脱位者，必须仔细检查有无多发性肋骨骨折及血、气胸。对疑有腹腔内脏损伤者，应作"B"超检查。应重新调整脊柱的制动固定，对颈椎损伤需用 Halo 固定牵引者，可在急诊室安置 Halo 架。在急诊室的诊治过程中，应对患者骨折部位、类型，脊髓损伤的水平、程度，运动水平及感觉水平，肌力指数及感觉指数等作出准确记录，这对患者以后的治疗及康复有重要意义。

(2)实验室检查　应由化验员来急诊室进行，常规应包括血、尿、便常规，肝功，血型、出凝血时间，碱性磷酸酶及尿细菌培养。颈髓损伤者应查血气和肺功能。在进行上述检查时，应同时建立生命维持系统，包括输氧，静脉输液，更换及留置 Folly 尿管，腹胀患者可置胃管减压，对呼吸困难者可进行辅助呼吸或气管切开。对有颅脑，胸部及腹部复合伤者应请专科会诊处理。

(二)脊髓损伤的药物治疗

20 世纪 90 年代以前，脊髓损伤的治疗主要为：通过外科治疗达到脊柱骨折的复位和重建脊柱稳定性，以预防脊髓的再次损伤和限制脊髓继发性损害；通过外科手术减压以利于脊髓残存功能的恢复；通过各种临床治疗与护理措施，预防和治疗各种脊髓损伤的并发症；通过早期强化的康复手段以改善和增强患者的残存功能和能力。但是，尚无直接有效的治疗方法预防脊髓损伤后脊髓内发生的一系列病理改变和使其逆转，即对脊髓损伤本身尚无有效的治疗方法。20 世纪 90 年代，急性脊髓损伤的药物治疗有了突破性进展，美国国家急性脊髓损伤研究 (NASCIS)证实：早期大剂量的甲泼尼龙(Methylprednisolone, MP)可使急性脊髓损伤者达到更好的功能恢复，并为脊髓损伤的康复建立了良好的基础。MP 治疗方案已作为急性脊髓损伤常规治疗方案应用于临床。

1. 脊髓损伤药物治疗进展

(1)甲泼尼龙(methylprednisolone, MP)　大剂量 MP 的用药程序应于伤后 8 小时内开始，第 1 小时 15 分钟内一次性静脉输入 MP30mg/kg 作为冲击量治疗，间隔 45 分钟以后按 5.4mg/(kg·h)维持 23 小时。用药必须在伤后 8 小时内开始，超过 8 小时给药非但无效，反而可能有害。该治疗对于严重脊髓损伤及不完全性损伤均有疗效，治疗时间越早越能提高治疗反应，这是因为脊髓损伤后继发性缺血和脂质过氧化反应等在伤后头几个小时内剧烈演变，至

12~24小时以后基本趋于稳定。目前,ASIA已将脊髓损伤MP治疗方案作为急性脊髓损伤常规药物治疗方案应用于临床,但MP的确切治疗效果仍需长期临床观察研究。MP的主要副作用是消化道出血、高血压等,主要发生在用药后期,一般对症处理可以控制。

(2)神经节甘酯(monosialotetr – ahexosyganglioside,GM – 1) 全名为单唾液酸四己糖神经节苷酯。其可通过血脑屏障,在神经损伤区浓度最高。对中枢神经系统的作用是:保护细胞膜,维持细胞内外离子的平衡,防止细胞内Ca积聚;降低脂质过氧化反应,消除自由基对细胞膜的损害;促进轴突生长。其作用既可减轻急性脊髓损伤的继发损伤,又可促进神经轴突的恢复。因其于伤后72小时之后仍可应用,故可作为MP治疗后的继续治疗药物。但是,GM – 1对脊髓损伤的确切疗效尚待临床进一步观察研究。

在脊髓损伤治疗中,纳络酮、促甲状腺激素、抗儿茶酚胺药物、二甲亚砜等均曾应用于动物实验研究或临床实验研究,但缺少临床双盲随机对照多中心研究结果的证实,均未成为脊髓损伤常规治疗方法。最近的动物实验研究提示,镁离子可能有助于阻止脊髓继发性病理损害,镁离子在神经细胞生理方面起重要作用,通过和钙离子竞争,起着内源性钙通道阻断剂的作用。同时镁又是正常细胞功能,特别是膜的完整和细胞呼吸的必要因素。而且镁离子(如 $MgSO_4$)已有长期临床应用历史,且价格便宜。动物实验显示:脊髓损伤后一小时,应用大剂量硫酸镁(600mg/kg)治疗的动物组,其脊髓体感诱发电位(SSEP)的P1.N1波振幅明显恢复,而组织的脂质过氧化物含量明显减少。动物实验显示:在脊髓损伤后,镁离子具有剂量依赖性的神经保护作用,一定剂量的镁离子可以抑制组织的脂质过氧化过程。

2. 脊髓损伤的中药治疗 某些中药方剂已应用于脊髓损伤的临床治疗,但是缺乏严格临床诊断标准和疗效评定标准,也缺少基础研究结果和多中心双盲对照研究。因此,脊髓损伤中药治疗效果尚难以得出客观结论,也使得某些缺少科学依据的药物疗法得以盲目应用。祖国传统医学在脊髓损伤的治疗中的作用应得到重视。

(三)脊髓损伤的外科治疗

关于脊柱脊髓损伤的外科治疗,长期存在保守治疗与手术治疗两种不同观点。1800年以后,分别以Cooper和Bell为代表的手术治疗学派和保守治疗学派开始了这一争论。至今,这一争论仍未结束。以Guttmann及他所创建的StokeMendeville医院认为,保守治疗通过闭合复位和必要的外部制动可以达到纠正畸形、重建脊柱稳定性的目标;而Holdsworth和Denis为代表主张手术治疗。尽管经过长期的临床试验,各学派仍存在不同意见,但对手术治疗也取得了一些共同认识。外科手术治疗可早期复位、重建脊柱稳定性,防止晚期畸形和慢性不稳定,可明显缩短卧床制动时间,利于患者早期开展康复治疗,明显减少了长期卧床引起的各种并发症,缩短了住院治疗的时间和经费。

1. 外科治疗基本目标 脊柱脊髓损伤保守治疗或手术治疗的基本目标是一致的,其主要目标应是有利于脊髓功能的恢复和脊髓损伤患者的康复。

(1)脊柱骨折的复位 使脊柱骨折解剖复位或接近解剖复位,从而达到纠正和预防脊柱畸形,并利于脊髓残存功能的恢复和患者康复。Guttmann认为保守治疗姿势复位同样可纠正畸形,并可使脊柱恢复稳定性,但一般需要卧床8~12周。应用手术方法则可以早期达到解剖复位,有效防止后期复发畸形,利于早期康复。

(2)重建脊柱稳定性　脊柱损伤破坏了脊柱的稳定性,造成了脊髓损伤。脊柱不稳定还是造成脊髓继发性损伤的主要原因,重建脊柱的稳定性也是脊柱脊髓损伤患者开展康复治疗的必要条件。Holdsworth 的二柱理论和 Denis(36,37)的三柱理论提出了脊柱稳定性的基本概念。尽管在脊柱稳定性的概念和临床脊柱不稳定的诊断方面存在着不同意见,但重建脊柱稳定性在脊柱脊髓损伤治疗中的重要性的认识是一致的。保守治疗中各种围领、脊柱支具的正确应用,保持理想体位及轴向翻身等措施,以及合理的内固定手术可以起到维持脊柱稳定性的作用。

(3)有效的椎管减压　脊柱损伤后,脊柱的骨折造成椎管受累而损伤脊髓。从理论上讲,重建椎管的完整性有利于脊髓功能的恢复,但椎管受累的程度与脊髓功能损害的程度之间的关系,或椎管减压与神经功能恢复的程度之间的关系仍存在争论之中。至今,尚无肯定证据显示早期外科手术有助于脊髓神经功能的恢复。临床经验显示,颈椎损伤包括合并完全性脊髓损伤患者,存在椎管内压迫时,椎管减压后可能有节段性神经功能恢复。尽管手术并未改变完全性脊髓损伤的程度,但脊髓损伤的运动水平或感觉水平可能下降或运动指数及感觉指数可能有所增加。脊髓损伤水平的下降或运动指数的增加,可以提高患者的康复目标或生活自理能力。因此,对颈椎损伤存在明显压迫者,可考虑适当时机进行椎管减压,以利于提高康复效果。在胸腰段不完全性脊髓损伤的患者,对椎管内明显的脊髓压迫进行减压,可能有利于部分患者下肢功能的恢复或改善括约肌的功能,因此也可考虑进行椎管减压。椎管减压最令人信服的结果是对那些发生脊髓损伤后较长时间,而后凸畸形压迫不稳定者。Transfeldt 评定 349 例胸腰段骨折合并神经损伤的患者,患者在伤后 3 个月或以后接受了前路减压。在此组病例中,在伤后 2 年之内接受减压手术者其神经功能、膀胱功能及疼痛症状均有改善。

(4)早期康复　目前,脊髓损伤特别是完全性脊髓损伤经过各种治疗后仍会存留不同程度的功能障碍。在进行各种治疗的同时对患者进行早期强化康复,可以减少脊髓损伤的并发症,缩短康复时间,改善康复效果,提高患者的生活自理能力。近 20 年来,脊柱外科手术技术广泛应用于脊柱脊髓损伤的治疗,手术复位与坚强的内固定为开展早期强化康复创造了必要条件,这也是脊柱脊髓损伤外科手术治疗的重要目标。

2.外科手术治疗的适应证

(1)保守学派的观点　保守治疗学派认为下列情况应进行外科手术治疗:脊柱骨折脱位闭合复位失败或在伤后 2～3 天内未能达到满意复位者,脊柱骨折因行椎板减压术而加重脊柱不稳定者,脊髓损伤后损伤水平进行性上升超过 2 个脊髓节段或脊髓损伤程度加重者,以及无神经功能障碍的脊柱损伤出现神经功能障碍者。Gaines 等认为脊柱脊髓损伤合并有颅脑及四肢多发复合伤者,应考虑手术治疗早期重建脊柱的稳定性,以利于复合伤的治疗并防止治疗过程中脊髓的再次损伤。

(2)手术学派的观点　手术学派认为脊柱骨折合并脊髓损害时,脊柱的稳定性受到严重损害,脊柱既存在机械性不稳定,又存在神经性不稳定。外科手术目标是通过早期手术复位及内固定,重建脊柱的稳定性,以利于残存功能的恢复及早期康复。因此,对脊柱骨折合并脊髓损伤的患者,如无手术禁忌证,可考虑手术治疗。但在手术时机、手术入路及内固定选择方面存在不同意见,原则上应依据脊柱脊髓损伤的类型确定手术适应证。

临床上,除脊柱骨折、脱位造成脊髓损伤外,无骨折脱位型脊髓损伤并不少见,通常认为此种损伤时,脊柱稳定性良好。实际上其脊柱的连接结构,如韧带、椎间盘受到了损伤,脊柱的稳定性受到不同程度的损害。无骨折脱位脊髓损伤分为两类:

1)无放射影像异常的脊髓损伤(SCIWORA,Spinal cord injury without radiographic abnormality):主要发生于儿童。由于儿童脊柱韧带较松弛,脊柱中软骨成分多,可承受大范围内的屈伸或牵拉,而脊髓可因此受到牵拉损伤。

2)无放射影像骨折脱位的脊髓损伤:通常称为无骨折脱位脊髓损伤。此型损伤主要发生在成人,且以老年人为主,受伤节段几乎全部发生在颈椎,损伤机制以过伸性损伤为主,脊髓损伤主要表现为中央综合征。此型患者早期颈部应使用围领或Halo制动,伤后8小时内患者可应用甲泼尼龙治疗。病情稳定后可根据脊髓受压迫的因素选择前路或后路减压手术,必要时进行植骨融合及内固定术。

三、并发症的防治

脊髓损伤后可导致机体多系统,多器官功能紊乱,出现各种并发症。脊髓损伤并发症可延长患者住院时间,增加医疗经费支出和影响治疗康复效果,严重时可导致患者死亡。正确的康复治疗和康复护理在脊髓损伤并发症的防治中具有重大作用,脊髓损伤并发症防治是脊髓损伤康复的重要组成部分。

(一)运动系统并发症

1. 关节挛缩 所谓关节挛缩是关节周围的皮肤、肌肉、肌腱或韧带等病变所致的运动障碍,表现为关节活动范围受限。从康复的角度讲,通过康复治疗,多能预防挛缩,达到完全或一定程度的改善。

(1)关节挛缩发生的机制 脊髓损伤所致的截瘫与四肢瘫,由于关节丧失了主动运动,使疏松结缔组织发生短缩变成致密结缔组织,失去弹性和伸缩性能,这一过程发生在关节囊和周围的筋膜、肌肉结缔组织层和韧带等处。人们的关节在正常以及安静时取轻度屈曲位是自然的,因此,脊髓损伤患者多表现为屈曲挛缩。

脊髓损伤所致关节挛缩的诱因包括:弛缓性瘫时,固定体位下因肢体重力或寝具的重量等外力所致,如足下垂;痉挛性瘫时,因过度紧张的肌肉挛缩所致;在未麻痹的肌肉中,因拮抗肌麻痹肌力不平衡显示的过度紧张所致;为减轻疼痛而出现的强迫肢位而使肌肉挛缩;肌肉以外的关节周围软组织炎症,异位骨化或关节本身变性等情况诱发挛缩;运动疗法过度或受伤时所造成的关节周围少量出血所致;由于对脊髓损伤患者护理不当,使关节被固定在屈曲位;由于屈曲反射而造成的不良姿势;关节周围如果有大的外伤,即可急剧发生挛缩。

(2)关节挛缩的诊断 关节挛缩的诊断需要了解每个关节的活动度及各种类型关节的特点,要着重检查四肢的关节,有时需要用图表示其关节的活动范围。

1)关节挛缩的诊断需要排除痉挛的影响:上运动神经元损害时常伴有痉挛,有时合并有挛缩。因此,常因痉挛的存在而忽视了挛缩的存在,有时在给与安定剂抑制痉挛之后,挛缩才能被诊断。为了确诊挛缩的程度,个别病例只有在全麻之后方能诊断。截瘫患者中痉挛严重者,有时难以防止挛缩的发生。最严重者可形成屈曲性截瘫,常发生髋关节屈曲挛缩,髋关节内收挛缩,膝关节屈曲挛缩,下垂足以及膝、髋关节伸展性挛缩等。

2) 挛缩所致的继发性障碍:对脊髓损伤患者,要求最大限度地发挥其残存肌力的功能。如果发生关节挛缩,将使其残存运动功能高度障碍,甚至连自立的 ADL 都不能完成。例如:C_6 损伤的患者,60%可以自己完成轮椅与床之间的移动,80%可以更换上衣,但是如果肘关节与前臂发生挛缩,将不能完成上述动作。

(3) 关节挛缩预防　脊髓损伤后应开展早期康复。首先要经常变换体位,同时为保持肢体功能位要早期使用夹板,稍过一段时间就要进行被动的关节活动,同时并用伸展患肢的方法。

1) 早期关节被动活动:对所有的关节都要进行关节活动度范围内的活动,每天只有把全部关节都活动一遍,而对每一关节都要活动5次。运动时尽量不要过快,以免诱发伸张反射,要耐心而轻柔地进行。对于残存肌力的部位要让患者自己运动,PT 士可指导其运动的方向。注意保存重要关节的活动范围:肩关节屈、伸、外旋与水平外展;肘关节屈、伸;腕关节掌屈、背伸;手指屈曲及拇指外展;髋关节屈、伸;膝关节屈、伸以及踝与足趾关节屈与伸等。

2) 夹板的使用和肢体功能位的保持:脊髓损伤后,早期就应注意将关节置于功能位。这是因为关节处于活动范围的中间位置,可以使肌肉萎缩和关节囊的挛缩粘连保持在最低限度。康复常用的夹板以保持肢体功能位为目标,而不应在发生了关节挛缩后才采用。应用夹板的关节应每日常规进行 ROM(关节活动度)训练。常用的夹板是预防足下垂的足托和预防腕部畸形的前臂手托。

(4) 关节挛缩的治疗

1) 矫正方法(伸展法):这是为改善已发生的关节活动度受限而施行的方法,包括被称为手法矫正的治疗士的手法,利用器具的机械矫正法,利用患肢自身体重、肢体位置和强制运动的活动度矫正系列等,统称为伸展法。应用此法时应注意防止发生骨折,应用此法矫正后需继续应用预防性方法才能达到预期效果。

2) 外科治疗:保守治疗无效,出现明显挛缩而不能生活自理者,可采用外科治疗。例如:肌腱切断术、肌腱延长术、关节囊松解术等,但要注意不要使残存的肌力继续丧失。

2. 骨质疏松　脊髓损伤患肢的骨质疏松系废用综合征的表现之一。中国康复研究中心对唐山地震截瘫伤员损伤后12年中260例进行了骨密度检查,其结果为:截瘫患者的上肢骨密度明显低于正常人;截瘫者下肢骨密度与行走能力呈正相关;用截瘫患者下肢与上肢骨密度的比值来反映截瘫对骨密度的影响,结果表明完全截瘫组的这一比值明显低于不全瘫者。有关脊髓损伤患者骨质疏松的机制尚不完全清楚,防治的方法强调早期康复训练站立或行走,如每天站立或行走达2小时以上,将可防治骨质疏松。

3. 异位骨化(heterotopic ossification)　异位骨化是发生在软组织内的异常位置的骨形成,这是脊髓损伤常见的并发症。异位骨化发生在主要关节周围,部位以髋关节附近为最多见,膝、肩、肘关节少见。完全性脊髓损伤患者多见,均发生在脊髓损伤平面以下,至今其发生原因不明,局部损伤(主要是关节的过度牵拉引起的损伤)可能是诱因。主要发生在伤后1～4个月,但可以在伤后1年发生。严重异位骨化影响 ROM 及生活自理能力。早期治疗是进行轻柔的 ROM 训练。而后期可手术切除以恢复关节活动度。

(1) 异位骨化诊断　脊髓损伤4～10周后,患者的大关节多是髋关节周围出现肿胀及热感。肿胀消退后,髋关节前面及大腿内侧可触及硬性包块,从而影响关节活动范围,使其坐位,转乘及更衣等动作造成不便,也容易导致压疮的发生。异位骨化可分4期,其临床表现有所不同(表4-5),很小的异位骨化有时难以发现。

表4-5 异位骨化分期

临床分期	局部肿胀	硬性包块	X线检查	AKP(碱性磷酸酶)	骨扫描
I	明显	不明显	无发现	明显升高	阳性
II	明显	可触及	云雾状影	明显升高	阳性
III	较前减轻	明显	可见骨化影	可升高	可阳性
IV	较前减轻	明显	骨结构清晰	正常	阴性

需要鉴别的主要疾患:发红肿胀时应与皮肤蜂窝织炎、血栓性静脉炎、化脓性关节炎以及骨髓炎相鉴别。脊髓损伤患者主要和深静脉血栓相鉴别,多普勒超声检查有帮助。

(2)异位骨化的预防治疗 由于病因尚不清楚,因此其确切的预防方针很难制定。作为一般治疗原则如下:

1)本病发生的机制可能与暴力地被动活动关节所致关节周围软组织损伤有关,但为保存残存的关节活动度,异位骨化发生后坚持被动活动关节亦属需要,但ROM训练应轻柔。如关节活动度基本不影响ADL(生活自理活动),异位骨化可暂不处理。

2)为了改善ADL而行外科手术切除新生骨时,要通过X线或骨扫描证明骨化成熟和AKP正常后方可进行,一般约在骨化发生后1.5年。否则会导致伤口出血或者因手术侵袭而使骨化复发和加重。在髋关节,骨化往往不侵犯关节腔或关节囊,而成为所谓关节外强直。手术时在关节前将骨化V形切除,以保证髋关节90°屈曲即可,不要作异位骨化广泛切除。如果骨化相当广泛时,要根据能否坐平而决定是否将股骨头和股骨颈同骨化一起切除。

3)深部温热疗法以及放射线治疗效果尚难肯定。先天性骨化性肌炎的治疗药物EHDP,不能影响异位骨基质形态的基本病理,只是阻碍骨基质钙化这一病理过程。

4. 痉挛 痉挛发生于上运动神经元脊髓损伤患者,截瘫水平以下的肌肉受累。痉挛以截瘫水平面以下的肌肉张力升高、牵张反射过敏和肌肉疼挛为特点。Burke等报告,全部颈髓损伤的患者及75%的胸髓损伤的患者和近60%的腰髓损伤的患者可能发生痉挛。痉挛可因内在和外在因素诱发加重,这包括体位改变、压疮、泌尿系感染、膀胱结石、便秘及情绪激动。任何痉挛的异常加重,都应检查患者是否存在以上各种病理情况。严重的痉挛,造成肢体肌群肌力不平衡,从而产生肢体的挛缩畸形。严重的痉挛造成患者坐位平衡破坏,移乘和生活自理动作困难和出现诱发意外损伤甚至骨折。严重的痉挛可能影响睡眠,引起排尿障碍。痉挛有如下好处:可能减少骨质疏松预防肌挛缩;可改善静脉回流;可能有助于患者站立和利用痉挛做某些动作。

(1)痉挛的诊断(见康复评定学)。

(2)痉挛的治疗(见康复治疗学)。

(二)呼吸系统并发症

呼吸系统并发症是脊髓损伤患者常见而又危险的并发症。美国国立脊髓损伤资料中心汇集13个地区脊髓损伤救治机构的资料,9647例伤后24小时以内收入脊髓损伤治疗体系的患者的死因中,因出现呼吸功能障碍而死亡者占首位。即使渡过急性期,反复发生的呼吸衰竭、肺部感染也可危及患者生命。

1. 呼吸功能障碍及呼吸衰竭

(1) 脊髓损伤后呼吸功能障碍的原因

1) 呼吸肌瘫痪:脊髓损伤特别是高位脊髓损伤患者因呼吸肌的神经支配出现障碍而瘫痪,正常呼吸功能无法维持。颈1~颈3脊髓损伤者由于肋间肌和占呼吸功能60%左右的膈肌均发生瘫痪可出现呼吸暂停。颈4以下损伤者肋间肌瘫痪,膈肌可部分维持运动功能。下颈或上胸段脊髓完全性损伤的病人膈肌功能虽得以保留,但肋间肌和上腹部肌肉常伴有麻痹而影响正常胸壁运动。

2) 呼吸道阻塞:由于呼吸肌瘫痪即呼吸泵失灵,患者不仅通气功能差,呼气肌起主要作用的咳嗽力量也显著降低。同时,脊髓损伤后交感神经受累,副交感神经占优势,致气管、支气管内腔收缩变窄,气道内分泌物增多,发生呼吸道阻塞,造成在限制性通气功能障碍的基础上合并阻塞性通气功能障碍。

3) 胸部复合伤及脊髓损伤后严重腹胀影响膈肌的呼吸运动。

(2) 呼吸衰竭诊断 可见辅助呼吸肌参与呼吸、咳嗽的驱动力减弱,颈髓损伤者甚至出现反常呼吸,听诊可发现两肺呼吸音明显减弱。动脉血气分析:PaO_2低于8kPa(60mmHg),合并呼吸道阻塞时,$PaCO_2$高于6.7kPa(50mmHg)。胸部X线检查:有膈肌麻痹者于深吸气位及深呼气位拍片,可见膈肌运动异常。肺功能检查:潮气量、肺活量、最大通气量均降低,而以一秒吸气量相对正常等限制性通气功能障碍为主的表现。

(3) 呼吸衰竭的治疗 对于上颈段脊髓损伤后四肢瘫痪、呼吸无力、通气量很低的病人,及早做气管切开并给予吸氧。放置气管套管可以减少死腔气量,又便于在必要时连接人工呼吸器。如有下列情况,更应积极采取气管切开措施:①$C_{1~3}$脊髓损伤伴膈肌麻痹需立即进行复苏和终身的通气支持者。②呼吸道严重感染,痰液黏稠、量多而又不易排出时。③合并颅脑损伤、意识不清或胸部损伤呼吸更为困难者。④老年四肢瘫患者且伴有慢性心、肺、肾功能不全者。高位截瘫病人自主呼吸消失或极度减弱时,应立即使用呼吸机进行机械通气。呼吸机与病人连接方式有经口、经鼻、经气管切开处三种。从高位脊髓损伤病人使用呼吸机时间可能较长,插管后吸痰方便的角度考虑,一般选择经气管切开处连接呼吸机。气管切开或使用呼吸机期间,应使用抗生素预防或控制呼吸道感染。

(4) 呼吸衰竭的康复

1) 呼吸锻炼:指导患者先从缓慢的、放松的膈式呼吸(即腹式呼吸)开始,逐渐过渡到用手法将一定阻力施加于患者膈肌之上,或在患者上腹部放置沙袋等,锻炼呼吸肌的负荷能力。腹部放置沙袋的重量可从500克开始,酌情增减重量,一般不要超过2000克。

2) 增加胸壁运动:如有规律地协助患者翻身、转体,通过被动牵引增加胸壁和双上肢的运动幅度。

3) 保持呼吸道清洁:坚持每天拍打、叩击患者的胸背部,鼓励患者咳嗽咳痰,防止分泌物在气道内潴留。

2. 肺部感染 无论在脊髓损伤急性期或慢性期,呼吸道感染特别是下呼吸道细菌性感染经常是困扰病人及医生的突出问题。呼吸道感染也是脊髓损伤急性期死亡的主要原因。临床表现、化验检查及X线检查和诊断治疗原则和一般肺部感染诊断和治疗相同。护理方面应及时清除气道内分泌物,加强翻身、拍背,鼓励患者咳嗽咳痰。实在无力将痰咳出者,应对气道内分泌物勤加吸引。

3. 肺不张 普通患者肺不张的病因由炎症引起者占30%～40%,而在脊髓损伤患者炎症所占比例可达70%以上。患者因呼吸肌瘫痪咳嗽无力或不能咳嗽,同时因卧床和体位变换困难导致分泌物潴留在低位肺段的气管中,造成肺不张。脊髓损伤后早期治疗应用脱水剂或利尿剂,而使痰液黏滞性增高也是诱因。

脊髓损伤后肺不张的临床诊断及治疗和一般肺不张基本相同。

(三) 心血管系统并发症

1. 深静脉血栓(deep vein thrombosis, DVT) 深静脉血栓好发于下肢,常见的有下肢小腿肌肉内小静脉丛血栓形成和髂股静脉血栓形成。在我国,脊髓损伤病人深静脉血栓得到明确诊断的约为13%～15%,而应用I^{125}纤维蛋白原扫描实际发病率远不止此。国外学者Waston报告,72%脊髓损伤病人深静脉血栓发生的时间在受伤后一个月,其后发生率明显下降。

(1) 深静脉血栓的原因 脊髓损伤病人由于运动受限和长期卧床,下肢静脉壁处于松弛状态,静脉内血液较长时间淤滞则易形成血栓。脊髓损伤患者伤后尤其是外科手术后,血小板、凝固蛋白、纤溶活性均发生变化,特别是抗栓因子Ⅲ、C蛋白、S蛋白、肝素辅助因子Ⅱ缺乏,纤溶酶原激活抑制因子及有缺陷的纤维蛋白溶酶原存在,使纤溶反应处于低水平时,更易导致高凝状态。

(2) 深静脉血栓的诊断 下肢深部小静脉丛血栓形成多发生于腓肠肌或比目鱼肌,故可出现小腿腓肠肌饱满紧韧感、压痛、踝关节部分肿胀,尤其在手术后或卧床期间。查体可见患肢腓肠肌压痛,Homan's及Neuhof's征阳性等。髂股静脉血栓形成可出现较严重的患肢肿胀、充血、浅静脉曲张和体温升高。查体可见患肢周径明显增加,大腿相差4～6cm,小腿相差2～4cm,沿股静脉走行部位均有压痛,Homan's及Neuhof's征也阳性,甚至皮色紫绀、起水疱、脉搏增快、血压下降等,全身症状较重。脊髓损伤患者因感觉障碍肢体疼痛症状可不明显,并应与异位骨化相鉴别。实验室检查:白细胞及嗜中性粒细胞增高。多普勒超声波或体积描记法检查可见血管内栓塞征象。

(3) 深静脉血栓的治疗 凡病程不超过3天者,最好采用溶栓疗法,可选尿激酶或链激酶等。如病程已超过3天,则应预防血栓滋长,期望血栓消退或进一步机化。可选用相应药物疗法。手术取栓限于原发性髂股静脉血栓形成、保守治疗无效或栓塞严重而症状出现时间不超过48小时者,但一般不需要手术取栓。

(4) 预防及康复 脊髓损伤患者应尽量避免在下肢静脉输液,特别是刺激性液体。长期卧床休息时适当抬高床脚有助于静脉血回流,但不宜在膝下垫枕头,以免因局部压迫而影响血液回流。护理人员要协助患者每日进行下肢被动运动,如踝关节为中心,使足做±30°活动,发挥腓肠肌泵的作用。有条件时可给患者使用类似靴状的血流助动仪,包裹于小腿外围,定时重复自肢体远端向近端充气加压及放气减压,加速下肢静脉血液回流。

2. 直立性低血压(orthostatic hypotension)　直立性低血压或体位性低血压是脊髓损伤患者从卧位到坐位或到直立位时血压明显下降,临床表现为头晕、眼黑、视物不清,甚至一过性意识丧失。直立性低血压主要发生在 T5 以上脊髓损伤患者,在伤后早期症状严重,影响早期康复的进行。医生、护士和患者家属都应了解如何处理这一情况,并应立即采取措施。

(1)直立性低血压的原因　脊髓损伤后,特别是 T_5 以上水平的脊髓损伤后,交感神经功能受到损害。当自身变换体位后,血液因重力作用流向下肢时,机体不能通过交感神经反射调节血管张力、增加外周阻力和增加心排出量而对血压变化产生相应的反应。此外,长期卧床或肢体瘫痪引起的静脉回流障碍和心输出量减少也是加重直立性低血压的原因。

(2)直立性低血压的防治　直立性低血压出现时,应立即改变体位至卧位或头低位,症状可立即缓解。医生与家属均应明白这一点。定期变换体位,对刺激血管收缩反应有重要作用,定期逐步抬高床头的训练可缓解直立性低血压。急性稳定期开始轮椅活动后,直立性低血压即可逐步适应。因直立性低血压而影响康复训练者,可应用腹带和高质量长腿弹力袜。值得注意的是腹带必须位于肋缘以下和腹股沟以上,弹力袜必须长至大腿上部,通过对腹部和大腿的加压,减少了体位变化时血液在下肢和腹部的灌注,从而改善低血压的症状。如应用上述方法仍不能有效缓解直立性低血压,严重影响患者离床训练时,可应用药物治疗。我科应用盐酸米多君(Midodrine Hydrochloride)取得了一定的效果。应用此药不应停止其他防治低血压的措施和训练活动。由于直立性低血压随着伤后时间的推移可逐渐缓解,因此不应长期应用药物治疗;同时,应注意增强患者全身健康情况和注意患者的睡眠;对长期血压低于70mmHg 的患者,应作必要的处理。

3. 低心率(Bradycardia)　低心率发生在颈段脊髓损伤患者,常伴有低血压、低体温,体温甚至可低至29～30℃,心律不齐也时有发生。

(1)低心率的原因　高位脊髓损伤后,交感神经功能障碍,副交感神经中支配心脏的迷走神经功能占优势导致心动过缓。肋间肌瘫痪致使胸腔负压下降,回心血量减少,心脏功能代偿性地依靠延长舒张期来增加每搏排出量,从而也引起心率减慢。部分脊髓损伤患者因体温调节障碍出现低体温,可使窦房结及希氏束的兴奋、传导功能受影响,使肾上腺皮质和髓质的功能受抑制,以致副交感神经功能亢进,引起心率缓慢及心律不齐。低心率的诊断每分钟脉搏次数低于55次,常规心电图显示窦性心动过缓,24小时动态心电图(Holter)出现持续心率缓慢。

(2)低心率的治疗　若心率不低于50次/分,不引起明显的血液动力学障碍,可先观察而不急于处理。若心率降至50次/分以下,可小量应用胆碱能神经拮抗剂如654-2或阿托品以提高心率。经上述处理心率仍低于40～50次/分,可考虑安装临时起搏器。特别应当强调的是吸痰时要避免过分刺激气管引起心律缓慢和心跳骤停,对严重低心率者,必要时首先应用阿托品再吸痰,否则可能造成患者心跳骤停以至死亡。

(四)消化系统并发症

脊髓损伤引起的消化系统并发症分为胃肠道和胆道疾患。前者包括急性期的应激性溃疡、麻痹性肠梗阻,急性胃扩张及慢性期的亚急性肠梗阻及便秘等胃肠运动障碍,后者主要是由于胆道运动功能障碍造成胆石症的发病率增高。

1. 应激性溃疡　Sely 1937年首先描述了大鼠在高位截瘫横断后胃黏膜迅速发生的急性糜烂,以后直到20世纪60年代才陆续报道了伴随人类高位脊髓损伤出现的急性胃黏膜病变及发生胃的应激性溃疡和出血。其中,高位截瘫比低位截瘫发生应激性溃疡(以下简称SU)的危险更大,完全性损伤比不完全性损伤发生SU的危险更大,文献中脊髓腰段损伤引起SU的报道很少。近年来,脊髓损伤后早期常规应用大剂量甲泼尼龙治疗,可使胃的溃疡和出血发生率增加,应积极预防。应激性溃疡发病率约为0.5%~25%。发病时间多在脊髓损伤后4周内,亦有5~7周甚至伤后12周发生SU者。国内一组报道发生胃肠道出血的时间分别于颈髓伤后10~16天。发生部位多在壁细胞分布区即胃底和胃体部,但十二指肠和胃窦部也有,十二指肠又以球部多见。

(1) 应激性溃疡的诊断　由于脊髓损伤后损伤水平以下感觉丧失,应激性溃疡、出血甚至穿孔的诊断都比较困难,容易发生漏诊。应常规定期进行大便潜血检查,必要时行纤维胃镜检查。下列几点可提供诊断线索以免延误诊断:无明确原因的脉率加快、血压变化或血色素下降;肩部疼痛或有关皮肤分布区疼痛;食欲减退伴恶心或黑便;体温升高或躯体痉挛状态的改变。对可能发生应激性溃疡者应行内窥镜检查,以尽早防治。

(2) 应激性溃疡的预防和治疗　术前改善患者的营养状况和肝肾功能,纠正脱水、酸中毒,提高麻醉质量,避免手术中出现长时间的低血压等,还应避免使用损害胃黏膜屏障的药物。具体措施包括:留置胃管,纠正酸碱平衡和低血容量性休克;输入新鲜血;使用抗酸和保护胃黏膜的药物,维持胃内pH在4~5或更高,其他止血措施与一般上消化道出血的处理相同。

2. 便秘　脊髓休克期(3~6周)内的排便障碍多表现为大便失禁。脊髓休克期后,腰段以上的完全性脊髓损伤的排便障碍主要表现为便秘。Mronson等人通过对11例截瘫病人肠内容物在大肠通过时间的研究发现,肠内容物在左半结肠和直肠通过异常缓慢,其中8例通过右半结肠亦有延迟。说明截瘫病人的便秘是由于肠内容物主要在左半结肠和直肠的通过异常,大肠运动的这种异常改变与骶髓副交感神经活动的异常有关。截瘫病人的严重便秘主要是由于缺乏胃结肠反射,结肠蠕动减慢(主要是在左半结肠)以及直肠的排便反射消失而使水分过多被吸收所致。造成这一情况的直接原因是由于骶髓($S_{2~4}$)的副交感神经中枢失去了高级中枢的联系所致。治疗的关键是促进肠蠕动,尤其是促进左半结肠的蠕动及训练排便反射。训练排便反射尽可能每天让病人有较长时间的坐位,增加腹压,并给以适当刺激或手指刺激,如按压肛门部及下腹部。同时,有计划地定时排便,根据病人伤前的排便习惯安排时间。调整饮食习惯,增加含纤维的食物,必要时应用缓泻剂、灌肠、针灸等。

(五) 泌尿系统并发症

脊髓损伤对泌尿系统的影响主要为排尿障碍,如处理不当则可造成膀胱输尿管反流(VUR)、肾积水、泌尿系统感染和肾功能减退或衰竭。因此,脊髓损伤患者的泌尿系统并发症的防治是脊髓损伤康复的重要环节。排尿的脊髓反射中枢位于脊髓圆锥内$S_{2~4}$节段。脊髓中枢接受大脑皮质高级中枢的控制,脊髓损伤后,造成皮质高级中枢和控制排尿的脊髓反射中枢之间联系的障碍或脊髓反射中枢的损害,发生神经性膀胱并导致排尿障碍及一系列泌尿系统并发症。

1. 脊髓损伤后的排尿障碍

(1)脊髓休克期的排尿障碍　严重脊髓损伤后,立即发生损伤平面以下所有的神经活动的抑制。膀胱逼尿肌完全性麻痹,失去收缩能力。尿道括约肌张力也降低,但不完全丧失,致使尿道阻力仍高于膀胱压力。因而患者出现尿潴留,可持续数周到数月。

(2)脊髓休克期后的排尿障碍　脊髓休克期后,不同的脊髓损伤平面,对膀胱尿道功能可产生不同的影响,大致可分为:

1)骶髓以上损伤:位于骶髓部的排尿中枢完整,随着脊髓休克逐渐恢复,逼尿肌出现反射性收缩,收缩时间逐渐延长,张力增高,甚至出现逼尿肌反射亢进(detrusor hyperreflex DH)。达到一定程度,便可产生不自主性排尿,这种排尿很不充分,膀胱并不能将尿液排空,存留有大量的残余尿。骶髓以上损伤,阻断了桥脑排尿中枢与骶髓排尿反射中枢之间的道路,干扰了协调活动,发生逼尿肌外括约肌协同失调(detrusor external sphincter dyssynergia DESD),在逼尿肌收缩的同时,括约肌不能协同松弛,发生排尿障碍。损伤平面愈高,发生率也愈高。

2)圆锥或骶神经根完全性损伤:逼尿肌无收缩和无反射(detrusor areflex DA),膀胱成为无收缩能力的贮尿囊,只能通过增加腹压(用力屏气或手指压迫下腹部)或用导尿管来排尿,患者出现排尿困难或充溢性尿失禁。

临床研究发现,脊髓损伤后的膀胱排尿功能并不和脊髓损伤水平完全相关。美国匹兹堡大学医学院284例脊髓损伤患者的尿流动力学检查结果证实,单纯依据脊髓损伤水平不能确定神经性膀胱的类型。因此,每一名脊髓损伤患者在不同阶段,都要多次进行尿流动力学检查,从而准确了解膀胱尿道的功能情况,进行分类并制定相应的治疗方针。

2. 尿流动力学检查

(1)尿流动力学检查(urodynamic)的目的　主要了解逼尿肌的功能(收缩力,顺应性,稳定性和与外括约肌的协调性),膀胱出口功能(有无功能性或机械性梗阻)及膀胱压力-容积关系。首次检查应在脊髓休克结束后即伤后2~6周进行。

(2)尿流动力学检查的内容　尿流率(uroflowetry UF)为单位时间内排出的尿量(ml/s),反映排尿过程中逼尿肌与尿道括约肌相互作用的结果,即下尿路的总体功能情况,主要参考数有:最大尿流率、尿流时间及排尿量等。膀胱压力容积测定(cystoetry):膀胱压包括直肠压代表的腹压及逼尿肌压。正常膀胱压力容积测定应为:无残余尿;膀胱充盈期内压维持在15cmH2O以下,顺应性良好;没有无抑制性收缩;膀胱充盈过程中,最初出现排尿感觉时的容量为100~200ml;膀胱容量400~500ml;排尿及终止排尿受意识控制。

根据膀胱容量、感觉、顺应性、稳定性、收缩能力等项指标,可将脊髓损伤后膀胱功能障碍区分为逼尿肌反射亢进型、逼尿肌无反射型等。括约肌肌电图(sphictor electromyography)可用表面电极(哑铃状)置入肛门测肛门括约肌肌电活动或用针电极经会阴部直接插入尿道括约肌,记录肌电活动。正常排尿周期的膀胱充盈期,尿道括约肌呈持续性活动。排尿时肌电活动突然停止,排尿完毕肌电活动重新出现。病理情况可见到:逼尿肌收缩时,括约肌肌电活动同时增强,即逼尿肌-括约肌协同失调。膀胱在充盈过程中,肌电活动突然停止,患者出现不自主性漏尿。

(3)神经性膀胱功能分类　Krane(1979)根据尿流动力学检查结果提出新的分类(表4-6)。

表 4-6　神经性膀胱尿流动力学分类

逼尿肌反射亢进	逼尿肌无反射
括约肌协调正常	括约肌协调正常
外括约肌不协调	外括约肌痉挛
内括约肌不协调	内括约肌痉挛，外括约肌去神经

3．泌尿系统并发症的治疗

（1）治疗目标　脊髓损伤患者的排尿障碍可导致膀胱高压（贮尿期 40mmH2O），膀胱高压与泌尿系统感染、肾积水及肾功能减退密切相关，可威胁患者的生命；排尿障碍可导致尿潴留或尿失禁，影响患者的生存质量。为了使患者健康生活，应通过治疗尽可能达到下述目标：低压膀胱，保持一定膀胱容量（低压者 600ml，高压者 350～400ml），选择一个合理排尿方式，保持无泌尿系感染。

（2）治疗方法

1）留置导尿：在伤后急救阶段及脊髓休克早期，患者需静脉输液且出现尿潴留而需要留置导尿管持续膀胱引流。如病情稳定停止输液，可改用间歇导尿或同时训练反射排尿。如用耻骨上穿刺留置引流，严密消毒管理下，可保持泌尿系无菌状态达 3 周以上。脊髓休克期过后如发生泌尿系感染，应考虑再应用留置导尿。留置导尿时，应定期更换导尿管和尿袋，保持尿道口的清洁。

2）间歇性导尿：Guttmann 在 20 世纪 40 年代提出对脊髓损伤患者施行无菌性间歇导尿术代替留置导尿，膀胱周期性扩张与排空，维持近似正常的生理状态，促使膀胱功能恢复。Lapides（1971）提出间歇性清洁导尿术替代无菌导尿术。1979 年报道一组 218 例间歇性清洁导尿术结果，仅 1 例发生急性肾盂肾炎，48% 保持尿内无菌。间歇导尿最好有专人负责，每 4～6 小时导尿一次，要求每次导尿时膀胱容量不超过 500ml。因此患者每日液体入量必须控制在 2000ml 以内，并要求均匀输入，每小时 125ml 左右。间歇导尿期间，每两周查尿常规及细菌计数，如尿内发现脓细胞或白细胞数大于 10 个/高倍视野应使用抗菌药，必要时可改成留置导尿。长期间歇导尿的患者，应耐心训练家属或训练患者自行导尿。

3）反射性排尿：每次导尿前，应配合使用各种辅助方法进行膀胱训练，建立排尿反射机制。寻找刺激排尿反射的触发点，如叩击耻骨上区，摩擦大腿内侧，牵拉阴毛，挤压阴茎头部，扩张肛门等，促使出现自发性排尿反射。导尿次数可根据排尿恢复情况逐渐减少，残余尿量少于 100ml 以下时，可停止导尿。

脊髓休克恢复后，部分患者逐渐出现逼尿肌反射亢进，膀胱压力容积测定显示逼尿肌压力增高，膀胱容量小，顺应性差；尿道压力分布测定显示尿道压力增高，括约肌肌电图可显示协调正常，内括约肌协同失调（高位损伤、颈段）外括约肌协同失调（胸段及胸腰段）等改变。对膀胱高压患者，不能盲目长期应用反射排尿，应根据尿流动力学检查结果服用可降低膀胱压力的药物，必要时可进行尿道括约肌切开术。药物治疗可选用：①羟丁酸（Ditropan 尿多灵）：为乙酰胆碱能受体阻滞剂，可松弛逼尿肌，缓解膀胱痉挛，增加膀胱容量，缓解尿急、尿频、尿痛、尿失禁等症状。患者可能出现口干，一过性视力模糊，排尿困难等副作用。②酚苄明：为肾上腺素能受体阻滞剂,可阻断位于膀胱部及尿道平滑肌处的受体,降低尿道阻力。宜从小剂量开始,10mg/d。同时须监测卧位及坐位、立位血压变化,每周递增药量达到最大剂量60mg/d。副作用主要是体位性低血压。

4)腹压排尿:部分患者(骶髓或骶神经损伤)表现为逼尿肌无反射(自主性膀胱),膀胱压力容积测定显示逼尿肌压力低平,膀胱容量大,顺应性好,尿道压力分布测定尿道压力较正常值低,功能性尿道长度缩短,括约肌肌电图可显示协调正常或外括约肌痉挛及外括约肌去神经等改变。此类患者药物治疗可试用盐酸乌拉胆碱,为拟副交感药,具有抗胆碱脂酶而使逼尿肌收缩,可增高膀胱张力、减少膀胱容量和促进排尿,对脊髓休克期无效。同时,可应用手法挤压下腹部或屏气法(Valsave法),膀胱压可达到$50cmH_2O$以上。手法挤压时应自上向下用力,并应定期B超检查防止肾积水。腹压排尿后,应定期测定残余尿量。如残余尿量多于100ml,应联合应用间歇性导尿术。

5)手术治疗:脊髓损伤后的膀胱功能障碍的外科手术治疗包括两方面:膀胱尿道的结构性手术和膀胱尿道的神经性手术。膀胱尿道的结构性手术涉及的方面包括膀胱容量和膀胱出口等。对患有严重逼尿肌括约肌协同失调,反复泌尿系感染,膀胱输尿管反流,肾盂输尿管积水,肾功能受损,药物治疗作用不佳,间歇导尿有困难,残余尿量增加等的患者,应行膀胱颈切开,Y-V成型术,或外括约肌切开术。对膀胱挛缩容量很小并反复泌尿系感染者,可考虑行膀胱耻骨上造瘘术或膀胱成型术。近年来膀胱尿道的神经性手术有了新的进展,主要分为3个方面:膀胱神经再支配,膀胱去神经和电极刺激排尿,如膀胱部微电极刺激术,骶髓或骶神经根刺激术。脊髓损伤后的膀胱功能障碍的外科手术治疗为神经性膀胱的治疗开辟了新的途径,但临床效果需进一步观察。

6)泌尿系统感染的治疗:脊髓损伤患者早期应每周检查尿常规、细菌培养及计数一次,中后期应每2~4周检查尿常规、细菌培养及计数一次。如发现尿常规脓细胞计数>10个/每高倍视野,细菌计数≥100000/ml,应考虑泌尿系统感染。脊髓损伤患者泌尿系统感染时,可有发热及寒战,但多无明显尿频、尿痛。治疗原则包括:根据细菌培养结果和药敏实验结果选择敏感抗生素;保持排尿通畅,必要时留置尿管;在排尿通畅的基础上多饮水,膀胱冲洗的效果不能肯定。近年来,脊髓损伤患者泌尿系统感染的病原菌构成和耐药情况发生了一些变化。1999年,中国康复研究中心456株细菌培养结果显示:革兰阴性杆菌占绝对优势,与革兰阳性球菌之比为9.36:1。革兰阴性杆菌中耐药率最高的依次为铜绿假单胞菌,阴沟肠杆菌和大肠杆菌。革兰阳性菌中,金黄色葡萄球菌耐药率最高达62%。因此,预防泌尿系统感染十分重要。

(六)压疮

压疮是脊髓损伤的主要并发症,它具有易复发性、难治性等特点。压疮是患者长期住院治疗的原因,7%~8%脊髓损伤患者死于合并感染。据统计,约60%的完全性颈髓损伤患者及40%不完全颈髓损伤患者发生压疮,而不完全瘫者多为单发压疮。

1.压疮的原因

(1)主要原因 局部压迫及持续压迫时间过长是导致压疮发生的两个主要原因。超过一定强度范围的局部压迫,并持续足够长的时间,造成毛细血管血流阻塞。当压强超过正常毛细血管压时(静脉压力为14mmHg,动脉压力为35mmHg),阻止细胞代谢并导致组织坏死。压疮形成的两个主要因素即单位面积皮肤所受压力(即压强)的大小与受压时间长短之间有一定的相互关系。在很大的压强下作用较短的时间,或在较小压强下持续作用较长时间,都可引起压疮。皮肤压强超过60mmHg,作用时间超过1小时,就可发生组织细胞结构的改变。

对皮肤的压力包括垂直压力和剪刀力。垂直压力可由体重压力或外力作用引起(如不合适的衣裤、鞋、支具等)。而剪刀力则因不正确的翻身、运送引起。因而,对骨突部皮肤的按摩应严格掌握适应证。

(2)影响因素 压力与时间是决定压疮形成的主要原因,而其他一些全身或局部内外因素在压疮形成过程中也起重要的促进作用。对这些因素的评估,可预知患者发生压疮的可能性。

1)体型:过瘦人因骨突,过胖人因体重过大和翻身困难,都易发生。

2)贫血:12.5g/升以上血色素对预防和治疗都是极重要的。

3)行动能力:行动能力是防止持续压迫的条件。正常人睡眠时不发生压疮是由于皮肤受损前有疼、麻感觉,引起人自发的、无意识的变换体位。Exton-Smith研究,一组老年人,夜间移动身体0~20次者,18%发生压疮,而移动51~100次者,无压疮发生。

4)营养状态:营养不良造成皮肤对压力损伤的耐力下降,低蛋白血症与压疮明显相关。缺乏某些微量元素如缺乏Zn、Fe,压疮不易愈合。

5)神经系统功能:截瘫的神经功能障碍,不仅造成皮肤感觉丧失和肢体运动功能障碍,而且神经性血管运动功能失调都是促进压疮形成的重要因素。

6)皮肤卫生条件:大小便失禁造成皮肤湿潮,卫生条件差使得皮肤对外伤的抵抗力下降,易发生擦伤和感染,从而发生压疮。

7)感染:感染可从三方面促使压疮形成:增加代谢率和氧耗,进一步减少皮肤对缺氧的耐受力;其次,感染造成营养失调;局部感染也可直接造成组织损伤。截瘫病人下肢的蚊虫叮咬都可引起压疮。

2. 压疮的分型

(1)溃疡型 压疮首先累及皮肤表层,逐步向深层发展,组织坏死,形成溃疡。溃疡型压疮多见,压疮边缘多形成皮下潜腔,渗出较多。慢性溃疡型压疮四周形成很厚的斑痕组织,难以愈合。有文献报道,压疮溃疡有发生癌变者。

(2)滑囊炎型 主要发生在坐骨结节滑囊部位。早期为局部充血肿胀,可抽出黄色或血色液体,表现为滑囊炎。皮肤表面早期没有明显破溃,皮下深层组织坏死较广泛,又称"闭合性压疮"。此压疮可形成窦道,引流不畅可合并感染。

3. 压疮的分度 皮肤受压后早期局部可充血、发红,但这种充血、发红用手指轻压后即可消退。表示皮肤微循环正常。若受压时间延长,皮肤充血、发红加重,皮肤局部可有轻度水肿,手指轻压充血不消退,表示局部皮肤微循环阻断,这是压疮发生前期。此时,若继续受压,压疮就难免发生。根据压疮进展程度,进行分度:

(1)溃疡型

Ⅰ度:压疮局限于表皮及真皮层。

Ⅱ度:压疮深达皮下脂肪层。

Ⅲ度:压疮深达肌层。

Ⅳ度:压疮累及或通过窦道达到骨或关节。

(2)滑囊炎型

Ⅰ度:滑囊及皮肤红肿充血,可抽出黄色或血色炎性滑液,但皮肤无明显破溃。

Ⅱ度:局部皮肤坏死溃破,外口小,内腔大,渗出感染重。

Ⅲ度:皮肤溃破外口增大,深层组织坏死,累及骨组织及附近深部组织,形成窦道。

4. 压疮的预防　压疮的预防一方面基于对压疮的原因、影响因素及病理生理的全面理解,另一方面需要集体协作,不仅医生、护士,而且有关人员,重要的是病人都应该注意压疮的预防。

(1)预防的主要方法　定时翻身,更换体位,解除压迫是预防压疮的主要方法,即尽最大可能减少压迫强度,缩短受压时间。定时翻身或变换体位是预防压疮的基本方法。尽管支持病人体重的坐垫、床垫及各种支具有不断改进,翻身床、各种沙床应用于临床有较好效果,但是最基本、最简单、最有效的预防和治疗压疮的方法仍是定时正确的翻身或变换体位(坐位时 push – up)。

(2)预防压疮的基本措施

1)选择良好的坐垫和床垫:理想的床垫和坐垫对预防压疮极有帮助。垫子的机械性能使承重面积尽量增大,同时能对皮肤提供良好的理化环境(散热、温度等)。近来,国外应用各种多室的充气垫,取得较好效果。

2)改善全身营养状况:全面适量的营养对预防压疮有重要作用。营养不良,特别是蛋白质缺乏者,易发生压疮。对贫血者考虑输血。

3)保持卫生:不仅要保护皮肤卫生,也要保持内衣清洁以及床垫、坐垫的卫生。

5. 压疮的治疗　压疮发生易,治疗难。由于一时疏忽形成的压疮,有时数周、数月甚至数年难以愈合。发生压疮后,应按照以下三方面进行综合治疗,不应只注重压疮创面的局部处理。首先是要解除对压疮区域的压迫,否则任何疗法均无效。压疮区域的进一步压迫会使压疮迅速恶化。其次是要全面处理可能的压疮诱发因素,如全面改善病人的营养状况,补充必要的营养成分或微量元素如锌等;纠正贫血或低蛋白血症;改善心、肺、肾功能,治疗水肿及控制糖尿病等。同时要积极控制、治疗原发疾病,开展适度的康复功能训练。在此同时,对压疮本身进行局部处理。压疮的局部处理应基于压疮伤口的全面评价,这包括压疮的大小、程度及合并症等。主管医师应定期亲自参加换药工作,以了解伤面情况。此外,应局部作 X 线检查,除外骨关节并发症,局部创面的细菌培养及药敏实验,深部窦道可作造影检查。近年来有人应用皮肤热相图观察局部微循环的改变,应用 CT 诊断压疮深层改变等,为压疮的合理治疗提供参考依据。压疮的治疗依据局部创面而有不同,可分为保守治疗和手术治疗两种方法。

(1)保守方法　Ⅰ度、Ⅱ度压疮原则上应采用保守疗法。局部处理的原则是保持伤口清洁、防止感染,解除局部压迫,促进组织愈合。具体采取增加翻身次数,换药,清创和抗感染等措施。

(2)手术治疗　Ⅲ度、Ⅳ度压疮可先行保守治疗,定期剪除坏死组织,定期换药促进愈合。合并感染的压疮可增加换药次数,局部冲洗及全身或局部应用敏感抗生素,必要时切开引流以控制感染。对经长期保守治疗不愈合、创面肉芽老化、创缘疤痕组织形成,合并有骨髓炎或关节感染、深部窦道形成者,在经过适当时间保守治疗清洁伤口准备后,应考虑手术治疗。

手术治疗的原则是:在改善全身状况及清洁局部创面的基础上,彻底切除全部压疮(包括感染的骨组织),利用血运良好的皮瓣或肌皮瓣覆盖创面。手术成功的关键是:术前伤口良好的清洁或冲洗,术中切除彻底并应行肿瘤术中采用的整块彻底切除法,术后良好的切口皮下负压引流,术后良好的体位防止压迫,皮瓣设计合理、血运良好、张力不大等。具体皮瓣或肌皮瓣可根据压疮的大小、深度及解剖部位的不同进行设计。一般压疮直径小于3厘米者可切除后直接缝合。较大压疮可用转移皮瓣,VY肌皮瓣等方法。难治性的坐骨结节压疮应用股二头肌瓣填塞术腔方法,可取得良好效果。

(七)截瘫神经疼痛(详见疼痛章节)

(八)自主神经反射亢进

自主神经反射亢进是脊髓损伤特有的威胁患者生命的严重并发症。自主神经反射亢进在脊髓休克结束后发生,见于T_6以上的脊髓损伤患者,但不排除个别病例发生于T_6以下的脊髓损伤。这是一个严重的、需紧急处理的、可能导致脑出血和死亡的并发症。自主神经反射亢进由于脊髓损伤后,自主神经系统中交感与副交感的平衡失衡所引起,脊髓损伤水平以下的刺激一旦引起交感神经肾上腺素能的介质突然释放就会发生。由于此并发症是一种严重、需紧急处理的并发症,因此应使每个患者和其家属了解和掌握这一并发症的特点和基本处理方法。

1. 临床症状 主要症状是头痛,有时是剧烈的跳痛,患者可能出现视物不清、恶心、胸痛和呼吸困难。主要体征是突发性高血压,其次是脉搏缓慢或变快,伴有面部潮红、多汗,有时出现皮疹。

2. 自主神经反射亢进的诱因 对脊髓损伤平面以下麻痹区域刺激是自主神经反射亢进的诱因,特别是骨盆内脏器官(膀胱、直肠等)扩张,是临床上常见的主要诱因。尿道内插入尿管时可以引起这一反射。因此给高位脊髓损伤患者进行导尿、行内镜检查时必须注意。即使灌肠时,如果量多而急速,亦会引起这种反射。其他诱因如压疮、膀胱结石、泌尿系统感染、急腹症、性交和生育,甚至穿衣过紧或趾嵌甲等也有成为诱因者。因此,当膀胱与直肠检查不出诱因时,对于麻痹区域必须注意仔细检查。

3. 自主神经反射亢进的预防 最重要的是防止自主神经反射亢进的诱因。对于第6胸髓以上的高位脊髓损伤患者,不要长期留置尿管,否则容易诱发自主神经反射亢进。从急性期开始就要充分管理排尿、排便,就是在没有形成便秘等情况下也必须特别注意。在导尿等短时间操作或掏便时使用利多卡因胶冻,虽然不能抑制强烈的反射,但能起到一定的作用。

4. 自主神经反射亢进的治疗 立即抬高床头或采用坐位以降低颅内压力,立即监测血压脉搏。使用利多卡因胶冻导尿或排空直肠,立即检查和排除一切可能的自主神经反射亢进的诱因。应用心痛定10mg舌下含服,必要时10~20分钟后重复应用。对经常发生自主神经反射亢进者,应使患者及家属了解处理方法。如发生严重合并症,立即请专科医师处理。

第二节 脊髓损伤的临床康复

脊髓损伤的康复应从受伤现场开始。脊髓损伤后立即引起了全身多系统的功能障碍,进行早期康复及预防各种早期并发症对患者的愈后有重要意义。脊髓损伤可造成部分患者终生功能障碍,因此当脊柱稳定性得到确定和临床上的重要问题得以解决之后,康复就成为惟一重要的事情。美国脊髓损伤康复统计资料显示:由于开展早期康复,脊髓损伤患者住院时间和医疗经费有逐年下降的趋势(表4-7)。

表4-7 美国脊髓损伤患者住院情况

年度	1990	1991	1992	1993	1994	1995	1996
住院天数	41	40	34	33	32	27	26
平均费用	US35617	38851	33435	34219	34958	30998	30442

长期以来,脊髓损伤康复被认为是在脊髓损伤后期或恢复期进行的,认为康复是临床治疗的延续。因此,国内多数脊髓损伤患者在综合医院骨科或神经外科接受了急救处理和外科治疗后,便被通知出院或转入疗养式的医院休养,等待可能的恢复。由于没有开展早期康复,压疮、垂足、泌尿系感染等并发症发生率高,卧床时间延长。由于长时间卧床,患者体质和心理发生不利于康复的变化。早期强化康复(eaily intensive rehabilitaton)会使康复期缩短,康复效果好。美国最大的脊髓损伤中心 Shepherd 中心 1997 年的临床研究结果显示:伤后康复实施越早所需住院时间越短,经费开支越少,而获功能恢复(FIM)越多,并发症越少。

一、康复评定

康复评定是康复治疗的基础,康复评定类似临床医学中的疾病诊断,但不是确定疾病的性质和类型,而是确定功能障碍的性质与程度。脊髓损伤早期处理包括急救与临床治疗,因此早期康复评定也包括与功能障碍相关的临床内容。康复评定应根据病情,必要时在床旁进行。

(一)康复评定的内容

1. 脊柱脊髓功能评定 一般应包括:脊柱骨折类型与脊柱稳定性及脊柱矫形器评定;根据 ASIA 标准对脊髓损伤的水平与程度,肌力评分与感觉评分和独立能力(FIM)评定。

2. 躯体功能评定 关节功能评定,肌肉功能评定,上肢功能评定,下肢功能评定,自助具与步行矫形器的评定,泌尿与性功能评定,心肺功能评定。

3. 心理功能评定 一般包括心理状态评定,性格评定,疼痛评定。此项评定应由心理医师主持。

4. 社会功能评定 一般包括生活能力评定,就业能力评定,独立能力评定等。在一般临床综合医院中,应由康复科医师主持。就业能力评定可在康复结束时进行。

(康复评定方法参考康复评定学)

(二)康复评定的方式

康复评定应由主管医师(骨科、神经外科)或康复科医师主持,由护士、PT 治疗师、OT 师,必要时请心理医师等参加,以康复治疗小组会诊方式进行。会议上,对患者的临床资料和康复评定内容进行讨论,确定康复目标和制定康复计划,并由主管医师或康复医师开出康复处方。康复目标应包括阶段目标和总体目标或基本目标。根据康复目标和患者的总体情况,确定各种康复治疗措施。在实施过程中,可根据患者的情况调整康复目标和修改康复计划。在脊髓损伤早期的康复评定中,脊柱稳定性的评定有重要意义。脊柱不稳定的患者或处于急性不稳定期的患者,应在床旁评定和做床旁训练,不稳定期的评定及康复治疗,应加强主管医师、OT士、PT士和护士的联系与沟通,必要时调整训练内容与安排。

目前,脊髓损伤首诊大多在综合医院骨科或神经外科,可试行采用"多科会诊"方式展开评定和治疗。由主管骨科医师或神外医师主持,根据会诊需要请康复科、泌尿科医师会诊,并请责任护士参加,进行早期康复评定,制定康复目标和康复计划。综合医院的康复科,应和临床主管医生密切合作,在脊髓损伤急性期开展早期康复工作。包括早期康复评定,制定康复治疗计划。

从早期康复开始,患者应成为康复治疗小组工作的中心(client - centered),而不是以治疗医生为中心(therapist - centered)。康复评定和治疗方案应有患者参加,并且在听取和理解患者意见的基础上在治疗医师的指导下由患者主动来完成。在整个康复治疗过程中,患者都是重要的主动参加者,而不是被动的接受者。

(三)脊髓损伤康复目标

通过康复评定制定康复目标和康复计划。脊髓损伤因损伤的水平、损伤的程度不同,每个患者的具体康复目标是不同的。确定每一个脊髓损伤患者具体的康复目标主要依据其脊髓损伤的分类诊断,同时参考患者的年龄、体质,有无其他合并症等情况。但是从康复医学的基本观点出发,脊髓损伤患者的康复目的又是一致的。康复医学的目的是利用以医学为主的多种手段,设法使患者受限或丧失的功能和能力恢复到最大限度,以便他们重返社会,过一种接近正常或比较正常的生活。根据脊髓损伤的处理原则,脊髓损伤患者的康复基本目的主要包括两个方面:增加患者的独立能力(independence),使患者回归社会,进行创造性生活(productive life)。

1. **脊髓损伤水平与康复目标** 对于完全性脊髓损伤,脊髓损伤水平确定后康复目标基本确定(表4-8、4-9)。对于不完全性脊髓损伤来说,则需根据残存肌力功能情况修正上述康复目标。由此可以看出确定脊髓损伤水平的重要意义。

表4-8 脊髓损伤康复基本目标

脊髓损伤水平	基本康复目标	需用支具轮椅种类
C_5	桌上动作自立、其他依靠帮助	电动轮椅、平地可用手动轮椅
C_6	ADL部分自立、需中等量帮助	手动电动轮椅、可用多种自助具
C_7	ADL基本自立、移乘轮椅活动	手动轮椅、残疾人专用汽车
$C_8 \sim T_4$	ADL自立,轮椅活动支具站立	同上,骨盆长支具、双拐
$T_5 \sim T_8$	同上,可应用支具治疗性步行	同上
$T_9 \sim T_{12}$	同上,长下肢支具治疗性步行	轮椅,长下肢支具、双拐
L_1	同上,家庭内支具功能性步行	同上
L_2	同上,社区内支具功能性步行	同上
L_3	同上,肘拐社区内支具功能步行	短下肢支具、洛夫斯特德拐
L_4	同上,可驾驶汽车,可不需轮椅	同上
$L_5 \sim S_1$	无拐足托功能性步行及驾驶汽车	足托或短下肢支具

注:ADL即日常生活动作,包括进食、洗漱、打字、翻书、穿脱衣服等。

表 4-9 完全性脊髓损伤患者的 ADL 功能预测

四肢瘫					ADL 活动	截 瘫				
C_4	C_5	C_6	C_7	C_8		$T_{1\sim4}$	$T_{5\sim8}$	$T_{9\sim12}$	$L_{1\sim2}$	$L_{3\sim5}$
					1. 进食					
			+	+	(1)独立进行	+	+	+	+	+
	+	+			(2)利用自助具能进行					
					2. 穿衣					
			+	+	(1)独立进行	+	+	+	+	+
		+	+		(2)利用自助具和专门修改过的衣服能进行	+	+	+	+	+
					3. 简单的个人卫生					
			+	+	(1)独立进行	+	+	+	+	+
		+			(2)少部分需要帮助					
	+				(3)大部分需要帮助					
+					(4)完全需要他人帮助					
					4. 阅读					
			+	+	(1)能独立翻书页	+	+	+	+	+
		+			(2)用自助具翻书页					
					5. 用手写字					
			+	+	(1)独立进行	+	+	+	+	+
					(2)独立进行但速度和准确性均差					
		+			(3)用自助具能进行,速度和准确性均差					
					6. 咳嗽					
					(1)独立进行有功能的咳嗽			+	+	+
		+	+	+	(2)能自己用手帮助咳嗽		+	+	+	+
			+	+	7. 独立给自身关节作 ROM 活动	+	+	+	+	+
					8. 给皮肤减压					
			+	+	(1)能做推升减压	+	+	+	+	+
	+	+			(2)前倾减压(借助系于轮椅背柱上的套索)					
+					(3)利用电动的斜靠背轮椅减压					
					9. 床上转移					
			+	+	(1)独立进行	+	+	+	+	+
					(2)用头上方悬吊架能独立进行					
					10. 向厕所转移	+	+	+	+	+
					11. 向浴盆转移					
		+	+	+	(1)移动到架在浴盆上方的凳子		+	+	+	+
					(2)进入浴盆底部	+	+	+	+	+

2. 脊髓损伤康复目的

(1)独立能力 重获独立能力是康复的首要目标。长期以来,康复被认为是一个通过康复训练等手段使患者获得尽可能高的身体独立水平的过程。日常生活活动(ADL)或生活自理能力(self care)的明显提高往往被作为康复成功的标志。长期以来,独立能力的概念被限制在身体的(肉体的)独立能力范围之内,即把生活自理能力(self care)作为独立能力的指标。然而,独立能力不能单纯看作为身体或生理功能上的独立能力,而应包括独立作出决定和解决问题的能力即自决能力(self-determination)。如果只强调身体的独立能力,就使得高位脊髓损伤患者失去了康复的目标和意义,不能获得潜在的独立能力。实际上,这些高位脊髓损伤患者可以通过指导别人协助和应用某些辅助器具达到一种相对独立的生活方式。因此,在脊髓损伤患者的康复过程中,要同时注意培养患者的自决能力(self-determination),从而尽可能地达到身心的独立(independense)。

(2)回归社会,创造性的生活(productive life)　至今,康复治疗主要局限于物理疗法、作业疗法等体能方面的训练,社会适应能力及潜在的就业能力的恢复往往被忽视,甚至被忽略。患者和家属满足于患者生活自理,认为重新返回工作是不可能或不必要的。生活自理能力的恢复,为社会适应能力和就业能力的恢复奠定了基础,但是生活自理能力的恢复不意味着社会适应能力和就业能力的恢复。脊髓损伤患者只有生活自理能力,可以使他能在家庭环境之中进行一定程度的独立活动,但他仍难以回归社会。这样他们事实上只是社会资源的消耗者,而不能通过自己可能的就业劳动能力(包括体力和智力)为社会提供资源。他们既不能作为社会精神或物质财富的创造者而开始创造性的生活,也不能通过创造财富增加自信心和自立能力。只注意生活自理能力的恢复,实际上主要是对人的自然属性进行的康复。只有注意社会适应能力和就业能力的恢复,才是对人的社会属性进行"康复"。颈髓损伤患者中,有一定文化水平和专业技术的患者通过必要的训练,应用现代科学技术(如计算机)也可从事一定的工作。

二、康复治疗

(一)脊髓损伤的康复分期

脊髓损伤康复分期可分为早期康复及中后期康复。早期康复阶段包括卧床期和初期即轮椅活动期。中后期康复是在巩固和加强早期康复训练效果的基础上,对有可能恢复步行的患者进行站立和步行训练,对不能恢复步行的患者加强残存肌力和全身耐力的训练及熟练轮椅生活技巧。

1. 早期康复　临床上将早期康复分为急性不稳定期和急性稳定期,据各期的特点制定康复训练内容(表4-10)。

表4-10　早期康复训练

急性不稳定期(卧床期)	急性稳定期(轮椅期)
床上 ROM 训练	ROM 训练和肌力加强训练
床上肌力加强训练	膀胱功能训练
呼吸功能训练	坐位平衡训练
膀胱功能训练	斜台站立训练
床上体位变换训练	轮椅使用训练(C_6 以上电动轮椅)
	初步转移训练(床-轮椅、平台)
	初步生活自理训练
	C_6 以下:进食,洗漱,穿衣
	C_8 以下:进食,洗漱,穿衣、排便

(1) 急性不稳定期(卧床期) 此期为急性脊柱脊髓损伤后约 2~4 周之内。此时,脊柱稳定性因外伤而遭到破坏,或虽经手术内固定或外固定制动,但时间尚短,尚不完全稳定或刚刚稳定。同时,50% 左右的患者因合并有胸腹部、颅脑及四肢的复合伤,以及脊髓损伤特别是高位脊髓损伤造成了多器官系统障碍,均可造成重要生命体征的不稳定。脊柱和病情的相对不稳定是这一时期的特点,患者需要卧床和必要的制动。但是,这一时期也是开展早期康复的重要时期。美国著名脊髓损伤专家 Dr Apple 指出:在尽快稳定病情的基础上,在重症监护室(ICU)内即应开始康复。我们体会到,早期的康复训练如呼吸功能训练、膀胱功能训练,不仅对于预防早期严重并发症和稳定病情有重要意义,而且为日后的康复打下了良好基础。在急性不稳定期,康复训练必须注意其脊柱与病情相对不稳定的特点。因此,应进行床旁康复训练。在进行 ROM 训练和肌力增强训练时,应注意避免影响脊柱的稳定性问题,要控制肢体活动的范围与强度,并应循序渐进。PT 士和 OT 士应了解病情,明确知道哪些训练是不能进行的,应注意观察训练过程中病情的变化。

(2) 急性稳定期(轮椅期) 急性不稳定期结束后的 4~8 周左右为急性稳定期。此期患者经过内固定或外固定支架的应用,重建了脊柱的稳定性。危及生命的复合伤得到了处理或控制,脊髓损伤引起的病理生理改变进入相对稳定的阶段。脊髓休克期多已结束,脊髓损伤的水平和程度基本确定。患者应逐步离床乘轮椅进入 PT 室或 OT 室进行评定与训练。

2. 中后期康复 中后期康复一般需在伤后 2~3 个月以后,在早期康复训练的基础上开始进行。在对患者加强残存肌力和全身耐力训练的基础上进行熟练轮椅及生活技巧的训练,对有可能恢复站立或步行的患者进行站立和步行训练(表 4-11)。

表 4-11 中后期康复训练

四肢瘫(T_1 以上损伤)	截瘫(T_2 以下损伤)
肌力加强训练	肌力加强训练
耐力加强训练	耐力加强训练
轮椅活动、轮椅操纵训	练轮椅活动、轮椅操纵训练
上肢支具、自助具应用训练	下肢支具应用训练
	治疗性站立、步行训练($T_2 \sim T_{12}$)
	(应用 KAFO 及腋拐)
	功能性步行训练($L_1 \sim L_4$)
	($L_{1\sim2}$ 应用 KAFO,L_3 以下 AFO)

注:KAFO 为膝踝足矫形器;AFO 为踝足矫形器。

(二) 脊髓损伤康复治疗

1. 早期康复治疗 早期康复治疗应根据早期康复分期分阶段进行。急性不稳定期应在床旁结合临床治疗开展康复治疗。一旦进入稳定期,应逐步离床去康复训练室训练。从康复治疗的早期开始,医师或治疗师必须将自己的工作重点之一放在向患者提供医学康复知识与信息上,而不只是对患者作出医疗决定。患者没有理解康复治疗方案,就不能积极主动实施康复训练,而被动训练就难以达到康复目标。

(1) 急性不稳定期 在此期临床治疗与康复治疗是同时进行的,也是互相配合的。如脊髓损伤患者易发生肺部感染等呼吸系统并发症,在治疗肺部感染的同时进行呼吸功能训练是十分有益的。近年来,颈椎高位截瘫的早期存活率明显提高,与呼吸功能康复有关。美国最大的 shepherd 脊髓损伤中心,已有专门从事呼吸康复治疗(respiretory therapy,RT)的专业,可看到戴着气管套管的患者在进行 PT 训练。在急性不稳定期,康复训练每日 1~2 次,训练强度不宜过量。早期康复训练的主要内容包括:

1)关节活动度训练(ROM):瘫痪肢体的被动活动,即 ROM 关节活动度训练应在入院后首日开始进行。ROM 有助于保持关节活动度,防止关节畸形,促进肢体血液循环,防止肌肉挛缩。Bromley 认为:从脊髓损伤急性休克期开始,直至患者能通过自己的活动进行全关节运动为止,被动关节活动训练每日应进行两次,每个肢体从近端到远端关节的活动应在 10 分钟以上。特别注意的是 $C_6 \sim C_7$ 损伤的患者,在腕关节背伸时应保持手指屈曲,在手指伸直时必须同时屈腕。从而通过保持屈肌腱的紧张度达到背伸腕的抓握功能,并可以防止手内在肌的过度牵张。这一训练在 ROM 训练中和康复教育中多被忽视,从而患者失去通过屈肌腱的紧张达到的抓握功能或不得不进行腱固定术。

2)肌力训练:在保持脊柱稳定的原则下,所有能主动运动的肌肉都应当运动,使在急性期过程中不发生肌肉萎缩或肌力下降。

3)呼吸功能训练:包括胸式呼吸(胸腰段损伤)和腹式呼吸训练(颈段损伤),体位排痰训练等。胸廓被动运动训练为每日 2 次适度压迫胸骨使肋骨活动,防止肋椎关节或肋横关节粘连,但有肋骨骨折等胸部损伤者禁用。

4)膀胱功能训练:在急救阶段,因需要输液难以控制入量应使用留置尿管。在停止静脉补液之后,开始间歇导尿和自主排尿或反射排尿训练。

(2)急性稳定期 此期临床主要治疗已基本结束,患者脊椎与病情均已稳定,康复成为首位的任务。在强化急性不稳定期的有关训练的基础上,增加垫上支撑训练(图 4-2),站立和平衡训练(图 4-3),床或平台上转移训练(图 4-4、4-5),轮椅训练和 ADL 训练等。由于每

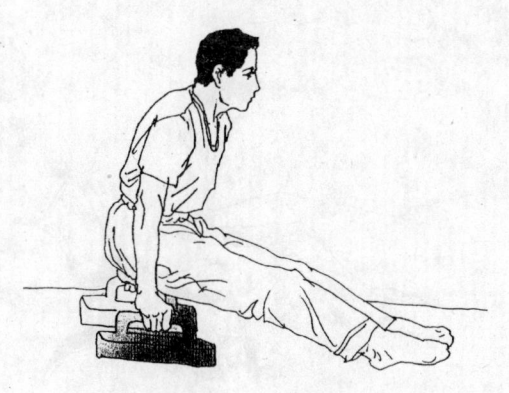

图 4-2 支撑训练

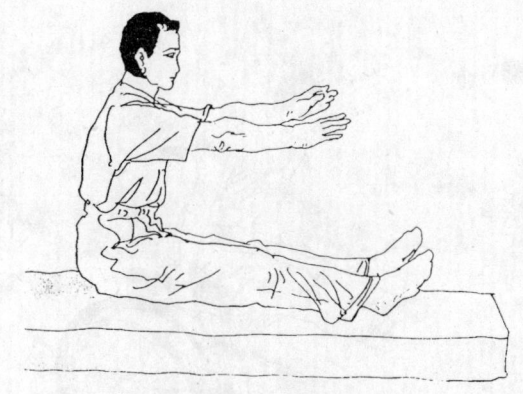

图 4-3 平衡训练

个患者的年龄,体质不同,脊髓损伤水平与程度不同,因此训练的内容、强度均有区别。本时期应强化康复训练内容,每日康复训练时间总量应在 2 小时左右。在训练过程中注意监护心肺功能改变。在 PT、OT 训练室训练完成后,患者可在病房内护士的指导下自行训练。此期内应对将需用下肢支具者,进行测量制作以准备用于训练。在从急性不稳定期即卧床期过渡到急性稳定期训练时,应注意脊柱稳定性的确定和直立性低血压的防治。

2. 后期康复治疗　在早期康复治疗的基础上,进一步强化有关训练如肌力训练、平衡训练等体能性训练。在此基础上根据康复目标进行轮椅移乘训练(图 4-6、4-7)以及轮椅驱动训练(图 4-8),使患者掌握在不同环境下驱动轮椅的技巧。同时,应强化患者每 30 分钟进行一次坐位减压的习惯(图 4-9),以预防压疮的发生。对有可能恢复站立或步行的患者,应使用相应下肢支具进行站立和步行训练(图 4-10),包括平衡杠内和应用拐杖站立和步行训练。对不能恢复步行的患者加强残存肌力和全身耐力的训练及熟练轮椅技巧和日常生活技巧训练。

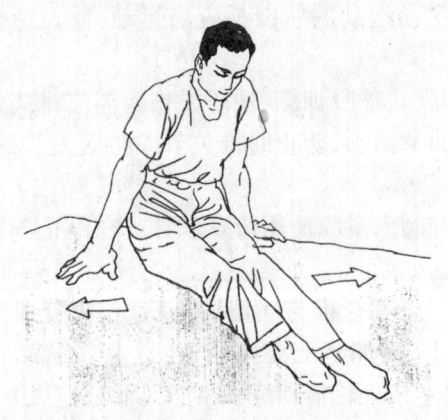

图 4-4　转移训练 1

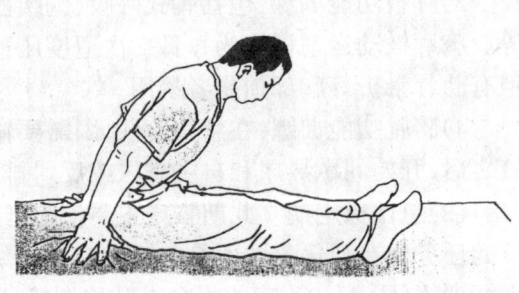

图 4-5　转移训练 2

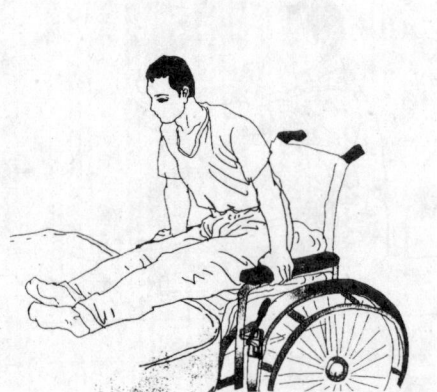

图 4-6　移乘训练 1

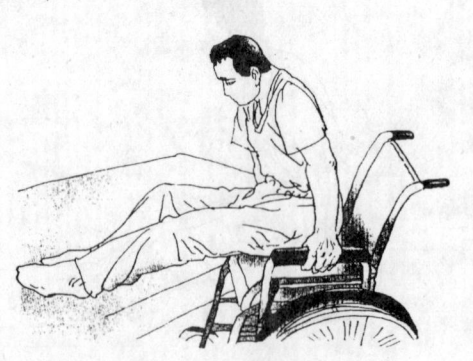

图 4-7　移乘训练 2

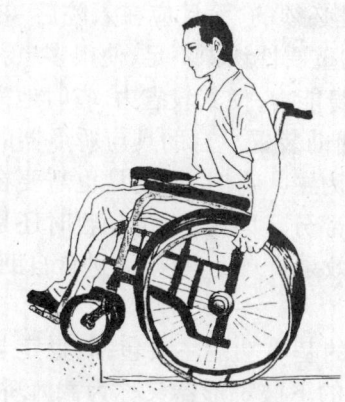

图4-8 驱动训练

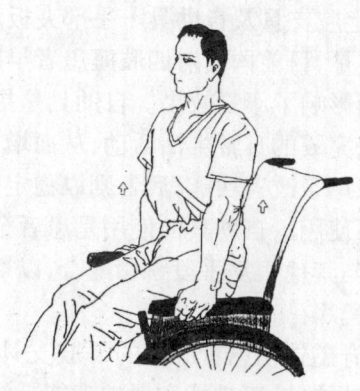

图4-9 减压训练

3. 脊髓损伤康复应用的辅助器械　现代生物力学、生物工程学的发展,使截瘫患者应用的辅助器械有了明显进步。正确地确定适应证、选择相应的矫形器或支具和合理安装使用其他辅助器械,不仅可以改善患者的生活自理能力,而且有利于患者心理和体质的全面康复,对患者早日开始自理的、创造性的生活有重要的意义。因此,辅助器械的应用是脊髓损伤康复治疗的重要组成部分。脊髓损伤的水平不同,其康复目标不同,所需要的辅助器械也不完全相同(表4-12)。脊髓损伤的程度不同,其残存的肌力不同,所需要的辅助器械也不相同。同时,患者的年龄、体质及生活环境和经济条件也是影响选择辅助器械的重要因素。医师应根据患者的具体情况作出适当的选择。一般来说,四肢瘫患者主要应用上肢支具和自助具及轻型轮椅,截瘫患者主要应用下肢支具和助行器及标准轮椅。

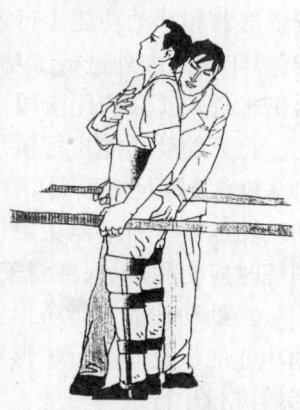

图4-10 站立和步行训练

表4-12 不同脊髓损伤水平患者可能需要的辅助器械

辅助器械	C_4	C_5	C_6	$C_{7\sim8}$	$T_{1\sim10}$	$T_{11\sim12}$	$L_{1\sim3}$	$L_{4\sim5}$
电动轮椅	+	+	(+)					
轻型轮椅		(+)	+	+	+	(+)		
标准轮椅					(+)	+	+	+
上肢夹板	+	+	+					
ADL自助具	+	+	+	+				
轮椅用滑板		+	+	(+)				
助步器							+	+
腋拐					+	+	+	
AFO支具							+	+
KAFO支具					+	+	+	
环境控制	+							

(1)上肢支具及自助具 手部夹板对颈髓损伤患者是必须的,而且应在入院后48小时内提供。但是,目前国内对四肢瘫患者早期应用手部夹板的重要性认识不足,使很多患者发生手部畸形而影响了康复效果。自助具是指能提高患者的自身能力,使其较省力、省时地完成一些原来无法完成的日常生活活动,从而增加生活独立性的辅助装置。自助具与矫形器的区别在于前者只用于改善功能,后者则以稳定、支持和矫正畸形为主。有时,自助具也需要在矫形器的配合下使用。自助具的使用是患者全面康复过程的一部分。因此,无论是暂时还是长期使用,均应与其他康复手段密切配合,以期达到最佳的康复效果。自助具包括:进食自助具,书写自助具等。

(2)脊髓损伤患者应用的下肢支具 矫形器(支具)的基本功能主要包括:稳定与支持功能,助动功能,矫正功能和保护功能。脊髓损伤患者应用的下肢矫形器又称为截瘫矫形器,是用于辅助截瘫患者站立及行走的支具。目前,截瘫矫形器主要可分为两种类型:无助动功能步行矫形器和助动功能步行矫形器或往复式步行矫形器。此外,为解决高位脊髓损伤患者的步行,多年来国内外进行了功能性电刺激助行器和动力式助行器的研究。目前,这两种类型助行器仍未进入实际应用阶段。

1)无助动功能步行矫形器:多采用双侧髋膝踝足矫形器(HKAFO)或双侧膝踝足矫形器(KAFO)及踝足矫形器(AFO)。患者应用时需将髋或膝关节锁紧,踝关节采用固定方式。无助动功能步行矫形器主要依靠患者身体重心前倾及骨盆侧倾达到跨步,进行站立及行走功能训练时应使用双拐,注意安全。

2)助动功能步行矫形器:近年来以ARGO(advanced reciprocating gait orthosis)为代表的助动功能的往复式步行矫形器应用于临床,使得胸髓4以下的完全性胸髓损伤患者应用步行矫形器进行步行成为可能。ARGO的结构设计特点使患者站立与坐位姿势互换过程中有助动功能。临床对照研究显示:患者应用ARGO较应用无助动功能步行矫形器步行时步幅(stride length)略大,步速(velocity)较快,双足触地期较短;应用ARGO在坐位与站立姿势互换时,不需首先用手开关膝关节部的铰链锁即可直接起立或坐下,且因膝关节部支具的弹性装置使得姿势互换时得到助动,使得姿势互换省力易行。研究结果还显示,患者在应用ARGO站立时稳定性较好,手杖对地面的压力低,$T_{4\sim 9}$水平损伤的患者应用ARGO行走时的氧耗明显降低。

3)脊髓损伤的水平与程度是确定应用步行矫形器的主要因素:对于完全性脊髓损伤,依据脊髓损伤的水平(主要依据运动水平)可确定能否应用步行矫形器和应用步行矫形器的类型(表4-13)。一般情况下,颈椎脊髓损伤患者不能应用步行矫形器,无助动功能步行矫形器主要应用于胸髓水平10以下的脊髓损伤患者。胸髓水平10以上的完全性脊髓损伤患者应用无助动功能步行矫形器,一般不能进行功能性步行。对于不完全性脊髓损伤,因不同患者脊髓损伤水平以下残留的肌力情况不同,需依据具体情况确定应用步行矫形器。近年来,助动功能步行矫形器ARGO的临床应用,使得胸髓4以下的完全性胸髓损伤患者应用步行矫形器进行步行成为可能,从而为提高脊髓损伤患者的行动能力和全面康复水平开辟了新的途径。脊髓损伤水平不同应用步行矫形器时的步态也不同。应用KAFO步行矫形器时,$T_{6\sim 8}$水平的患者进行迈至步练习,$T_{9\sim 12}$水平的患者进行迈至步和迈越步练习,$L_{1\sim 2}$水平的患者则进行四点步练习。应用ARGO的患者均进行四点步练习。

表 4-13 脊髓损伤水平与步行矫形器

脊髓损伤水平	无助动步行矫形器及康复目标	助动型步行矫形器及康复目标
$T_{1\sim5}$	应用骨盆带长下肢支具及腋拐(HKAFO)进行支具站立训练	应用 ARGO 及肘拐进行站立训练或治疗性步行
$T_{6\sim10}$	应用骨盆带长下肢支具及腋拐(HKAFO)进行治疗性步行	应用 ARGO 及肘拐进行治疗性或家中功能性步行
$T_{11\sim12}$	应用长下肢支具(KAFO)及腋拐进行治疗性或家中功能性步行	应用 ARGO 及肘拐进行社区功能性步行
L_1	应用长下肢支具(KAFO)及腋拐进行家中功能性步行	应用 ARGO 及肘拐进行社区功能性步行
L_2	应用长下肢支具(KAFO)及腋拐室内或社区功能性步行	应用 ARGO 及肘拐进行社区功能性步行
$L_{3\sim4}$	应用短下肢支具(AFO)及肘拐进行社区功能性步行	无必要应用助动型步行矫形器
$L_5\sim S_1$	应用足托及单拐进行社区步行	
S_2	社区步行	

脊柱稳定是脊髓损伤患者应用步行矫形器的必要条件。脊柱脊髓损伤后,脊柱稳定性受到损害,适当选择应用外科手术植骨融合内固定,早期重建脊柱稳定性是预防脊髓继发性损伤、开展早期康复的重要条件,也是应用步行矫形器的必要条件。临床医师和康复医师通过临床及影像学检查来评定脊柱的稳定性,对治疗后可能仍存在脊柱不稳定者应采取相应措施或应用必要的外固定,否则不能应用步行矫形器。在应用步行矫形器之前,患者应首先进行关节活动度、肌力(主要是上肢肌力)训练和坐位平衡及站立平衡训练等康复训练。通过这些训练不仅为脊髓损伤患者应用步行矫形器准备体质条件,同时也可动态通过临床及影像学检查来评定脊柱的稳定性。

体质是脊髓损伤患者应用步行矫形器的重要条件。患者的心肺功能应基本在正常生理范围。下肢骨关节无畸形和严重的痉挛或挛缩,即不影响步行矫形器的使用。上肢肌力应通过康复训练明显增强,坐位平衡应达到无支撑坐位 5 分钟以上(Fugl-Meyer 评定法 2 分)和有限动态平衡,应在平衡杠内应用步行矫形器进行站立平衡训练。此外,患者的年龄、体重,有无压疮及泌尿系统并发症等对应用步行矫形器也有一定影响。一般来说,年龄 60 岁以上,明显肥胖超重的患者不宜应用步行矫形器。

应用步行矫形器进行站立或步行训练对脊髓损伤患者全身体质的康复和并发症的预防有重要的意义。即使对不能进行功能性步行的患者,应用步行矫形器进行站立或步行训练仍是重要的康复活动。临床及康复文献报告显示,通过站立或步行训练可预防肌肉挛缩,减轻痉挛,减少骨质疏松及预防关节挛缩,预防压疮,改善膀胱功能和排便功能。同时,坚持站立或步行训练,可改善下肢血液循环,利于预防体位性低血压和深静脉血栓(DVT),改善和增强心肺功能。因而,应用步行矫形器对脊髓损伤患者全身体质的康复具有重要作用。

三、康复护理

康复护理学是一门研究病残者身体及精神康复的护理理论和方法的学科。康复护士在康复护理中是康复护理的实施者(care-giver)、康复教育实施者(educator)、康复评定协调者(coodinator)、早期康复的参与者(partner)、康复训练组织者(manager)和出院时患者及家属院后康复的咨询者(consultant)。脊髓损伤是可造成多系统功能障碍的严重损伤,因此康复护理从伤后早期即与临床护理紧密结合,成为脊髓损伤康复的重要组成部分。

(一)基本护理

脊髓损伤康复护理的基本护理内容和临床护理基本相同,但因脊柱脊髓损伤的特点,在体位和体位变换方面,并发症预防护理等方面更体现康复护理的特点。

1. 体位和体位变换 脊髓损伤造成患者肢体运动功能障碍,患者在急性期及恢复期每日的平均卧床时间均明显增加。每日卧床时间的明显延长可能给患者带来一系列问题,而卧床时的正确体位和体位变换对预防压疮、预防肢体挛缩和畸形、减少痉挛和保持关节活动度有重要的意义。因此,体位变换是脊髓损伤患者生活的一个重要问题。

(1)正确的体位 下肢体位:仰卧位时可选择髋关节伸直位(可轻度外展),膝关节伸直位(膝下不得垫枕,以免影响静脉回流),踝关节背伸位(应用足垫枕)及足趾伸展位。侧卧位时可选择髋关节20°屈曲位,膝关节屈曲60°左右,踝关节背伸和足趾伸直位。上肢体位:仰卧位时肩关节外展90°,肘关节伸直,手前臂旋后位。侧卧位时,下侧肩关节前屈90°,肘关节屈90°,上侧肢体的肩、肘关节伸直位,手及前臂中立位。俯卧位时肩关节外展90°,肘关节屈曲90°,手前臂旋前位。体位的保持必要时需用各种枕垫,因此应准备各种大小不同的枕垫。急性期为防止各骨突部位发生压疮,需在骨突附近而不是在骨突处应用枕垫,使骨突处不受压迫。

(2)体位变换 正确变换体位是防止压疮、防止关节挛缩的重要环节。变换体位时应遵守以下原则:

1)定时变换:在急性期应每2小时按顺序更换体位一次,在恢复期可以每3~4小时更换体位一次。目前,尽管应用各种间断充气的减压床垫有利于预防压疮,但不能代替体位变换。

2)轴向翻身:在急性期,脊柱不稳定或刚刚稳定时,变换体位必须注意维持脊柱的稳定。由2~3人共用为患者做轴向翻身,不要将患者在床上拖动以防止皮肤擦伤。在恢复期,如患者不能完全自理翻身动作,应有人协助翻身及变换体位。每次体位变换时,应简单检查一次患者骨突处的皮肤情况,使床单平整、清洁。同时应和患者交流,这种简单的心理治疗在急性期尤为重要。任何高级的翻身床也代替不了人力的翻身。

2. 并发症预防及护理(详见本章第一节)。

(二)病区康复训练实施

国际临床康复经验显示,脊髓损伤患者进行早期强化康复(eaily intensive rehabilitaton),则康复期短、康复效果好。强化康复的重要方面就是适当增加康复训练时间。因此,患者除在OT、PT训练室内的定时训练外(1~2小时/天),还必须在病区康复训练室或病室内进行附加训练,复习和强化OT、PT训练室内的训练内容。在病区康复训练室或病室内进行附加训练应由护士组织实施,以便指导和保障康复训练的正确实施和防止意外损伤或并发症的发生。

(三)脊髓损伤康复教育

脊髓损伤可造成终生残疾。现代临床医学和康复医学的发展,使脊髓损伤患者的生存时间明显延长。虽然四肢瘫患者的平均寿命低于正常人群 10~20 年,但截瘫患者平均寿命可接近正常人群。随着平均寿命的延长,截瘫患者再入院康复治疗的比例明显升高。研究结果显示,再入院率在伤后四年之内最高。再次入院不仅增加患者的经济开支,也影响患者独立生活能力。脊髓损伤患者需要学习有关脊髓损伤的基本知识及自己解决问题的方法,了解如何在自己现实的家庭和社区的条件下进行康复训练,有利于降低再次入院率,更有利于患者出院后长期保持独立生活能力和回归社会。康复教育的初步经验显示,护士在康复教育中有重要的作用。患者与家属更喜欢听护士介绍有关脊髓损伤康复护理和康复训练方面的知识与技巧,对脊髓损伤康复理论获得初步的理解。Bleiberg 等研究结果显示:在康复机构中,护士应在病人的教育方面投入更多的努力,而康复教育则是康复成功的关键。

1. 护士是脊髓损伤康复教育的组织者　护士应当依据脊髓损伤患者平均住院时间确定康复教育课程的长短,基本保证每个患者在住院时间内可参加一次完整课程。护士在医生指导下制定课程计划,按计划组织医生、OT 师、PT 师等开展康复教育活动。Trieschmann 提出,脊髓损伤患者学习和教育的过程是一个从受伤时候开始持续其整个一生的动态过程。脊髓损伤患者康复教育中应注意理论与实践的结合,通过回答康复过程中的实际问题使患者掌握脊髓损伤康复的基本知识。康复教育使患者不仅提高了在住院期间内的康复效果,而且在结束医院的康复治疗后,患者能在家庭或社区中继续进行康复训练,并可以指导其他人员进行康复护理。

2. 护士是脊髓损伤康复护理基本技术的传授者　在住院期间,脊髓损伤患者不仅要接受各种康复治疗,而且要在康复教育中向 OT 师、PT 师和护士学习最基本的康复训练和康复护理的方法。通过康复教育,不仅是单独身体功能或技能的改善,而且是包括独立思考和自我管理能力的增加。在康复教育过程中,脊髓损伤患者不是一个被动的接受者,而是一个积极主动的参加者。即不仅能主动提出存在的问题,也能与康复治疗小组一起探讨解决问题的方法,并尽可能自己解决问题。患者和家属在其住院过程中,基本上可接受一次系统的脊髓损伤康复教育。家属和患者可在护士的指导协助下自己进行 ADL 训练和 PT、OT 训练,学习进行间歇导尿和其他护理。采取上述措施不仅使患者而且使家属得以掌握脊髓损伤的基本知识和脊髓损伤康复的基本原则,掌握间歇导尿、ROM 训练、翻身移乘等康复基本技术,也就为患者培训了今后生活中长期陪伴的"康复治疗师或康复护士",为出院后的社区康复(CBR)或家庭康复(FBR)奠定了基础。

(关　骅)

第五章 脑性瘫痪的康复

第一节 脑性瘫痪的临床诊治

一、临床分类

(一)概述

脑性瘫痪(cerebral palsy,CP)简称脑瘫,是小儿从出生前至出生后一个月内,因各种原因所致的非进行性脑损伤综合征。主要表现为中枢性运动障碍及姿势异常,同时经常伴有不同程度的智力障碍、语言障碍、癫痫及视觉、听觉、行为和感知异常等等多种障碍。病因常为出生前、出生时、出生后一个月内有早产、低体重、窒息、血型不合、胎儿发育不良等等高危因素。脑的损伤是永久性的、固定的,而由此引起的症状却是可变化的。基本病理变化为大脑皮质神经细胞变性、坏死、软化、纤维化、萎缩、脑沟增宽、脑白质丧失,以及由于各种先天畸形等而导致的大脑功能失调。现有报道外周神经及肌肉也有不同的病理改变。脑瘫发生率在发达国家大约平均为 2‰ 左右,我国约为 1.5‰ ~ 5‰ 左右。1998 年我国报道 0 ~ 6 岁脑瘫患病率为 1.86‰。脑瘫是使小儿致残的主要疾患之一,它严重地影响小儿的生长发育、生活自理和接受教育的能力。

(二)主要障碍、合并障碍和继发障碍

脑性瘫痪的定义被界定在脑损伤所致的运动障碍,这种损伤是非进行性的,并且发生在脑的发育时期。除运动障碍外还经常有其他合并障碍,如感觉的丧失、认知和语言障碍等等。所以,脑瘫不是一种特别的疾病,而是因为脑损伤所致的以各种功能失调为特征的集中表现,即脑损伤综合征。

脑瘫的各种各样特征性的表现形式,一般可以从不同而又有特殊相关联的四个方面来叙述:①神经解剖学上的损伤;②病因学方面;③神经病学的分类;④身体局部解剖上的功能缺失。

神经解剖学上的损伤常是局限在血液供应的相应区域或与细胞代谢敏感性相关的血液分配区域。因此,血管损害会导致典型的脑出血;凹陷性颅骨骨折能带来局部脑皮质的损害,形成局部脑缺血或中毒性损害,根据脑细胞所受到的最大影响,临床看到更多的是脑的弥散性损害症状。

脑瘫最常见的病因学方面的原因包括早产、窒息、高胆红素血症以及颅内或颅外脑损伤。由于围产期医学的发展,使低体重儿的存活率大大提高,导致极低体重儿脑瘫的发生率增加。

据统计,从1960年至1986年,美国儿童脑瘫增加了20%,但到20世纪末情况又有变化,美国的低出生体重儿生存率的提高,并未导致脑瘫患病率的升高。例如,从1982年至1994年出生的2076名低出生体重儿(<1500g、平均1096g),脑瘫的发生率由11.2%降至5.2%。

脑瘫按神经病学分(神经型的损害)为五种主要类型:痉挛型、低张力(弛缓)型、手足徐动型、共济失调型、混合型及其他型别。鉴别这些型之间的差别常常很困难,而且脑瘫儿常常是可以既有这种型的表现,又有另一型的表现。例如,一个弛缓型脑瘫婴儿,引出了痉挛的体征,而后又可出现手足徐动表现,而最终表现的是痉挛型伴手足徐动型的特点,成为混合型。

身体局部解剖上的功能缺失。脑瘫一般累及全身的运动功能:假如单肢受累就是单瘫;同侧上下肢均受累为偏瘫;头、颈、躯干及四肢均受累为四肢瘫;双下肢受累较明显重于双上肢受累为双瘫;仅仅是双下肢受累为截瘫,但对此一诊断要慎重,应进行鉴别诊断;三个肢体受累为三肢瘫;四肢均受累,但双上肢重于双下肢者为双重性偏瘫。

除以上主要障碍外,还经常同时伴有合并障碍(相关缺陷)及继发障碍。合并障碍常见有智力低下,约占75%左右;语言障碍,约占30%~70%左右;癫痫发作,约占14%~75%;听力缺陷,约占5%~8%;视力障碍,约占50%~60%;其他还有感知觉、行为等障碍。继发障碍主要有关节的挛缩变形,肩、髋、桡骨小头等部位的脱位,骨质疏松,骨折,变形性颈椎病,颈椎不稳定,脊椎侧弯等。

(三)临床分型

我国目前主要采用以下分型(表5-1)。

1. 根据运动障碍的性质分型

(1)痉挛型(spastic type)　这是临床中最常见的型别,病变主要在锥体束系统,是由于上运动神经元损伤后引起脊髓和脑干反射亢进而使局部对被动运动的阻力增大的一种状态。主要表现为肌张力增高、肢体活动受限、被动运动阻力增高,有折刀样痉挛,腱反射亢进,病理反射阳性。

(2)手足徐动型(athetoid type)　此型临床也经常见到,病变主要在脑的基底核部位,如尾状核、壳核。主要表现是在肌张力增高的基础上出现频率低于2Hz的各种各样持续缓慢的蚯蚓样蠕动,可呈现各种异常的姿势,主要影响肢体远端,一般上肢重于下肢,主动用力和紧张时症状加重,放松时症状可消失。另外,也可表现为肌张力变化不定,肌张力在过低或过高之间波动,经常表现运动意愿和运动结果不一致,有不随意运动,病理反射一般为阴性,侧弯反射经常为阳性,常伴有构音障碍。

(3)共济失调型(ataxia type)　此型较少见,病变主要在小脑,是由于神经系统损伤而引起的运动不协调和平衡障碍。协调性是指平稳、准确和控制良好的完成动作的能力。平衡是指由于各种原因使身体重心偏离稳定位置时,通过自发的、无意识的或反射性的活动以恢复重心稳定的能力。其他伴有辨距不良、意向性震颤和眼球震颤,在运动中表现为低张力性。

(4)混合型　即具有上述类型两种或以上特点者,常为锥体系和锥体外系或小脑均受损引起,也为临床常见类型。

(5)其他型别　较少见,例如弛缓型是以肌张力低下为主;强刚型表现为运动阻力明显增高,呈铅管样强直;震颤型是以肌肉出现静止震颤为主。

2. 根据肢体障碍的情况分型

(1) 单肢瘫(monoplegia) 单个肢体受累,此型较少见。

(2) 偏瘫(hemiplegia) 一侧肢体及躯干受累,经常上肢损害较重。

(3) 三肢瘫(triplegia) 三个肢体受累。

(4) 四肢瘫(quadriplegia) 四肢及躯干均受累,四肢严重程度相似。

(5) 截瘫(paraplegia) 双下肢受累明显,躯干及双上肢正常。

(6) 双瘫(diplegia) 四肢均受累,双上肢及躯干较轻,双下肢受累重。

(7) 双重性偏瘫(double hemiplegia) 四肢均受累,但双上肢重,有时左右侧严重程度可不一致。

表5-1 主要类型CP的肌张力、运动、言语、进食特点

	痉挛型	手足徐动型	共济失调型
肌张力	肌张力增高、放松困难;生后几个月张力正常或低,以后张力增高。其肌张力常由于快速牵张、过分努力或焦虑、联合反应、痉挛模式运动、张力性反射活动而增高。严重病例表现为同时收缩	变化不定,早期常低,婴儿体软,头、躯干控制不良;年长儿休息时肌张力低或正常;舞蹈性手足徐动儿四肢有大的不自主运动,伴有肌张力低,肩、髋不稳定;伴紧张性阵挛的手足徐动或张力失调性手足徐动儿肌张力有从低到高的较大变化,常有张力反射活动;伴痉挛的手足徐动儿痉挛常表现在双腿,伴有全身手足徐动,肌张力高和异常运动,在希望运动或讲话、过分用力、焦虑和张力性反射活动时增强	肌张力通常低,失调可伴有手足徐动或痉挛,若躯干不稳定,应使用躯干失调一词
被动运动	肌张力增高有抵抗	不是顺应就是有极大阻力	顺应
主动运动	缓慢、僵硬、缺乏选择性,分离运动差,运动变化差,运动易成总体屈曲或伸展模式及异常代偿模式,一些患儿采用新生儿运动模式,如反射性行走等,平衡反应差,一些严重病例没有运动或运动限制于ROM的中间范围	难以抑制的不自主运动、扭曲或痉跳性运动。保持姿势困难,缺乏同时收缩和姿势稳定,坐位不稳,运动缺乏中间范围的控制,常在ROM的极端范围内活动,不能停止在运动的任一阶段。眼睛不看着正在伸手抓握的物体,间断出现阵挛	常快且不协调
分布	全身累及,或下肢重于上肢,或累及同侧上下肢	全身累及	全身累及
头颈	痉挛型四肢瘫转动不良,可有颈伸展	伸展	震颤
躯干	痉挛型四肢瘫躯干僵硬,旋转受限,以后可有脊柱侧弯;双瘫型躯干无力,旋转受限;偏瘫型一侧腿短或髋回缩,以后可有脊柱侧弯	伸展,旋转不良	姿势通常正常,但运动明显不协调,伴意向性震颤
肩	四肢瘫和偏瘫型均回缩内收,双瘫型轻度回缩	明显内旋	关节可能活动度大

(续表)

	痉挛型	手足徐动型	共济失调型
肘/腕	四肢瘫和偏瘫型屈曲,双瘫型轻度屈曲	肘伸展/腕屈曲	关节可能活动度大
前臂	四肢瘫和偏瘫型旋前,双瘫型可能旋前	明显旋前	关节可能活动度大
手	四肢瘫和偏瘫型握拳,拇指内收;双瘫型可能握拳	手指过伸	关节可能活动度大
髋	四肢瘫型伸展内收,以后出现风刮(windswept)畸形;双瘫型髋强烈内收和内旋;偏瘫型可能回缩内收	伸展	关节可能活动度大
膝	四肢瘫和偏瘫型伸展;双瘫型伸展以后屈曲	伸展	关节可能活动度大
足	跖屈	跖屈	关节可能活动度大
步行模式	四肢瘫型通常不能获得正常模式;双瘫型延迟,失足,髋膝屈曲,大腿内收,常交叉;偏瘫型尖足,在迈步时腿甩出,面部受累不常见	可能不能获得正常模式,或不稳定,痉跳状,不协调,上下肢呈裙枷式运动	宽基蹒跚、跌摔步态
言语进食	四肢瘫型下颌固定,吞咽和呼吸困难,影响进食,如能说话则言语极差;双瘫型通常不受累,可能发育迟;偏瘫型面部受累不常见	做鬼脸,吞咽和呼吸困难、言语不规律,急促难懂,舌腭受累	言语可能不连贯和单音调

3. 根据病情程度分度
(1)轻度 生活完全自理。
(2)中度 生活部分自理。
(3)重度 生活全部不能自理。
2岁以下脑瘫程度分度参考表5-2。

表5-2 2岁以下脑瘫程度分度表

	大运动	精细动作	智力
轻度	会爬,能扶行,但姿势异常	不会拇食指捏,会拇他指捏	MDI>70
中度	会坐,姿势亦异常,不会爬,不会扶站	能大把抓,不会拇他指捏	MDI 50~70
重度	不会坐,不会爬	无主动抓握动作	MDI<50

注:如三项不平行时以大运动为主。

由于脑瘫不是单纯的一种疾病,而是多种障碍的综合征,所以临床表现多样复杂,世界各国有多种分类方法,还没有一个各国公认的分类方法。对提出的任何一种分类虽不能完全令人满意,但如把这些分类有效地加以汇总,就比较完整了。我国于1988年由小儿神经专业和脑瘫专业的专家在佳木斯研讨了脑瘫的分类,也正是综合了其他各国的分类方法,结合我国临床特点加以制定的,至今全国都在用此方法来分类。

(四) 脑瘫的早期表现

一般指对生后0~6个月或0~9个月间患儿的主要表现,例如:

1. 患儿易于激惹,持续哭闹或过分安静,哭声微弱,哺乳吞咽困难,易呕吐,体重增加不良。
2. 肌张力低下,自发运动减少。
3. 身体发硬,姿势异常,动作不协调。
4. 反应迟钝,不认人,不会哭。
5. 大运动发育落后,如:不会翻身,不会爬,拇指内收握拳不会抓握。
6. 经常有惊厥发作。

(五) 脑瘫的病理改变

脑瘫是由多种原因引起的脑损伤所遗留的病理变化,所以没有固定的表现,不同的病例表现不同。

脑瘫的基本病理变化为大脑皮质神经细胞变性坏死、软化、纤维化、萎缩,脑沟增宽、脑白质丧失、神经细胞有不同程度的减少,以及由于各种先天畸形等而导致大脑功能失常。损伤部位与其对应的功能障碍有联系,例如痉挛型的病变主要是在大脑皮质及锥体系;手足徐动型病变主要是在锥体外系基底核;共济失调型病变主要在小脑。

(六) 脑瘫的脑部影像学表现

脑瘫患儿的脑部CT和MRI表现,能帮助临床进一步分析脑瘫与影像学的关系,不断提高对脑瘫的成因、诊断及预后的认识,做到早期诊断、早期干预。随着医学影像学的快速发展、MRI检查方法的不断改进和完善,MRI弥散成像、灌注成像、MRI波谱分析及PET等脑部功能检查方法的广泛应用,将对脑瘫有更全面、深入的认识。临床确诊脑瘫患儿的头部CT异常率约在80%左右,MRI的异常率在90%左右。

与脑瘫有关的脑部病变在CT和MRI常见有脑部发育畸形性病变。如常见的Dandy-Waker畸形、脑穿通畸形、巨脑回畸形、脑灰质异位、透明隔缺如及透明隔囊肿、结节性硬化等。其次,亦有少见的新生儿颅内感染,如化脓性脑膜炎、病毒性脑炎等。临床上最常见的是脑部缺氧、缺血所致的脑瘫。脑部缺氧、缺血造成新生儿脑部不同程度的病理改变,从头部CT和MRI可见以下不同表现(表5-3)。

影像学头部CT或MRI对脑瘫的诊断、预后等起到了很大作用。从临床实践中发现,多数病例临床表现与影像学相一致,也发现少数病例不相一致,如临床上确诊了脑瘫而头部CT或MRI却无阳性发现,另外也有临床有明显改进者而影像学上却未见有相应变化的情况,这些问题都还有待于进一步探讨。

(七) 脑瘫的诊断和鉴别诊断

1. **诊断** 对脑瘫的诊断根据以下几点不难作出。
(1) 在出生前至出生后一个月内有致脑损伤的高危因素。
(2) 在新生儿期及婴儿期出现脑损伤的早期症状。
(3) 有脑损伤的神经学异常,如中枢性运动障碍及姿势反射异常。

表 5-3　缺血缺氧性脑病头部 CT 与 MRI 表现

病理改变	CT 表 现	MRI 表 现
脑室扩大	双侧侧脑室,三脑室轻、中度扩大,多数呈对称性。脑室形态不规则	T_1 加权像见双侧侧脑室、三脑室扩大呈轻、中度,脑室形态不规则
蛛网膜下腔增宽	蛛网膜下腔广泛增宽,以前后纵裂增宽表现明显,脑沟、脑裂也可见明显增宽。增宽的脑沟脑裂呈脑脊液样密度	前纵裂、脑沟明显增宽,常见前纵列表现
脑白质范围减少	脑白质范围明显少于同龄正常儿,仅表现脑白质量的减少	除脑白质范围减少外,还可以观察脑白质髓鞘化情况。髓鞘化延迟时,在 T2 加权像上可见脑白质内信号增白,呈长 T2 信号,常发生在侧脑室后角周围,也可发生在侧脑室体周围或额部
脑室周围脑白质软化	在 CT 扫描图像上,见侧脑室周围,尤其是脑室枕角周围,脑白质内见条带状低密度影,低密度影也可发生于侧脑室体周围,病灶形态不规则、大小不一,CT 值在 30H4 左右	脑室周围脑白质软化,MRI 发现率明显高于 CT,T2 加权像有很强的信号敏感性,是脑室旁条带状长 T2 信号,下像上可见略长 T1 征像,病灶形态不规则,可大小不一
基底节缺氧性变性	表现在脑基底节区对称性或不对称性低密度病灶,病灶可呈软化或略低密度改变,也可同时伴有脑白质及脑灰质受累,呈低密度改变	灰质受累,呈低密度改变。T2 加权像,能发现一些 CT 上难以发现或难以肯定的病灶,病灶呈略长 T1、长 T2 信号特征,明显软化病灶呈长 T1 长 T2 液化改变,病灶可单侧或双侧分布
脑孔洞形成	由于脑缺氧、缺血严重,局部脑组织大范围坏死液化,形成孔洞,在 CT 上病变部分脑组织呈低密度液化灶,并常见与脑穿通畸形一并存在	脑内较大范围的因缺血缺氧形成的软化坏死灶,病灶呈长 T1 长 T2 液性改变,若与穿通畸形共存有助于鉴别

(4)常同时伴有智力低下、言语障碍、惊厥、感知觉等多种障碍。

(5)排除其他进行性疾病所致的中枢性瘫痪及正常儿的一过性运动发育滞后。

(6)其他辅助检查有助于早期诊断,如头部 CT、MRI、B 超、EEG、SPECT、脑血流彩色多谱超声、体感诱发电位(SEP)、运动诱发电位(MEP)等。

脑瘫患儿的临床表现大多数都开始于婴儿期,但是,又不是所有的脑瘫患儿都会在早期表现出明显的异常症状,特别是轻症患儿,在 6 个月前,甚至 9 个月前,很难确切诊断。对于分型诊断,年龄越小也越有困难,原因为典型的体征尚未充分表现出来。所以,医生需要对婴儿进行仔细的观察和随访,反复多次全面进行评定,以便及早诊断、早期治疗。

2. 鉴别诊断　脑瘫的鉴别诊断见表 5-4。脑瘫的主要型别鉴别见表 5-5。

表 5-4 肌张力增高与降低需与 CP 鉴别的一些疾病

疾 病	鉴 别 要 点
Ⅰ.肌张力高的	
颅内肿瘤	颅内压增高,CT、MRI 发现站位性病变
脊髓损伤	有外伤史、智力无障碍,CT、MRI 脑部正常
先天脊柱裂	影像检查局部有异常
脑白质营养不良(leukodystrophies)	症状呈进行性加重
Ⅱ.肌张力低的	
婴儿脊髓性肌萎缩综合征(Werdnig Hoffmann)	智力正常,肌肉常有纤维 EMG 及肌活检可鉴别
先天性良性肌病	智力正常,面肌受累,肌活检可鉴别
福山型先天性肌营养不良	腓肠肌假性肥大,血中 CPK 上升,肌活检可鉴别
糖原代谢病	
Pompe 病	心肌损害,白细胞缺乏,测酸性麦芽糖酶活性
Cori 病	低血糖,肝肿大,淀粉-1-6-葡糖苷酶缺乏
Anderson Ⅱ 型	肝、脾肿大,1-4-葡萄糖酐-6-葡糖转化酶缺乏
乳儿型肌紧张性肌营养不良(infantile myotonic dystrophy)	哺乳障碍,白内障,EMG 和肌活检可鉴别
重症肌无力	新斯的明试验治疗有效
Prader-Willi 综合征	性腺发育不全、肥胖、尿中性激素和性腺激素偏低
Ehlers-Danlos 综合征	血管脆弱,皮肤弹性过强可牵拉如橡筋,头部活动度过大,外伤后出现伪肿瘤
良性先天性肌张力过低	除肌张力低外,无其他异常
异染性白质营养不良	先肌张力低,以后进行性痉挛出现,测尿中芳香基硫酸酯酶活性
智力发育迟滞	肌张力低不明显,且多在生后 6 个月前已有,以智力低下为主
Ⅲ.共济失调小脑退行性变	随年龄增长逐渐加重

表 5-5 脑性瘫痪的病型鉴别

运动与反射	痉挛型	强直型(僵硬型)	手足徐动型		失调型
			非紧张型	紧张型	
被动运动	关节屈曲,折刀样抵抗性伸展,可见钩缩倾向	铅管样、齿轮样抵抗	抵抗低下	不定(抵抗增大或低下)	抵抗低下和关节运动范围过大
不随意运动	(-)	(-)	(+)	(+)	(-)
肌紧张	亢进	亢进	低下	醒时变动有变化	低
腱反射亢进	(+)	(-)	(-)	(-)	(±)不定
病理反射					
巴氏征	(+)	(-)	(-)	(-)	(-)

二、临床治疗

(一)药物治疗

常用的药物有促进脑神经代谢的药物,如脑活素、神经再生因子、r-氨酪酸、B族维生素等;肌松弛剂常用力奥来索(巴氯芬)、妙纳、安定等;抗震颤麻痹药如美多巴、左旋多巴;抗胆碱能药如安坦等;自由基清除剂如维生素 C、维生素 E、维生素 B 等;其他如抗癫痫药和中药等。近年,美国和加拿大通过使用一种灌注泵进行持续的鞘内巴氯芬给药来改善患儿痉挛的方法。此法有效,但较为昂贵,广泛应用尚有一定困难。

(二)手术治疗

手术治疗包括矫形手术,如肌腱切断、肌腱延长、肌腱松解、肌腱移位等手术;神经手术如神经的肌支部分切断术,选择性脊神经后跟切断术;骨性手术如切骨术、关节融合术等。目前也开展了肉毒杆菌毒素 A 阻滞术,改善肌张力,矫正肌肉痉挛导致的畸形。颈动脉交感神经网剥离术,改善大脑供血等。先进的 CRW 立体定向手术系统,结合高精度的脑部磁共振扫描,可对脑内的有关病变部位进行精确的定位和毁损来减轻部分手足徐动型脑瘫的运动障碍。以上各种治疗的目的主要是纠正负重力线,矫正畸形,平衡肌力,降低肌张力,减少肌肉痉挛和挛缩。

第二节 脑性瘫痪的临床康复

一、康复评定

(一)评定的原则

1. 要把患儿看成是一个整体来进行全面的评定,不仅评定运动功能障碍情况,而且评定患儿整体发育、智能、语言等方面的表现。
2. 不仅评定其存在的缺陷,而且注意患儿现有的能力和潜能。
3. 结合患儿所处的家庭状况和社区情况进行评定,因为社会环境因素对患儿各个方面起着重要作用。

(二)评定的内容

1. 运动功能障碍的评定

(1)体格发育及运动发育 头围、身长、体重等的测量;了解小儿粗大运动及精细动作的发育规律,标准值可采用我国 1985 年 0~6 岁小儿生长发育评估表(见《实用儿科学》第四版 15 页至 28 页)。

(2)肌张力测定 年龄小的患儿常做以下检查:

1)硬度:肌张力增高时肌肉硬度增加,被动活动时有发紧发硬的感觉。肌张力低下时触之肌肉松软,被动活动时无抵抗感觉。

2)摆动度:固定肢体近端,使远端关节及肢体摆动,观察摆动幅度,肌张力增高时摆动度小,肌张力低下时无抵抗,摆动度大。

3)关节伸展度:被动伸屈关节时观察伸展、屈曲角度。肌张力升高时关节伸屈受限,肌张力低下时关节伸屈过度。小于1岁小儿关节伸展度正常标准参照表5-6。

表5-6 小于1岁正常小儿的关节伸展度

	1~3月	4~6月	7~9月	10~12月
内收肌角[1](外展角)	40°~80°	70°~110°	100°~140°	130°~150°
腘窝角[2]	80°~100°	90°~120°	110°~160°	150°~170°
足背屈角[3]	60°~70°	60°~70°	60°~70°	60°~70°
足跟耳试验[4]	80°~100°	90°~130°	120°~150°	140°~170°

注:1. 内收肌角(外展角):小儿仰卧位,检查者握住小儿膝部,使两下肢伸直,并向外展开,观察两大腿之间的角度。

2. 腘窝角:小儿仰卧位,使一侧下肢屈曲,大腿贴近腹部,伸直膝关节,观察小腿与大腿之间的角度。

3. 足背屈角:检查者用手按压小儿足部,使其尽量向小腿方向背屈,观察足背与小腿之间的角度。

4. 足跟耳试验:小儿仰卧位,检查者拉扯小儿一侧足,使其尽量向同侧耳部靠拢,观察足跟、臀部连线与检查台面形成的角度。

小于1岁正常小儿各关节活动范围如表5-6所示,若大于表中内收肌角、腘窝角及足跟耳角度,提示肌张力偏低;小于表中所列角度,提示肌张力偏高。足背屈角相反,大于60°~70°为肌力增高,小于60°~70°为肌张力减低。

年龄大些患儿还可采用修改的Ashworth痉挛评定法:

0级 无肌张力的增加。

Ⅰ级 肌张力轻度增加,受累部分被动屈曲时,在关节活动度(ROM)之末呈现最小的阻力或突然卡住和释放。

Ⅰ+级 肌张力轻度增加,在ROM后50%范围内突然卡住,然后在后50% ROM均呈现最小的阻力。

Ⅱ级 肌张力较明显地增加,通过ROM的大部分肌张力均较明显地增加,但受累部分仍能较容易地被移动。

Ⅲ级 肌张力严重增高,被动运动困难。

Ⅳ级 强直,受累部分被动屈曲时呈现强直状态而不能动。

(3)关节活动度的评定 关节活动度是指关节向各个方向所能活动的幅度。患儿自己活动所达到的范围称为主动关节活动范围;由检查者活动患儿的关节所达到的范围则为被动关节活动范围。关节活动范围的测量用测角计进行。

(4)肌力的评定 因为有肌张力变化的影响、智力低下情况和年龄太小不配合等因素的影响,所以脑瘫患儿肌力评定一般较困难。能配合的患儿常用徒手肌力检查法(MMT法)。

(5)平衡功能评定 参照表5-7 Berg平衡量表。评分标准见《运动疗法与作业疗法》,华夏出版社,2002年第一版145页。

(6)协调功能评定

1)共济运动检查:注意观察小儿体位、站立、步态、取物、玩耍等情况,了解四肢的共济运动。客观检查有以下几种方法:鼻—指—鼻试验:患儿与检查者对坐,用示指触自己鼻,然后触检查者之指,再触自己鼻,睁眼、闭眼皆试;指—鼻试验:取任何体位,患儿将臂伸直,再用示指触鼻尖;对指试验:拇指与其余指依次对指;轮替动作:快速反复地前臂旋前、旋后交替动作;跟膝胫试验:病儿平卧,抬高一腿,将足跟准确地落在另一膝盖上,然后沿胫骨向下移动;闭目难立征:双臂前伸,指分开,先睁眼后闭眼,有震颤、舞蹈、手足徐动时以上检查均完成不好。

表5-7 Berg 平衡量表

检查序号	检查内容	得分(0~4)
1	从坐位站起	
2	无支持站立	
3	无支持坐位	
4	从站立位坐下	
5	转移	
6	闭目站立	
7	双脚并拢站立	
8	上肢向前伸展并伸手向前移动	
9	从地面拾起物品	
10	转身向后看	
11	转身 360°	
12	将一只脚放在凳子上	
13	两脚一前一后站立	
14	单脚站立	
总分		

2)姿势控制能力的评定:

• 仰卧位:膝、髋关节屈曲,双上肢交叉,双手置于对侧肩;膝、髋关节屈曲,头上抬,然后依次左腿伸展、右腿伸展。

• 俯卧位:双上肢伸展置于头两侧,头中立位上抬;双下肢伸展,双上肢手心向下置于身体两侧,然后依次右膝屈曲、髋伸展,左膝屈曲、髋伸展;肘支撑,躯干伸直头上抬;手支撑,肘关节、髋关节伸展。

• 坐位:髋关节屈曲45°外旋,双足底相对而坐;双膝伸展、双髋关节屈曲90°~100°;坐于台子上双下肢自然下垂,双膝交替伸展。

• 跪立位:背部、颈部伸展呈膝手位,双手双膝负重;单膝跪位重心左右移动。

• 蹲位:双足平放,头、颈、躯干保持一条直线。

• 立位步行:取立位姿势,一侧腿迈出,骨盆躯干前倾,重心前移,双下肢伸展,左腿向前迈出、右腿向前迈出;一侧脚平放,同侧膝伸展负重,另侧下肢上抬;一侧下肢前方迈出足跟着地,另侧下肢伸展外旋。

3)姿势控制评定标准:

0 级　在被动运动的情况下也不能完成规定的体位

1级 被动运动可做到规定体位,但不能保持
2级 被动运动稍可维持规定体位
3级 无外力帮助勉强可完成规定体位
4级 用近似正常运动模式完成并维持规定体位
5级 正常

附:CP患儿常出现的异常姿势表现,见图5-1、5-2。

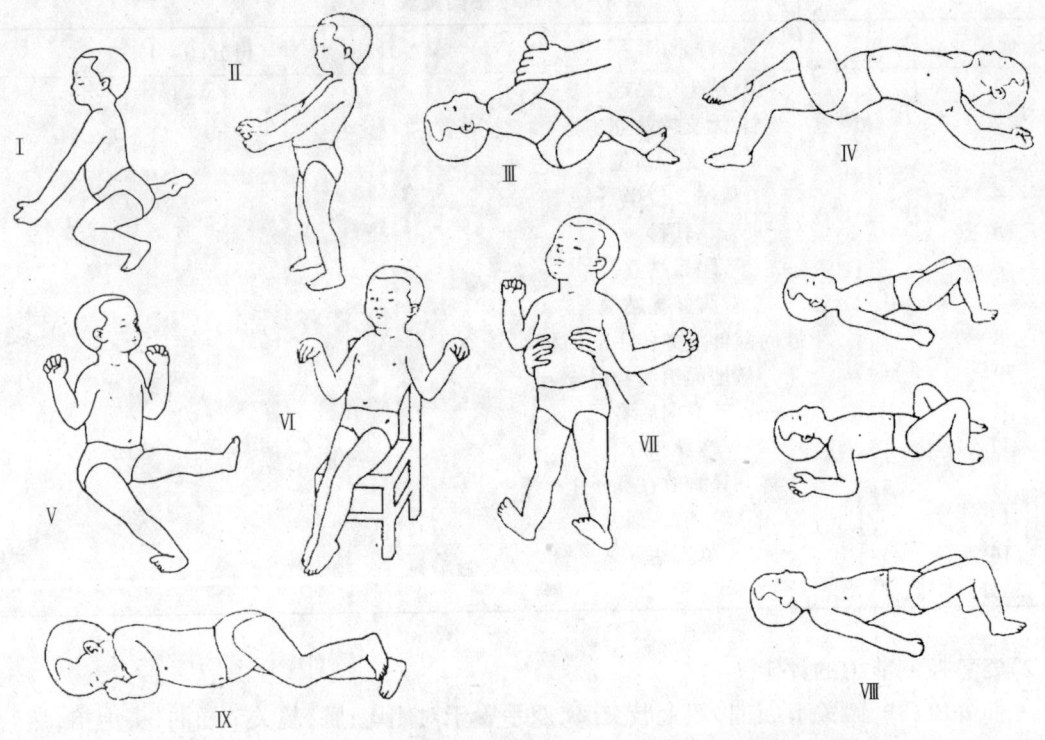

图5-1 手足徐动型CP患儿异常姿势

图5-1中:Ⅰ为手足徐动型儿的跪坐姿;Ⅱ为手足徐动型儿的后仰式站姿;Ⅲ为手足徐动型儿被提起时的姿势;Ⅳ为手足徐动型儿的翻身;Ⅴ为手足徐动型儿的坐姿;Ⅵ为手足徐动型儿紧张时的椅上坐姿;Ⅶ为手足徐动型儿的站姿;Ⅷ为手足徐动型儿在床或垫上挪动;Ⅸ为手足徐动型儿的俯卧姿。

图5-2中:Ⅰ为痉挛型儿仰卧时的上肢伸展、内收、两手握拳并互握的姿势;Ⅱ为痉挛型儿的下肢剪刀状交叉;Ⅲ为痉挛型儿的尖足站姿;Ⅳ为痉挛型儿的股内收站姿;Ⅴ为痉挛型儿双瘫的坐姿;Ⅵ为痉挛型儿的角弓反张;Ⅶ为痉挛型儿的爬姿;Ⅷ为痉挛型儿的翻身;Ⅸ为痉挛型儿的俯卧位;Ⅹ为痉挛型儿被提起时的姿势;Ⅺ为痉挛型四肢瘫儿的姿势;Ⅻ为痉挛型偏瘫儿的姿势;ⅩⅢ为对称性颈紧张反射(STNR或TNR);ⅩⅣ为不对称性颈紧张反射(ATNR)。

(7)原始反射与自动反应评定

1)原始反射:紧张性迷路反射(TLR):使小儿俯卧位时头稍前屈,则四肢屈曲,两腿屈曲于

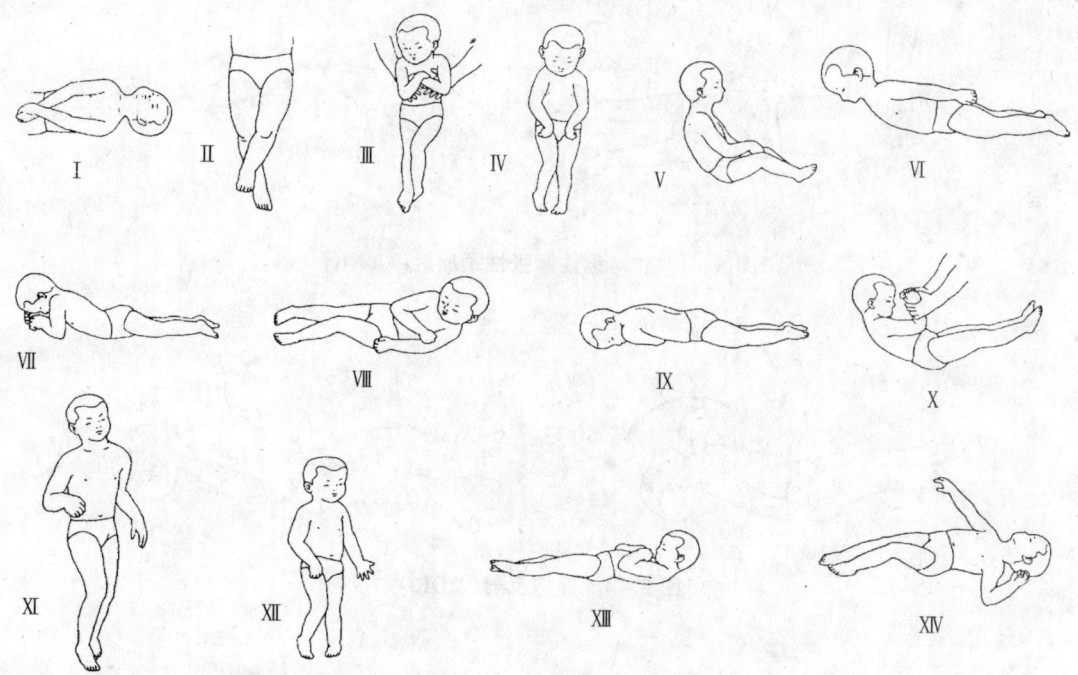

图 5-2 痉挛型 CP 患儿异常姿势

腹下；使小儿仰卧位时被动屈曲肢体，伸肌占优势。正常儿 4 个月左右消失，痉挛型脑瘫儿此反应增强、延长。非对称性紧张性颈反射（ATNR）：仰卧位使小儿头部转向一侧，可见颜面侧上下肢伸直，后头侧上下肢屈曲。正常儿 2~3 个月消失，过早消失可能有肌张力不全、强反应或持续存在于锥体束或锥体外系的病变，可阻碍小儿翻身动作（图 5-3）。拥抱反射（MO-RO）：拉手将小儿两肩拉起，使头背屈，但不离床，突然松手，出现拥抱相，两上肢外展，拇示指末节屈曲，各指扇形展开，肩和上肢内收，屈曲，呈现连续的拥抱样动作，下肢亦伸展，足趾展开，小儿多有惊吓状。正常儿 0~3 个月消失。伸展相：两上肢突然向外伸展，迅速落在床上。正常儿 3~6 个月消失，肌张力过高或过低或早产儿等经常呈阴性，骨折、神经损伤、偏瘫等反射呈不对称性（图 5-4）。握持反射：手握持反射（palmar grasp），刺激小儿尺侧手掌，引起小儿手屈曲握物，正常儿 2~3 个月消失，过强反射或持续存在可见于痉挛性瘫或核黄疸，不对称见于偏瘫、脑外伤；足握持反射（plantar-grasp）：仰卧位触碰婴儿足趾球部见足趾屈曲，正常儿 12 个月后消失，该反射缺如提示有脑损伤，或行走之前该反射必须消失（图 5-5）。交叉伸展反射（crossed extension）：仰卧位使一侧下肢屈曲、内旋并向床面压迫，可见对侧下肢伸展；使屈曲侧的下肢伸展，可见对侧伸展的下肢屈曲。正常儿 1~2 个月左右消失，此反应延长表示有脑损伤。躯干侧弯反射（galant）：小儿呈直立位或俯卧位，用手划小儿侧腰部，可引起躯干向刺激侧弯曲，正常儿 3~6 个月后消失，偏瘫时一侧减弱或消失，手足徐动型脑瘫儿往往亢进或持续存在（图 5-6）。

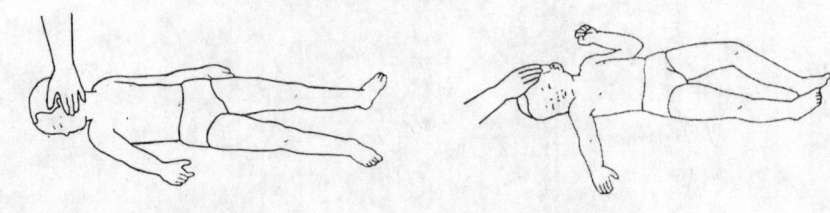

图5-3 非对称性紧张性颈反射(ATNR)

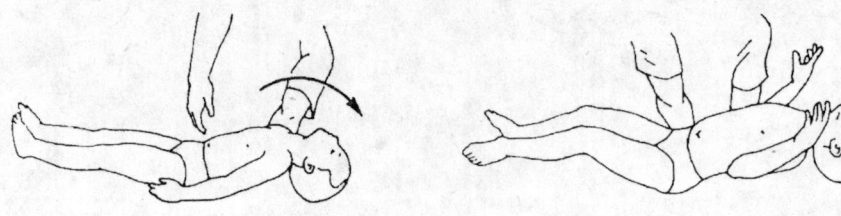

图5-4 拥抱反射(MORO)

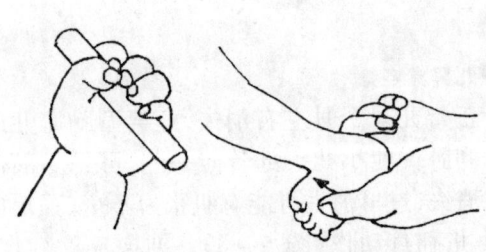 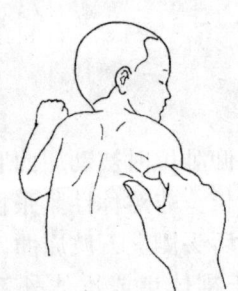

图5-5 握持反射(手、足)   图5-6 躯干侧弯反射

2)自动反应:翻正反应又分颈翻正反应与躯干翻正反应。颈翻正反应(neklrighting):仰卧位将头向一侧回旋,可见整个身体也一起回旋为阳性反应,正常儿1个月内出现,6个月消失;躯干翻正反应(bodyrighting):仰卧位使下肢和骨盆向一侧回旋,小儿主动将头抬起,翻至侧身位后,由于皮肤的非对称性刺激,身体又主动回到仰卧位,正常儿2岁出现,5岁后消失。平衡反应:倾斜反应(tilting reaction):将小儿仰卧或俯卧于平衡板上,上下肢伸展,左右倾斜平衡板,头部和胸部有调整,一侧上下肢屈曲,一侧上下肢伸直,正常儿6个月后开始出现,维持终生(图5-7)。坐位反应(sitting):包括前方、侧方、后方平衡反应,让小儿取坐位,向前、侧方、后方推小儿身体,此时小儿上肢主动向前、侧方、后方伸展支撑,正常时前方平衡6个月出现,侧方平衡7个月出现,后方平衡10个月出现(图5-8)。立位反应(hopping):使立位小儿主动前后迈步,一侧下肢向另一侧伸出,支持身体保持不倒,正常时前方平衡12个月出现,侧方平衡18个月出现,后方平衡24个月出现(图5-9)。保护性伸展反应(parachute):又称降落伞反应,支撑小儿躯体两侧,使头向下由高处接近床面,小儿出现两上肢对床呈支撑反应,正常时6个月出现,维持终生,6个月仍未出现可能为四肢瘫痪或痴呆(图5-10)。

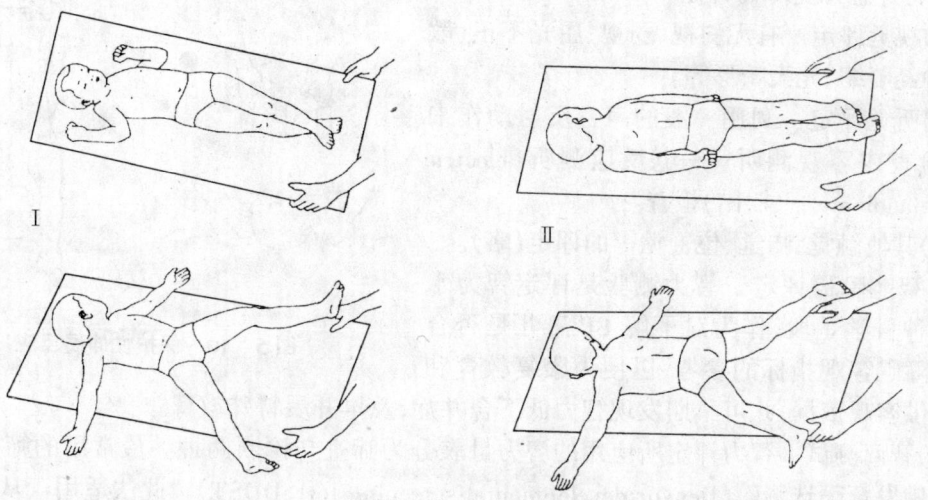

图 5-7　仰卧位（Ⅰ）和俯卧位（Ⅱ）的倾斜反应

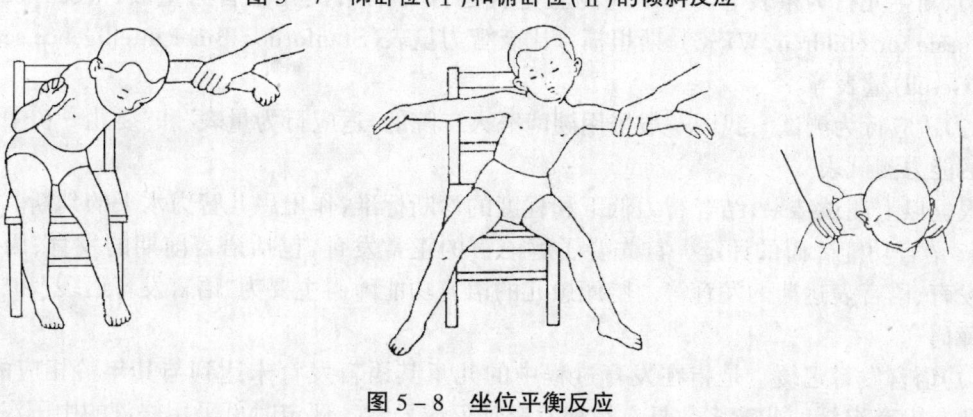

图 5-8　坐位平衡反应

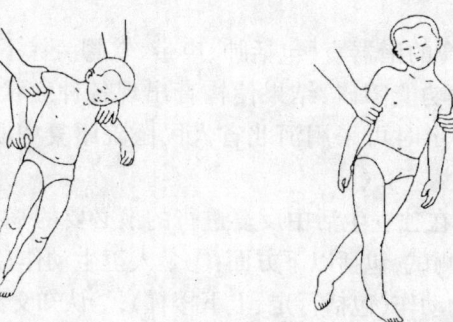

图 5-9　立位平衡反应

2. 特殊感知觉障碍评定

（1）视觉评定 有无斜视、弱视、屈光不正、散光、视神经萎缩、先天畸形等。

（2）听觉评定 利用一般的声音反射动作来观察、检查或客观测听——电反应测听（electric response audiometry，ERA）检查。

（3）其他触觉、味觉、位置觉等的评定（略）。

3. 智能障碍评定 智力测验是评定智力水平的一种科学手段，作为对了解 CP 患儿是否合并智力障碍客观指标的参考，以便为康复教育和防治提供客观依据，并可早期发现智力低下合并症，及早开展特殊教育。

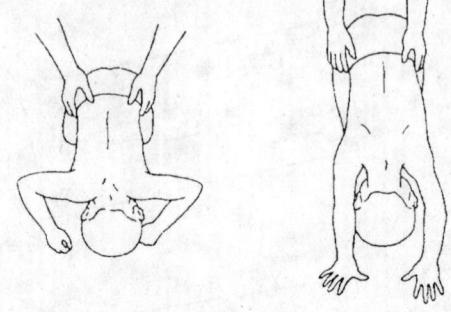

图 5-10 保护性伸展反应

（1）智商测试 智力评定所应用的智力量表分为筛查与诊断两种。最常用的筛查测验手段是丹佛发育筛选测验（Denvor developmental screening test，DDST）。此法适用于从出生至 6 岁儿童；另外，还有绘人测验（draw a man test）、图片词汇测验（peabody picture vocabulary test，PPVT）、新生儿行为量表等。诊断性测验是我国修订的韦氏儿童智力量表（Wechsler intelligence scale for children，WISC）、斯坦福-比奈智力量表（Stanford Binet intelligence scale）、格赛尔（Gesell）量表等。

（2）适应行为测试 我国一般采用湖南医大二院的"适应行为量表"和"婴儿—初中学生社会生活能力测试表"。

根据以上测试结果，结合智力低下和程度的诊断标准，作出患儿智力水平的判断。

4. 语言功能障碍的评定 首先要了解语言的正常发育，包括语言前期的发育、语言接受期的发育、语言表达期的发育等。脑瘫患儿的语言功能障碍主要为"语言发育迟缓"和"运动性构音障碍"。

（1）语言发育迟缓 是指在发育过程中的儿童其语言发育未达到与其年龄相应的水平。呈现语言发育迟缓的儿童多数具有精神发育迟延或异常。评定时可采用修订的中国汉语版的 S-S（sign-significance）检查法。

（2）运动性构音障碍 是由于参与发音的诸器官（包括肺、声带、软腭、舌、下颌、口唇）的肌肉系统及神经系统的疾病所致的语言运动功能障碍，结果使构音出现各种症状。如语音欠清晰、鼻音重、语速减慢、发声困难等等。评定时可采用河北省人民医院康复中心修订的 Frenchay 构音障碍评定法。

5. 功能独立性评定 日常生活活动是在独立生活中反复进行的最必要的基本活动，从实用角度来进行评定是对患儿综合活动能力的测试，包括以下方面：①个人卫生动作；②进食动作；③更衣动作；④排便动作；⑤转移动作；⑥移动动作（包括行走、上下楼梯）；⑦认知交流能力。

其评定方法称为 WEEFIM，包括患儿一般情况了解及 FIM 评定表。

WEEFIM 是 1983 年美国物理医学与康复学会和美国康复医学会提出的康复统一数据系统（uniform data system for medical rehabilitation，UDSMR）中的重要内容。它不仅评定了躯体功能，而且还评定了言语、认知和社会功能。已经过效度、信度的研究，在美国已大量应用于评定脑卒中、颅脑损伤、脊髓损伤、骨科和其他神经科疾病。目前加拿大、澳大利亚、德国、法国、意大利、日本等国也开始应用。我国也在逐渐应用中。

采用 WEEFIM 对脑瘫的疗效评定标准如下：

(1) WEEFIM 的等级　FIM 评分最少为 18 分，最高为 126 分，根据评分情况分级：

Ⅰ　独立　　　　　　　　126 分
Ⅱ　基本独立　　　　　　108~125 分
Ⅲ　极轻或有条件的依赖　90~107 分
Ⅳ　轻度依赖　　　　　　72~89 分
Ⅴ　中度依赖　　　　　　54~71 分
Ⅵ　重度依赖　　　　　　36~53 分
Ⅶ　极重度依赖　　　　　19~35 分
Ⅷ　完全依赖　　　　　　18 分

(2) 评定原则

Ⅰ　治疗后评分上升一级或两极，但达不到独立或基本独立两级的，评为显著有效。
Ⅱ　治疗后评分上升达到基本独立或独立级的，评为基本恢复。
Ⅲ　治疗后评分虽有上升但达不到升级标准的，评为有效。
Ⅳ　治疗后评分无变化者，评为无效。
Ⅴ　治疗后评分减少者，评为恶化。

另外还采用中国康复研究中心儿童康复科的"残疾患儿综合功能评定法"。此表包括五个方面内容：①认知功能：通过画片、实物、语言来进行认知功能评定。②言语功能：主要通过言语理解与表达来评定。③运动能力：对粗大运动和精细动作进行评定。④自理能力：在清洁、进食、穿脱衣服、入厕等基本自理动作方面进行评定。⑤社会适应：主要通过表达与言语来了解适应家庭及环境的情况。

二、康复治疗

对脑瘫患儿的运动功能障碍的康复，首先需要了解疾病的发展规律和对患儿有用的运动动作训练以及对长远康复目标的设立。通常采用和推广多样性的专门化治疗方案，也就是在我国推广中西医相结合、采用多种康复手段、全面康复患儿的原则。

现代对脑瘫康复疗法的方案不应是排除其他而单一依赖一种学派的治疗，而应引用多样性技术和策略，这些措施都应对患儿的功能改善和能力提高有一定的效果，并注意避免因不必要的或不合理的治疗而给患儿和家庭带来过重的负担。

(一) 康复的目的和原则

脑瘫康复治疗的目的是减轻致残因素造成的后果，尽最大努力改善功能，提高运动能力、语言能力和生活自理能力，争取达到能接受教育（正常教育或特殊教育）和生活自理。具体康复的原则：①早期发现，早期康复治疗，争取达到最理想效果。②康复治疗要与游戏玩耍相结合、与教育相结合。③康复治疗要与有效药物和必要手术相结合。④中西医结合，如中医针灸、按摩、中药等。⑤采用综合手段，全面康复。⑥康复训练要长期坚持。⑦康复训练内容要个体化。⑧康复训练患儿与培训家长相结合。

对脑瘫患儿的康复，应将正常的家庭生活、游戏以及持续不断的教育都作为一个整体的计划贯彻到患儿的每日生活中去。

(二)脑瘫儿童康复阶段的划分

1. 婴儿初期的训练　也称超早期训练。为生后6个月以前，脑瘫的症状还未完全出现时的训练，可期待完全恢复正常。

2. 婴儿后期至幼儿期的训练　也称早期训练。为6个月至3岁的患儿，脑瘫症状已明显，但尚无挛缩畸形时的训练。此期运动功能可有大幅度改善。

3. 学龄前期的训练　也称功能训练期。脑瘫症状已明确，可能有固定的挛缩畸形。此期在强化功能训练时可借助矫形器等辅助步行。

4. 学龄期的训练　也称能力训练。年龄在6岁以上的脑瘫儿童，需进行社会适应性训练，接受教育培训，提高生活质量，争取生活自理或部分自理。

(三)脑瘫康复治疗具体方法

1. 运动疗法　运动疗法即应用徒手或借助器械，利用力学原理来改善运动障碍、矫正异常姿势。它不单纯是被动地接受治疗，而更重要的是促进患儿本身主动地进行运动而达到治疗的目的。脑瘫康复常用的方法除传统运动疗法，例如增强肌力、维持ROM、按摩、步行训练外，常用的神经生理疗法有Bobath法、Rood法、Vojta法。

Bobath法(英国)——此方法的特点是在患儿身上选取一些控制运动的关键点，对痉挛的部位采用一些反射抑制模式进行抑制，待肌张力下降后，让患儿逐渐进行主动的、小范围的、不太用力的和不引起痉挛的关节活动；或通过平衡、防护、翻正反应引起运动，然后再负重取得平衡；或被动或主动地将肢体停放在关节活动范围的任一点上，在此位置上控制住不动，然后左右上下主动活动，反复再重复等，用这样的方法训练对运动的控制，最后再进行有意义的ADL训练，逐渐再过渡到正常运动。此法主要是尽量应用患侧，不主张用健侧代偿，对痉挛和弛缓分别对待，对痉挛采用抑制的原则，对弛缓采用促进的原则；主张物理治疗和作业治疗、康复护理相结合。

Rood法(美国)——此法突出了皮肤刺激的应用，或通过皮肤肌梭反射，或通过皮肤内脏反射以达到治疗目的。易化刺激的部位常用的为局部、皮肤内脏反射点或区等。易化刺激的方法，如按摩、振动、快速或稳定持续地牵张、快速摇摆、叩打等等。工具可是毛刷、玩具、沙袋和球等。

Vojta法(德国)——是通过对身体一定部位的压迫、刺激，诱导产生全身的反射性运动的一种方法，也称诱导方法。即通过正常运动和姿势的诱导，达到抑制和阻止异常运动的发生和发展的目的。通过反射性翻身和反射性俯爬反复规则地出现，即可恢复和促进将移动变为随意运动的这种综合能力的训练。

本书以Bobath法具体训练为例进行介绍。

(1) 维持正常肌张力所常用的活动模式

1) 扶骨盆轻轻向前后摇动，选取侧卧位置可减轻伸展的痉挛模式。

2) 完全屈曲或半屈曲，上下肢左右摆动。选择仰卧位置，利用屈曲模式抑制过强的伸肌痉挛模式。

3)分开患儿大腿坐在训练者腿上或圆滚垫上慢慢摇动,训练下肢屈曲外展。坐在圆滚垫上,让患儿双脚着地受压,可助放松下肢肌张力。

4)仰卧在训练球上,轻轻弹上弹落或前后摇动。伸直上肢,屈曲下肢以抑制痉挛模式。

5)俯卧在训练球上加压或慢慢摇动,来抑制屈曲痉挛模式及促进伸展模式。

(2)控制关键点　一般关键点有颅、肩、肘关节、腕关节、骨盆、髋关节、膝关节、足踝关节等。

1)头部前倾:控制痉挛,促进肢体较易屈曲;后倾:促进肢体较易伸展。

2)上肢连肩部:将上肢外展外旋、肘关节伸直、前臂外旋,达到抑制前胸肌和颈肌屈曲痉挛;促进手掌和手指自然张开;促进下肢外展、伸直和外旋;将上肢外旋,达到抑制上肢和肩部的屈曲痉挛;将上肢抬高和外旋,抑制上肢和肩部的屈曲痉挛和内收;促进腰背、髋关节及下肢伸展;将上肢斜向后方伸直和外旋,达到促进头、颈、躯干的伸展和手指的自然张开;用手抓住患儿的肩,以大拇指顶在背部,使肩往后用力,达到将头抬起的目的和保持正中位置。

3)下肢连骨盆:屈曲下肢,促进下肢外展、外旋及足背屈;控制膝关节伸直和外展、促进下肢外展和足背屈;俯卧头抬高,上肢伸展过头,躯干伸直,促进下肢及髋关节伸直;转动肩及上肢,促进翻身;抬高头时将它转向一边,促进爬行;仰卧将下肢外展,并向腹部屈曲,同时向下压,促进上肢向前伸展至中线;仰卧将骨盆转向一边,促进翻身;长坐位屈曲髋关节,躯干微向前倾,双下肢外展,促进躯干伸直、头抬起;坐前将患儿一只手保持在伸直外旋位置,然后将其身体推向相反方向,达到保护性伸展平衡反应;站立上肢伸直、外旋和微微斜向后面,达到对抗痉挛——抑制躯干、髋关节及下肢的屈曲痉挛;对抗徐动——促进腰部、髋关节及下肢伸直、外展和外旋;伸直和内旋上肢,屈曲腰部,达到对抗痉挛——促进髋和膝关节屈曲;对抗徐动——抑制痉挛和髋膝关节的过分伸直;四点跪,将一只腿轻轻抬起,然后将患儿身体向前后摇荡,达到促进平衡反应。

(3)各型脑瘫的训练要点

1)痉挛型:痉挛型患者的治疗原则是降低肌肉张力,提高拮抗肌的收缩;维持扩大关节活动度;利用 RIP(reflex inhibiting posture,RIP)抑制异常反射姿势,让患者学会主动运动;提高平衡能力;促进患者进行自发性的活动;诱发随意性的、分离性的运动。

2)手足徐动型:利用 RIP 来抑制异常的肌紧张和非对称性姿势;通过压迫、负重、抵抗等方法提高肌肉的同时性收缩能力;进行持续的中间位的姿势控制;给与适当的刺激,进行感觉的强化教育进而提高平衡能力。

3)共济失调型:提高肌肉的张力和肌肉的同时性收缩,进行持续的姿势控制;反复进行感觉的教育和再教育及距离测定能力的训练;提高平衡能力。

4)混合型:利用 RIP 进行痉挛的控制和非对称姿势的抑制;注意进行中间位的姿势控制及主动运动能力的诱发,提高平衡能力;另外,注意关节活动度的训练。

(4)早期治疗　是根据运动发育的顺序对患者进行运动、姿势、感觉的教育和再教育。这种方法适用于小龄患儿和共济失调型患者。具体方法是因人而异的,关键是要掌握正常小儿运动发展规律及对技术治疗的理解。在此基础上根据不同类型的脑瘫儿童的特点及存在的主要问题,结合治疗原则、目的,边训练、边评定,边调整训练方法,以达到理想效果。主要训练内容如下:

1)仰卧位:包括头部的控制;双上肢前方伸展及在中线部位的控制;翻身及翻身起坐;骨盆的控制;双下肢的屈曲、伸展、外展、内收的控制训练以及踝关节的控制训练。

2)俯卧位:包括双肘双手的支撑和头部的控制;匍匐爬;躯干的控制和上肢保护性伸展的诱发;膝手位姿势的保持和爬行训练。

3)坐位:利用翻正反应进行头部、躯干、骨盆的控制与强化训练;上肢的保护性伸展的诱发与强化;长坐位、横坐位、椅坐位的保持与平衡训练;躯干的旋转及上肢活动范围扩大性训练;坐位到立位借助性站起等训练。

4)跪立位和立位:包括跪立位姿势的对线与保持以及平衡的训练;单腿的跪立位保持;立位的保持以及立位的平衡训练。

5)步行:包括借助性步行及独立步行训练。

2. 作业疗法　是为改善患者的功能,以恢复其独立生活的能力。有针对性地从日常生活活动、学习劳动、认知活动中,选择一些作业项目,对患儿进行训练的方法。

(1)治疗原则　早期发现,早期治疗;促通和抑制训练并用;保持正确性和对称性;加强调节和平衡能力;家庭指导和治疗师训练相结合;训练需要与游戏相结合,提高兴趣。

(2)生活自理动作训练　侧重上肢功能和智能提高为主的作业疗法,使患儿获得动作能力和社会生活能力,促进了患儿全身心的发育,使其在各个方面达到最大限度的自立。对已固定化了的重症患儿,除改善功能外,根据障碍程度可使用代偿辅助手段来提高其自理能力。生活自理动作训练可以参照脑瘫护理部分进行。

1)进食训练:针对脑瘫儿在进食中经常出现的问题以不同的方法指导训练。例如:喂食时首先要摆正喂食的位置,以放松和减轻痉挛;控制患儿的下颌,加强患儿的咀嚼能力;在餐具和食品上也要加以改造以适合脑瘫儿。例如,最好选择硬塑料餐具,勺面要浅平,盘和碗要带有把手和防滑功能等。训练时要有耐心,可把进食动作分解成几个小动作,分头训练,以后再将其连贯起来。训练时要注意在保证患儿入量的基础上,每日三餐都要训练。

2)穿脱衣训练:由于脑瘫型别、程度、年龄等原因,训练方法要有所不同。开始训练时要从简单衣裤开始,首先让患儿了解脱穿衣的顺序,脱衣时先脱健侧,后脱患侧;穿衣时先穿患侧,再穿健侧;先给予辅助,后逐渐减少借助,学会自己独立穿脱。

3)大小便训练:一般可从两岁开始训练,先准备前面或两旁带有把手的便盆,给患儿一个稳定的姿势和位置。另外要养成定时大小便的习惯,学会控制大小便,然后一日中每次大小便都给以训练机会。二便训练亦是综合动作训练,其中包括穿脱裤子、站立、坐位平衡训练,甚至蹲起训练,便后处理训练等。

4)清洁等其他生活动作训练:清洁、整容、社交、使用器具动作、床上动作、轮椅上动作、站立动作等的训练,都要根据患儿患病程度、性别、年龄等的不同制订出切实可行的计划,耐心地按照脑瘫儿康复训练的原则进行。

5)除自理动作的训练外,还有不良姿势的改善,如患儿坐位姿势的纠正;平衡能力的训练;上肢协调性与双手灵巧性运动等功能训练;以及语言、认知能力的提高等。

3. 语言障碍治疗　目的是提供语言刺激,激发患儿对语言运动的兴趣,协助患儿建立、提高交往技能,以应付日常生活及学习上的需要。要取得良好的效果应请专科言语治疗师来进行训练。

(1) 接受语言能力的训练　有智力障碍的首先提高智力的训练,包括注意力训练,如在提示下让患儿停止进行中的活动,听到自己姓名时能聆听教师指示等;符号理解训练,如对实物的理解能力,对玩具的理解能力等;言语理解训练,如环境理解,理解单字或双字词的意义;与交往技能有关的训练,如视觉、听觉和其他知觉的训练。

(2) 表达语言能力训练　包括口语前训练,如动作或手势,环境发音、模仿能力训练等;言语表达能力训练,如单词、双词、简单短句的训练;非言语表达能力训练,如一般人常用的手势或动作训练,沟通图表训练等。

(3) 构音障碍训练　包括基础性训练,如呼吸训练、改善下颌及上唇的控制,改善舌的控制,控制不随意运动和促进协调运动,改善口腔的知觉;构音训练,参照构音检查的结果对患儿进行构音的训练,先由构音容易的音开始(双唇音),然后向较难的音(软腭音、齿音、舌齿音等)进展,克服鼻音化的训练、韵律训练。

4. 矫形器、拐杖、轮椅等助行器的应用　脑瘫患儿应用矫形器的目的是帮助负重,保持良好肢位,起到局部稳定作用,预防和纠正肢体挛缩变形,控制不随意运动,改善坐、站立和步行能力等。矫形器还针对尖足畸形、腕手指畸形矫治等。其他有保持站立位的装置、保持坐位装置等亦常用。行走困难的患儿重要的辅助移动工具是轮椅、借助轮椅移动可达到代步的目的。必要时可在轮椅上配备适当的托板及靠垫矫正其异常姿势。拐杖、步行器的应用可使患儿身体的支撑面增大、中心摆幅减小、增加身体的稳定性,从而达到辅助站立和行走的目的(表5-8)。

表5-8　脑瘫患儿常用的矫形器及辅助器具

问题	目的	矫形器
撞头:有意或无意	保护头、脸	安全帽
张口:流涎、进食、言语困难	促进口闭合	下颌托靠弹力带连接到轻质头带上
手握拳	维持功能位	二指长手套型板
腕手固定屈曲畸形	防止进一步畸形	支撑前臂腕手、手指掌侧于功能位的矫形器
固定肘屈曲畸形	同上	全臂长圆筒套
不能保持肘伸展	使肘支撑负重	全臂长圆筒绑套
不能主动伸腕影响手功能	促使腕伸展	抑制腕屈曲的矫形器
不能主动外展拇指影响手功能	使拇指外展	使拇指保持于外展位的矫形器
意向性震颤影响手功能	减少震颤	加有重量的腕带
躯干控制不良和非对称性姿势	保持直立对称性坐位	可调式有肩带或腹股沟带的躯干矫形器
双髋内收	获得满意的姿势	可调的髋外展矫形器
膝固定屈曲畸形	支持站立时膝伸展	长下肢矫形器
尖足步行	促足背屈足跟着地	短下肢矫形器
足畸型	保持正常姿势	矫形鞋

5. 心理治疗及教育康复

(1) 儿童心理学是研究儿童心理发展规律和儿童各年龄阶段心理特征的科学。一旦心理发展规律被破坏,即出现心理障碍。脑瘫患儿由于运动功能障碍,动作受限,活动范围小,往往又伴随智力低下,因而经常导致心理上的异常发展。异常心理往往又导致异常行为,进一步限制了患儿的运动、语言等能力的发展。例如脑瘫患儿经常出现的"过度依赖与胆小"、"情绪极不稳定"、"自我控制能力低下"、"易冲动"、"敏感、自尊心强"、"注意力分散"、"记忆差"、"孤独自卑"、"对环境适应能力差"、"性格不安定倾向"、"自伤或他伤"等异常。以上心理障碍应由专科心理治疗师担当,主要方法是根据脑瘫儿童心理特点和不同心理情况进行心理评定,然后进行个别心理疗法、集体疗法、行为疗法、家庭疗法及其他文体音乐疗法等等,循序渐进地、学用结合地加强正面教育,多给以鼓励,创造正常的心理环境,要在运动、智力康复的同时注意心理康复。

(2)脑瘫患儿既然是社会中的一分子,就应该像其他儿童一样享受义务教育,能根据本身的能力,接受知识,学习理解事物,交流信息及学习文化,为将来自立做好准备。由于脑瘫患儿在运动和智能上受限制,一般学校的环境不适合,应该根据他们的特殊能力和特殊需要的设备设施,制订特别的课程和采用不同的教学方法进行特殊教育。

教育是人生的基础,患儿接受教育越早越好。其对象除患儿外还应包括对双亲家属的教育,如在精神、知识的指导、训练方法的指导等。还要对康复工作人员进行培训,提高其水平,这样才能达到教育康复的效果。

6. 中医疗法　脑性瘫痪属于中医"五迟"、"五硬"范畴。治疗方法有中药疗法,例如:肝肾不足型的滋补肝肾;脾肾两虚型的健脾益肾;心血不足型的补血养心;寒凝血滞型的温经通络。针刺疗法,例如、体针、头针、推拿疗法,根据不同型别、障碍肢体的不同、合并障碍的不同选用不同穴位和推拿方法。

7. 其他方法　物理因子疗法在脑瘫患儿的康复治疗中有不可忽视的重要作用。常用的方法有水疗法,是利用水的温度、浮力、静压力、流体动力学和它所含的化学物质,以各种方式作用于患儿机体。如水中运动和涡流浴用来改善患儿感觉功能、平衡功能、协调性,降低肌张力,扩大关节活动范围,提高肌力,有利于呼吸功能以及心理的调整等。也常用低频电疗法,可增强肌力和肌张力或降低肌张力作用。其他温热疗法,如蜡疗、红外线疗法、泥疗法等也有利于肌张力的降低和痉挛的缓解。年龄大些的患儿可配合治疗的也可做生物反馈疗法,这是一种主动性训练方法,可增强肌力、降低肌张力。另外,一定不要忽视认知教育、心理疗法、文体治疗、感觉统合训练以及与平衡功能研究为主的恢复平衡功能的训练等等。在康复治疗中一定要注意中西医相结合,采用综合手段全面康复。

8. 引导式教育

(1)引导式教育的概念　引导式教育(conductive education)是通过一系列精心策划的活动,使运动功能障碍的儿童得到包括运动、言语、智能、社交、情感及个性等各方面的发展,克服身体的运动障碍及由此而引发的其他问题。

引导式教育是由安德拉斯·彼图(Andras Peto)教授于20世纪40年代在匈牙利发展起来的。彼图教授是一位医生和教育家,他在布达佩斯(Budapest)创建了国立运动损伤和引导员培训学院以及脑瘫学院。

目前在一般的康复治疗机构中,脑瘫患儿在康复治疗时要由一种环境转到另一种环境,患儿要不断地适应各种不同的要求,因而影响了训练效果和已学到的东西,也浪费了一部分患儿和训练员的时间和精力。而引导式教育避免了这些不足,它是一个全面教育与康复治疗相结合的体系。它首先是强调纵向的持续性,包括从早期预防、早期诊断,过渡到接受教育。第二是强调横向的连续性,引导员对患儿都有整体的认识,把学习和训练的内容融合在全天的生活中,对患儿的要求也是全天一致的。学习和训练通过引导员、全日的程序、特殊的条式木制器具以及家长的参与而达到。

引导式教育是将康复治疗与教育相结合的综合方法。鉴于脑瘫患儿的特殊情况,如智力低下、适应环境能力差,加之严重的四肢障碍又影响患儿的学习过程,使他们在发育和接受教育方面落后于同龄正常儿童。此法用一种统一的形式对脑瘫患儿进行治疗与教育。它的关键在于众多训练统一起来,患儿在任何时候任何情况下都被视为一个整体。如要求患儿解释动作、说出名称,并描述参加运动的躯体部位,言语与躯体形象成为一体。患儿从功能角度学习,并了解到所学的任何事物之间都有总体联系。这种学习方法以巴甫洛夫的条件反射学说为根据。另外,学习任何一种功能技巧,都应不断实践,整体的、部分的皆不可少。日常的训练对维持能力起着举足轻重的作用。所以在引导式教育中,患儿经过每日不断的技巧训练,学会坐立、行走、吃饭、说话。

(2)引导式教育的组成

1)引导员:教授患儿所有的日常生活的作业和言语,了解患儿所有的心理、生理问题,对患儿有整体的认识。由他来设计方案,将一天活动中的每一部分都综合起来,即学习和训练的内容融合在全日的生活中,因而对引导员的培训和要求是非常重要的。

2)小组:引导式教育是以小组形式进行的,是人与人之间表达思想情感的主要方式。在患儿互相影响下,他们的视觉及听觉技巧也得到发展。由于患儿经常得到鼓励,因而会努力做出一些必须的动作或发出声音或说出有意义的句子。在大运动训练程序后立即引进游戏活动,可使患儿立即把已学的内容自然地运用起来。这种形式的训练给予了患儿充裕的时间,以自己的步骤没有压力地主动发挥,达到训练的目标。通过小组形式达到以下目的:社会交往;刺激患儿的主动性;增强注意力;增加安全感;达到重复和强化作用。可将情况相似的患儿分为一组,如各种痉挛型患儿为一组、手足徐动型患儿为一组,或按年龄、或按病情轻重不同分组,可15~20名为一组。

3)节律性意向言语:节律性意向言语是引导式教育中的一种促进方法,利用语言的内容及节律性,协助儿童计划、发动及协调动作以实践儿童头脑中的意向,去实施生活中的各种活动。它有两个部分:

•意向:意味着目标。当一个患儿口述一种意向时"我……"这表示他在学习达到一个目标,他在思想上准备着活动,用语言联系着运动,可促进运动的学习。

•节律性:有节律地数数或唱歌,给患儿们一个时间的感觉,帮助发展他们运动的节律。患儿通过使用语言或内在语言以表达意图,随着节律性运动数数,如从1数到5,同时使用动态言语"上、上、上"或"下、下、下",或结合动作说"是"、"鸣"、"好"等等。在训练开始时,患儿把纸上的面粉吹开,练习合唇的动作;在训练结束时,再比赛看谁能发出最长的"呀"声。患儿大运动如躺卧、站立、坐位等训练时,也都是随韵律性意向进行,在此同时又训练了患儿的专注力、思考力、方位辨认能力、表达及理解能力。节律性意向活动是一种辅助患儿克服自身困难的手段,它使患儿有时间去强化与重复。经过节律意向活动,患儿可习得有关自身人体形象、所占据的空间,以及房间、天花板、地板空间的认识。还可向患儿提供方向或目标,并引导他们达到这一目标,学会组织自己的思想和行为。通过数数使节奏、时间与运动相匹配。当进行意向(言语)活动时,患儿便知道他该干什么,所以语言的使用对患儿是非常有意义的。

4)工作:引导式教育要做一系列作业,其中包括一种或多种运动作业或目标性功能作业。引导者设定准确的目标,将运动作业分成几个部分,使患儿尽量能够完成。例如动作的序列:这个习作程序的目的是在不同姿势下能抬双臂举过头,把这个目标分解为以下几个部分。首先让患儿侧卧,双臂伸至肩的水平,达到这种位置后,双手放开或互握或抓住棒子,双臂伸直向上转到仰卧,上臂保持上举过头的位置,然后向另一边侧卧,又回到仰卧。再从仰卧转到俯卧,从俯卧又转回仰卧。让他们借助双臂在头上的摆动来学习从仰卧到起坐和再由坐着到躺下的动作。一旦他们学会了坐着能把上臂举过头,以及能起坐和躺下,前面的分解动作的训练就可省略掉。又例如:痉挛型患儿手部功能(伸手—抓握—放松)训练指导原则:建立功能性或正确的抓握姿势;在各种不同的姿势练习这一连串动作;建立正确的起点姿势,如仰卧或俯卧和坐姿等;以多种不同姿势建立"节律性反向动作",可使紧张肌肉放松;指导患儿正确地做放松动作;一手固定,一手移动;指导患儿了解其关连反应,加以改正,并且学习身体各部位的分离动作;抓握和吹气;发展双手感知觉;辅助仪器和家具;在日常生活中强化伸手—抓握—放松这一连串动作。再例如:学习书写的课题,需将此课题分解为以下几个部分:坐在椅子上不动双臂的能力;单独转动头部的能力;不动头部自由转动双眼的能力;对称感;将两前臂放在桌上的能力;分别运动双手的能力;轻握笔的控制能力;感觉自己的身体,并了解自己是空间内一个功能单位的能力。

制定了有关掌握书写技巧的最终要求的计划方案后,即可循序渐进地从最基本的训练开始,患儿先学习"我把双手放在一起"——获得对称感,掌握一种功能姿势;"我伸直肘部"——增加运动控制性和保持抗地心引力姿势的能力;"我看我的双手"——以训练其中线活动性;"我的双脚下垂着"——克服总体运动,训练人体在部分运动时固定另一部分。上述这些活动均可在自由坐着时进行,或其他姿势时也可,如仰卧或俯卧时。在患儿保持平衡时,可让患儿背一首儿歌,如:"我望着窗,我看着门,抬头看蓝天,低头看大地。"另外,必须学会手臂单独运动,尤其是手部、手指个别运动和握拳训练,以及对侧手的配合训练等等。通过鼓励患儿伸手和抓握,来发展双手协调和手眼协调功能,然后让患儿将手放在不同位置,作选择性手指运动,训练视—空间觉的辨别及相互关系,最后引导患儿绘画和书写。

要鼓励家长参与,这有利于教育家长,使家长协助训练,甚至承担引导员的角色。

5)引导式教育必备的条件、器材、时间表:引导式教育要有必备的训练器材以及放置器材的空间。器材有木条长台、矮凳、梯背椅(架)、木棒排、横棒、斜板、墙镜、橱柜、便盆、放在地上的梯等(图5-11)。除以上必备的空间和器材外,最好的学习环境是以儿童为中心,鼓励儿童自我帮助的环境以及一个切实可行的时间表,可参考表5-9。

二、康复护理

脑瘫的康复护理是脑瘫康复和管理的重要环节之一,是取得康复效果的保障。脑瘫患儿除了运动障碍和身体姿势异常的主要障碍外,同时还经常伴有智力低下、语言障碍、视听觉障

表5-9 引导式教育一日时间表

时间		活动内容
上午	6:30~7:30	起床、收拾床铺、入厕、穿衣、梳洗
	7:30~8:30	穿鞋袜、早餐、入厕
	8:30~10:30	学习训练(于不同的位置下,训练身体各部分活动及控制能力)
		卧
		坐
		站
	10:00~10:30	入厕、穿脱裤子、步行到不同班组
	10:30~11:30	学习训练口部运动、学习发音等
		上课读生字、学音乐
中午	11:30~12:30	午餐
	12:30~2:00	午休
下午	2:00~4:00	上课:如数数、识字……等
	4:00~4:30	小组游戏
	4:30~5:30	坐位做多项手部运动
	5:30~6:30	晚餐、入厕
晚间	6:30~8:30	洗澡、穿衣
		看电视、听故事
	8:30~	脱衣、睡觉

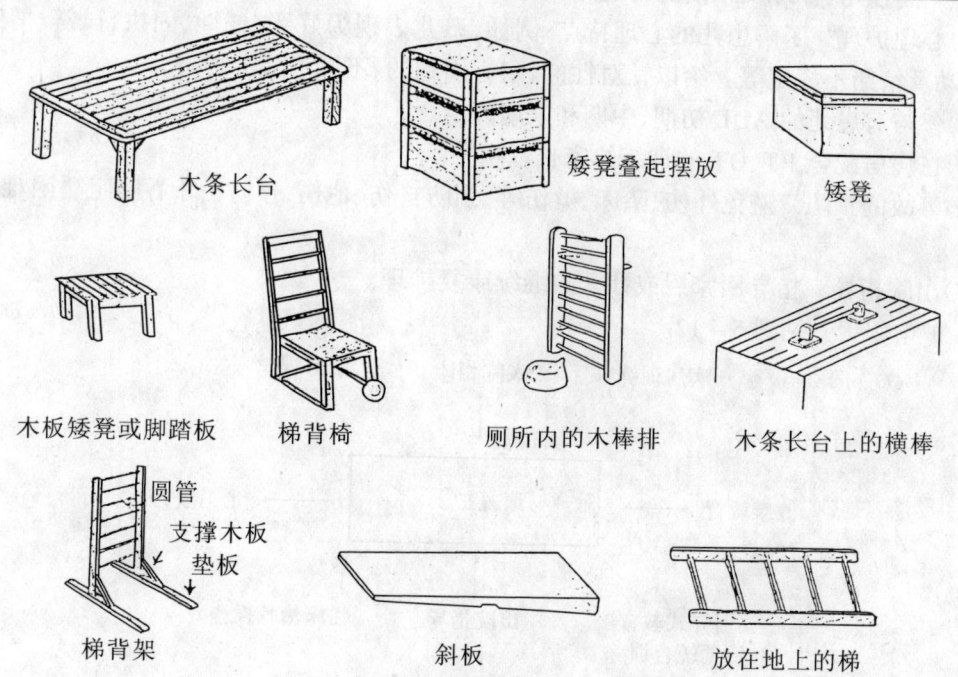

图5-11 引导式教育训练器材

碍,甚至癫痫、抽搐等,重者则生活不能自理。大部分患儿体质发育差、易感冒发烧和患其他疾病,平时或在训练中易发生跌伤等问题。根据脑瘫患儿的特点,康复护理包括以下内容。

(一)脑瘫康复护理的目标及特点

1. 护理目标

(1) 在护理脑瘫患儿的过程中,多观察、全面了解和发现患儿的临床表现及体征,为康复治疗提供依据。

(2) 做好患儿生活护理,加强营养、预防感染,对有吞咽、咀嚼障碍者防止呛咳或窒息。

(3) 根据脑瘫病情程度,给予不同程度的日常生活活动护理和训练。

(4) 创造良好的训练环境,开展病区活动,促进患儿全身心的发育,提高康复疗效。

(5) 预防关节挛缩等继发障碍的出现及因跌伤造成的二次损伤并发症的发生,最大限度地减少障碍,提高生活自理能力。

(6) 采取护理措施,随时纠正患儿的不正确姿势,从而尽量减少肌肉的紧张程度。

(7) 要经常和定期给患儿家长以咨询和指导,争取家长的配合。

2. 护理特点 脑瘫患儿的康复护理除包含一般临床医院的护理内容外,还有其康复护理的特点:

(1) 入院相谈 其内容包括对入院患儿家长交代病房规章制度、了解病情并做记录、做初步的ADL评定、卫生安全宣教、征求家长意见和要求等。

(2) 健康教育 宣传保健育儿知识及康复知识,例如:口腔清洁、卫生习惯的养成、感染的预防、癫痫的预防、护理及尿便的管理知识等。

(3) 心理护理 了解患儿的心理特点,例如,患儿表现为好哭、任性、固执、孤僻、情感脆弱易于激动及情绪不稳定等。给以针对性的、耐心周到的、不同形式的护理;

(4) 参与对患儿的ADL初期、中期和末期评定。

(5) 在病房配合PT、OT的训练给家长以指导。

(6) 事故的预防 避免外伤、坠床、烫伤等,预防自伤、他伤,预防由于吞咽咀嚼困难引起的窒息等。

(7) 出院指导 指导回家后或社区的继续康复护理。

3. 护士职责 见图5-12。

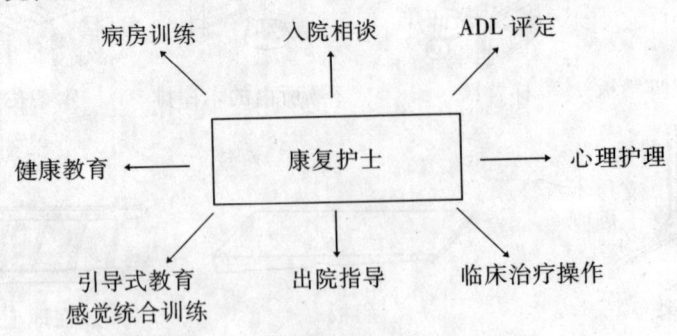

图5-12 脑瘫科康复护士职责

(二)脑瘫康复护理内容

1. 康复护理观察内容

(1)生长发育速度的观察　包括患儿身长、体重、头围的定期测量,如住院患儿每周测量一次并做记录。经常将正常儿和患儿做比较分析。

(2)颅面和口腔的观察　如患儿的面容表现发呆、反应迟钝、双眼斜视、张口流涎、牙齿发育不良,吸吮、咀嚼、吞咽等障碍,造成患儿引水、进食困难。

(3)语言交往能力的观察　因患儿脑发育不全,造成语言发育迟缓,因痉挛造成运动性构音障碍而发音困难,语言欠清晰。

(4)感觉障碍的观察　包括视觉、听觉、触觉等方面能力的障碍而表现出视物不清、听力差和触觉迟钝或敏感等。

(5)运动和姿势的观察　脑瘫患儿因肌张力的变化、反射的异常等原因,表现运动发育落后和姿势异常。例如头的控制、翻身、坐、爬、站、走等动作到该完成的年龄仍不能完成;又如双下肢肌张力增高而站立行走时呈剪刀步态,肌张力低时患儿仰卧位呈蛙状。

2. 不正确姿势的纠正方法

(1)正确的抱姿　面对面的抱法:适用于上肢有一定肌张力的患儿。嘱患儿将双手搂抱在抱者的颈后,抱者用双手托住患儿的臀部并使患儿的双腿分开、置于抱者髋部的两侧。另一种方法为一手托头、一手托臀法,适于上肢肌张力低的患儿,抱者一手托住患儿头的后部,并用此手的前臂内侧托住患儿的背部,另一手托住患儿的臀部,并使患儿的双腿分开置于抱者髋部的两侧。面对背的抱法:此法适用于手足徐动型患儿。抱者位于患儿的背部,用双手从患儿的腋下插入至前方,然后用双手搂抱在患儿的胸腹部。双手抱膝法:为了促进患儿头和躯干的伸展采用这种方法,抱者位于患儿的背部,双手从患儿的腋下插入至前方,将患儿的双手置于腹部使双膝与髂骨尽力成屈曲状态,然后用双手搂抱在患儿屈曲的小腿部(图5-13)。

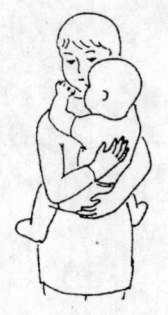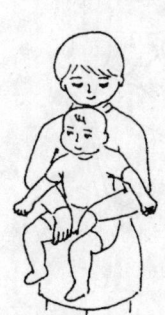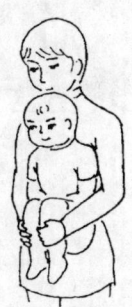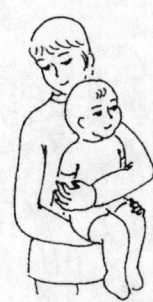

图 5-13　携抱训练

(2)适宜的卧姿　侧卧位有利于抑制全身伸肌痉挛和颈肢反射作用而改善全身痉挛状态。俯卧位有利于患儿抬头功能的训练,但容易出现不正确姿势,因此,护理时应随时纠正和保持患儿的正确姿势。如护士一手托起患儿的下颏使其头部抬起,另一手握住患儿的前臂或肘部向前屈曲,然后在患儿的前胸下垫以约10厘米高的软枕或海绵垫支起上身,以便于抬头动作训练。

(3)正确的坐姿 在坐姿训练前要准备好合适的桌椅。椅坐位时让患儿头居中抬起,双肘平放于桌上,挺胸,髋、膝、踝关节屈曲 90°,双足距等肩宽放平于地面踏实。痉挛型患儿长坐位时,先将患儿的两腿分开,上身前倾,并用手将患儿下肢压直,鼓励患儿向前弯腰。

3. ADL 护理与训练 患儿能否走路、说话、上学等固然重要,但是吃饭、大小便、穿脱衣、清洁、移动等更是迫切需要先解决的问题。因为患儿无法一辈子依赖父母的照顾,所以必须及早训练患儿在日常生活的各项事务上努力克服障碍,达到生活自理。

(1)喂食

1)姿势:喂食时最重要的是应该保持患儿正确的姿势,即头和肩向前、髋关节弯曲。用奶瓶喂食时,要鼓励患儿自己拿奶瓶,家长可在患儿吸吮时用手控制其嘴部,并在胸前加压力(图 5-14A)。用匙喂食时,也要保持正确姿势(图 5-14B)。坐不稳的患儿用背架支持着喂食可以较为轻松些(图 5-14C);或使患儿坐稳后,将患儿的两腿分开,跨坐在母亲的大腿上,并控制其肩部保持向前(图 5-14D)。喂食时,若患儿的腿过度伸展,可把腿垫高、膝弯曲,使患儿的髋关节弯曲角度加大(图 5-14E)。

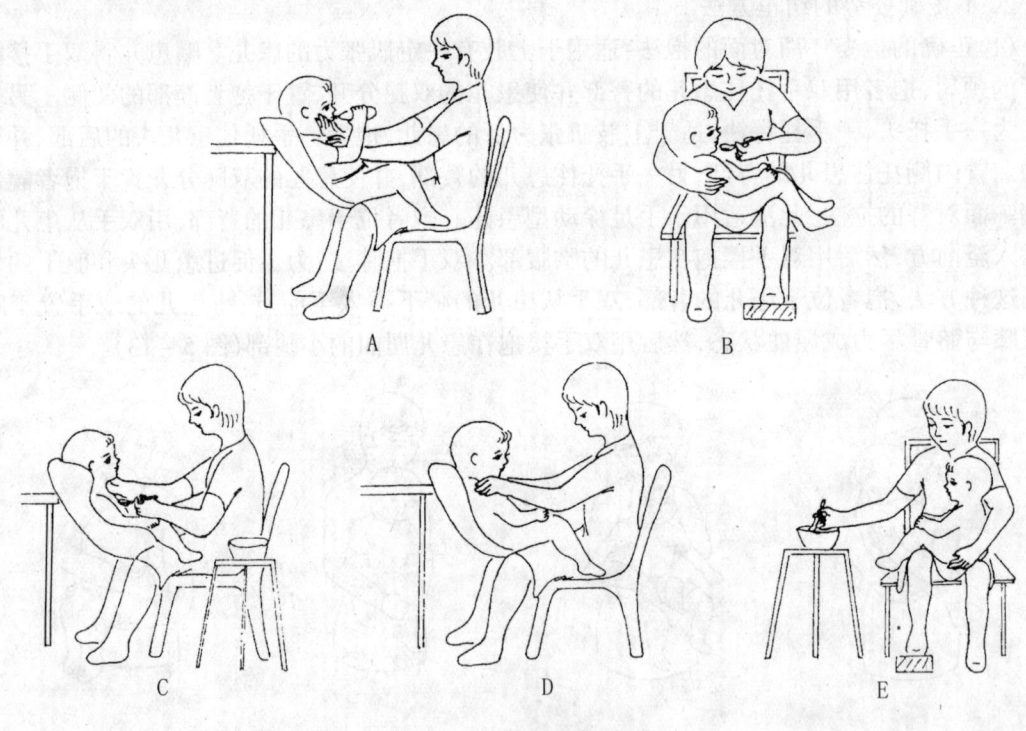

图 5-14 喂食训练

2)控制嘴的功能:母亲或医务人员位于患儿的右侧,用右手大拇指放在耳前下颌关节,食指在下唇及下颌之间,中指置于下颌后面,给予稳定持续的压力(图 5-15A);或者面对患儿控制下颌(图 5-15B)。

3)进食训练:脑瘫儿进食用的汤匙,最好选用边缘平浅(图 5-16A)、柄长而粗者,为的是较易握拿。有一种水平汤匙,无论握拿哪个方向,都可保持水平状态,不会把食物倒翻(5-16B)。如果患儿的握拿能力不够好,可以加一个套子,把汤匙套在患儿手上(图5-16C)。正确握拿汤匙的方法可参照图5-16D。

为了帮助患儿自己进食,可以先帮助患儿控制肩部,并协助患儿的前臂外旋,拇指根部往外旋,将食物送入口中(图5-17A)。使用可固定的杯、碗、盘,也可有利于进食(图5-17B)。

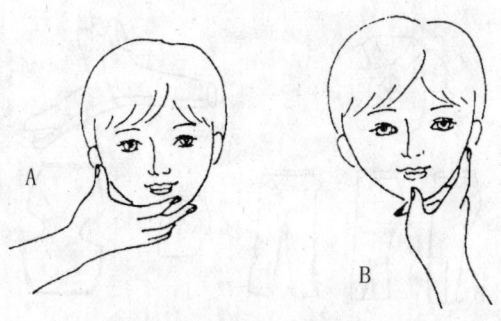

图5-15(A、B)　控制嘴的功能

(2)大小便训练　先将各种便器(图5-18A)放在椅子上,家长坐着把患儿抱放在便器上,支撑住患儿的背部,并使之稍往前倾,两腿分开并弯曲,采用这种姿势比较容易解出大便(图5-18B)。

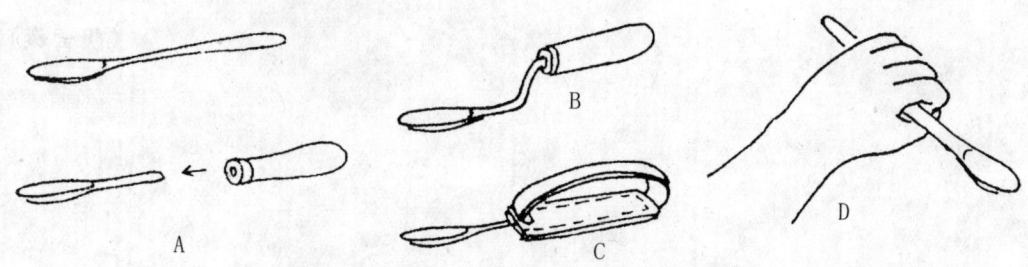

图5-16(A、B、C、D)　进食训练用的汤匙和持匙方法

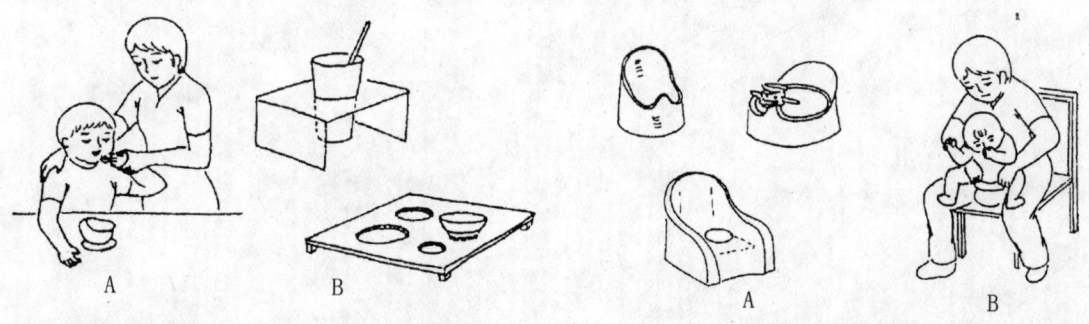

图5-17(A、B)　进食训练方法与餐具　　　　图5-18(A、B)　训练大小便

(3)更衣训练　脑瘫儿学习更衣,必须以坐位、立位、手部动作训练已有进步为前提。衣服宜选吸汗、有弹性的材料。为使患儿容易穿着与抓拿,最好选用领口宽大的衣服(5-19A),配以拉链的衣服,裤脚管开衩的裤(图5-19B),底部用拉链的背带裤(图5-19C),用尼龙扣粘合的短裤(图5-19D)这对两腿紧夹的患儿更实用。为了训练脑瘫儿穿、脱衣服的动作,平时可用环圈做教具(图5-20)。

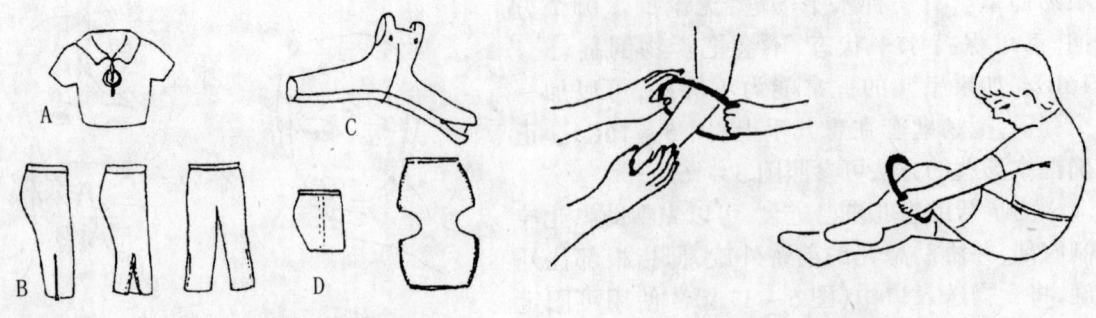

图 5-19(A、B、C、D)　适合脑瘫儿的衣物　　　　图 5-20　更衣模拟训练

(4) 牙齿的清洁与卫生　婴儿期可以用棉球或棉棒蘸水清洁口腔及牙齿。两岁以后就可以改用婴儿牙刷蘸水来刷牙,尽量在餐外少吃甜食及黏性食物。

(胡莹媛)

附：小儿各种发育规律及评定表

附表 5-1 原始反射的出现与消失

分类	反射名称	出现时间	存在时间
原始性反射	Moro 反射（拥抱反射）	出生时	6 个月
	Galant 反射（躯干侧弯反射）	出生时	2 个月
	交叉性伸肌反射	出生时	1~2 个月
	屈肌回撤反射	出生时	1~2 个月
	伸肌冲出反射	出生时	1~2 个月
	反射行走	出生时	6 个月
	手指抓握反射	出生时出生时	6 个月
	足趾跖屈反射		9 个月
姿势性反射	紧张性迷路反射（TLR）	出生时	6 个月
	非对称性紧张性颈反射（ATNR）	生后 2 个月	4 个月
	对称性紧张性颈反射（TNR）	生后 4 个月	10 个月
	阳性支持反射	出生时	2 个月
翻正与保护性反射	颈翻正反射	出生时	4~6 个月
	迷路翻正反射	生后 2 个月	终生
	视觉翻正反射	7~12 个月	终生
	躯干对躯干的翻正反射	7~12 个月	终生
	躯干对头部的翻正反射	7~12 个月	5 年
	保护性伸展反射：向前方	6~9 个月	终生
	向两侧	8 个月	终生
	向后方	10 个月	终生
	Landau 反射（头、躯干、髋伸展反射）	3~6 个月	1~2 年
	平衡反射：俯卧位	6 个月	终生
	仰卧和坐位	7~8 个月	终生
	膝手位	9~12 个月	终生
	站立位	12~21 个月	终生

附表 5-2 我国儿童粗大运动能力的发育

筛查项目	50% 及格年龄（月）	90% 及格年龄（月）
俯卧举头 90°	2.2~3.3	3.1~4.6
俯卧前臂撑起	3.0~3.5	4.5~4.9
翻身	4.6~6.1	6.9~7.0
腿能支持部分体重	3.5~3.8	5.0~5.5
拉坐头不后垂	3.1~3.8	4.6~5.5
稳坐不用支持	5.9~6.0	7.8~8.0
握住支持站立	5.8~7.4	8.0~9.1
自握能站立	5.8~10.5	8.2~11.9

(续表)

筛查项目	50%及格年龄(月)	90%及格年龄(月)
自己会坐下	7.4~10.6	9.4~12.0
独自站立片刻	9.0~12.0	11.9~14.5
扶着行走	7.9~11.7	10.7~133
独自站立不扶物	11.1~13.3	11.5~13.6
能弯腰直起	12.8~13.6	14.8~16.4
走得好	13.1~14.2	15.6~16.2
能向后退	12.8~14.7	17.5~24.4
能走梯	16.1~16.8	20.4~26.4
踢球	14.4~19.2	23.3~24.0
抛球	16.0~16.8	23.3~25.2
并足跳	25.6~26.1	32.4~33.7
用足站1秒	26.7~28.0	34.8~34.9
单足站5秒	35.5~43.5	48.7~51.3
跳远	28.6~30.0	35.7~40.8
抓住跳跃的球	50.1~54.6	64.5~69.0
单足跳	42.8~44.4	49.7~53.4
足尖、足跟向前行	47.0~48.6	56.7~70.4
足尖、足跟向后退	51.1~56.4	59.8~76.8

附表 5-3　我国儿童精细运动能力的发育

筛查项目	50%及格年龄(月)	90%及格年龄(月)
视线跟着过中央线	0.7~1.1	1.8~2.3
两眼能跟随180°	1.8~2.7	3.2~4.1
手握着手玩	2.9	4.0~5.0
握着摇荡鼓	2.7	2.5~3.7
握住两块小方木	4.9~5.8	6.8~7.6
方木从一手递交另一手	6.8~7.1	8.1~9.7
手握两块小方木向桌面敲击	7.5~8.8	10.6~11.4
叠起两块小方木	13.6~14.4	15.6~17.3
从瓶中倒出小丸(示范后)	12.7~13.5	15.0~21.4
模仿乱画	14.7~14.9	21.2~22.5
叠起四块小方木	16.1~16.3	21.5~21.9
从瓶中倒出小丸(自发地)	16.5~19.3	24.4~30.3
叠起八块小方木	22.2~30.0	29.1~44.0
画圆形	34.5~39.0	43.9~50.4
画十字形	38.8~41.4	48.4~51.9
模仿画方形	47.6~48.6	56.4~62.0
画人体三部分	48.6~51.4	56.3~64.5
画人体六部分	53.5~54.2	59.0~67.5

附表 5-4　儿童听觉和初步交流能力的发育

年龄	能力	年龄	能力
1 个月	咿呀作语	9~12 个月	不看而追随声音
2 个月	跟随声源	15 个月	能表达 2~6 个单字
3~4 个月	听声转头	18 个月	会用 20 个可分辨的字
	对声音感兴趣	2 岁	可入托
5~6 个月	对声调和音乐敏感	3 岁	会用复数和代词问"什么","谁","哪里"
	模仿声音	4~5 岁	游戏中可以扮演角色
6~9 个月	主动地听		可以讲故事
8 个月	连续发出音节,如"哒、哒、哒"	5 岁	语言流畅

附表 5-5　儿童视觉能力的发育

年龄	视觉能力	年龄	视觉能力
1 个月	眼和头并动		用眼观察
2~4 个月	注视双手		不依赖转头而用双眼视物
	视线左右移动 180°	9~12 个月	视线追随移动物体
	被鲜艳的颜色和明亮的光线所吸引	12~18 个月	视觉发育基本完成
	双眼视觉协调一致	4 岁	部分与整体关系的视觉概念形成
5~6 个月	触觉与视觉相结合		

附表 5-6　小儿运动和姿势发育顺序

年龄	俯卧位	仰卧位	坐位	立位	手
1 个月	屈曲,头向一侧,臀比头高(TLR)瞬间抬头	屈曲下肢外旋,头向一侧,左右对称	不能坐	阳性支持反应(+),自动步行(+)	紧握拳,对分指有抵抗,尺侧更强
2 个月	下肢稍伸展,臀头同高,头正中位抬头 45°	下肢交替伸展,头常向一侧或正中位 ATNP(+)	头稳定,躯干前倾	有时半张开,紧张性握持反应残存	
3 个月	屈曲减弱,臀与床面平行,两肘支撑抬头 45°~90°	四肢屈曲,头接近正中位,ANTR 消失	头稳定,半前倾,下肢屈曲	短暂支持体重	手伸开,把握反射(-),尺侧握(+)
4 个月	下肢伸展,抬头 45°~90°胸离床	四肢对称屈曲	扶腰坐前倾	足尖着床,趾屈曲,下肢伸展	可伸手抓物
5 个月	抬头脑 90°,翻身回旋	四肢随意运动,手口眼协调(+)	扶腰坐	扶站跳跃	全手握
6 个月	两手或单手支撑支点向骨盆移动	四肢伸展	拱背坐	扶站跳跃	全手握
7 个月	单手支撑坐起	四肢伸展	独坐	扶物站起,支持体重	侧握

(续表)

年龄	俯卧位	仰卧位	坐位	立位	手
8个月	俯爬	常翻身坐	自由坐,侧方平衡(+)	扶物蹲起,扶走	捏
9个月	四肢爬四肢自由伸展	扭身坐		扶站,一脚抬起	可打开瓶盖
10个月	高爬	四肢外展,外旋伸展	伸腿坐稳定后方能平衡(+)	独站,牵手走	手指灵活
11个月	高爬	自由玩	自由玩	独站,牵手走	潦草地"写字"
12个月	高爬稳定	自由玩	自由玩	独走	潦草地写

附表5-7 正常儿童言语的发展

言语	最早月龄	85%通过月龄	最晚月龄
会发 au、e、a 等音	0	1.6	2
笑出声	2	2.7	6
主动对人笑	1	2.8	5
逗时会用声音回答	1	3.0	5
哭时开始有厌恶、急躁等情绪	2	3.7	6
主动对玩具笑	2	3.8	6
会尖声叫	2	3.9	7
会用哭声要人或要东西	2	4.9	6
会 Da、Da、Da、Ma、Ma,无所指	5	8.7	11
用动作表示"再见"、"欢迎"	4	8.9	12
懂得"不要这样"的话	4	10.0	11
会发 ba、ga 等拼音	5	10.7	14
会模仿成人发音	7	11.5	14
向他要东西知道给	7	13.2	15
叫妈妈有所指	8	13.8	15
叫爸爸有所指	7	14.5	16
会叫其他亲人(2人)	8	14.7	18
除亲人称呼外还会1~2个字	9	14.9	16
会表示不要	12	15.8	18
知道亲近人的名字(2人)	11	16.1	18
知道同伴的名字(2人)	11	16.1	18
执行简单取物命令	12	16.2	18
指出身体3~4部分	11	16.6	19
会用叠字(3个)	11	16.8	21
会说一个词的话	12	18.7	20
开始模仿声音	12	19.1	21
会说十个词	13	19.1	21
会说2~3个词的句子	14	19.5	22

(续表)

言　语	最早月龄	85%通过月龄	最晚月龄
懂得"上面"、"下面"	14	19.5	21
能叫自己名字	15	19.8	23
懂得三个方向	18	21.2	25
会用词回答"这是什么"	18	22.7	25
会说3~5个词	18	22.7	26
会说父母的名字	18	23.9	29
会用词回答"×××到哪儿去了"	19	24.2	26
会用词回答"谁来了"	19	24.6	28
常用的东西会说出名称(4件)	18	25.1	28
会用代名词"我"	18	25.1	27
会说3~4句儿歌	18	25.5	28
会用代名词"他"	18	26.3	28
会用代名词"你"	18	26.4	28
会问"这是什么"	20	26.8	28
会问"XXX到哪去了"	19	27.5	29
会问"那是谁"	20	28.3	30
会说4首以上儿歌	19	29.1	32
用完整句子表达一件事	28	29.6	35
知道反义词(3个)	27	29.0	36
知道连接词"和"、"跟"	23	29.7	32
理解饿了、冷了、累了	27	30.5	34
会问和答生活简单问题	28	31.4	36
会用形容词(2个)、副词(2个)	28	33.2	35

附表5-8　正常儿童社会行为能力的发育

社会行为	最早月龄	85%通过月龄	最晚月龄
逗引时有反应	1	2.8	5
会两手互相抚摸	1	3.3	5
见人张望、全身活跃	1	3.4	5
白天可以连续醒着1小时	2	4.3	6
见食物有兴奋模样	1	4.9	6
吃牛奶或水拍着瓶	2	5.9	6
叫名字转头找	4	5.9	7
会与人躲猫猫玩	5	6.4	9
见生人害怕哭或躲开脸	3	6.9	9
开始表现对人或物的爱憎	4	7.5	9
白天室内无人爱哭	4	7.5	9

(续表)

社会行为	最早月龄	85%通过月龄	最晚月龄
自己吃饼干	5	8.4	9
穿衣知配合	8	13.9	16
会与成人玩球	11	15.3	18
主动把玩具给人	11	15.4	18
会按成人表情行事	11	15.8	19
对想要的东西会用手去指或发音	11	15.9	18
用手帕擦鼻涕	12	16.4	19
会模仿抹桌子、扫地	12	16.8	18
白天有小便知道说或去蹲盆	11	17.6	20
吃完东西会送出空盆	13	19.4	20
会用勺吃东西,不太洒落	13	19.8	22
开口表示个人需要	17	20.0	22
在成人提示下会作出"再见"手势	17	21.2	24
开始有得意、撒娇的情绪	19	23.4	26
自己会戴帽子	19	24.0	27
对人开始知道偏爱(除妈妈外)	19	24.4	27
开始懂得行为的好与坏	19	25.2	27
主动向成人打招呼	19	29.3	31
会脱上衣	19	27.8	30
会解衣服扣子	20	28.7	30
知道爱干净好	22	29.7	31
会帮助收拾碗筷、玩具	23	30.7	33
以行为帮助小朋友	22	31.2	34
和小朋友一块玩	27	32.0	34
能自己吃饭、穿外衣、袜鞋并解大、小便	27	32.1	34
能按生活上要求的卫生习惯去做	27	32.9	34
会扣扣子	24	33.0	34
开始有妒忌、看不起人、愤怒、害羞等情绪	30	33.2	36

附表5-9 儿童不同年龄阶段各种能力发育综合评定

年龄	粗大运动	精细运动	自我生活能力	言语能力	认知能力	对周围人和事物的适应能力
1个月	部分头部运动的控制,原始反射占优势	抓握反射,紧握拳头	吸吮、吞咽	随意发音,对声音有察觉	注视物体并可跟随90°	被抱起后能保持安静
2个月	头部运动控制良好,俯卧位抬头维持45°	手追随目标超过体表中线	手可入口中	社交性微笑	重复随意运动	对面孔或声音能保持片刻安静

(续表)

年龄	粗大运动	精细运动	自我生活能力	言语能力	认知能力	对周围人和事物的适应能力
3个月	俯卧位前臂支撑时头与胸保持90°,原始反射减弱	握着的手张开	吸吮、吞咽、咀嚼反射减弱	咿呀作语	认识母亲	观看成人在室内踱步
4个月	拉着能坐起,坐位时需要扶助	手伸到体表中线,手中物送至口	认识奶瓶,能吃糊状食物	自发性发音,可合成随意音节	会摇拨浪鼓,留意双手	对熟悉的人有反应
5个月	拉着能坐起,从俯卧位翻身至仰卧位	用手掌抓握	咀嚼反射的整合	对声音定向有区别,哭泣	目视手中之物	看见镜子中的形象自发地笑
6个月	俯卧位、仰卧位均能翻身。无扶助保持坐位30秒	两手传递玩具。有目的地抓物	合拢嘴唇。吃掉匙中食物	发出辅音字	目光注视掉下的物体	认出镜子中的自己,伸出手臂希望被抱起
7个月	扶助站时能弹跳。无扶助保持坐位	自己吃饼干	扶助下用杯子饮水	模仿声音。对名字有反应	玩藏猫猫游戏	抓摸镜子中自己的形象
8个月	俯卧位爬行。从坐位拉手站起	摇铃。桡侧抓握	两侧咀嚼	重复双音节词	模仿剧目中手的动作	探究熟悉人的特征
9个月	会爬行	可伸出食指	咬手指	模仿辅音/元音的组合	发现躲藏的目标,对简单的命令有反应	表现自己求得别人的注意
10个月	扶家具步行	从容器中拿出积木,开始捏抓。拍手鼓掌	能吃捣烂的食物	模仿无言语的声音	试图模仿动作	给他人蛋糕
11个月	牵着一只手走	能捏抓	嘴闭着吞咽,停止流涎	被叫名字时目视所熟悉的人	对一个物体的新特色有反应	给别人玩具
12个月	独自站立迈出第一步	模仿着滚球投掷物体	在帮助下穿衣服	使用2~3个特定的单词	指出常见物	对幼儿有不同的反应
15个月	稳步行走,走走停停	用积木搭宝塔,用铅笔作记号	把杯子举起,移到嘴边喝水,用匙吃食	能用10~12个字组成的句子	听从一个步骤的命令(最简单的命令)	使用手势

(续表)

年龄	粗大运动	精细运动	自我生活能力	言语能力	认知能力	对周围人和事物的适应能力
18个月	僵硬地跑跳自己坐在小椅子上	胡乱涂写,扔球,把木楔放进洞内	脱衣服,独立用匙进食	使用方言,知道身体的部分名称	听从含两个步骤的命令,指出一幅画	模仿玩耍
24个月	上、下楼梯,从底层台阶向下跳	模仿画垂直线,搭六块积木塔,随便画圆圈	穿鞋、脱鞋	会说含三个词的句子,使用"我"字	指出4~5个身体部分名称,把较简单的需要思索的问题集中在一起,认识外界物体,以自我为中心	在其他孩子周围玩耍
30个月	双脚交替上楼梯,踢球	搭八块积木塔,模仿叠纸	在帮助下洗手、擦手,穿简单的衣服	会用三种句型	理解人的含义,用彩色方块,配对儿游戏	"顽皮的两岁半",和其他孩子一起玩,辨认男孩、女孩
3岁	单脚站立,骑脚踏三轮车跑	照画圆圈,用剪刀剪纸,猜8~10个字母组成的字谜	脱、穿衣服,解开易解的纽子,独立进食	会说900~1000字,会说简短句子,会用四个语法结构(主、谓、宾、定语)	认识常见物品,讲情节简单的故事,辨认大小,初具操作前的思维模式	开始模仿性游戏,进行人家共同参与、共同分享的游戏,探究物体材料的本质
4岁	单脚跳跃,接球、扔球	照画"×"字,猜12~16个字母组成的字谜,用剪刀剪直线	解开大纽扣,拉开拉链,开始系鞋带	会说1500字,能说复杂句子	明白常用物体及身体各部的作用,用头、躯干、上肢画人体像,开始明白事物的相似	与一些同龄人一起做游戏,有好奇心、好提问,有一系列幽默表现
5岁	双脚交替下楼梯,蹦跳行	模仿画矩形,显示优势手	独立完成自我料理	会说2000字,吐字情晰	用头、颈、躯干及上、下肢五部分画人体像	知道社交常规,开始了解自己与周围人及事物的关系,开始明白时间的概念,懂得分享

(续表)

年龄	粗大运动	精细运动	自我生活能力	言语能力	认知能力	对周围人和事物的适应能力
6岁	准确地投球,可跳30cm远	模仿画方块,会剪纸	用刀切食品,使用电话	用不规则动词,用形容词比较级,讲童话故事	画穿有服装的全身人像,懂得数字1~10的概念,能照写和译出符号及图形,并懂得其含义,靠参与和实践学习知识	开始离家去学校,找小朋友,容易灰心、失望,喜欢恶作剧
7岁			能完成运动,具有生活中所需自理能力		逻辑推理准备阶段(儿童通过正确与错误来辨别事物的内在联系),认识到事物的属性	
7~9岁					开始抽象思维,逻辑推理,但仍比较具体,理解事物的可逆性、永久性,学着与成人联系,作有伦理的判断,懂得伙伴的重要性	
9~11岁					应用抽象思维增多	异性意识增强,伙伴影响非常重要
12~13岁					运用正规的逻辑思维和演绎推理,开始要求独立,形成识别能力	

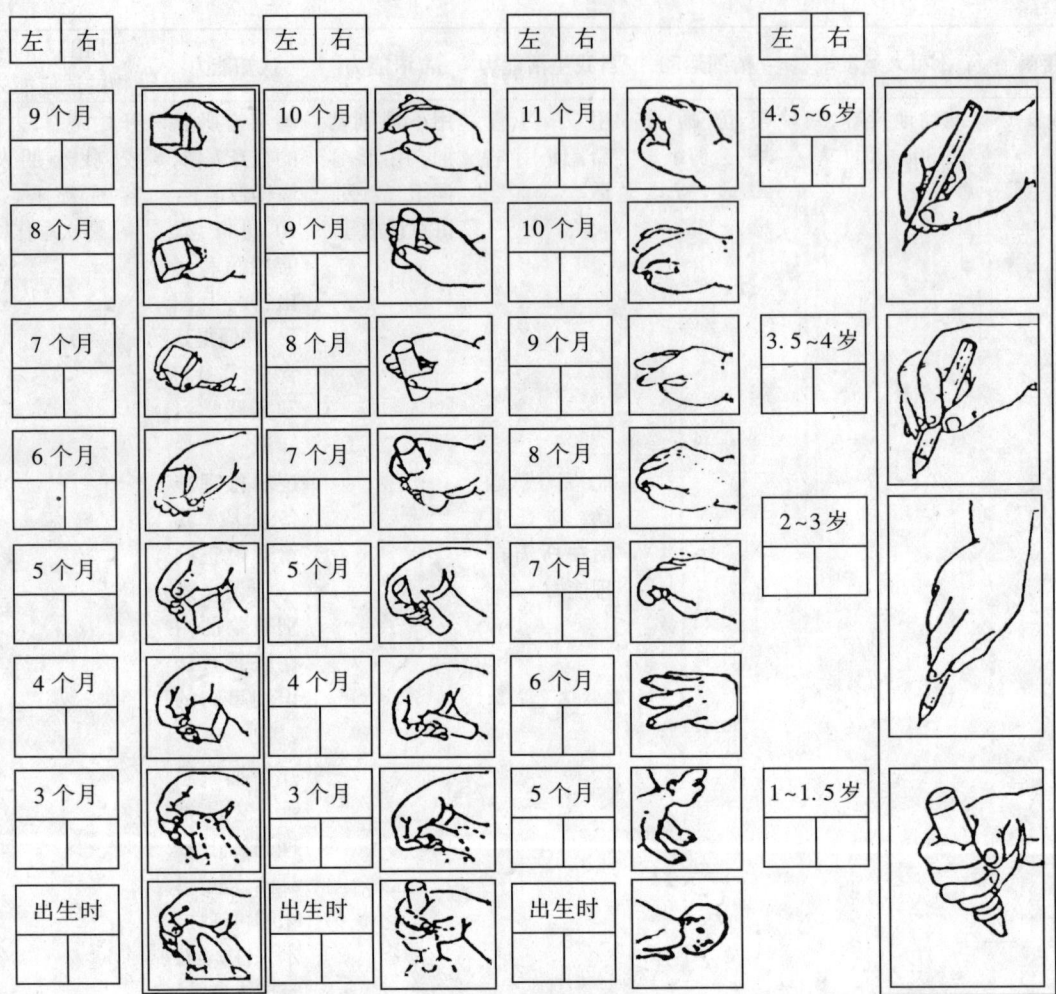

正常小儿手的运动发育顺序

第六章 周围神经损伤的康复

第一节 周围神经损伤的临床诊治

一、分类诊断

造成周围神经损伤的原因很多,以外伤性周围神经损伤为例,不同的原因造成神经损伤的严重程度和波及范围是不同的。在某些情况下,即使是同一原因造成的神经损伤,由于致伤原因作用的时间长短和程度不同,引起神经损伤的严重程度也不完全相同。而且,不同类型的神经损伤,需用不同的方法治疗。因此,只有充分了解神经致伤原因及其特点,熟悉神经损伤分类,结合神经损伤后特有的临床症状和体征进行全面分析,才能对神经损伤的真实情况作出正确判断,在制定康复计划时才能做到全面、准确,并能够对神经损伤后的自主恢复或手术后的康复效果作出客观估计。

(一)周围神经损伤的分类

1. Seddon 神经损伤类型(1943)

(1)神经失用 神经传导功能障碍为暂时性生理性阻断,神经传导功能一般于数日至数周内自行恢复。

(2)轴突断裂 轴突在鞘内发生断裂,神经鞘膜完整,远段神经纤维发生退行性变,经过一段时间后神经功能可自行恢复。

(3)神经断裂 神经束或神经干完全断裂,或断裂间隙有瘢痕组织充填,需通过手术缝接神经,缝接后神经可完全或部分恢复功能。

2. Sunderland 分类(1968)

(1)第一度损伤 主要表现在神经损伤处出现暂时性神经传导功能中断,而神经纤维在其胞体与末梢器官之间的连续性仍保持完整,神经损伤的远段不出现 Wallerian 变性,对电刺激的反应正常或稍减慢。其功能可于 3~4 周内很快地获得完全恢复。

(2)第二度损伤 主要表现为轴突中断,即轴突在损伤处发生坏死,但轴突周围的结构仍保持完整,损伤的轴突远段出现 Wallerian 变性,但不损伤神经内膜管的完整性。因此出现神经暂时性传导功能障碍,神经支配区感觉消失,运动肌麻痹、萎缩。第二度损伤的神经可自行恢复,预后良好,恢复的时间取决于轴突从损伤处至支配区感觉和运动末梢器官的距离,即每日以 1~2 mm 的再生速度向远端生长。

(3)第三度损伤 其病理特征不仅包括轴突断裂,损伤的神经纤维远段发生 Wallerian 变性,而且神经内膜管遭到损伤、不完整;而神经束膜所受影响很少,所以神经束的连续性仍保持完整。由于神经束内损伤,神经束内部出血、水肿、血液微循环受损,缺血和神经束内的神经内膜管纤维性变,这些因素都可能成为神经再生的障碍。发生第三度损伤的神经束,其损伤范围既可以是局限性的,也可以沿着神经束影响到相当长距离。第三度损伤的神经退行性变化比第二度损伤更为严重,特别是在神经损伤的近端,通常伴有一些神经轴突缺失,因而减少了有利于神经再生的轴突数量。同时,发生于神经束内的轴突再生,可能出现与末梢器官错接现象。由于神经内膜发生不同程度的纤维化,影响神经的再生和恢复。因此,第三度损伤的神经虽可自行恢复,但神经纤维数量有所减少,导致功能上并不能完全恢复。

(4)第四度损伤 神经束遭到严重破坏或发生广泛断裂,神经外膜亦受到破坏,神经束与神经外膜相嵌在一起,两者无明显分界,但神经干的连续性保持完整。神经损伤处变成以结缔组织替代纤维化条索,雪旺细胞和再生轴突可以扩展,与纤维组织交织在一起形成神经瘤。损伤神经远段仍发生 Wallerian 变性。第四度损伤的神经束被破坏程度比第三度损伤更为严重,再生轴突在数量上大为减少,再生轴突在神经束内可以自由进入束的间隙,以致许多再生轴突缺失或停止生长,同时也增加了再生轴突误入另一个神经内膜管的机会。由于神经广泛损伤,瘢痕化程度更为严重和广泛,导致更多再生轴突受阻,或走上"迷路"。结果只有很少的轴突能到达神经末梢区域,形成有用的连接。第四度损伤的神经,因所有神经束广泛受累,其支配区的运动肌功能和感觉、交感神经功能基本丧失。该度损伤的神经需要进行手术,切除瘢痕段神经,进行神经修复。

(5)第五度损伤 整个神经干完全断裂,断裂两端完全分离,或仅以细小的纤维化组织形成瘢痕索条相连。其结果是损伤神经所支配的运动肌、感觉神经和交感神经功能完全丧失。第五度神经损伤需通过手术修复。

目前,Sunderland 分类法更能客观地反映出神经损伤各种程度的变化特点,所以逐渐被从事周围神经损伤治疗的医生所接受。同时也逐渐应用于周围神经病的康复之中。Sunderland 分类法与 Seddon 分类法的主要异同在于 Sunderland 分类法中的第三、四、五度损伤与 Seddon 分类法中所描述的神经断裂相同,只是程度上的差异。这些差异在指导临床实践中非常重要,如 Sunderland 第三度损伤的治疗,在手术治疗时应以神经内松解为主,而第四、五度损伤则以神经缝合或神经移植为主。

(二)周围神经损伤常见的原因

造成周围神经损伤的原因很多,但开放损伤、牵拉伤及骨折脱位造成的损伤,是临床上三种最常见的神经致伤原因。其他如挤压伤、缺血性损伤、医源性损伤、产伤、化学性及物理性损伤都可以成为神经损伤的原因。

1. 开放性损伤

(1)切割伤 绝大多数神经切割性损伤是由于玻璃、刀、金属碎片等利器直接切割神经造成的,这种神经损伤可以是部分的或完全的。常见的神经损伤为指神经、正中神经、尺神经的损伤。

(2)撕裂伤 肢体某一部位被机器绞伤时,如果神经被直接撕断,就可以是单纯的完全性或不完全性神经撕裂,造成神经某一段被撕断。如果神经位于被撕裂的软组织周围,只是间接地受牵拉,神经损伤可能表现为轴突断裂或神经传导阻滞。在开放性分离骨折中,神经常受到牵拉。而闭合性损伤也可能造成神经撕裂伤,如臂丛神经从椎间孔撕脱。

(3)火器伤　高速运动的枪弹或弹片带有高能量,它通过肢体的软组织,不仅可以造成肢体广泛的软组织损伤,同时造成神经干损伤,可能还常伴有粉碎性骨折和血管、神经缺损。高能量枪弹或弹片穿过组织时,由于冲击波的压力以及超高温热能,在弹道方向及周围形成损伤腔隙。随着弹道周围组织所受震动、热能,使邻近组织受牵拉,变形,造成周围组织其中包括神经的进一步损伤。因此,神经除直接被枪弹或弹片击断外,其间接损伤程度取决于神经与弹道间距离,神经距弹道越近损伤程度也越重。

2. 闭合性损伤

(1)神经挤压伤　其原因具有多样性。

外部压迫是造成神经损伤的常见原因,如石膏或夹板包扎过紧,神经被钝器直接打击,神经被意外地撞击于坚硬的物体上,止血带应用的时间过长、压力过大,弹性绷带或外敷料包扎过紧,长时间昏迷、药物或酒精中毒、CO 中毒,肢体长时间受躯体压迫等。

内部压迫造成神经损伤的常见原因,除了骨折脱位引起神经受压,如肩关节骨折脱位可造成腋神经损伤,桡骨头脱位可造成桡神经深支损伤,肱骨干中 1/3 骨折可造成桡神经干损伤、肱骨髁上骨折造成正中神经和尺神经等损伤之外,还可以由于压迫损伤加剧,使神经逐渐受到更大的损害。如邻近神经的骨折大量骨痂形成;肢体内较大肿瘤或巨大囊肿;外伤或自发性肢体深筋膜下大出血与巨大血肿都会造成神经压迫。在周围神经途经解剖上某些坚韧的、狭窄的特定骨突部位,使神经长期受压、摩擦形成所谓周围神经卡压综合征,如臂丛神经的胸廓出口综合征,桡神经的肱骨肌管综合征和旋后肌综合征,正中神经的旋前圆肌综合征和腕管综合征,尺神经的肘管综合征和腕尺管综合征,坐骨神经的梨状肌综合征,胫后神经的跗管综合征和腓总神经卡压综合征等。

以上由于挤压造成的神经损伤,其主要的病理变化是由于神经干受压迫,导致神经缺血性损害,通常损害很快地经过传导阻滞期,从第一度损伤逐渐转化为第二度损伤,随着神经受压的时间延长,或压力加大,神经束的内部结构遭到进一步破坏,并被纤维化组织所代替。最后被压迫的神经可以整段坏死,变成纤维化索条或缺血性致密纤维化组织网即瘢痕。此时神经内膜管已完全消失,再生轴突将不能通过神经内膜管到达末梢器官,神经损伤将从二度转化为三度甚至四度损伤。

(2)神经牵拉伤　在肢体发生骨折脱位时,可同时造成神经的牵拉损伤;或肢体发生骨折脱位当时并未造成神经损伤,而在骨折脱位的整复过程中,由于神经受到牵张,神经纤维在内膜管内受压,随着牵拉力量的增加超过神经所能耐受的程度,神经内连接组织从轻微变化直到血管被拉断和神经纤维损伤,最后导致整段神经组织纤维性变。

(3)神经摩擦伤　当肢体活动时,在与神经比邻的不规则和粗糙的表面上,神经受到持续、反复的摩擦,就可能引起结构的改变,这种变化将威胁神经纤维的连续性,或使神经内微细结构出现纤维性变。起初是神经变细,但更多的是由于长期摩擦、刺激,引起纤维化组织反应,使神经变粗。如尺神经于肘部滑脱,在肘关节屈、伸运动时,尺神经反复摩擦于尺神经沟内外,导致创伤性尺神经炎的发生。

3. 医源性损伤 医源性损伤最常见的是在对骨折行切开复位内固定时,由于技术操作有误,造成骨折部位邻近的神经损伤或使神经结构的连续性中断。例如,桡神经在肱骨中段时处于桡神经沟内,当骨折处在肱骨干中 1/3 的位置,此时行骨折切开复位内固定术时,易发生手术解剖层次不清将位于骨折附近的桡神经切断,或将桡神经嵌夹于骨折端之间而继发挤压伤,或将桡神经置于被锁紧的钢板之下造成挤压伤;在切除腘窝囊肿时易将胫神经连带切割伤;切除颈部淋巴结病灶时,误伤淋巴结旁副神经,牵拉或切割使神经损伤而造成斜方肌麻痹;大动脉出血结扎时,误将伴行的神经一同结扎;在腰椎间盘突出症行手术治疗时,误伤神经根,表现为肢体感觉、运动功能障碍,常见为踇背伸无力。

4. 产伤 在新生儿娩出时,常由于难产,新生儿在产道中滞留时间过长,肢体受压;或在助产时强力牵拉肢体造成神经牵拉损伤。上肢常发生臂丛神经、桡神经及前臂背侧骨间神经的损伤。下肢常发生坐骨神经损伤、腓总神经及闭孔神经损伤。

5. 电烧伤及放射烧伤 电烧伤的主要特点是电流的贯通性损害和广泛的破坏,其中包括损伤区域内的神经。其损伤的严重程度取决于电流电压的大小,以及神经周围软组织基床的破坏程度。

放射烧伤常见于晚期肿瘤,用放射线照射颈部或腋部转移的淋巴结病灶,或用放射线照射治疗腋臭。由于射线对局部软组织的破坏,引起局部软组织坏死和纤维性变化,处于颈部或腋部薄层软组织下的神经,不但容易受到射线的损害,而且容易被神经周围纤维化组织网收缩包绕,神经处于严重缺血状态,导致神经损伤。放射烧伤造成的神经损害程度,不但取决于放射线的照射量、照射时间和次数,还取决于局部组织瘢痕化的程度。不少病例在停止放射治疗后数月乃至数年才出现神经损害的症状和体征,而且损害渐进加剧,甚至造成整个上肢神经功能完全丧失。

6. 缺血性神经损伤 创伤和非创伤因素均可造成神经缺血性损伤。创伤引起神经缺血的原因有:因神经受压或被牵拉,间接地妨碍了神经干的血液供给;或由于动脉进入神经内的血管网在外伤时遭到损伤;或肢体主要动脉受损或其主要分支遭到损伤。非创伤性原因造成的神经缺血性损害有动脉栓塞;动脉进入神经内部的血管丛狭窄、堵塞、痉挛;因动脉内注射有害物质引起动脉广泛痉挛;严重动脉内膜炎的血管堵塞,均影响神经血液供给。

(三)周围神经损伤的诊断

周围神经损伤的早期诊断是极为重要的。早期诊断是制定正确有效治疗方案的前提,及早明确诊断,适宜的治疗并配合早期康复,才可能使肢体及早获得功能上的恢复。错误或延误神经损伤的诊断,将影响肢体的功能恢复,同时也将给二期修复带来困难。神经损伤后,临床上出现该神经支配区不同程度的肌肉麻痹、感觉障碍和自主性神经系统功能紊乱。因此,外科医生要想正确地判断神经损伤的部位和程度,必须了解患者的伤、病史,结合周围神经解剖知识,对肢体进行详细和准确的检查,必要时还需作电生理学,如肌电图或体感诱发电位的检查,以明确诊断。康复医师只有了解外科诊断与治疗的一些必要知识,才能作出相应的康复诊断。

1. 了解伤、病史 在急性损伤中,询问患者受伤机制、出现相应神经症状和体征的时间。如腕部切割伤,立即发生正中神经或尺神经支配区的运动和感觉功能丧失;臀部刀刺伤,立刻出现坐骨神经支配区的运动和感觉功能丧失,应考虑为坐骨神经断裂。如摩托车的交通事故,患者肩部着地,头部与肩部分离的挫伤或撞击伤暴力,上肢表现为臂丛神经不全麻痹,应考虑有臂丛神经牵拉损伤。如果检查发现有锁骨骨折,整个上肢运动和感觉完全丧失,应考虑有臂丛撕脱损伤的可能。如肱骨髁上骨折,若伤后即刻出现正中神经支配区的运动和感觉障碍,可考虑是正中神经被骨折端刺伤或挤压伤;若在反复手法整复或小夹板或石膏固定后数小时内出现相应的运动与感觉障碍,可考虑是骨折处的血肿压迫或外固定压迫造成的正中神经损伤。如肱骨内上髁骨折,若于数天后出现尺神经支配区的运动和感觉障碍,应考虑为尺神经被局部血肿或水肿组织压迫。若于数月乃至数年后发生尺神经支配区的运动和感觉障碍,常由于局部骨质增生,使尺神经受到压迫或磨损,引起肘部创伤性尺神经炎。

了解受伤部位对于预测可能出现的周围神经损伤也是很重要的。上、下肢周围神经特定的解剖部位,容易受到肢体骨折脱位的影响,造成神经损伤。例如肩关节前脱位易引起腋神经损伤,肱骨干中段骨折易引起桡神经损伤,肱骨髁上骨折易引起正中神经损伤,肱骨内上髁骨折易引起尺神经损伤,桡骨头脱位易引起桡神经深支损伤。髋关节后脱位易引起坐骨神经损伤,腓骨颈骨折易引起腓总神经损伤等。在以往的临床实践中,常常出现漏诊的情况。询问病史及检查时,应特别注意特定解剖部位出现损伤可能伤及的神经的功能情况,防止漏诊。

2. 临床检查 由于周围神经干是由运动、感觉和自主性神经纤维组成的,因此,神经损伤后将引起该支配区的运动肌、感觉和自主性神经系统的功能障碍。在临床检查时周围神经支配区的运动、感觉和自主神经系统的检查是不可缺少的。因与下一节的康复评定的内容相似,在这里不再赘述。

但需要指出的是,神经干叩击试验(Tinel 征)在神经损伤和神经再生的判断方面有一定的临床价值,此方法简单易行。在神经断裂后,其近侧断端出现再生的神经纤维,开始时无髓鞘,如神经未经修复,即使近端已形成假性神经瘤,叩击神经近侧断端,可出现其分布区放射性疼痛,称为 Tinel 征阳性。通过这一试验可以判定断裂神经近端所处的位置。断裂的神经在经过手术修复以后,神经的纤维生长会沿着神经内膜管向远端延伸,此时,沿着神经干缝合处向远端叩击,到达神经轴突再生的前沿时,即出现放射性疼痛,通过这一试验,可以测定神经再生的进度。

对于有些闭合性伤病,特别是不伴有骨折的单纯性神经损伤,如牵拉伤、医源性注射损伤、神经摩擦伤等,在神经损伤的部位、程度和损伤神经修复后其恢复情况的准确判断上,神经电生理学如肌电图、神经传导速度检查等辅助检查手段,可以获得准确的客观依据。

二、治疗原则

(一)神经修复的基本原则

就周围神经损伤来说,恢复神经的连续性是至关重要的,但损伤后的神经修复绝不仅是修复神经外形上的连续性。有效的神经修复取决于感觉、运动和交感神经的轴突能否与其远端效应器重新建立正确的联系。经过修复措施,使其再生的轴突沿着远端的神经内膜管延伸生长,与原有的效应器的功能联系起来,使得原有的功能得以恢复。例如近端感觉神经的轴突必须与远端的感觉感受器联结起来,才会有感觉功能恢复。近端的运动神经轴突必须与远端肌肉的运动神经终板联结起来,才能恢复肌肉的收缩功能。如果功能不同的神经束错接,功能就不能恢复。因此,熟悉周围神经的解剖结构,精确地修复损伤神经功能的连续性,才会收到良好的效果。为了达到这一目的,外科医生在进行损伤神经修复时,必须注意下列原则:

1. 认真细致的临床检查,术前通过询问有关伤、病史,结合肢体的感觉、运动和交感神经等方面的检查,必要时进行电生理检查,对神经损伤进行全面的评定,确定神经损伤的部位和程度,制定治疗方案。

2. 具有熟练的显微外科技术,精细轻柔的无创操作。避免直接用带齿镊或止血钳夹持神经束,只允许用平的、细而尖的小镊子夹持神经外膜与神经干的束间组织。在缝合神经外膜时,缝合针线不要穿入神经束,缝合神经束时也不要穿入神经束内,以减少对神经轴索的损害。

3. 解剖神经束应从近、远端正常的神经束开始,特别是在神经的二期或晚期手术时,神经损伤处瘢痕很多,很难分离,从正常部分开始易于辨认。

4. 损伤神经的断端或假性神经瘤要彻底切除,直至正常神经组织为止。

5. 精确对合神经束,才能保证近端的神经纤维有效地、数目尽可能多地向远端神经内膜管生长。由于神经干内的支持组织占神经干截面的 30%~70%,只有神经束的精确对合才能保证这一点。

6. 神经两端的无张力缝合。因为在有张力下缝合神经外膜易造成缝合口处形成空隙,瘢痕形成,影响神经再生。或外膜被撕破,神经束散开,再生神经易穿越缝合口裂隙,形成膨大的假性神经瘤。此外在有张力的情况下缝合神经,将影响神经的血液循环,Lundborg 曾作兔的胫神经实验,发现当其长度增加 8%,即可使神经干上小静脉的血液减慢,当长度被牵拉增加到 15%,神经内所有血管的血流全部停止。一般当肢体在中立位或邻近关节屈曲 20°,神经干缺损不超过 2cm,可以直接缝合神经。康复医生虽然不直接进行外科操作,但不了解这一点,当患者早期进行康复训练时,就有相当的危险。

7. 减少神经断端的缝线,因为神经缝线过多会引起异物反应,使瘢痕组织增生。缝合的要求以神经或神经束对合良好为准,不应过密,神经干中间小的神经束可用血浆粘合法,不用缝合。

8. 神经缝合应处置于血液循环良好的软组织基床中,尤其是长段神经处于游离状态作缝合或进行游离神经移植。神经的血液来源依赖于周围软组织基床,小部分来源于两端。

9. 术后适时进行神经的康复训练,其中包括感觉的再训练。

(二)神经修复的时机

1. 闭合性神经损伤　一般不宜作一期手术修复。在无骨折的闭合损伤中,需观察 3 个月,通过临床检查、电生理学检查,如证实神经可以自行恢复,则继续观察并行康复治疗。如 3 个月后无恢复,或恢复很不理想,可行手术探查。术中根据电生理学检查,测定通过神经损伤处的电活动,如能测到神经的动作电位,则行神经松解术。如无动作电位,应将损伤处瘢痕切除,进行神经的直接缝合或游离神经移植。闭合性骨折合并有神经损伤时:如骨折经闭合整复后位置理想,只需应用外固定即可,损伤的神经仍可观察 3 个月;如骨折闭合复位不理想,需行切开复位内固定,术中应探查损伤的神经,并根据术中所见进行神经松解或缝合。

2. 开放性神经损伤　均应手术探查,特别是损伤时间短,创口清洁无污染,创口整齐的病例,在彻底清创的基础上争取一期修复神经。如创口污染严重,损伤广泛,造成神经缺损,由于手术当时很难判断神经损伤的真实水平,不宜作神经移植,但需将神经两断端缝合固定于邻近的组织上,以免神经回缩,增加神经缺损的长度。如创口已感染化脓,需积极处理创口,促进愈合,3~4个月后再考虑作神经修复。如在二期修复时发现创口瘢痕多,无良好的软组织基床,需先行皮瓣或肌皮瓣移植,创造神经修复和恢复的良好软组织基床。

（三）神经修复的方法

随着当前对神经显微解剖结构的进一步认识,修复损伤神经的方式也逐渐深化,这些神经修复的方式和方法,都是以神经解剖结构作为理论依据的。

1. 神经外膜缝合　神经外膜缝合方法简便,容易掌握,不需作神经束间分离,对神经内在结构破坏小。因此,这种方法适用于早期神经修复。

2. 神经束膜缝合　适用于神经干内的神经束比较粗、间质组织比较多、神经束的数目比较少、运动与感觉神经束能分辨清楚的部位。

3. 神经干移植　在神经损伤修复中,如神经不能达到在无张力下缝合,应行神经移植修复两断端间的缺损。应用废弃或无用的神经干作移植的机会不多,且神经干中的间质组织较多,神经束的排列、位置、大小和数目均不相同,所以用神经干作移植时,神经束的对合将出现困难。此外,神经干越粗、移植长度越长、神经移植段中心的血液供应越受影响、神经恢复的效果也越差。

4. 神经束间移植　在神经缺损进行神经移植时,采用神经束间移植,神经束的对合较神经干移植为精确。

5. 常用移植的皮神经来源　在切取用以修复神经缺损的移植神经中,多采用四肢某些皮神经,它们具有解剖位置恒定,可以切取一定的长度,分支较少,切取后对其原支配区感觉功能的丧失影响不大等优点。常用的皮神经有:腓肠神经、前臂内侧皮神经、隐神经,此外尚可以切取股外侧皮神经、腓浅神经,但一般很少应用。

6. 神经束功能性质鉴别的方法　神经损伤经修复后,其效果依赖于神经近端的轴突最终是否能联结其功能性质相同的终末器官。因此,神经束功能性质鉴别则具有一定的临床意义,为此,许多神经外科医生仍然不断地致力于探索一种神经束功能性质准确的鉴别方法,此种方法必须具有简单易行、快速准确和适于临床应用的特点。但至目前,在临床上仍没有一种理想的鉴别方法,其中不仅受着检查方法和手段方面的限制,更重要的是受周围神经内在的显微结构和修复方法的限制,这些问题仍有待进一步研究和探讨。目前对神经束功能性质鉴别的方法主要有下列几种：

（1）神经束解剖鉴别法　是根据人体主要神经干连续切片观察,从神经分支进入神经干后对各支的功能定位作成图谱,供临床医生在神经修复时参考。

（2）直流电刺激法　如 Hakstian 方法是在手术时用直流电直接刺激神经的断端,需在局麻、患者密切配合的情况下进行,准确性较差。

（3）酶组织化学鉴别法　在神经断端活检材料中应用乙酰胆碱脂酶染色,凡呈强阳性的神经束则为运动神经纤维束,凡呈弱阳性或阴性者则为感觉神经纤维束。近年来,对酶组织化学鉴别法改进,将染色反应孵化时间缩短到1小时,为临床应用提供了可行性。但方法复杂,而且无髓神经纤维中乙酰胆碱的活性,受到时间的影响,在伤后数周将逐渐消失,影响检查效果,故此法有一定局限性。

(4) 放射生物化学法　用放射生物化学法测定乙酰胆碱转移酶来鉴别神经运动束和感觉束的实验,此法的设备条件和技术条件要求很高,故未能推广应用于临床。

为了使损伤神经干内的神经纤维尽可能与远端同一功能性质的终器联结起来,通过大量的实验和临床研究,对断裂神经应采用外膜缝合或束膜缝合的适应证日趋明确:对神经干为混合束、高位损伤、神经干内间质组织少的神经损伤,宜采用神经外膜缝合法。对单纯感觉束或单纯运动束的神经低位损伤、神经干内间质组织多的神经损伤,宜采用神经束膜缝合。

7. 神经松解术　在神经遭受外来压迫、牵拉、缺血或注射药物等所致的损伤,神经干虽未断裂,外观上仍保持连续性,但此类神经损伤的病理变化差异很大,既可以表现为神经传导阻滞,也可以表现为轴索中断或神经断裂,还可以在同一神经干内以上述三种形式出现。关于损伤的神经是否需要手术探查及手术探查的时机,已于神经修复的时机专题中作了叙述。这类神经损伤常需要进行神经松解术,其目的是切除神经损伤外的瘢痕组织,将神经置于血循环良好的软组织基床上,改善神经的血液循环,促进其功能恢复。

此类手术要想从神经损伤处周围的瘢痕组织中探查神经是困难的,而应从正常的神经近、远端开始,逐步到达神经损伤的部位,将神经从瘢痕中分离出来。同时需要切除神经周围的瘢痕组织,包括瘢痕化的神经外膜。损伤处神经干两端正常的部分不应过多分离,以免使缺血的神经干的缺血程度加重。在神经分离时,应注意保护神经的分支和避免损伤神经干上的营养血管,以免术后更多地影响肢体的功能,在充分显露神经干后,通过电刺激检查神经的传导功能,结合临床检查,全面估计神经损伤的程度。如果电刺激和临床检查均证实神经属于不完全麻痹,则宜行神经松解术。无论进行神经外松解术或神经内松解术,为了识别神经的组织结构,辨别瘢痕和正常组织,做到比较精确、彻底地切除神经周围或神经束间的瘢痕组织,以及便于操作,此类手术均需在手术显微镜或放大镜辅助下进行,神经外膜上或神经内的出血点应彻底止血,以免术后形成血肿,产生新的瘢痕。术中还应注意将神经干置于健康的软组织基床上。

(1) 神经外松解术　在神经探查中,如发现神经受周围瘢痕压迫和绞窄的程度不重,神经外膜上的营养血管除在瘢痕部位被压迫中断外,其余部分基本正常,受压部神经仅有轻微发硬,此时仅需将神经外膜上的瘢痕组织用锐利刀片或剪刀切除或剪除。当瘢痕与神经外膜紧密粘连、不易分离时,亦可将此处的神经膜连同瘢痕一起切除。松解后,常可发现神经干上的营养血管扩张、充血。

(2) 神经内松解术　当探查术中发现神经受压或绞窄的程度较重,神经外膜上的营养血管在受压或绞窄部位中断,外膜增厚,神经干发硬但不变窄,此时除需将神经外膜上的瘢痕切除外,尚需行神经内松解术。手术先在受压神经干两端正常的神经外膜处,将神经外膜切开,并固定好两端的神经外膜以便于分离神经束。然后向神经损伤部位分离神经束,用显微外科剪轻柔地分离神经束间的瘢痕组织,将瘢痕组织切除。由于神经束与束之间有许多大小不等的交通支,称为神经内丛,在分离神经束和剪除束间瘢痕时,应避免损伤这些交通支。神经内松解不应将神经束膜切开,以免损伤束内的神经纤维。神经束间松解,需将神经外膜切除。

8. 神经移位缝接术　此种手术方法多用于中、晚期神经损伤的修复,如臂丛神经撕脱伤,采用膈神经或肋间神经移位修复肌皮神经或正中神经内侧头。在急性损伤中,该种手术方法应用的机会较少。

三、并发症防治

并发症的出现主要在三个方面:一是单纯运动功能丧失导致肌肉萎缩、肌力降低、关节挛缩;二是单纯感觉功能障碍导致感觉丧失、麻木、神经痛,还易导致骨性突起部位的压疮;三是自主神经的受损导致无汗、肢端皲裂、神经性疼痛。完全性周围神经损伤是周围神经损伤的最严重的程度,三方面的并发症都可能出现,同时,肢体活动的准确性降低,一旦皮肤破损愈合能力下降,会导致伤口长期不愈合。探讨周围神经损伤并发症时,首先就要提到影响神经修复的因素,包括以下几个方面:

1. 神经损伤的类型和性质　单纯的神经切割伤,由于神经没有缺损,早期容易达到在无张力下较准确的缝合,术后功能恢复多较理想。捻挫、压砸、撕脱致伤的神经,由于神经本身及其周围软组织的广泛损伤早期修复时,神经本身创伤较重,常因清创不彻底或清创后神经有缺损、缝合时有张力,或神经挫伤后,局部血液循环差,神经内膜管遭到广泛破坏以及周围软组织基床的条件差,这些不良因素均明显影响神经修复的效果。

2. 神经损伤的部位　低位神经损伤较高位神经损伤修复的效果好。由于高位的神经损伤,再生神经纤维自修复处至效应器的距离较长,神经恢复所需的时间也较长。长时期失神经支配的肌肉容易萎缩,其感觉器及运动效应器容易变性,功能恢复将受到影响。例如正中神经和尺神经,除支配前臂肌群外,尚支配手的内在肌。高位的正中神经或尺神经损伤经修复后,因手内在肌距离神经损伤部位远,其功能需要较长时间才能恢复。然而手内在肌体积小,肌纤维数目少,长时间失神经支配的肌纤维容易萎缩变性而影响恢复的效果。此外,单纯的感觉神经或运动神经损伤,其修复效果比混合神经损伤的修复效果好。例如腕掌部尺神经深支为单纯的运动束,腕部尺神经为混合束,腕部尺神经损伤后,在修复时不易达到同一功能性质神经束的准确对合,神经纤维再生时发生错长的机会多,因而腕部尺神经损伤修复的效果比腕掌部尺神经深支损伤修复的效果差。

3. 神经损伤距修复时间的长短　早期缝合断裂的神经,不但神经断端容易较精确地对合,神经纤维再生时错长的机会少,而且神经可获得早日恢复。失去早期修复的神经,在二期修复时,常因神经两断端的回缩,造成神经缺损,需要进行神经移植。在此情况下,不易做到神经束的准确对合,神经纤维再生时错长的机会多。加之二期手术距损伤的时间较长,再生的神经纤维需要更长的时间才能到达终器,因而影响了神经修复的效果。在大量的临床实践的观察中,都证实了神经损伤在急诊或3个月内修复,其优良率达72.2%~92%,随着修复时间的推迟,优良率逐渐下降,1年半后行神经修复者则无优级的结果,失败的百分率也随时间的延长逐渐增高。在1年半以后修复损伤的神经,由于肌肉萎缩、变性,恢复运动肌功能的可能性极少。

4. 神经缺损的长度和移植神经的来源　由于神经缺损需要进行游离神经移植,神经缺损越多则移植神经越长,其移植神经的血液供应越差,移植段神经远端的神经内膜管发生塌陷和瘢痕化的机会也越多,将影响神经再生的效果。在临床实践中发现,神经缺损5cm以内者,修复的效果优良率较高,随着移植神经长度的增加,其优良率逐渐下降,神经移植超过 10cm 以上,其优级率为 0,说明神经缺损越多,神经移植的效果也越差。在移植神经来源与修复效果的关系中,采用皮神经作为移植神经的效果比用神经干作为移植神经的效果好,因为皮神经较细,在进行神经干缺损的游离神经移植时,常将神经干两断端分别分离成与皮神经粗细相似的神经束组的形式进行缝合,实际上是作了束间神经移植,促进了神经束的准确对合。采用粗大的神经干作为移植材料时,常用外膜缝合的方法,神经干内的支持组织多,神经束的数目和排列,在断裂神经的两端和移植段的神经干之间的差异很大,不易达到神经束的准确对合,因而影响修复的效果。

5. 神经缝合的方法　根据神经解剖结构的特点,有效的神经修复取决于感觉、运动和交感神经再生的纤维能否与其远端的末梢器官重建正确的联结。因此,神经损伤后,神经修复的方式和方法能否实现同一性神经束的准确对合,就成为神经修复成功与否的关键。一般来说,在急性损伤中,断裂的神经可以通过其断端截面的形状、外膜上血管及神经分支的位置以及截面内神经束排列的位置关系,采用神经外膜缝合的方法,多能达到神经束较准确的对合,神经修复效果常较满意。在二期或晚期修复损伤的神经,其缝合方法(外膜缝合或束膜缝合)需根据神经损伤的部位、神经为单一神经束或混合神经束和神经内支持组织含量的多少而定,否则将影响神经修复的效果。

6. 年龄　儿童处于生长发育时期,断裂神经修复后,有较强的再生能力。同时,儿童时期的大脑皮质内相应的感觉与运动中枢在神经损伤后通过训练,比成人获得更大的代偿能力,其功能恢复较成人好。

7. 在神经恢复期间及时和持续地辅以康复治疗,有利于并发症的防治。如被动的关节活动,按摩麻痹肌肉,电兴奋治疗及感觉功能的再训练等。应定期进行复查,通过 Tinel 征、运动肌功能恢复、两点辨别觉和保护性感觉的测定以及进行肌电图检查,及时了解神经恢复的进展情况。如在术后 4~6 个月神经无任何再生表现,应进行手术探查。如原来为神经束直接缝合,因有张力致断端瘢痕形成,影响神经再生,手术探查时应将瘢痕化的神经束断端切除,缺损区行游离神经移植或束间神经移植。

第二节　周围神经损伤的康复

一、康复评定

由于周围神经干是由运动、感觉和自主性神经纤维组成的,因此,周围神经损伤后将引起该支配区的运动、感觉和自主性神经功能障碍。周围神经损伤的康复首先是对于损伤状况的评定,正确了解周围神经损伤部位、程度以及一些自然状况。上一节所阐述的周围神经损伤的诊断事项也是不可缺少的。

(一)特殊畸形观察

当周围神经完全损伤时,所支配的肌肉主动功能消失,肌张力消失并呈松弛状态,肌肉逐渐发生萎缩。由于与麻痹肌肉相对的正常肌肉的牵拉作用,使肢体呈现特有畸形。如上臂部桡神经损伤后,因伸腕、伸指和伸拇肌肉发生麻痹,而手部受正常的屈腕、屈指和屈拇肌肉的牵拉,使手呈现典型的垂腕和垂指畸形。腕部尺神经损伤后,它所支配的小鱼际肌、第三与第四蚓状肌和所有骨间肌发生麻痹,由于手部正常的屈、伸指肌的牵拉,使无名指和小指的掌指关节过伸、指间关节屈曲,呈现典型的爪形指畸形。尺神经损伤发生于肘部,因无名指和小指的指深屈肌也发生麻痹,手部爪形改变较尺神经在腕部损伤者为轻。

(二)运动评定

神经完全损伤后,肌肉的肌力完全消失,但在运动神经不完全损伤的情况下,多表现为肌力减退。伤病后的神经恢复或手术修复后,肌力可能将逐渐恢复。首先应进行 MMT 检查,正确地评定肌力,目前临床上仍多采用 Lorett 1912 年提出的六级评定标准:

0 级:肌肉无任何收缩。

Ⅰ级:有肌纤维收缩,但不能产生关节运动。

Ⅱ级:肌肉收缩可产生关节运动,但不能抵抗重力。

Ⅲ级:肌肉收缩可抵抗重力,但不能抵抗阻力。

Ⅳ级:肌肉能对抗部分阻力并带动关节运动,但肌力较正常差。

Ⅴ级:正常肌力。

晚期病例可用关节活动度检查(ROM-T)评定关节、肌肉、软组织挛缩程度。肢体麻痹范围广的病例也可行日常生活动作(ADL)测试,确定肢体运动能力。

(三)感觉评定

周围神经损伤后,其分布区的触觉、痛觉、温度觉、振动觉和两点辨别觉可完全丧失或减退。由于各皮肤感觉神经有重叠分布,所以其分布区的皮肤感觉并不是完全丧失,而是局限于某一特定部位,称为单一神经分布区(或称绝对区)。正中神经损伤,开始时为桡侧三个半手指,即拇指、食指、中指和无名指桡侧有明显感觉障碍,后来仅有食指和中指末节的感觉完全丧失,即为正中神经单一神经分布区。尺神经损伤后,开始是小指和无名指尺侧感觉发生障碍,后来只有小指远端两节感觉完全丧失的尺神经单一神经分布区感觉丧失。桡神经单一神经分布区是在第一、二掌骨间背侧的皮肤。

在神经不全损伤的情况下,神经支配区的感觉(触觉、痛觉、温度觉、振动觉和两点辨别觉)丧失的程度不同。在神经恢复过程中上述感觉恢复的程度也有所不同。目前临床上测定感觉神经功能多采用英国医学研究会(BMRC)1954 年提出的评定标准:

S0:神经支配区感觉完全丧失。

S1:有深部痛觉存在。

S2:有一定的表浅痛觉和触觉。

S3:浅痛触觉存在,但有感觉过敏。

S4:浅痛触觉存在。

S5:除 S3 外,有两点辨别觉(7~11mm)。

S6:感觉正常,两点辨别觉≤6mm,实体觉存在。

感觉检查包括浅感觉(痛、温、触),深感觉(关节位置、震动、压痛)和复合觉(数字识别、二点辨别、实体),还要根据症例特点询问有无主观感觉异常(异常感觉、感觉倒错)。

在康复评定中上述感觉检查已够用,但有时为了仔细查明神经损伤程度和术后恢复情况,可用 VonFrey 设计的各种单毛做 Semmes Weistein 单毛触觉试验。这种方法反复检查误差很小,重复性好。Seddon 推荐使用 Weddel 的简单方法。其方法是把尼龙丝压在天平上,选出尼龙丝压弯而指示正好是 1 克的尼龙丝,安装在自选车辐条有直角弯的一端,用它检查触觉。检查的步骤是:

(1)先让患者自己指出感觉异常的部位。

(2)用尼龙丝由触觉消失区向正常区检查,到有感觉的地方,用笔画个小点,每隔 4cm 距离查一次。

(3)把各点连接起来,内侧为触觉消失区,外侧为触觉减退区。同样方法再仔细查出减退区与正常区的界限。

(四)自主性神经功能评定

神经损伤后,由交感神经纤维支配的血管舒缩功能、出汗功能和营养性功能发生障碍。开始时出现血管扩张,汗腺停止分泌,因而皮肤温度升高、潮红和干燥。两周后,血管发生收缩,皮温降低,皮肤变得苍白。其他的营养性变化有皮肤变薄、皮纹变浅、光滑发亮,指甲增厚并出现纵形的嵴、弯曲和变脆,指(趾)腹变扁,由于皮脂分泌减少,皮肤干燥、粗糙,有时皮肤可出现水疱或溃疡。骨骼可发生骨质疏松,幼年患者神经损伤侧肢体可出现生长迟缓。

(五)神经干叩击试验(Tinel 征)

见上一节神经干叩击试验。

(六)周围神经电生理学评定

对于周围神经损伤的诊断,通过详细的询问病史,准确的临床检查,作出正确的诊断并不困难。但对于神经损伤部位、程度和损伤神经修复后其恢复情况的准确判断,则需要周围神经电生理学检查作为辅助的检查手段,为评定提供更加准确的客观依据。低频电刺激使用电变性检查(RD)很方便。不过为了准确判定操作程度,最好使用 i/t 曲线、时值、肌电和神经传导速度测定。

二、四肢主要周围神经的解剖及评定要点

(一)臂丛神经损伤

1. 解剖学基础　上肢的运动和感觉功能几乎全由臂丛神经支配。臂丛由第 5、6、7、8 颈神经及第 1 胸神经组成,神经根在前斜角肌外侧缘处组成神经干;颈 5、6 神经合成上干,颈 7 神经单独为中干,颈 8、胸 1 神经合成下干。每一神经干在相当于锁骨中 1/3 处分为前、后两股,按照它们与腋动脉的位置关系,上干与中干的前股合成外侧束,下干的前股单独形成内侧束,上、中、下三干的后股合成后束。

(1)臂丛神经根形成干以前有四个分支　①斜角肌肌支和颈长肌肌支:在接近椎孔处由颈 5~8 神经根发出,支配附近的斜角肌和颈长肌。②膈神经:主要来自颈 4 神经根,颈 5 神经根发出细的分支参加膈神经。膈神经在前斜角肌的外侧缘斜向内下越过该肌。③胸长神经:从颈 5、6、7 神经根发出,支配前锯肌。④肩胛背神经:从颈 4、5 神经根发出,穿越中斜角肌支配大、小菱形肌及提肩胛肌。

(2) 臂丛上干在前斜角肌外缘未分成前、后股之前有两条分支 ①锁骨下肌支：由颈5、6神经纤维组成，从上干的前支发出，在锁骨后方进入并支配该肌。②肩胛上神经：由颈5神经纤维组成，从上干发出，向外后方行经肩胛舌骨肌及斜方肌深面，至肩胛骨上缘，通过肩胛上切迹进入冈上窝支配冈上肌。继而绕过肩胛冈冈盂切迹进入冈下窝支配冈下肌。臂丛中、下干和三干的前、后股一般无分支。

(3) 臂丛神经束部的分支较多，且位于锁骨以下，临床常称束以下臂丛神经损伤为低位臂丛神经损伤或锁骨下臂丛神经损伤。按其分支发出的部位和先后，分别叙述于下：

1) 从外侧束发出的分支有：①胸前外侧神经：由颈5、6、7神经纤维组成，颈5、6神经纤维主要支配胸大肌的锁骨头，颈7神经纤维支配胸大肌的胸骨头与肋骨头。②肌皮神经：由颈5、6神经根纤维组成，是外侧束外侧部分的终末支，支配喙肱肌、肱二头肌及肱肌。③正中神经外侧头：由颈5、6、7神经纤维组成，从外侧束内侧发出，是外侧束内侧部分的终末支，与正中神经内侧头合成正中神经。正中神经外侧头纤维主要支配旋前圆肌及桡侧腕屈肌。

2) 从内侧束发出的分支：①胸前内侧神经：由颈8和胸1神经纤维组成，发出细分支与胸前外侧神经交通，支配胸大肌的胸骨头、肋骨头和胸小肌。②臂内侧皮神经：由颈8和胸1神经纤维组成，支配臂内侧皮肤感觉。③前臂内侧皮神经：由颈8和胸1神经纤维组成，支配前臂内侧皮肤感觉。④尺神经：由颈8和胸1神经纤维组成，支配尺侧腕屈肌、无名指和小指的指深屈肌、小鱼际肌、第三与第四蚓状肌、拇内肌和拇短屈肌深头。

3) 从后束发出的分支：①肩胛下神经：常分两支，由颈5、6神经根组成部分为上肩胛下神经，支配肩胛下肌上部及大圆肌。由颈7神经纤维组成的部分为下肩胛下神经，支配肩胛下肌下部。②胸背神经：由颈7神经纤维组成，支配背阔肌。③腋神经：由颈5、6神经纤维组成，支配小圆肌和三角肌。④桡神经：由颈5~8及胸1神经纤维组成，是后束的延续部分。支配肱三头肌、肘后肌、肱桡肌、桡侧腕长伸肌、桡侧腕短伸肌、旋后肌、指总伸肌、小指伸肌、尺侧腕伸肌、拇长展肌、拇长伸肌、拇短伸肌和食指伸肌。

2. 臂丛神经损伤的原因 臂丛神经损伤多见于牵拉伤，如上肢被卷入机器或传送带内，受到过度的牵拉，若上肢被暴力向上牵拉，可造成下臂丛神经损伤。若上肢被暴力于水平方向牵拉，可造成全臂丛神经损伤。在分娩时由于难产，用力牵拉婴儿上肢，暴力使婴儿头与肩部分离，牵引力量常作用于臂丛上部，造成上臂丛神经损伤，称为产瘫。由于摩托车交通事故，驾驶员在高速下摔倒或撞于障碍物时，暴力使头与肩部分离致伤。由于重物从高处落下，砸于肩部造成头肩分离致伤。上述的牵拉损伤造成臂丛损伤的程度和影响范围，与暴力的方向和强度有密切关系。此外，臂丛神经损伤还见于切割伤、枪弹伤、手术损伤、药物损伤及放射性损伤等。

3. 臂丛神经病损的评定要点 要作出正确的臂丛神经诊断和确定其损伤的部位和范围，以便为制定恰当的治疗方案提供依据，需要熟悉臂丛神经的外科解剖，其中包括臂丛神经根、干、股、束及其分支的组成和彼此的解剖位置关系，以及它们所支配的肌肉和感觉分布，通过对病史和受伤机制的了解、对麻痹肌肉和感觉障碍的准确检查，进行全面的综合分析，才可能作出正确的判断。臂丛神经损伤与不同部位的臂丛神经损伤，其诊断要点如下：

(1) 除切割性损伤外，患者上肢有牵拉史，上肢的腋神经、肌皮神经、正中神经和尺神经，其中任何两条以上的神经联合损伤；或上述任何一条神经损伤，同时合并有前臂内侧皮神经损伤的征象，均应考虑有臂丛神经损伤。

(2)锁骨上部和锁骨下部臂丛神经损伤的判断　可以通过检查胸大肌和背阔肌的肌力来决定，由于胸大肌的锁骨头是由颈5、6神经纤维支配，胸肋部是由颈8、胸1神经纤维支配，背阔肌由颈7支配。如果胸大肌的锁骨头、胸肋部及背阔肌均麻痹，表明臂丛神经损伤在锁骨上的根部或干部。如上述肌肉正常，表明臂丛神经损伤在锁骨下。

(3)上臂丛神经根(颈5、6)损伤　由于肩胛背神经、肩胛下神经、腋神经、肌皮神经完全麻痹，桡神经和正中神经部分麻痹，导致其支配的提肩胛肌、大小菱形肌、冈上肌、冈下肌、肩胛下肌、大圆肌、三角肌、小圆肌、喙肱肌、肱二头肌、肱肌、旋前圆肌、桡侧腕屈肌、肱桡肌和旋后肌瘫痪。临床表现为肩关节内收、内旋，肘关节伸直，前臂旋前畸形。部分患者可能出现翼状肩胛，肩关节不能外展和上举，肘关节不能屈曲，但能伸直，屈腕和前臂旋后无力，手部运动功能基本正常。如果累及颈7，则由颈6、7支配的两桡侧腕伸肌麻痹，但尺侧腕伸肌神经功能存在，故仍能伸腕而无力。上肢伸侧感觉大部丧失。

(4)下臂丛神经根(颈8、胸1)损伤　由于尺神经、前臂内侧皮神经、臂内侧皮神经完全麻痹，正中神经与桡神经部分麻痹，导致尺侧腕屈肌、指浅屈肌与指深屈肌、全部手内在肌瘫痪，肱三头肌及指伸肌部分瘫痪；如果累及颈7神经，则其参与支配的旋前圆肌、桡侧腕屈肌亦瘫痪，导致正中神经完全麻痹，临床表现为手内在肌麻痹，呈扁平手畸形，不能屈腕及屈指，拇指不能屈曲和外展，但肩、肘和腕关节活动好。上臂内侧、前臂和手的尺侧皮肤感觉缺失。下臂丛神经损伤常因合并有胸1交感神经损伤而出现Horner综合征。

(5)臂丛神经干损伤　与上述根部损伤相似，仅上干损伤不合并胸长神经及肩胛背神经麻痹。下干损伤不出现Horner综合征。中干单独损伤很少见，因中干神经纤维主要参与上肢伸侧肌群的部分支配，单独的中干损伤一般不影响手的运动功能。

(6)臂丛神经外侧束损伤　因胸前外侧神经、肌皮神经和正中神经外侧头麻痹，导致胸大肌锁骨头、喙肱肌、肱二头肌、肱肌、旋前圆肌和桡侧腕屈肌瘫痪。临床表现为肘关节不能屈曲，前臂旋前及屈腕力量亦因旋前圆肌和桡侧腕屈肌麻痹而受影响。此外，前臂桡侧缘感觉缺失。

(7)臂丛神经内侧束损伤　因胸前内侧神经、臂内侧神经、前臂内侧皮神经、尺神经与正中神经内侧头麻痹，导致除正中神经外侧头支配的旋前圆肌、桡侧腕屈肌外，正中神经和尺神经支配的所有肌肉均瘫痪，其临床表现与下臂丛神经根(颈8、胸1)损伤相似，只是由于损伤位置低，不出现Horner综合征。不影响肱三头肌、伸腕及伸指肌的肌力。

(8)臂丛神经后束损伤　由于两肩胛下神经、胸背神经、腋神经和桡神经麻痹，导致肩胛下肌、大圆肌、背阔肌、三角肌、小圆肌和桡神经所支配的上臂和前臂伸侧肌群麻痹。临床表现为肩关节不能外展，上臂不能内旋，肘关节不能伸直，腕关节不能背伸，手指的掌指关节不能伸直，拇指不能伸直和桡侧外展，前臂背侧及手背桡侧感觉缺失。

(9)全臂丛神经损伤　整个上肢除副神经支配的斜方肌可做耸肩动作外，整个上肢的主动运动功能丧失，腱反射消失。感觉方面，因来自第二肋间神经的肋间臂神经参与臂内侧皮神经的组成，所以上臂内侧皮肤感觉存在，其余整个上肢感觉缺失。

(10) 电生理学检查　如肌电图及头顶部体表诱发电位的测定,对臂丛神经损伤的部位和程度,特别是对于臂丛神经根性撕脱伤的诊断和神经损伤修复后再生的情况,可提供有价值的参考。

(二) 腋神经损伤

1. 解剖学基础　腋神经由颈5、6神经纤维组成,在腋部腋动脉后面发自臂丛后束,绕肩胛下肌的下缘,经四边孔与旋肱后动脉伴行出腋窝,绕肱骨外科颈至三角肌深面。首先发出关节支致肩关节,发出肌支至三角肌和小圆肌。皮支为臂外侧皮神经,绕三角肌后缘穿出深筋膜,分布于三角肌止点附近和臂上半外侧的皮肤。

2. 损伤原因　腋神经损伤多合并于臂丛神经损伤,肩关节骨折脱位或肱骨上端骨折可造成腋神经麻痹,但多数可自行恢复。可见于刺伤和手术误伤。

3. 评定要点　腋神经损伤后,因三角肌麻痹而致肩关节不能外展,肩外侧三角肌止点附近有小面积皮肤感觉减退区。肌电图检查,三角肌呈现失神经支配。

(三) 肌皮神经损伤

1. 解剖学基础　肌皮神经由颈5、6神经纤维组成,是臂丛神经外侧束外侧的终末支。于腋动脉和正中神经之外侧向下,斜穿过喙肱肌,经肱二头肌和肱肌间向下外斜行至肱二头肌外侧沟,延至肘前外侧沟的上部,穿出筋膜成为前臂外侧皮神经,分为掌侧支和背侧支,分布于前臂外侧皮肤。肌皮神经在臂部分支支配喙肱肌、肱二头肌和肱肌。

2. 损伤原因　肌皮神经损伤多合并于臂丛神经损伤、单纯损伤偶见于枪弹伤、刀刺伤、肩关节骨折脱位或肱骨外科颈骨折。

3. 评定要点　肌皮神经损伤后,因肱二头肌和肱肌麻痹,影响肘关节屈曲功能。又由于肱桡肌和旋前圆肌有屈肘功能,所以当肌皮神经损伤后,在前臂旋前时尚有屈肘功能,但力量很弱,且屈肘常不充分。肱二头肌麻痹后,前臂旋后力量减弱。前臂外侧皮肤感觉发生减退。肌电图检查,肱二头肌和肱肌呈现失神经支配。

(四) 桡神经损伤

1. 解剖学基础　桡神经由颈5、6、7、8神经纤维组成,平对胸小肌下缘,起于后束。在腋窝,于腋动脉之后和肩胛下肌、大圆肌、背阔肌之前向下、向外,经腋窝下口至臂部。在臂的上部经肱骨的内侧、肱动脉之后和肱三头肌长头之前,继而与肱深动脉相伴行,进入肱骨肌管,绕肱骨向外向下,在肱骨中1/3与下1/3交界处出肱骨肌管下口,穿外侧肌间隔向前向下至肘前外侧沟,在沟内分为深、浅两支。

桡神经在未入肱骨肌管以前发出臂后侧皮神经,越背阔肌腱至肋间背神经背侧,穿出深筋膜,分布于臂后面中部的皮肤。肌支有数支,分至肱三头肌长头、外侧头和内侧头,其中至内侧头的分支穿过该肌,在肘后外侧沟沿骨面与中副动脉伴行向下至肘肌。

桡神经在肱骨肌管内分支为前臂背侧皮神经,出肱骨肌管下口,沿外侧肌间隔之后,在外上髁的上方穿出深筋膜分为较小的上支和较大的下支;上支伴随着静脉向上分布于臂下部外侧的皮肤,下支在外上髁之后,下行分布于前臂背侧中间部分的皮肤。

桡神经在肘前外侧沟发出肌支至肱桡肌、桡侧腕长伸肌,分出关节支至肘关节。桡神经于肘前外侧沟,相当于肱骨外上髁平面分为浅支和深支。

桡神经浅支纯为皮支,在肘前外侧沟分出后,于肱桡肌深面,肘关节、桡侧返动脉和旋后肌前面向下行;在前臂桡侧沟的中部伴行于桡动脉的外侧,越过旋前圆肌止点后,即经肱桡肌腱深面转至背侧;穿过深筋膜,越经腕背侧伸肌支持带表面至手背,分为五支指背神经,分布于桡侧半各指背侧的相对缘;但于食、中两指只至手指近节,其缺陷部分由正中神经的分支自掌侧补足。有时可分为七支指背神经,后两支则分布于中指和无名指的背侧相对缘,分布范围和食指同。有交通支在腕背侧和尺神经联络。

桡神经深支纯为肌支,自肘前上侧沟分出后,经肱桡肌深面,肘关节和桡侧返动脉之前方向下,穿旋后肌深、浅两头间绕过桡骨颈的外侧,至前臂后面的浅深伸肌之间称为骨间背侧神经,并沿骨间膜背侧,伴骨间背侧动脉向下至腕背。桡神经深支在肘前外侧沟发出肌支至桡侧腕短伸肌和旋后肌,在前臂背侧发出肌支至伸指总肌、小指伸肌、尺侧腕伸肌、拇长展肌、拇长伸肌、拇短伸肌和食指伸肌。在腕背发出细支至该部关节。

2.损伤原因 桡神经损伤多见于肱骨干下部骨折,或有移位的肘部骨折,神经可被骨折端刺伤或嵌入骨折两断端之间致伤。桡骨头脱位可引起桡神经深支麻痹。此外可见于刀刺伤、枪弹伤和手术误伤。

3.评定要点 桡神经损伤后,因前臂伸肌群麻痹,出现垂腕、垂指畸形。腕关节不能背伸,食指、中指、无名指和小指的掌指关节不能伸直,拇指不能伸直,手背桡侧皮肤感觉障碍,桡神经如发生高位损伤,因肱三头肌麻痹而致肘关节不能主动伸直,并有垂腕、垂指畸形。如发生桡神经深支损伤,因桡侧腕长、短伸肌正常而不发生垂腕畸形,只发生垂指畸形。

(五)正中神经损伤

1.解剖学基础 正中神经由颈5、6、7、8和胸1神经纤维组成,以内外侧头分别起于臂丛神经内外侧束,外侧头自外侧束沿腋动脉外侧下行,内侧头自内侧束斜越腋动脉的前方与外侧头会合形成正中神经。正中神经在腋窝位于腋动脉外侧,喙肱肌覆于神经的外侧;在臂的上半沿肱动脉的外侧、肱二头肌内侧缘下行;于臂的中部正中神经由肱动脉前面斜至其内侧,向下沿肱二头肌内侧沟和肘前内侧沟至肘窝;继则穿过旋前圆肌两头之间,与正中动脉伴行于正中沟,在前臂上2/3位于浅深指屈肌之间,于下1/3则位于浅在筋膜深面;向下在掌长肌腱之下略偏桡侧、在桡尺侧两腱滑液鞘之间经腕管至手掌,于腕韧带的下缘掌腱膜的深面分成桡侧及尺侧两部分;其中桡侧部分有大鱼际肌支,拇指和食指桡侧的指神经。大鱼际肌支又称返支,自正中神经的掌侧发出后,继而转向桡侧至大鱼际肌,支配拇短展肌、拇对掌肌及拇短屈肌浅头,拇短展肌骨支在该肌肌腹深面,其他肌支在肌腹浅面。拇指桡侧指神经开始位于拇指末端桡侧。第一掌骨间隙的指掌侧总神经位于拇内收肌的表面、掌浅弓的深面。它分成两支:一为拇指尺侧指神经至拇指末端尺侧;另一为食指桡侧指神经,该神经有1~2小分支至第一蚓状肌。正中神经的尺侧部分为第二及第三掌骨间隙的指掌侧总神经。第二掌骨间隙的指掌侧总神经分出至指部两侧的指神经称为指掌侧固有神经。指掌侧固有神经除发出细支至上述各指的掌面和两侧外,尚分支至手指中节与末节的背面,以补足桡神经分布的缺陷。

正中神经在腋窝及臂部无分支。在肘窝分支至肘关节,在前臂分出肌支支配旋前圆肌、桡侧腕屈肌、掌长肌、指浅屈肌。在前臂平对桡骨粗隆处正中神经分出骨间掌侧神经,沿骨间膜掌侧与骨间掌侧动脉伴行于拇长屈肌与指深屈肌之间。向下经旋前方肌的深面至桡腕关节。

骨间掌侧神经发出肌支支配食指和中指的指深屈肌部分、拇长屈肌和旋前方肌。

2. 损伤原因　高位正中神经损伤常合并于臂丛神经损伤，在臂部、肘部、前臂和腕部多由于切割伤、辗轧伤、枪弹伤、骨关节损伤和因骨折处理不当造成的缺血性损伤，亦常合并尺神经损伤。

3. 评定要点

(1)正中神经于肘以上无分支，如正中神经于肘关节以上损伤，则其支配的前臂肌群及手的部分内在肌发生麻痹；即旋前圆肌、桡侧腕屈肌、掌长肌、指浅屈肌、指深屈肌的食指和中指部分、拇长屈肌和旋前方肌麻痹以及大鱼际肌、第一与第二蚓状肌麻痹。由于尺神经支配的尺侧腕屈肌正常，当令患手握拳时，则中指、无名指和小指可屈曲(中指指深屈肌麻痹，但其肌腱与无名指指深屈肌腱间有腱联系，常可达到充分屈指，只是肌力较正常者减弱)，而食指和拇指不能屈曲，且腕关节呈现尺偏屈曲的典型畸形。由于大鱼际肌群中的拇短展肌麻痹，拇指不能做掌侧外展。在感觉方面，手桡侧3个半手指的皮肤感觉减退，实体感觉缺失，单一神经支配区的食指末节，其浅、深感觉均缺失。

(2)腕部正中神经损伤，其临床表现呈现拇指不能做掌侧外展，手桡侧3个半手指的皮肤感觉减退，实体感觉缺失，单一神经支配区的食指末节，其浅、深感觉缺失。

(六)尺神经损伤

1. 解剖学基础　尺神经由颈8、胸1神经纤维组成，于胸小肌下缘起自臂丛神经内侧束。在腋窝位于腋动、静脉间的背侧沟，在臂的上段位于肱动脉的内侧、肱三头肌之前。约平对喙肱肌之止点。尺神经向后向内，穿过内侧肌间隔，沿肱三头肌内侧头的前方，与尺侧上副动脉伴行向下，经肘后内侧沟和肘管至前臂。在前臂，尺神经位于尺侧腕屈肌深层及指深屈肌表面，至前臂中部开始与尺动脉伴行。在腕部绕过豌豆骨桡侧与钩骨的钩部之间进入手掌，尺神经在前臂下2/3和腕部伴行于尺动脉的尺侧。

尺神经在腋窝和上臂无分支，在前臂上端分出关节支到肘关节，肌支到尺侧腕屈肌和指深屈肌的无名指和小指部分，在前臂下1/3处先后分出较小的掌侧皮支和较大的手背支。掌侧支分布于小鱼际部的皮肤，手背支在腕关节上方5~8cm处由尺神经分出后经尺侧腕屈肌腱的深面绕至腕背侧，分为五条指背神经，分布于小指和无名指的背侧两缘及中指背侧的尺侧缘。但无名指和中指只分布于近节。其缺陷区由正中神经的指掌侧固有神经分支补足，手背支在手背与桡神经有交通支联络，在尺神经经过豌豆骨及钩骨之间进入手掌处，为尺侧腕屈肌腱的扩张部及前臂筋膜所覆盖，构成腕部尺神经管。尺神经穿过尺神经管后，被掌短肌及脂肪垫所覆盖，并分成浅支及深支。浅支除支配掌短肌外，全为感觉纤维，在掌腱膜深面分为内外两支，内侧支分布于小指掌面的尺侧缘，外侧支为指掌侧总神经，后分为两条指掌侧固有神经，分布于无名指和小指掌侧的相对缘。尺神经深支纯为肌支，伴随尺动脉的深支穿过小指展肌与小指短屈肌之间，位于小指短屈肌和小指对掌肌的深面，深支穿过小鱼际肌后，位于指屈肌腱的深面，掌侧骨间肌的浅面，仍和动脉伴行。在拇内收肌两头间支配拇内收肌及拇短屈肌的深头，深支还长出肌支支配第三、四蚓状肌及所有骨间肌。

2. 损伤原因　高位尺神经损伤常由于臂丛神经损伤时累及该神经，在上臂肘部、前臂和腕部多为切割伤、刺伤、枪弹伤或肘部骨折造成，也可由靠近肘管处的骨质增生、畸形造成的创伤性尺神经炎引起。

3. 评定要点

(1)肘关节以上的尺神经损伤,因尺侧腕屈肌和指深屈肌的无名指和小指部分麻痹,临床检查当令患者做尺偏屈腕时可发现尺侧腕屈肌无收缩,无名指和小指的指深屈肌虽然麻痹,但由于它们的指深屈肌腱与正中神经支配的中指指深屈肌腱有腱的联系,仍可做手指末节屈曲,如将无名指、小指及其他手指的近侧指关节固定于伸直位,再令患者屈曲无名指或小指末节时,将发现其肌力明显减弱或消失。

(2)由于小指展肌和掌、背侧骨间肌麻痹,当手指完全放平时,手指的外展和内收功能丧失。

(3)由于小鱼际肌、第三与第四蚓状肌和所有骨间肌发生麻痹,无名指和小指因受正常的屈、伸指肌的牵拉,造成掌指关节过伸、指间关节屈曲,呈现典型的爪形指畸形。如尺神经损伤发生于肘部,因无名指和小指的指深屈肌也发生麻痹,手部爪形畸形较尺神经在腕部损伤者为轻。

(4)Froment 征阳性 在正常情况下,当拇指与食指相捏时,因手部内、外在肌的协同作用,拇指掌指关节稳定,指间关节略屈曲,与食指指腹相捏时呈"O"形。当尺神经损伤后,由于拇收肌、拇短屈肌深头和第一背侧骨间肌麻痹,使拇指掌指关节稳定性丧失,在与食指相捏时,需依赖增加拇长屈肌的力量才能改善捏物力量,出现拇指掌指关节过伸和指关节过屈的畸形,称为 Froment 征(+)。

(5)小指和无名指尺侧感觉障碍,小指中、末节单一神经支配区感觉缺失。

(6)肌电图检查有助于确定诊断。

(七)坐骨神经损伤

1. 解剖学基础 坐骨神经是人体最大的神经,呈带状,宽约 2cm,来自腰 4、5 和骶 1、2、3 神经,由数个神经束合并于一公共薄鞘中,自内而外为半腱肌、半膜肌和股二头肌长头的肌支,胫神经,腓总神经及股二头肌短头的肌支。坐骨神经由梨状肌下孔出骨盆,在股骨大粗隆和坐骨结节间向下行至股部,于近腘窝处分为胫神经和腓总神经两大支,坐骨神经分为两大支常可见于骶丛至腘窝间的任何部位,尤以在股上部分为两大支者较多见。如胫、腓总两神经于骶丛即已分行,则腓总神经常穿经梨状肌出盆腔。

坐骨神经在臀部位于臀大肌深面,自上而下顺序行经上孖肌、闭孔内肌、下孖肌、股方肌之后及股后侧皮神经、臀下神经和臀下血管的外侧。在股部位于大收肌后面,股二头肌长头则斜遮覆于坐骨神经后面。

坐骨神经在臀下部由内侧发出肌支至半腱肌、半膜肌、股二头肌长头和大收肌的坐骨部;在股上部由外侧发出肌支主股二头肌短头。

2. 损伤原因 坐骨神经损伤常见于刀刺伤、枪弹伤、手术误伤、股骨头后脱位、骨盆骨折和股骨干骨折神经被骨折片或骨端刺伤以及臀部注射药物致伤。

3. 评定要点 坐骨神经损伤后对下肢功能影响的范围和程度,取决于神经损伤的部位。如坐骨神经于梨状肌下缘处损伤,则股后侧肌群,小腿和足部的肌肉全部麻痹,不能屈膝,足和足趾的运动完全丧失。小腿外侧及足部感觉缺失。如坐骨神经于股中、下部,因腘绳肌肌支未完全受损,屈膝功能仍可保存。

(八)胫神经损伤

1. 解剖学基础　胫神经来自腰4、5和骶1、2、3神经前支的前股。在股后部下1/3处与腓总神经分离后,沿腘窝正中的全长,经小腿腘管的上口入该管,出其下口后,绕内踝的后方,经分裂韧带的深面分为足底内侧神经和足底外侧神经至足底。

胫神经在股后部为肌肉所覆盖,向下于腘窝中部渐至浅层,其表面只有筋膜和皮肤,于腘窝的下部则为腓肠肌两头的相邻缘所遮覆,在腘窝的上方位于腘部血管的后外侧,稍下则越其浅面,至腘窝下部则位于其后内侧。

胫神经在腘窝处分出三条关节支,分别伴随膝上内、膝下内和膝中动脉至膝关节;在其分为足底内、外侧神经处分出关节支至踝关节。当胫神经行经腓肠肌深面时发出肌支至腓肠肌的内外侧头、腘肌、比目鱼肌和跖肌。发出分支后继续下行于拇长屈肌与趾长屈肌之间,分支支配趾长屈肌、胫后肌和拇长屈肌。胫神经发出的感觉支有腓肠内侧皮神经,在腘窝发出后伴小隐静脉首先行于腓肠肌两头间的沟内,在小腿下1/3处穿出筋膜而致浅层,合并来自腓总神经的腓肠外侧皮神经形成腓肠神经,腓肠神经继续向下绕经外踝后方,沿足外侧缘向前成为足背外侧皮神经至小趾末节。腓肠神经沿途分支分布于小腿下1/3后面和外侧、踝部和跟部的外侧、足的外侧和小趾外侧的皮肤。

胫神经绕经内踝后面分为足底内侧神经和足底外侧神经。足底内侧神经按其分布范围,相当于手的正中神经。伴随足底内侧动脉经拇展肌深面致足底内侧沟,分为四支:内侧第一支为趾底固有神经;其他三支为趾底总神经,经趾短屈肌和跖腱膜间向外,并沿第一至第三跖骨间隙向前,于跖趾关节处各分为两支趾底固有神经。这七支趾底固有神经分布于第一至第三趾的内外缘和第四趾的内侧缘的跖面皮肤。足底内侧神经分出肌支至拇展肌、趾短屈肌、拇短屈肌和第一蚓状肌。足底内侧神经的皮支分布于足心的内侧部。足底外侧神经按其分布范围,相当于手的尺神经。伴行于足底外侧动脉的内侧,经拇展肌与趾短屈肌的深面斜向前外侧至第五跖骨粗隆,分为浅深两支。浅支入足底外侧沟分为内外两支:外侧支为趾底固有神经,分布于小趾外侧缘皮肤;内侧支为趾底总神经,沿第四跖骨间隙向前,在跖趾关节处分为两趾底固有神经,分布于第四与第五趾的跖侧相邻缘的皮肤。深支在足底方肌和拇收肌深层转向内侧行向第一跖骨。分出肌支支配足底方肌、小趾展肌、趾短屈肌、全部骨间肌、拇收肌和三个蚓状肌。其皮支分布于足底外侧及外侧一个半趾的皮肤。

2. 损伤原因　膝以上胫神经损伤与坐骨神经损伤的原因相同,膝部与膝以下胫神经损伤多见于膝部周围有移位的股骨髁上骨折、胫骨上端骨折,小腿骨折和小腿骨-筋膜室综合征的缺血性神经损伤。

3. 评定要点　胫神经损伤后对小腿与足部功能的影响,取决于其损伤的部位:

(1)胫神经于腘窝部损伤,因小腿屈肌和足部屈肌麻痹,临床表现为足不能跖屈、内收。由于腓肠肌及腘肌麻痹可使屈膝力量减弱。

(2)由于足部内在肌麻痹,足趾不能跖屈、内收和外展,足趾呈现爪形畸形(跖趾关节过伸和趾间关节屈曲),不能用足趾站立。

(3)胫神经损伤如发生于小腿下部,则只发生足部运动障碍。

(4)膝以上胫神经损伤感觉障碍可表现为小腿后侧、足外缘、足跟外侧和足底皮肤感觉障碍。

(九)腓总神经损伤

1. 解剖学基础　腓总神经来自腰4、5和骶1、2神经前支的后股,在股后部下1/3与胫神经分离后,于腘窝的外侧壁,沿股二头肌腱内侧斜向下外,继行于股二头肌与腓肠肌外侧头之间,在腓骨长肌深面绕腓骨小头分为腓浅和腓深两神经。

腓总神经在腘窝处分出两支关节支,伴随膝上外和膝下外动脉至膝关节,又在腓浅神经与腓深神经的分支处分出一支伴胫前动脉至膝关节和胫腓关节。腓总神经的感觉支在腘窝处分出腓肠外侧皮神经,穿过腓肠肌外侧头处的筋膜至浅层,分布于小腿上部背面外侧的皮肤,分出吻合支或其本干与腓肠内侧神经吻合形成腓肠神经。腓浅神经在腓骨长肌和腓骨之间沿肌间隔下行,在小腿下1/3的上方穿出深筋膜分为内外两支。内侧支为足背内侧皮神经,向下向内至足背又分为内外两支;内支至足背和蹈趾的内侧缘,外支沿第二趾骨间隙分为两支趾背神经,分布于第二和第三趾相邻接的背侧缘。外侧支为足背中间皮神经,越外踝前至足背,分为两支,分支沿第三、第四跖骨间隙,又各分为两个趾背皮神经,分布于第三至第五各趾相邻接的背侧缘。腓浅神经尚分出肌支至腓骨长、短肌。腓深神经经腓骨长肌和趾长伸肌的深面至趾长伸肌与胫前肌间,伴胫前动脉沿小腿骨间膜向下,继而行于蹈长伸肌与胫前肌间。在踝关节上方经蹈长伸肌深面至踝关节前分为内外侧两支至足背。腓深神经在小腿发出肌支至胫前肌、趾长伸肌、蹈长伸肌和第三腓骨肌。在踝关节处发出关节支至踝关节。腓深神经在足背的内侧支向前行于第一跖骨间隙至浅层,分为两趾背神经,分布于第一、二趾之相邻背侧缘的皮肤。外侧支越跗部向外侧至趾短伸肌与蹈短伸肌的深面。

2. 损伤原因　膝以上腓总神经损伤的原因与坐骨神经损伤的原因相同,膝部及膝以下腓总神经损伤多见于膝部周围有移位的股骨踝上骨折,腓骨小头骨折,不恰当的石膏和夹板固定小腿骨折时被压迫损伤,以及小腿骨-筋膜室综合征的缺血性神经伤和手术误伤。

3. 评定要点

(1)腓总神经损伤后,因小腿部伸肌中的胫前肌麻痹,足外翻肌的腓骨长、短肌麻痹,患足呈现内翻下垂,不能背屈及外翻。

(2)由于趾长、短伸肌及蹈长、短伸肌麻痹,患足的足趾屈曲畸形,不能伸直。

(3)单纯腓浅神经损伤,因腓骨长、短肌麻痹使患足呈现内翻足畸形,患足不能外翻。

(4)单纯腓深神经损伤,因胫前肌,趾长、短伸肌,蹈长、短伸肌麻痹,患足呈现下垂、稍外翻、足趾屈曲畸形,不能背屈及内翻,足趾不能伸直。

(5)小腿前外侧和足背感觉障碍。

(十)几种常见的上肢周围神经卡压综合征

1. 胸廓出口综合征　在胸锁乳突肌深面,两侧为前、中斜角肌,底边为第一肋骨,形成颈三角间隙,臂丛神经及锁骨下动脉从该间隙穿过,任何可引起该三角变小的异常或斜角肌本身病变,可产生神经、血管压迫症状。

(1)诊断标准　上肢麻木、乏力、酸痛,呈持续性,部分患者高举患肢可缓解症状。严重者可出现上肢肌肉麻痹,以尺神经支配的肌肉麻痹为主。

(2) 特殊检查 前斜角肌挤压试验（Adson 试验）、挺胸试验、上肢外展、旋后试验等，上述试验阳性可辅助明确诊断。肌电图及磁共振可帮助诊断及鉴别诊断。

(3) 治疗原则 诊断明确时，应及时手术治疗。手术主要解除压迫神经、血管的因素，如果需要可同时行神经松解。

2. 肘管综合征 肱骨内上髁与尺骨鹰嘴之间形成一弧形且深的骨沟，深筋膜覆盖其上方，形成一骨性纤维鞘管，称为尺神经沟或肘尺管。尺神经及其伴行动静脉走在其中。

(1) 诊断 早期尺神经支配区手指麻木、不适、手指精细动作不灵活（如写字、用筷子、结纽扣等）。严重时尺侧腕屈肌及环、小指屈肌肌力减弱，手内在肌萎缩，还可出现轻度爪形手畸形。Froment 征阳性。

(2) 治疗原则 早期手术治疗效果好。尺神经前移手术。

3. 腕管综合征 腕管为腕掌侧一骨纤维管道，桡侧为舟骨、大多角骨，尺侧为豌豆骨、钩骨，背侧为月骨、头状骨、小多角骨及腕骨间韧带，掌侧为腕横韧带。正中神经、指浅屈肌腱与指深屈肌腱、拇长屈肌腱通过腕管。任何可能引起腕管容积减少或内容物增多的因素均可引起腕管内压力增加，导致正中神经压迫。

(1) 诊断 女性多于男性，正中神经支配区域手指（拇至中指及环指桡侧半）麻木、刺痛，可向近端放射，夜间或清晨明显，甩手、按摩等可缓解症状。内在肌受累时，可引起拇指外展力弱、精细动作不灵活，甚至大鱼际肌萎缩。正中神经支配区域皮肤感觉迟钝。

屈腕试验（Phalen 征）、Tinel 征均可呈阳性，神经电生理学检查可辅助明确诊断。

(2) 治疗原则

1) 非手术治疗：腕管内用含普鲁卡因的类固醇制剂注射，或戴腕关节支具，可减轻腕管内组织水肿，缓解症状。

2) 病情严重者可手术治疗，术中切除腕横韧带，并行正中神经外膜松解，或束间松解。

4. 腕尺管综合征 腕尺管起于豌豆骨近端，止于钩骨钩的远端。豌豆骨与钩骨之间底部为豆钩韧带，顶部为小鱼际起始部、腕掌侧横韧带、尺侧腕屈肌扩张部所覆盖，它们之间与豌豆骨、钩骨共同组成一个骨性纤维鞘管，为腕尺管。尺神经及尺动脉及其伴行静脉通过此管，如尺神经在此处受压。称为腕尺管综合征。

(1) 诊断 早期以环小指末节皮肤感觉障碍、内在肌肌无力为主，晚期可出现内在肌肌萎缩。神经电生理学检查可帮助鉴别腕尺管综合征和胸廓出口综合征。

(2) 治疗原则 早期腕尺管内用含普鲁卡因的类固醇制剂注射；症状明显者应手术治疗。

三、康复治疗（图 6-1）

(一) 保持肢体的功能位

周围神经损伤发生严重的肢体麻痹后应立即选择适宜的固定方法。急性期外科多选用石膏、外固定架或牵引固定，将麻痹的肢体固定于特殊需要的肢体位置，急性期后应尽早改换为肢体功能位，选择适宜的支具或夹板固定。在可能引起畸形的期间应坚持使用，功能未完全恢复以前任其自然而不予处置，畸形就会加重，最终导致成为不可恢复的永久障碍。表 6-1 是荻岛氏提出的上肢夹板固定的使用。此时应施行关节固定术或其他手术使肢体固定于功能位,以期使功能有某种程度的恢复。

表6-1　上肢的主要损害与夹板的应用(荻岛)

损害部位	夹板
1. C_4, C_5 颈髓损伤	外力驱动屈肌铰链夹板
2. C_6 颈髓损伤	腕关节驱动屈肌铰链夹板
3. C_7 颈髓损伤	根据情况用拮抗肌夹板
4. 桡神经麻痹	Thomas 夹板、Oppenhemer 夹板,托手夹。
5. 正中神经麻痹	不完全:短拮抗肌时长拮抗夹板 完全:长拮抗夹板
6. 尺神经麻痹	短拮抗夹板,根据情况用逆指弯曲器
7. Volkmann 挛缩	Oppenheimer 夹板的附加装置
8. 掌指关节伸展挛缩	指关节弯曲器(Knuckle bender)
9. 掌指关节屈曲挛缩	反向的指关节弯曲器
10. 远侧指关节伸展挛缩	指用(小型)指关节弯曲器
11. 远侧指关节屈曲挛缩	指用(小型)指关节反向弯曲器
12. 中枢性麻痹(弛缓型)	翘起的夹板
13. 近端肩肌麻痹(肩、上臂)	BFO
14. 全上肢末梢性麻痹	BFO 夹板组合

(二)被动运动

麻痹后即应开始被动活动。肿胀、疼痛以及外伤急性症状和炎症反应明显时,在不影响外科治疗效果的基础上,应尽早从轻运动量开始被动运动。如早期不认真进行被动活动,即使肌力恢复也会因挛缩而留有功能障碍。此后应由被动运动逐渐向主动运动过渡。

(三)温热疗法

因多数患者伴有感觉障碍,所以做红外线治疗和温水浴较合适。

(四)低频电疗

低频电疗属于被动运动,在恢复主动活动之前都应该做。

(五)增强肌力训练

增强肌力有两个目的:一个是增强最大肌力的瞬间爆发力;另一个是增强肌力的耐久力。一般认为,训练增强最大肌力时用静态肌肉收缩的等长运动法较好,而增强肌肉的持久力用动态肌肉收缩的等张运动为佳。

1. 等长运动　全力或接近全力使肌肉收缩,持续 3~10 秒,一般持续 6 秒钟。一次收缩时间并非越长越好,用比最大肌力稍弱的力量收缩肌肉时,可使时间稍长或增加收缩次数,每次中间可休息 2~3 分钟,做 3 次则每日一遍即可。这是一种最简单而又有效的肌力增强法,特别适用于骨折、关节炎、疼痛等关节不能活动的情况下做肌力增强训练。

2. 等张运动　可分为向心性等张运动和远心性等张运动。

(1)向心性等张运动　用最大肌力的 1/2 以上的阻力训练时即起增强肌力作用,2/3 以上的阻力效果最好。1/2 以下的阻力如增加运动次数,可培养肌肉的持久力。

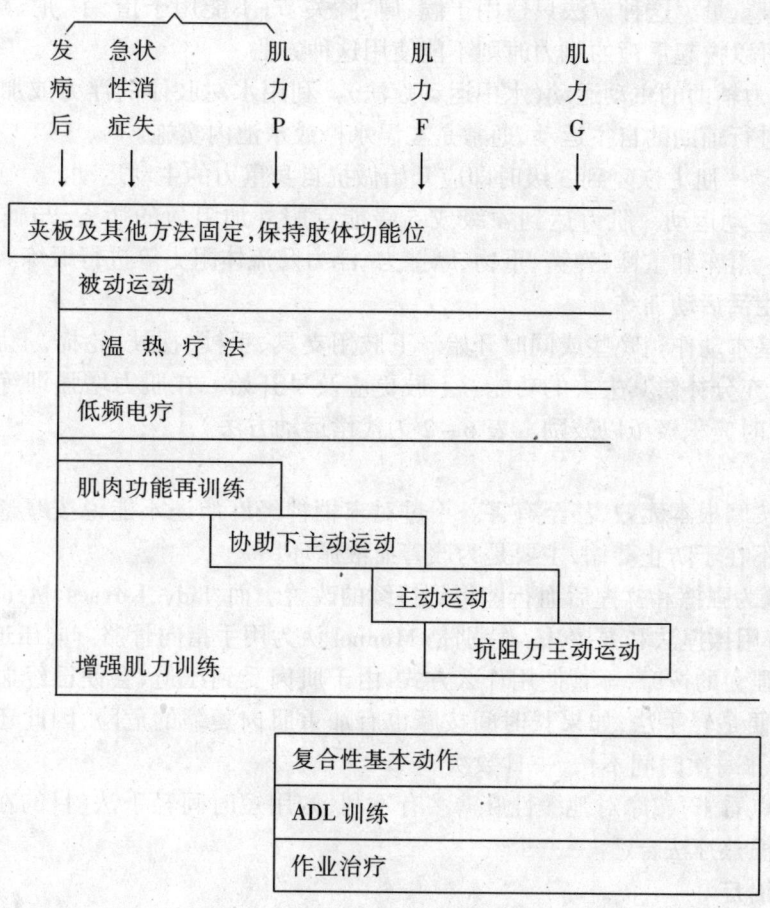

图 6-1 末梢神经麻痹治疗程序

注：复合性基本动作，日常生活活动训练与肌力无关，应尽早开始。作业治疗可根据肌力、活动度分段实施。

(2) 远心性等张运动 用比最大肌力稍重的重量使收缩中的肌肉一点一点伸展开。在肌力减弱期间徒手进行最适宜。远心性等张运动能增强预备肌力或持久力。

3．肌肉功能的再训练 在麻痹的急性期肌力在 0～2 级时进行肌肉功能再训练，与被动运动方法相似，但强调了下意识地传到中枢里的肌肉运动的感觉。

4．辅助的主动运动 当肌力恢复到除去肢体自身重量而关节能够活动时，即应开始在协助下行主动活动，要随着肌力恢复的程度不断改变协助锻炼的方法。

(1) 徒手辅助主动运动 辅助运动时应随着肌力的细小变化而变化，所给予的协助力要降到最低限度，主动运动稍有恢复就应减去辅助力量。

(2) 用悬吊协助的主动运动 用悬吊装置，悬空架，顶棚上的绳索，悬吊绳等，将运动部位吊起，以减轻自身重力，然后在水平面上运动。

(3) 滑面上辅助主动运动 在光滑的板面上撒上滑石粉减少摩擦阻力，在上面滑动运动。

(4) 用滑车、重锤协助的主动运动 这种方法是在垂直面上的运动，是利用滑车和重锤减轻运动肢体自身重量。这种方法只适用于髋、肩、膝关节，不能用于指、手、肘、踝关节，如拮抗肌没有恢复到可以拉起重锤的肌力时则不能使用这种方法。

(5)利用浮力辅助的主动运动(水中运动疗法)　利用水对肢体的浮力或加上漂浮物来减轻重力的影响进行辅助的自主运动，通常是在温水槽或水池内实施。

5．主动运动　肌力恢复到3级时即应开始做抗自身重力的主动运动。

6．抗阻力主动运动　肌力达到4级或5级能克服外加阻力的病人，与辅助主动运动相同，可利用徒手、滑车和重锤、弹簧、重物、摩擦力、浮力及流体阻力等进行锻炼。

(六)日常生活活动训练

比复合性基本动作稍晚些或同时开始。下肢用支具、手杖、拐杖、轮椅，上肢用夹板、自助具等防止畸形，充分补偿其失去的功能。上肢更应及早开始。在肌力增强训练期间禁止使用的代偿运动，此时应积极予以鼓励。表6-2为代偿运动方法。

(七)按摩

有人认为按摩根本无效，甚至有害。不过对末梢神经麻痹还不能说按摩毫无意义。应了解按摩的目的不在于防止萎缩，主要是为改善血液循环。

Watkins认为强擦和揉捏后血行能得到持续的改善。而Tidy、Kovacs、Mennel等主张肌肉用轻擦法，关节用揉捏法和强擦法。特别是Mennel认为用手指向骨骼方向压迫肌肉这种手法应慎重使用。强力的按摩，不管使用什么方式，由于肌肉受到压迫，会使已经血运不好的情况更加恶化。即便是轻手法，如果长时间按摩也有加重肌肉萎缩的危险，因此还是时间短些为好。Mennel主张每次时间不长，一日数次。

从上述观点看来，按摩对弛缓性麻痹多有不利，如用短时间轻手法(目的在于改善血液循环)，倒不如用温热疗法合适。

(八)作业治疗

无论选用哪种作业方法都会有某些抗阻力的作用，因此尽量应用健康情况下需两侧肢体参加的作业内容为好。随着肌力的恢复，根据恢复程度逐渐增加患侧肢体的操作。

运动疗法的原则是，先做被动运动，然后由自己活动患侧肢体，待肌力多少有些恢复后再一边做被动运动一边在别人的帮助下做自主运动，以后再进入完全的自主运动，最后做抗阻力运动。作为作业治疗的例子，如用两手在沙纸上磨木块制作积木，用简单的器具往线轴上缠线，锯东西等。下肢训练有两脚踏纺织机或踏自行车式的万能木工机等。

在运动神经细胞修复的过程中，适当的治疗性作业不仅能维持和改善肌肉的功能，而且还能改善患肢的血运和增加关节的活动范围。

总的来说，在促进麻痹恢复的治疗过程中应注意以下几点：①在等待肌肉功能恢复期间不要使用代偿性运动训练。②恢复肌肉功能无望时再发展代偿功能，不过一定要注意不能促成肢体畸形。③伴有感觉障碍时要努力防止皮肤损害。④任何情况下都禁忌做过伸展性动作。⑤如果挛缩的肌肉和短缩的韧带有固定关节作用时，以保持原状为好。⑥作业训练应适度，不可过分疲劳。

表 6-2 代偿运动

	动作肌肉	运动	正确的运动	代偿肌	代偿运动
上肢	三角肌 前部纤维	肩关节前屈（前举）90°	掌心向下，上肢向前举起	肱二头肌	上肢外旋状态前屈（前举）
	三角肌 中部纤维	肩关节外展 90°	掌心朝下，上肢外展	肱二头肌 肱三头肌（长头） 躯干侧屈肌群	上肢外旋位外展 上肢内旋，边后伸边外展 躯干侧屈后外展
	肱二头肌	肘关节屈曲	前臂旋后位屈肘	肱桡肌 旋前圆肌 肱肌 屈腕肌群	前臂旋前、旋后中间位屈肘 屈肘运动中前臂旋前 前臂旋前位屈肘 腕关节强力掌屈
	肱三头肌	肘关节伸展	前臂旋后位伸肘	伸腕肌群 指伸总肌	腕关节强力背伸 伸腕代偿
手指	指浅屈肌	掌指关节屈曲	掌指关节伸直，远位指间关节由伸展位屈曲	指深屈肌 伸腕肌群	各指关节屈曲 强力背伸腕关节
	指间背侧肌	手指外展	掌指关节伸直，各指水平面外展	指伸肌	掌指关节过伸位外展
下肢	髂腰肌	髋关节屈曲	垂直面上屈曲下肢	缝匠肌 阔筋膜张肌	大腿外旋、外展 大腿内旋、外展
	臀大肌	髋关节外展	垂直面上下肢后伸膝关节屈曲	躯干伸肌群 斜方肌 背阔肌	腰椎后伸，重心向后方移动 骨盆上抬，用屈膝关节肌群支撑下肢，会产生髋关节伸展动作
	臀中肌	髋关节外展	下肢内旋、外旋中间位冠状面外展	髋关节屈肌群 躯干侧屈肌群	下肢外旋位外展 骨盆和胸部向上提
	腘绳肌腱	膝关节屈曲	由膝关节完全伸直位在垂直面上屈曲	腓肠肌 屈髋肌群 缝匠肌	不支持体重情况下，屈髋后可出现屈膝动作。同时髋关节外旋
	股四头肌	膝关节伸展	在垂直面上伸膝	内、外旋肌 腓肠肌 臀大肌	髋关节内旋、外旋同时伸展 站立，踝关节固定 站立，踝关节固定
	胫骨前肌	踝关节背屈内翻	伸趾放松状态下足背屈	趾长伸肌 蹞长伸肌 第三腓骨肌	足趾伸展 用力伸蹞趾，同时背屈外翻
	腓肠肌 比目鱼肌	踝关节跖屈	前足部不屈曲，直接活动跟骨	胫骨后肌 腓骨长短肌 趾长屈肌 蹞屈肌	足前部对着足后部跖屈、跟骨不动 用力屈曲足趾 屈曲蹞趾

四、康复护理

周围神经损伤是由多种原因引起的,一旦发生,就会造成肢体的不同程度的功能障碍或丧失,患者的生活能力下降。有的患者对所受的病损认识不够全面,片面要求手术,对手术的效果期望过高、盲目乐观,而对神经的缓慢修复过程认识不足,容易产生急躁、悲观等不良情绪,对治疗失去信心。护理应该是在医生的指导下,配合治疗。周围神经损伤的治疗应该根据疾患的原因、程度、部位以及神经修复的不同阶段,采取不同的治疗。在早期可能是以手术为主,或者在一定的时间内进行观察,决定是以手术治疗还是坚持康复治疗。从护理的角度,应该分阶段指定护理目标,来完成护理任务。

(一)护理目标

1. 有关的康复护理知识的宣传,使患者能够安心并配合治疗和护理。
2. 根据病情实施生活护理,使患者方便、舒适、愉快,并注意防止各种意外伤害或加重病情。
3. 配合相关科室的医生密切观察病情变化,做到及时就病情与相关医生沟通并了解治疗计划,适时修正护理措施。
4. 做好皮肤护理,尤其注意避免肢体远端或关节骨性隆凸部位的烫伤、擦伤、压疮等,以免皮肤破损或发生经久不愈的溃疡。
5. 根据计划指导并辅助患者进行康复训练,巩固在康复训练所得到的效果。

(二)常见的护理问题及其措施

1. 普及相关医学知识 对于周围神经损伤来说,依据损害的类型不同,病程长短不一,患者本身的不同状况,临床恢复的情况也就出现差异。一般认为,神经损伤后修复时间较长,临床症状改善较缓慢。此时患者容易产生急躁情绪,对治疗措施产生怀疑,或对治疗丧失信心,或四处奔波到处求医而使治疗不系统、不规范,少数患者因此还可能放弃治疗或延误治疗的最佳时期。针对此类情况应采取以下措施。

(1)在遵守医疗保护制度的前提下,尽可能用通俗易懂的语言向患者及家属讲述与患者密切相关的周围神经损伤的医学基本常识,详细分析病情,有针对性地介绍为患者制定的具体治疗方案和计划,耐心听取患者家属的要求,进行互动式沟通,以取得患方对医方的信任和对诊疗计划的理解,使患方自愿配合治疗和护理。

(2)在介绍神经修复机理时,要重点介绍周围神经的生长速度,特点是以每日生长 1 mm 的速度由患处向肢端生长,最终察觉恢复效果需要的时间来验证,使患方有充分的思想准备,预防急躁等影响治疗、护理、康复的情绪。

(3)介绍典型病例,使患方看到坚持治疗和康复的希望,增强治疗和康复的信心。

(4)治疗和康复的过程中,定期检查测试神经功能,了解神经恢复进程。

2. 生活护理 周围神经损伤后,肢体功能出现障碍或丧失,生活自理能力下降,有时甚至容易发生意外。对此类情况所应采取的措施是:

(1)注意患者的生活需要和情绪变化,掌握其心理动态,主动给予生活帮助。同时,驱除其怕麻烦别人的顾虑,避免勉强做由于病损所致力所不能及的动作。

(2)协助患者洗漱、更衣、饮食、排便、翻身等生活所需。

(3)将患者平时所需的物品放在便于取放的地方以利其生活,鼓励尽其所能做一些必要的生活适应训练,减少生活依赖性。

3．防止再损伤　周围神经损伤引起其支配区皮肤的营养性变化,皮肤萎缩,变得薄而脆,弹性下降,易受损伤。在此区域所出现的皮肤损伤,易形成经久不愈的皮肤溃疡。对此类情况所应采取的措施是：

(1)加强预防措施,介绍有关常识,引起思想上的高度重视,采取必要的保护措施。

(2)清洗肢体时注意水温,防止烫伤。按摩可以促进血液循环,但要注意手法轻柔。

(3)定时变换体位,以免引起局部的压疮。

(4)寒冷季节注意肢体保暖,防止肢体冻伤,但同时要特别警惕使用热水袋造成的皮肤烫伤。

4．正确认识手术治疗　不少周围神经损伤的病例,多需要手术治疗。一些患者对手术缺乏正确的认识,或渴望手术,或对手术期望过高,或担心手术不成功。这些问题往往让患者寝食难安。对此类情况所应采取的措施是：

(1)配合全面检查,让患者认识到手术是一项非常细致复杂的治疗,应该选择最佳时期、最佳方案,才能使手术取得满意效果。

(2)针对不同患者的不同思想状况,有针对性地做好解释、宣传、教育、引导的心理辅导工作。

(3)介绍科室医生治疗状况,消除患者对手术的顾虑,增强患者的治疗信心和安全感。

(4)介绍周围神经损伤的修复规律和条件,使患者对手术治疗有全面了解。

(5)鼓励患者采取积极配合的态度,注意在不同的治疗阶段所要配合的措施。

5．正确认识康复的作用　临床实践中,很多患者对康复训练在周围神经损伤中的作用缺乏认识,忽视康复训练。对此类情况所应采取的措施是：

(1)宣传康复训练的重要性和必要性,教授具体的训练方法。

(2)请同类患者介绍自己的训练体会和经验教训。

(3)无禁忌的情况下,监督训练情况,注意训练的质量和要点。

(4)定期进行康复评定,并调整训练方式和运动量。

（洪　毅）

第七章 骨关节伤病的康复

第一节 骨折的康复

一、骨折概述

(一)骨折的分类

骨折(fracture)是指骨的完整性和连续性中断,其分类有不同的依据。

1. 根据骨折的原因分类

(1)创伤性骨折(traumatic fracture) 根据暴力的作用机制又分为:①直接暴力:暴力直接作用,使受伤部位发生骨折,常伴有不同程度的软组织损伤;②间接暴力:暴力通过传导致使其他部位发生骨折。如跌倒时以手掌撑地,暴力沿上肢向近端传导,可致桡骨远端骨折与肱骨髁上骨折。肌肉突然猛烈收缩,可拉断肌肉附着处的骨质,如在骤然跪倒时,股四头肌猛烈收缩,可发生髌骨骨折。

(2)疲劳性骨折(fatigue fracture) 长期、反复、轻微的直接或间接损伤,在肢体某一部位产生积累性劳损,导致该部位发生骨折。如远距离行军可致第二、三跖骨及腓骨下1/3骨干骨折。

(3)病理性骨折(pathological fracture) 由于骨骼疾病(如骨髓炎、骨肿瘤等),轻微外力即可发生骨折。

2. 根据骨折的程度分类

(1)不完全骨折(incomplete fracture) 骨的完整性和连续性部分中断,按其形态又可分为:①裂缝骨折:骨折呈裂隙状,无移位,颅骨、肩胛骨等处多见;②青枝骨折:多见于儿童,儿童的骨质较柔韧,骨折处常表现为骨皮质劈裂,形似树木幼枝被折状。

(2)完全骨折(complete fracture) 骨的完整性和连续性全部中断(图7-1),按骨折线的方向及形态又可分为:①横骨折(transverse fracture):骨折线与骨干纵轴近于垂直;②斜骨折(oblique fracture);③螺旋骨折(spiral fracture);④粉碎骨折(comminuted fracture):骨折致骨碎裂为两块以上;⑤嵌插骨折(impacted fracture):坚质骨嵌入松质骨内的骨折,多见于股骨颈和肱骨外科颈等长管骨干骺端坚质骨与松质骨交界处;⑥压缩骨折(pressure fracture):多见于椎骨和跟骨等处,松质骨因压缩而变形;⑦凹陷骨折(depressed fracture):骨折片局部下陷,多见于颅骨骨折;⑧骨骺分离(epiphysial separation):通过骨骺的骨折,骨骺的断面可带有数量不等的骨组织。

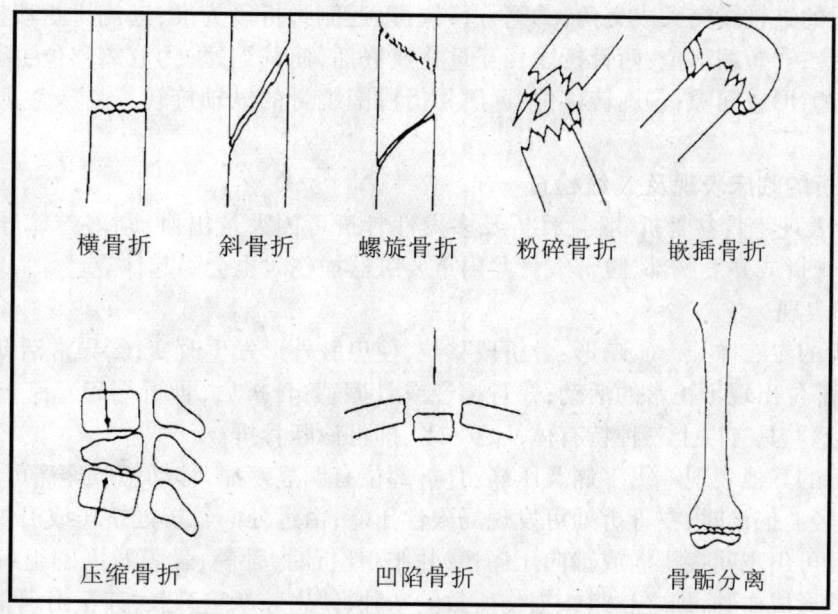

图 7-1 完全性骨折

3. 根据骨折处是否与外界相通分类

(1) 闭合性骨折　骨折处皮肤或黏膜完整，不与外界相通。

(2) 开放性骨折　骨折处的皮肤或黏摸破损，骨折处与外界相通。耻骨骨折引起的膀胱或尿道破裂，尾骨骨折引起的直肠破裂，均属开放性骨折。

4. 根据骨折端的稳定程度分类

(1) 稳定性骨折　骨折端不易移位或复位后经适当外固定不易发生再移位者，如裂缝骨折、青枝骨折、横骨折、压缩骨折、嵌插骨折等。

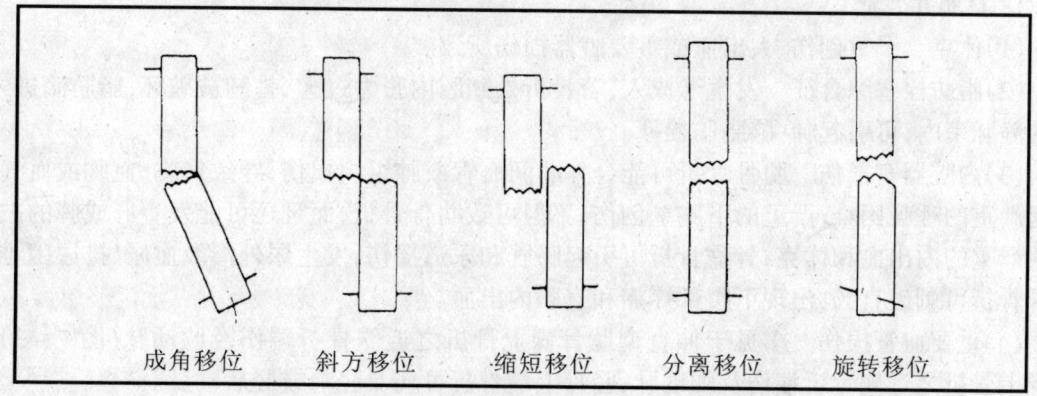

图 7-2　骨折段五种不同的移位

(2) 不稳定性骨折　骨折复位后容易发生再移位者，如斜骨折、螺旋骨折、粉碎骨折等。大多数骨折均有不同程度的骨折段移位(图 7-2)。常见的移位有以下五种：①成角移位:两骨折段的纵轴线交叉成交角;②侧方移位:以近侧骨折段为准,远侧骨折段向前、后、内、外的侧方移位;③短缩移位:两骨折段相互重叠或嵌插,使其缩短;④分离移位:两骨折段在纵轴上相互分离,形成间隙;⑤旋转移位:远侧骨折段围绕骨的纵轴旋转。临床常见以上几种移位同时存在。

(二)骨折的临床表现及 X 线检查

1. 全身表现 骨盆骨折、股骨骨折及多发性骨折可因大量出血、剧烈疼痛导致休克。严重的开放性骨折或并发胸部、腹部或骨盆内重要脏器损伤时也会引起休克。

2. 局部表现

(1)骨折的专有体征 ①畸形:骨折段移位,使患肢外形发生改变;②异常活动:骨折后,在肢体非关节部位出现不正常的活动;③骨擦音或骨擦感:骨折后,骨折端相互摩擦时可产生摩擦音或摩擦感。具有以上三种特有体征之一者,即可诊断骨折。

(2)骨折的其他表现 ①疼痛及压痛:骨折部位有明显疼痛,移动患肢疼痛可加剧,固定患肢疼痛会减轻。扪诊时,在骨折处可发现局限性压痛;由远处向骨折处挤压或沿骨干纵轴方向叩击,骨折处可出现间接压痛或轴向压痛;②肿胀:骨折时,骨髓、骨膜及周围组织血管破裂出血,在骨折处形成血肿,加之软组织损伤所致的水肿,使患肢严重肿胀,甚至出现张力性水疱和皮下瘀斑;③功能障碍:骨折致骨的完整性和连续性破坏,加之局部肿胀和疼痛使患肢的功能部分或完全丧失。

3. 骨折的 X 线检查 X 线检查对骨折的诊断和治疗具有重要价值。凡疑为骨折者应常规进行 X 线拍片检查。即使临床上已表现为明显骨折者,也需要拍片,以了解骨折的类型和骨折端移位的情况,这对于骨折的治疗具有重要指导意义。

骨折的 X 线拍片检查一般应包括邻近一个关节在内的正侧位片,必要时还需要拍摄对侧肢体相应部位的 X 线片进行对比。

(三)骨折的并发症

1. 早期并发症

(1)休克 严重创伤、大出血或重要脏器损伤所致。

(2)脂肪栓塞综合征 发生于成人,若骨折处髓腔内张力过大,骨髓被破坏,脂肪滴进入破裂的静脉窦内,可引起肺、脑脂肪栓塞。

(3)内脏器官损伤 肋骨骨折可能合并肋间血管或肺组织损伤,导致气胸、血胸或血气胸,引起严重的呼吸困难;严重的下胸壁创伤,不但可致肋骨骨折,而且还可能发生肝或脾的破裂,导致严重的内出血和休克;骨盆骨折可引起膀胱和尿道损伤,发生尿外渗及血尿、排尿困难;骶尾骨骨折可刺破直肠,出现下腹部疼痛和直肠内出血。

(4)重要血管损伤 多见于伸直型肱骨髁上骨折之近侧骨折端伤及肱动脉(图 7-3);股骨髁上骨折之远侧骨折端伤及腘动脉;胫骨上端骨折可伤及胫前或胫后动脉。

(5)周围神经损伤 如肱骨中、下 1/3 交界处骨折极易损伤桡神经;腓骨颈骨折易伤及腓总神经。

(6)脊髓损伤 多见于脊柱颈段和胸腰段的骨折和/或脱位,出现损伤平面以下的截瘫(图 7-4)。

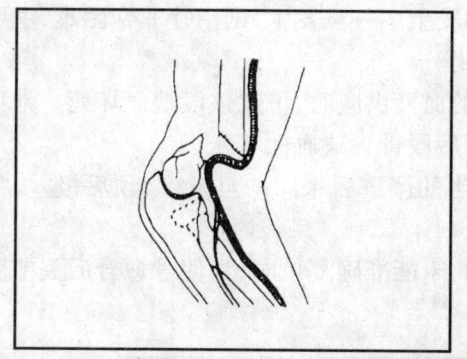
图 7-3　肱骨髁上骨折损伤肱动脉

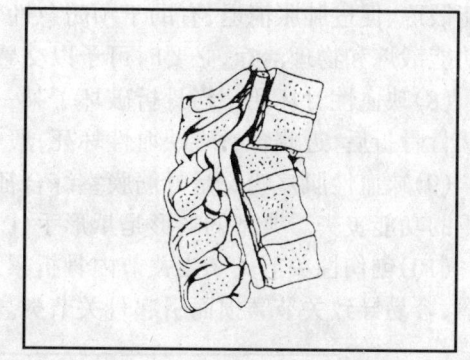
图 7-4　脊柱骨折脱位损伤脊髓

(7) 骨筋膜综合征 (osteofascial compartment syndrome)　是由骨、骨间膜、肌间隔和深筋膜形成的骨筋膜室内的肌肉、神经因急性缺血而产生的。多发生于前臂掌侧和小腿，系创伤骨折所产生的血肿和组织水肿，使骨筋膜室内的压力增高所致。如不及时处理，增高的压力会使小动脉关闭，形成肢体缺血－水肿－缺血的恶性循环，导致缺血性肌挛缩甚至坏疽。

2．晚期并发症

(1) 压疮　严重创伤骨折病人，长期卧床不起，身体骨突起部受压，局部血循环障碍，易形成压疮。多见于骶骨、髋部及足跟等部位。

(2) 下肢深静脉血栓形成　多见于骨盆骨折或下肢骨折，因长时间制动，下肢静脉血回流缓慢，加之创伤所致血液高凝状态，易发生血栓形成。应注意活动锻炼，预防其发生。

(3) 坠积性肺炎　主要发生于骨折后长期卧床不起的病人，特别是老年、体弱或伴有慢性病的患者，有时可危及病人生命。应鼓励病人积极进行功能锻炼，早下床活动。

(4) 感染　开放性骨折，当污染较重或伴有皮肤及软组织严重损伤者，可能发生感染。处理不当可致化脓性骨髓炎。

(5) 损伤性骨化　又称骨化性肌炎。由于关节周围发生骨折、脱位或扭伤，形成骨膜下血肿，如处理不当，血肿扩大、机化，在关节周围软组织内广泛骨化，造成严重的关节功能障碍。多见于肘关节，当肱骨髁上骨折，反复暴力复位，或在骨折后进行肘关节 ROM 训练时反复强力牵拉所致。

(6) 关节僵硬　由于长期制动，患肢静脉和淋巴回流不畅，关节周围组织中浆液纤维性渗出和纤维蛋白沉积，发生纤维粘连，并伴有关节囊和周围肌肉挛缩，导致关节活动障碍。这是骨折和关节损伤制动后最常见的并发症。早期患肢肌肉等长收缩、及时去除固定、积极进行功能锻炼是预防和治疗关节僵硬的有效方法。

(7) 急性骨萎缩 (sudeck atrophy)　好发于手足骨折后，因损伤导致关节附近的痛性骨质疏松，又称反射性交感神经性骨营养不良。其典型症状是疼痛和血管舒缩功能紊乱，疼痛与损伤程度不一致，且局部可有烧灼感。由于关节周围保护性肌痉挛，发生关节僵硬。由于血管舒缩功能紊乱，早期出现皮温升高、水肿，汗毛、指甲生长增快；随后出现皮温降低、多汗、皮肤光滑、汗毛脱落等。手或足肿胀、僵硬、皮温降低可持续数月之久。早期抬高患肢、积极进行主动功能锻炼、促进肿胀消退,有助于预防急性骨萎缩的发生。一旦发生,则治疗非常困难,主要采用功能锻炼和物理治疗,必要时可予以交感神经封闭。

(8)缺血性骨坏死 当骨折破坏了某一骨折段的血液供应时,可致该段缺血坏死。常见于舟状骨骨折后,近侧骨折端缺血性坏死,股骨颈骨折后股骨头缺血性坏死。

(9)缺血性肌痉挛 是骨筋膜室综合征处理不当的严重后果。一旦发生,预后极差,常致严重的功能丧失。典型的畸形是爪形手(图7-5)。

(10)创伤性关节炎 当关节内骨折累及关节面,未能准确复位时,致使骨愈合后关节面不平滑,容易导致关节磨损而引起骨关节炎。

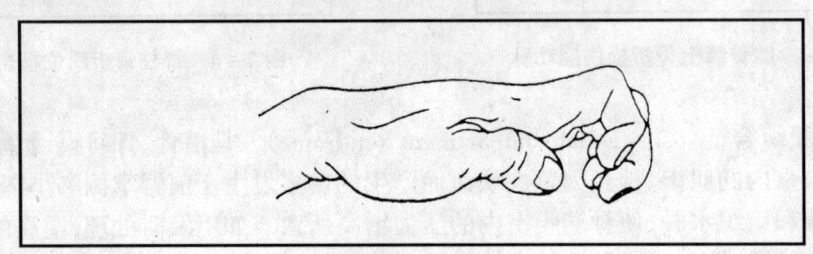

图7-5 前臂缺血性肌痉挛的典型畸形——爪形手

(四)骨折的愈合

1. 骨折的愈合过程 骨折的愈合可分为三个阶段,各阶段之间是相互交织演进的。

(1)血肿机化演进期 骨折部位形成血肿,与局部坏死组织引起无菌性炎性反应。机化的血肿逐渐被清除,形成肉芽组织,并进而转化为纤维组织。这一过程约在骨折后2周完成。

(2)原始骨痂形成期 通过组织修复过程,由膜内化骨生成内骨痂和外骨痂;由软骨内化骨生成环状骨痂及髓腔内骨痂。两部分骨痂会合后,不断钙化而逐渐增强,约4~8周时间达到骨折临床愈合。

(3)骨痂改造塑型期 随着肢体的活动和负重,位于应力轴线上的骨痂不断得到加强,应力轴线以外的骨痂逐渐被清除,骨髓腔重新沟通,恢复骨的正常结构。

2. 骨折临床愈合标准 当骨折达到临床愈合时,可以拆除外固定,进行功能锻炼,逐渐恢复患肢功能。判断骨折临床愈合的标准是:①局部无压痛及纵向叩击痛;②局部无异常活动;③X线片显示骨折处有连续性骨痂,骨折线已模糊;④拆除外固定后,在上肢若能向前平举1kg重物持续达1分钟,在下肢若不扶拐能在平地连续步行3分钟并且不少于30步,连续观察2周骨折处不变形。临床愈合时间为最后一次复位之日至观察达到临床愈合之日所需的时间。检查肢体异常活动和肢体负重情况时应该慎重,不宜在解除固定后立即进行。

3. 影响骨折愈合的因素 骨折愈合过程受多种因素的影响,在治疗骨折的过程中,应该充分利用有利因素,避免和克服不利因素,缩短骨折愈合时间。

(1)全身因素 包括年龄、营养状况、有无慢性疾病及钙磷代谢紊乱等。

(2)局部因素 包括骨折的类型、骨折部位的血液供应、软组织损伤程度、是否有软组织嵌入、复位及固定是否良好、有无感染等。

4. 常见骨折愈合时间 骨折的部位和类型不同,其愈合所需的时间不同。为方便记忆,可参考 Gurlt 骨折愈合平均时间表(表 7-1)。

表 7-1 成人常见骨折平均临床愈合时间

部 位	平均时间(周)
掌骨骨折	2
肋骨骨折	3
锁骨骨折	4
尺、桡骨骨折	5
肱骨干骨折	6
肱骨外科颈骨折	7
胫骨骨折	7
胫腓骨干骨折	8
股骨干骨折	8
股骨颈骨折	12

(五)骨折治疗的原则

复位、固定和功能锻炼是治疗骨折的三大原则。

1. 骨折的复位

(1)复位标准 复位是将移位的骨折段恢复正常或使之接近正常的解剖关系,重建骨的支架作用。早期正确的复位,是骨折愈合过程顺利进行的必要条件。复位分为解剖复位和功能复位:①解剖复位是指骨折段恢复正常的解剖关系,对位(两骨折端的接触面)和对线(两骨折段在纵轴上的关系)完全良好时;②功能复位是复位后,两骨折段虽未恢复到正常的解剖关系,但骨折愈合后对肢体功能无明显影响。

(2)复位方法 分为手法复位(闭合复位)和切开复位两种方法:①手法复位是应用手法使骨折复位,大多数骨折均可采用手法复位矫正其移位。复位时,手法应该轻柔,并力求一次复位成功。粗暴的手法和反复多次的复位会加重软组织损伤,影响骨折愈合。因此,虽然骨折复位时应争取达到解剖复位或接近解剖复位,但当难以达到时,也不应为追求解剖复位而反复多次进行复位,只要达到功能复位即可;②切开复位即手术切开骨折部位的软组织,暴露骨折段,在直视下将骨折复位。大多数骨折可通过手法复位,切开复位一般只是在一些特定的情况下才使用。

2. 骨折的固定

(1)外固定 常用的外固定方法有小夹板、石膏绷带、外展架、持续牵引和外固定器等。

(2)内固定 主要用于切开复位后,采用金属内固定物,如接骨板、螺丝钉、髓内钉和加压钢板等将骨折段于解剖复位的位置予以固定。

3. 功能锻炼 功能锻炼是骨折后康复治疗的主要手段,应鼓励病人早期进行功能锻炼,以促进骨折愈合,防止或减少后遗症、并发症的发生。

二、康复评定

骨折的康复评定,旨在了解骨折所致损伤及功能障碍的程度,对制定康复治疗方案和检查康复治疗效果有重要意义。

(一)功能障碍

骨折后引起的主要功能障碍有：

1. 患肢功能丧失。
2. 肌肉、肌腱、韧带和关节囊等软组织损伤，导致瘢痕粘连和关节、肌肉挛缩。
3. 废用性肌肉萎缩、关节僵硬和骨质疏松。
4. 卧床引起的心肺功能水平下降。
5. 关节内骨折可继发创伤性关节炎。

(二)评定项目

1. 关节活动范围(ROM)测定。
2. 肌力评定。
3. 肢体周径和长度的测定。
4. 步态分析。
5. 日常生活活动能力评定。
6. 长期卧床者，特别是老年患者，应注意对心、肺等功能的检查。

三、康复治疗

(一)康复治疗的作用

1. 促进肿胀消退　损伤后由于组织出血、体液渗出，加以疼痛反射造成的肌肉痉挛，肌肉的唧筒作用丧失，静脉、淋巴回流障碍，导致局部肿胀。在骨折复位、固定的基础上，早期指导病人进行肌肉等长收缩训练，有助于血液循环，促进肿胀消退。

2. 减轻肌肉萎缩　骨折后肢体长时间制动，必然引起肌肉的废用性萎缩和肌力下降。肌肉收缩训练能够改善血液循环和肌肉营养，促进肌肉的生理功能，预防废用性肌萎缩。

3. 防止关节挛缩　康复治疗能促进血肿及炎症渗出物的吸收，减轻关节内外组织的粘连。适当的关节运动能牵伸关节囊及韧带，改善关节的血液循环，促进滑液分泌，从而防止废用性关节挛缩。

4. 促进骨折愈合　康复治疗可促进局部血液循环，加速新生血管的成长，正确的功能锻炼可保持骨折端的良好接触，产生轴向应力刺激，促进骨折愈合。

(二)康复治疗的原则

1. 早期康复　康复治疗在骨折复位、固定后即应开始。长时间制动会造成肌肉萎缩、关节挛缩、骨质疏松等废用性综合征，延迟病人的恢复时间。早期功能训练可以防止或减少并发症、后遗症，加速骨折愈合，缩短疗程，促进功能恢复。关节内骨折，通过早期的保护性的关节运动训练，可以使关节面塑形，减少创伤性关节炎的发生。

2. 整体恢复　骨折后的康复治疗不应仅注重于促进骨折的愈合，而是应该着眼于病人整体功能的恢复。如肘关节、前臂或腕部骨折的患者，由于长时间不做肩关节功能训练，在原骨折部位完全治愈后，肩关节反而遗留功能障碍。因此，康复治疗应包括局部的和整体的功能训练。

3. 循序渐进 骨折愈合是一个较长的过程,康复治疗应循序渐进,随着骨折愈合、修复的进程,采取重点不同的康复治疗手段。循序渐进的原则使康复治疗更有针对性,从而更加安全、有效。

(三)康复治疗方法

骨折后的康复治疗一般分为两个阶段进行。

1. 第一阶段(愈合期) 由骨折的复位、固定等处理后,到骨折临床愈合。一般需要一月至数月的时间,期间肢体需要制动。该阶段康复治疗的任务主要是促进骨折愈合、预防废用综合征。

(1)伤肢未被固定的关节,应做各方向、全关节活动范围的主动运动训练,必要时可给予辅助。上肢应特别注意肩关节外展、外旋,掌指关节屈曲和拇外展的训练;下肢应注意踝关节背屈训练,防止跟腱挛缩。

(2)在骨折复位、固定后,即可开始有节奏、缓慢的肌肉等长训练,以防止废用性肌萎缩,并可使两骨折端保持良好的接触,有利于骨折愈合。

(3)对累及关节面的骨折,为减轻关节功能障碍的程度,在伤后2~3周,尽可能每天短时间取下外固定,对受损关节进行不负重的主动活动训练,并逐渐增加活动范围。对有坚固内固定的术后患者,可早期应用CPM装置,进行关节持续被动活动训练。

(4)指导卧床病人做肢体活动体操,以维持健侧肢体和躯干的正常活动。鼓励病人早期离床活动以改善全身状况,防止并发症的发生。

(5)应用物理治疗,可以起到改善局部血液循环、促进血肿及渗出液的吸收、减少瘢痕粘连、减轻疼痛、促进骨折愈合等作用。常用的方法有:①光疗法,包括红外线、白炽灯、紫外线治疗等;②直流电钙、磷离子导入法;③超短波疗法;④低频率磁场疗法;⑤超声波疗法等。

2. 第二阶段(恢复期) 当骨折达到临床愈合,去除外固定物之后,骨折的康复治疗进入第二阶段。此期要求使用康复治疗的各种手段,促进关节活动和肌力充分恢复,同时加强日常生活活动能力和工作能力方面的训练。

(1)恢复关节活动范围 运动疗法是恢复关节活动范围的基本治疗方法,以主动运动为主,辅以助力运动、被动运动和物理治疗等。①主动运动和助力运动:对受累关节做各方向的运动,尽量牵伸挛缩、粘连的组织,以不引起明显疼痛为度,逐步扩大运动幅度。每一动作应多次重复,每日进行多次训练。刚去除外固定的患者,关节自主活动困难,可先采用助力运动,其后随关节活动改善而减少助力。②被动运动:对有组织挛缩或粘连严重,主动运动和助力运动困难者,可采用被动运动牵拉挛缩关节,但动作应平稳、柔和,不应引起明显疼痛,切忌使用暴力引起新的损伤。③关节功能牵引:对僵硬的关节,可进行关节功能牵引治疗。固定关节近端,在其远端施加适当力量进行牵引。牵引重量以引起患者可耐受的酸痛感觉,又不产生肌肉痉挛为宜。④间歇性固定:当关节挛缩比较严重时,为减少纤维组织的回缩,保持治疗效果,在两次功能锻炼的间歇期间,可采用夹板、石膏托或矫形器固定患肢,随着关节活动范围的增大,夹板、石膏托或矫形器等也应做相应的更换或调整。⑤物理治疗:进行功能训练之前,应用适宜的物理治疗有助于训练的进行,在做关节功能牵引时,同时做热疗,可明显提高牵引疗效。常用的物理治疗有蜡疗、水疗和电疗法等。

(2) 恢复肌力　恢复肌力的有效方法是逐步增强肌肉的工作量,引起肌肉的适度疲劳。通过肌力评定,针对不同的肌力水平选择适宜的肌力训练方法:①当肌力不足 2 级时,可采用按摩、低频脉冲电刺激、被动运动、助力运动等。②当肌力为 2～3 级时,肌力训练以主动运动为主,辅以助力运动,还可采用摆动运动、水中运动等。③当肌力达到 4 级时,应进行抗阻运动,争取肌力的最大恢复。一般采用渐进抗阻训练法,肌肉训练的方式可选用等长训练、等张训练或等速训练等。

(3) 作业疗法　应用作业治疗增进上肢的功能活动及提高日常生活活动能力,使患者尽早回归家庭和社会。

(四)常见骨折的康复治疗

1. 上肢骨折

(1) 锁骨骨折　好发于青少年,多为间接暴力引起。如跌倒时手、肘或肩部先着地,暴力沿上肢传导至锁骨,致斜形或横形骨折。直接暴力多导致粉碎性骨折,但较少见。骨折多发生于锁骨中段。由于胸锁乳突肌的牵拉,骨折近端可向上、后移位;由于上肢的重力作用及胸大肌的牵拉,骨折远端向前、下移位。儿童青枝骨折或成人无移位骨折可用三角巾悬吊;有移位的骨折需手法复位、8 字形绷带固定。

固定后即可逐步进行功能训练,开始可做腕、手部各关节的功能活动以及肘屈伸、前臂内外旋等主动训练,逐渐增大活动幅度和力量。第二周可进行被动或助力的肩外展、旋转运动。第三周可在仰卧位,头与双肘支撑,做挺胸训练。

去除外固定后,患肢可用颈腕悬吊带挂胸前,先做肩关节前后、内外的摆动训练。一周后,开始做肩关节各方向的主动运动。第二周,增加肩外展和后伸的主动牵伸。第三周可进行肩前屈及内外旋的主动牵伸,逐步恢复肩关节的正常功能。

(2) 肱骨外科颈骨折　可发生于任何年龄,但以中、老年人居多,为避免关节囊粘连、关节挛缩和肩关节周围肌肉萎缩,应尽早进行功能锻炼。

对无移位骨折,用三角巾悬吊后,即可开始腕手部功能活动。一周左右,开始做肘屈伸、前臂内外旋主动训练。三周后,以三角巾悬吊保护下,健肢托住患肢前臂做耸肩及肩胛骨内外旋训练。外展型和内收型骨折需经手法复位、小夹板外固定。康复治疗一般于复位固定后 2～3 天开始,内容同无移位骨折,但是,外展型骨折应限制肩外展活动,内收型骨折应限制肩内收活动。

4～6 周去除外固定后,开始做肩关节各个方向的活动,逐渐增加肩带肌的负荷,并注意增强斜方肌、背阔肌和胸大肌等肌肉的力量。

(3) 肱骨干骨折　可由直接暴力或间接暴力引起,骨折可呈横形、粉碎形或斜形、螺旋形,中下 1/3 处骨折容易发生桡神经损伤。无论是手法复位外固定,还是切开内固定,术后均应早期进行功能训练。

早期宜抬高患肢,多做握拳、屈伸手指及耸肩活动。2～3 周后,患肢可在三角巾胸前悬吊带支持下做摆动训练,肘屈或伸的等长肌肉收缩训练及前臂内外旋活动。在训练过程中要随时注意检查骨折对位、对线情况,若断端出现分离现象,应及时矫正。

去除外固定后,逐渐增加主动活动的幅度,增加肩、肘关节各个方向的活动,加强恢复肩带肌力的训练。

(4)肱骨髁上骨折　多发生在10岁以下儿童,根据暴力的不同和移位的方向,可分为伸直型和屈曲型,其中90%以上属伸直型。伸直型肱骨髁上骨折的近折端向前下移位可能损伤正中神经和肱动脉。

复位及固定后应严密观察肢体的血液循环及手的感觉、运动功能。抬高患肢,早期进行手指及腕关节的屈伸活动。一周后增加肩部主动训练并逐渐增大运动幅度,对腕、手部肌肉进行抗阻训练。

外固定去除后,开始恢复肘关节屈伸及前臂内、外旋活动范围的主动训练,注意禁止被动强力屈伸肘关节,以避免发生骨化性肌炎。

(5)前臂双骨折　多发生于青少年,可由直接、间接及扭转等暴力引起,因治疗复杂、固定时间长,容易后遗前臂旋转等功能障碍。

无论手法复位外固定或切开内固定,术后均应抬高患肢,严密观察肢体肿胀程度、感觉、运动功能及血液循环情况,警惕骨筋膜室综合征的发生。术后一周内主要进行手指及腕关节屈伸活动,在健肢帮助下活动肩关节。从第二周始,患肢可做肩关节主动活动训练及手指抗阻训练。三周后进行肱二头肌、肱三头肌等长收缩训练,做肩关节各方向运动训练。四周后可做肘关节主动运动训练。

约8周后拍片证实骨折愈合,去除外固定,进行前臂内外旋主动训练、助力训练,逐渐恢复前臂旋转功能。有旋转功能障碍时,可采用前臂内旋与外旋牵引,促进前臂旋转功能的恢复。

(6)桡骨下端骨折　多为间接暴力引起,跌倒时手部着地,暴力向上传导,导致桡骨下端骨折。可分为伸直型骨折或称Colles骨折,以及屈曲型骨折或称Smith骨折(图7-6)。二者的康复治疗原则基本相同。

复位固定后即可进行手部主动活动训练,肩部悬吊位摆动训练。肿胀减轻后,开始做肩、肘关节主动运动。4~6周后去除外固定,进行腕关节及前臂旋转活动训练。

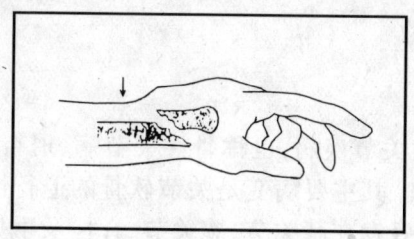
Colles骨折
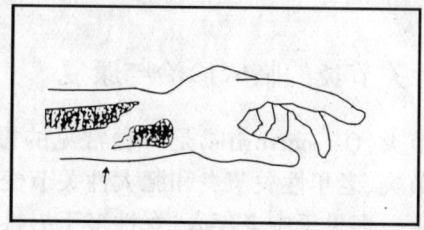
Smith骨折

图7-6　桡骨下端骨折

2.下肢骨折

(1)股骨颈骨折　多发生在老年人,与骨质疏松有关,当遭受轻微扭转暴力时可发生骨折。非手术治疗患者,由于长期卧床,常引发一些全身性并发症,如肺部感染、泌尿系感染、压疮等,甚至危及患者生命。近些年来,多主张对股骨颈骨折采用手术治疗,特别是人工关节置换术,术后可早期离床活动,为老年股骨颈骨折患者的早期康复创造了条件。人工关节置换术后的康复治疗内容,可参照第九章关节置换术后的康复。

(2)股骨干骨折　临床治疗常采用 Braun 架固定持续牵引,或 Thomas 架平衡持续牵引,必要时需做切开内固定。无论是内固定患者还是牵引治疗患者,均应尽早进行股四头肌肌力训练及膝关节 ROM 训练。牵引治疗患者,牵引后即可行踝与足部主动活动。3~4 周后,可做髌骨被动活动,在牵引架上做膝关节主动伸屈运动。内固定患者,可在膝下垫枕,逐渐加高,以增加膝关节主动伸展活动范围。持续牵引 8~10 周后拍片证实有骨愈合,可在维持牵引条件下做髋、膝关节主动活动及股四头肌等长收缩训练,防止肌萎缩、粘连和关节僵硬。当有牢固的骨愈合后,才可取消牵引,于坐位做躯干及髋、膝、踝关节主动运动。体力恢复后,可开始扶双拐练习不负重行走,并逐步过渡到正常行走。

(3)髌骨骨折　髌骨骨折在复位、石膏托固定,疼痛减轻后,即可做髋、踝、足部主动活动。术后 3~4 周,可每天定时取下石膏托,由治疗师做髌骨侧向被动活动、主动屈膝和被动伸膝训练。外固定去除后,开始做主动伸膝和抗阻屈膝训练。2 周后可做股四头肌等长收缩抗阻训练和扩大膝关节活动范围的牵引,逐渐训练由扶拐步行至正常步行。

(4)胫腓骨骨折　胫骨中下 1/3 骨折,由于血液供应不充足,很容易发生骨折延迟愈合,甚至不愈合。小腿严重挤压伤,会引起小腿的骨筋膜室综合征。腓骨上端骨折可能伤及腓总神经。对稳定性骨折,在复位、固定术后,抬高患肢,2 天后开始足趾屈伸活动及股四头肌等长收缩活动。1 周后做踝关节屈伸活动,2 周后开始屈膝、屈髋活动。6~8 周后开始扶拐不负重行走。10~12 周后可部分负重行走,逐步恢复正常行走。对不稳定性骨折,应用持续牵引和外固定的患者,在术后 3~5 天开始康复训练。去除牵引后,逐步练习不负重行走、部分负重行走至正常行走。

第二节　骨关节病的康复

一、骨关节炎的临床诊治与康复

骨关节炎(Osteoarthritis)是一种常见的慢性关节疾病,也称骨性关节病、退行性关节炎、增生性关节炎、老年性关节炎和肥大性关节炎等。其主要病变是关节软骨的退行性变和继发性骨质增生。多见于中老年人,女性多于男性。好发在膝关节、髋关节、脊柱及手指关节等部位,其中膝关节的发生率最高。受损关节出现不同程度的关节僵硬与不稳定,导致功能减退,甚至功能丧失。因此,早期诊断与早期康复治疗对防止骨关节炎致残有重要意义。

(一)临床分类

1. 原发性骨关节炎　病因不清,病人没有创伤、感染或先天性畸形的病史,无遗传缺陷,无全身代谢及内分泌异常。多见于中老年肥胖者。

2. 继发性骨关节炎　可发生于任何年龄,主要原因有:①关节的先天性畸形,如先天性马蹄内翻足;②创伤,如关节内骨折;③关节面后天性不平整,如骨缺血性坏死;④关节畸形引起的关节面对合不良;⑤关节不稳定,如韧带、关节囊松弛等;⑥医源性因素,如长期不恰当地使用皮质激素,可引起关节软骨病变等。

骨关节炎最早的病理变化发生在关节软骨,表现为关节软骨局部发生软化、糜烂,造成软骨下骨裸露,继发滑膜、关节囊及关节周围肌肉的改变,使关节活动受限,关节不稳定。由于关节的应力失调,关节面承受应力大小不均,从而促使关节进一步破坏,形成恶性循环,病变不断加重。

(二)临床表现

其主要症状是疼痛,开始时为钝痛,以后逐步加重;由于软骨下骨的充血,病人会感到在静止时有疼痛,稍加活动后疼痛反而减轻,称为"休息痛"。如果活动过多,因关节摩擦,又产生疼痛。

病人感觉关节活动不灵活,特别是晨起或休息后,关节有僵硬感,活动后可逐渐缓解。关节活动时可有摩擦音,有时会发生关节交锁。

体检显示关节肿胀,有中度渗液,关节周围肌肉萎缩,有不同程度的活动受限和肌痉挛。

X线片显示关节间隙变窄,关节边缘有骨赘形成,软骨下骨硬化和有囊腔形成。到后期,骨端变形,关节面凹凸不平,边缘骨质明显增生。

(三)康复评定

1. 疼痛的评定　可采用视觉模拟评分法进行评定,对治疗前后的评定结果进行比较。
2. 关节活动范围测定　关节活动障碍是骨关节炎的主要临床表现之一,通过 ROM 测定可了解关节活动受限程度。可利用通用量角器或方盘量角器进行测定。
3. 肌力测定　骨关节炎患者因肢体运动减少,可致废用性肌萎缩,肌力减弱。肌力测定可反映患肢肌肉的状态。常用的测定方法为徒手肌力检查法、等长肌力测定法和等速肌力定试法,其中等速肌力测定法可定量评定肌肉功能。
4. 日常生活活动能力评定　严重的骨关节炎患者常影响其日常生活活动能力,应进行ADL评定,以了解患者日常生活活动能力水平。

(四)康复治疗

1. 康复治疗目标　骨关节炎康复治疗的目标包括:①缓解关节疼痛;②减轻关节肿胀;③保持关节活动功能;④增强患肢肌力,增加关节稳定性;⑤矫正关节畸形。
2. 康复治疗方法

(1)一般治疗　注意休息,保护关节,避免过度活动或损伤。急性期,关节肿胀、疼痛明显应卧床休息,支具固定,防止畸形。

(2)运动疗法　应用运动疗法增强肌力,可减少肌肉萎缩,增强关节的稳定性。通过关节活动训练,可改善关节的活动范围,提高患者的日常生活活动能力。运动疗法可通过医疗体操或利用各种康复器械进行:① 关节活动训练:适宜的关节活动可以促进关节内滑液循环,改善软骨营养,减轻滑膜炎症,防止关节僵硬。可先进行关节不负重的主动运动,如肩、肘、腕等关节常采用摆动运动训练的方式。下肢宜采取坐位或卧位进行训练,以减少关节的负荷。如关节活动障碍明显,可利用康复器械进行关节连续被动运动(CPM)训练,必要时可做恢复关节活动范围的功能牵引治疗。② 肌力训练:常用的肌力训练方法包括等长、等张和等速肌力训练。等长肌力训练是一种静力性肌力训练方法,训练时不伴有关节活动,适用于关节活动过程中有明显疼痛的患者。可起到防止肌肉萎缩，消除肿胀、刺激肌肉肌腱本体感受器的作用。等长肌力训练不需要特殊仪器，比较方便；缺点是训练中关节不活动，对改善肌肉的神经控制作用较少。等张肌力训练是一种动力性肌力训练方法，通过训练可增强全关节活动范围内的肌力，改善肌肉运动的神经控制，促进局部血液、淋巴循环，改善关节软骨营养；其缺点是对急性期疼痛明显的骨关节炎患者不适宜。等速肌力训练也是一种动力性肌力训练方法，但兼有等长和等张肌力训练的优点。等速肌力训练时，等速仪器能提供一种顺应性阻力，容许肌肉在整个活动范围内始终承受最大阻力，产生最大肌力，从而提高训练效率。由于等速肌力训练中，患者所遇到的阻力为一种顺应性阻力，当肌力较弱时，等速仪器提供的阻力相应减少，安全性较好。此外，等速训练还可提供不同的训练速度，可同时训练主动肌和拮抗肌，可进行等速向心及等速离心收缩训练、可进行全幅度及短弧度训练。其缺点是费用较高。肌力训练除可减少肌肉萎缩之外，增强的肌力还能增加关节的稳定性，保护关节，延缓骨关节炎的病程进展。③有氧运动：有氧运动可促进体内脂肪消耗，减轻体重，减少关节负荷，降低罹患骨关节炎的危险，有利于缓解骨关节炎的症状。有氧运动包括游泳、散步、太极拳、园艺以及轻松的舞蹈等。

(3) 物理治疗 可采用热疗法，如蜡疗法或红外线疗法等，具有镇痛、消肿作用；应用低中频电疗，如音频电疗法、干扰电疗法、调制中频电疗法等，具有促进局部血液循环作用；应用高频电疗法，如短波、超短波、微波疗法，具有消炎、镇痛、缓解肌肉痉挛、改善血液循环的作用。

(4) 药物治疗 合理的药物治疗可以减轻患者的关节疼痛和炎症，保持关节运动功能，延缓病情的发展。目前常用的药物包括以下几类：①非类固醇抗炎药物(NSAID)：具有消炎、止痛作用，是各种骨关节炎最初治疗的首选药物。目前临床上常用的NSAID类药物包括：莫比可、万络、西乐葆、诺福丁等。②补充氨基葡萄糖药物：骨关节炎常由于关节软骨蛋白多糖生物合成异常而出现退行性变。维骨力的活性成分是氨基单糖-硫酸氨基葡萄糖，它能刺激关节软骨细胞产生正常的蛋白多糖，具有保护关节软骨、防止骨关节炎的发展、缓解关节疼痛等作用。③透明质酸(hyaluronate acid, HA)：将透明质酸注射到关节腔内，提高关节腔内的透明质酸浓度，在关节软骨的表面形成保护层，重新恢复关节软骨的生理屏障。同时透明质酸可以增加关节内的润滑作用，减少关节活动产生的摩擦疼痛。临床上常选用透明质酸钠进行膝关节腔内注射，每周1次，连续4~5周为1疗程，疗效一般可持续半年至1年。

(5) 矫形器的应用 对骨关节炎患者可利用各种矫形器进行辅助治疗，如关节支持用具、夹板、手杖、助行器、支架及轮椅等。矫形器的应用可预防、矫正由于骨关节炎引起的关节畸形，保持和补偿关节功能，减轻负重关节的应力负荷等，从而减慢关节畸形的发展。

(6) 手术治疗 骨关节炎的晚期出现畸形或持续性疼痛，影响生活自理时，可采用手术治疗。如膝内翻畸形可行胫骨上端高位截骨术，根据患者年龄、职业及生活习惯等选用膝关节置换术、髋关节置换术等。术后应积极进行关节功能恢复性康复训练。

二、类风湿关节炎的临床诊治与康复

类风湿关节炎(rheumatoid arthritis, RA)是一种特异性炎症，表现为对称性、周围性多个关节慢性炎性病变，其特点是受累关节疼痛、肿胀、功能下降，病变呈持续、反复发作过程，逐渐导致关节破坏、强直和畸形，是全身结缔组织疾病的局部表现。本病呈全球性分布，我国的患病率为 0.32%~0.36%,是造成我国人群丧失劳动力和致残的主要原因之一。

(一)病因

病因尚不清楚,可能与以下因素有关:

1. 由自身免疫反应所致　与此病有关的人类白细胞相关抗原 HLA - DR4 与短链多肽结合,能激活 T 细胞,在某些环境因素作用下,产生自身免疫反应,导致滑膜增殖、血管翳形成、炎性细胞聚集和软骨退变。

2. 感染　尚无被证实有导致本病的直接感染因子,但一些病毒、支原体、细菌都可能通过某些途径影响 RA 的病情进展。多数人认为甲型链球菌感染是本病的诱因。

类风湿关节炎的主要病理变化为关节滑膜的慢性炎症,血管翳形成,软骨和软骨下骨破坏,最终造成关节畸形和强直,功能丧失。在急性期滑膜表现为渗出性和细胞浸润性,滑膜下层有小血管扩张,内皮细胞肿胀、细胞间隙增大,间质有水肿和嗜中性粒细胞浸润。病变进入慢性期,滑膜内皮细胞增生、肥厚,形成许多绒毛样突起,突向关节腔内或侵入到软骨和软骨下骨。绒毛具有很强的破坏性,是造成关节破坏、关节畸形、功能障碍的病理基础。滑膜边缘部分长出肉芽组织血管翳,逐渐延伸并覆盖于关节软骨表面。软骨下骨内也有肉芽组织血管翳伸向关节软骨,肉芽组织中的吞噬细胞和淋巴细胞吞噬丙种球蛋白和补体与类风湿因子形成复合体后,溶酶体破坏,释放出蛋白酶等酶,使关节软骨逐渐被破坏、吸收,仅有纤维组织覆盖。肉芽组织也可破坏软骨下骨,使骨小梁减少、骨质疏松,骨髓的造血组织被纤维脂肪组织所取代。后期,关节面间的肉芽组织相互连接逐渐纤维化,形成纤维性关节僵直,进一步发展,可转化为骨性僵直。

除关节外,关节周围的肌腱、腱鞘也可发生类似的肉芽组织侵入,影响关节功能。由于肌萎缩,继而发生痉挛,使关节功能进一步丧失。在皮下常可形成典型的类风湿结节。

(二)临床表现

本病可见于任何年龄,以 20~45 岁居多,女性患者约是男性的 3 倍。通常以缓慢而隐匿的方式起病,在出现明显关节症状之前,有数周的低热、乏力、全身不适、体重下降等症状,以后逐渐出现典型关节症状。早期表现为关节隐痛和晨僵,主动活动和被动活动均受限。最常出现的部位为掌指关节、腕关节、近端指间关节,其次是趾、膝、踝、肘、肩、髋等关节。多呈对称性、持续性,但时轻时重。疼痛的关节往往伴有压痛、肿胀,皮肤出现褐色色素沉着。病变持续发展,肌肉呈保护性痉挛,继发挛缩,最后关节僵直和畸形。常见的有手指鹅颈状畸形,掌指关节向尺侧半脱位,腕、肘、膝、髋等关节僵直于屈曲位,上颈椎也可受累。

实验室检查:血红蛋白减少,白细胞计数正常或降低,淋巴细胞计数增加。约 70%~80% 的病例类风湿因子阳性。病变活动期血沉加快,血清 IgG、IgA、IgM 增高。关节滑液较混浊,黏稠度差,含糖量降低,细菌培养阴性。

(三)临床诊断

1987 年美国风湿病协会(ARA)发表了修订的类风湿关节炎诊断标准(表 7-2),该标准在国际上得到广泛应用。符合诊断标准 7 项中 4 项或 4 项以上者可诊断为类风湿关节炎。一直以来,我国临床医师以此为依据作出诊断。

表 7-2 1987 年 ARA 修订的类风湿关节炎诊断标准

定义	注释
1. 晨僵	关节及其周围的僵硬感在获得最大改善前至少持续 1 小时(病程≥6 周)
2. 至少 3 个以上关节部位的关节炎	医生观察到至少 3 个以上关节部位(有 14 个可能累及部位:左侧或右侧的近端指间关节、掌指关节,腕、肘、膝、踝及跖趾关节)同时有软组织肿胀或积液(病程≥6 周)
3. 手关节的关节炎	腕、掌指或近端指间关节中,至少有一个关节肿胀(病程≥6 周)
4. 对称性关节炎	身体两侧相同关节同时受累(双侧近端指间关节、掌指关节及跖趾关节受累时,不一定绝对对称)(病程≥6 周)
5. 类风湿结节	医生观察到在骨突部位、伸肌表面或关节周围有皮下结节
6. 类风湿因子阳性	任何方法证明血清类风湿因子含量异常,而所用方法在正常人群中的阳性率小于 5%
7. 放射学改变	在手和腕的后前位相上有典型的类风湿关节炎放射学改变:必须包括骨质侵蚀或受累关节及其邻近部位有明确的骨质疏松

(四)康复评定

1. 炎症活动性的评定

(1) Lansbury 全身指数法 为炎症活动性评定的常用方法,应用时,依据各个项目的检查值,从 Lansbury 活动性指数表内查出其百分比换算值,然后各项百分比数相加即是 Lansbury 全身指数。Lansbury 活动性指数表的主要项目包括:晨僵(持续时间)、疲劳感(出现时间)、疼痛程度(按每日阿司匹林需要量计算)、握力(应用水银血压计测量,先将袖带折叠充气,维持至 30mmHg,让患者前臂悬空用力握充气袖带 2~3 次,取其平均值)、血沉(Westergren 法)。

(2) 临床指标 ①晨僵持续 1 小时以上;②6 个关节以上有压痛或活动时有疼痛;③3 个关节以上有肿胀;④发热 1 周以上,体温高于 37.5℃;⑤握力:男性 < 192mmHg,女性 < 146mmHg。

(3) 实验室指标 ①血沉 > 27mm/h;②类风湿因子测定 > 1:40 以上(免疫乳胶法)。

2. 类风湿关节炎的分期和功能障碍分级 可采用 Steinbrocker 的相应标准予以评定(表 7-3、表 7-4)。

3. 关节活动范围的评定 患者关节功能常受限。早期 RA 因软组织的挛缩而关节活动范围减小,晚期关节活动范围的受限常因骨性或纤维性僵直所致。评定目的是为了解关节活动范围是否影响日常生活动作的完成,从而决定康复治疗的内容。

4. 肌力评定 由于本病累及指间、掌指、蹠趾等关节较多,故肌力评定多采用握力计法。若手的小关节畸形,使用握力计困难,可采用血压计法。

除上述评定项目之外,根据具体情况,可采用相关量表或方法,对病人进行疼痛评定、ADL 能力评定、生活质量评定及步态分析等。

表 7-3 类风湿关节炎的分期

Ⅰ期　1. X 线片无破坏性变化
　　　2. X 线片有骨质疏松
Ⅱ期　1. X 线片有骨质疏松,关节间隙因软骨的破坏而变窄
　　　2. 有关节活动受限,无关节畸形
　　　3. 关节周围肌肉萎缩
　　　4. 有类风湿结节和腱鞘炎等关节外软组织病变
Ⅲ期　1. 除骨质疏松外,X 线片有软骨和骨破坏性改变
　　　2. 有关节半脱位、关节畸形改变,但无纤维性或骨性僵直
　　　3. 有广泛性肌肉萎缩
　　　4. 有类风湿结节和腱鞘炎等关节外软组织病变
Ⅳ期　1. 具有第Ⅲ期的改变
　　　2. 有纤维性或骨性僵直

表 7-4 类风湿关节炎功能障碍分级

Ⅰ级　功能基本正常,能无困难地进行各种普通工作
Ⅱ级　有单个或多个关节不适或功能受限,但可完成一般的日常生活活动和某种职业工作
Ⅲ级　功能受限,不能完成或部分完成正常工作,生活能部分自理
Ⅳ级　大部或全部功能丧失,卧床或限于轮椅活动,生活大部或全部需人协助

(五)康复治疗

目前临床上尚缺乏根治及预防本病的方法,因此,康复治疗与药物治疗、外科手术治疗等措施密切配合,在不同的病期,采用不同的康复治疗措施,对提高类风湿关节炎的治疗效果有重要意义。康复治疗的目的是减轻或消除关节肿胀、疼痛等症状;防止和减少关节骨的破坏,尽可能地保持受累关节的功能;预防及矫正畸形,提高患者的生活自理能力及生活质量。

1. 药物治疗　常用的改善症状的抗风湿药物有非类固醇抗炎药、慢作用抗风湿药和糖皮质激素等。

(1)非类固醇抗炎药(NSAID)　常用 NSAID 类药物有布洛芬、萘普生、双氯芬酸、吲哚美辛等。上述各种药物至少需服用两周才能判断其疗效,效果不明显者可改用另一种 NSAID。不宜同时服用两种 NSAID。

(2)慢作用抗风湿药　本类药物起效时间长于非类固醇抗炎药,临床诊断明确 RA 后,应尽早采用本类药物与非类固醇抗炎药联合应用的方案。本类药物常用的有甲氨蝶呤(MTX)、柳氮磺吡啶、金制剂、青霉胺、雷公藤总苷、硫唑嘌呤、环磷酰胺、环孢素等。

(3)糖皮质激素　本药适用于有关节外症状者或关节炎明显而又不能为非类固醇抗炎药所控制者,或慢作用抗风湿药尚未起效时的患者。

2. 休息　活动期患者应该卧床休息并保证充足睡眠,一般夜间不少于 8 小时、白天不少

于1小时的睡眠较为适宜。

3. 运动疗法 运动疗法旨在增加和保持肌力、耐力,维持关节活动范围,增加骨密度。通过运动可改善生物力学状态,使症状相应减轻。为了预防畸形发生,可采用肢体功能位姿势治疗与运动治疗交替,肢体功能位姿势治疗可应用枕垫或石膏、塑料等制成的固定夹板进行。已有关节活动范围受损时,宜采用低温热塑高分子材料制作的系列夹板固定。功能位固定应每2小时取下夹板,做该关节不负重、无疼痛范围内的主动运动,每个动作重复2~3次。一定量的关节保护运动,既可以防止因急性期关节固定而发生的肌力减弱,维持关节的稳定性,又可以预防关节畸形(图7-7及图7-8)。

关节运动时应注意动作要缓慢,运动次数要循序渐进。开

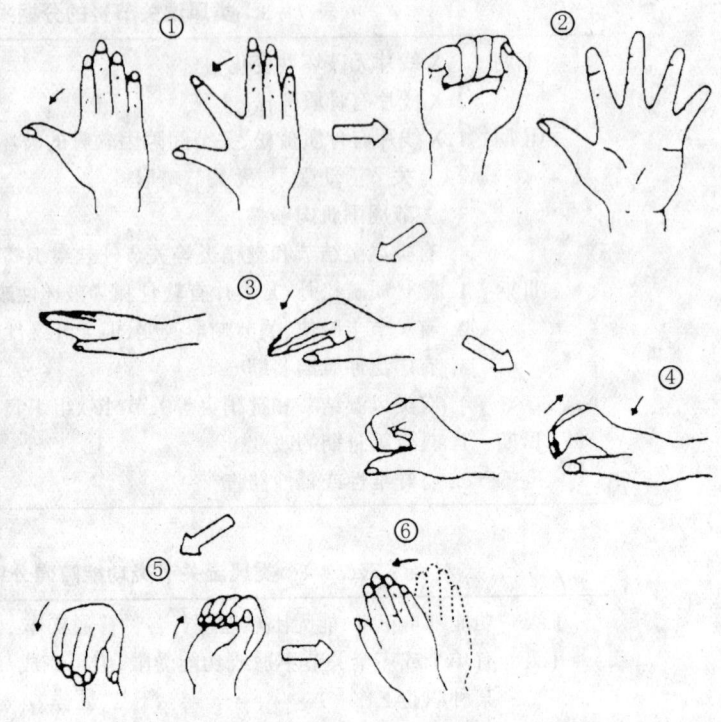

图7-7 类风湿关节炎腕、手部的运动疗法

①手指向桡侧逐一展开;②手指屈伸练习;③指间关节伸直位掌指关节屈曲;④指间关节轻度屈曲位掌指关节伸展;⑤腕关节屈伸练习;⑥腕关节桡侧屈曲运动。

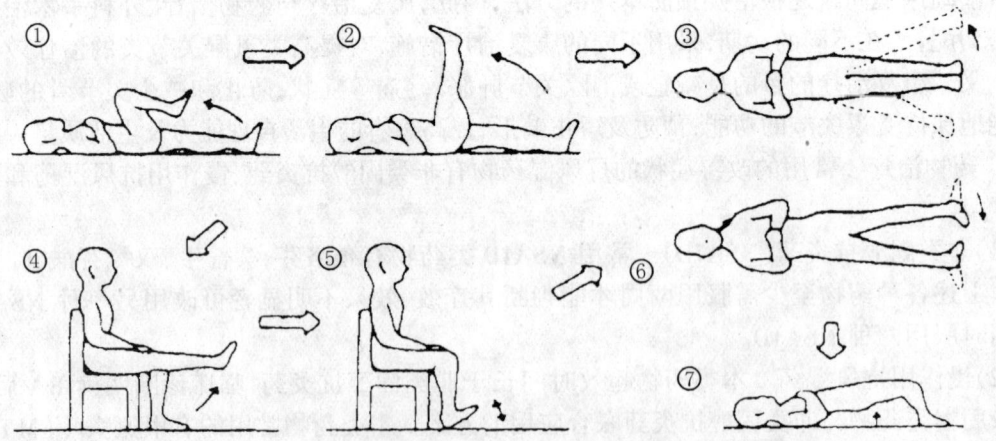

图7-8 类风湿关节炎下肢的运动疗法

①髋、膝屈伸训练(左右交替);②直腿抬高训练(左右交替);③下肢外展训练(左右交替);④膝关节伸屈训练;⑤踏足训练;⑥下肢内-外旋训练;⑦仰卧位抬臀训练。

始时每日1次,每个动作重复2~3次,一周后逐渐过渡到每日2次,每个动作重复10次。如果运动后2小时后仍感关节疼痛较运动前加重,则提示运动量过大,应该酌情减量。对于慢性期的患者,应进行关节活动范围的训练,预防或治疗关节挛缩。若关节活动受限(软组织结构紧张所致),开始可先用辅助或牵张运动,继之做主动关节活动范围运动;若关节活动不受限,则用保持关节活动范围的主动运动。为增加肌腱伸展、减少疼痛,运动前宜采用冷、热疗。对关节周围肌肉应选择

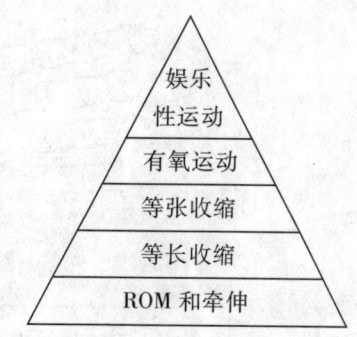

图7-9 Hicks运动疗法的金字塔式选择顺序

等长、等张或等速肌肉抗阻训练,强化肌力,使肢体功能得到最大程度的恢复。

对于炎症性关节进行运动疗法的选择顺序,可参考图7-9的金字塔模式(由底至尖)。

4. 物理治疗

(1)温热疗法 有镇痛、消除肌痉挛、增强软组织的伸展性及提高毛细血管通透性的作用。在炎症的急性期不宜使用。全身治疗可采用温泉疗法、蒸汽浴、砂浴、泥疗等;局部治疗可采用热袋、蜡浴、红外线、高频电疗法等。

(2)冷疗法 用于炎症的急性期。冷疗可使痛阈上升,从而缓解疼痛。常用的方法有冰袋、冰按摩、冰水浸浴等,每次治疗时间在10分钟左右。

(3)低中频电疗 有防止肌肉挛缩和缓解局部疼痛的作用。

5. 作业疗法 通过功能性作业疗法达到增大关节活动范围、增强肌力、预防及矫正畸形的目的。为了达到生活自理,提高患者的生活质量,必要时需对患者居住环境进行改造,并根据患者的具体情况选择使用一些自助具、支具、矫形器等(图7-10、图7-11)。通过ADL指导,对患者进行梳洗、进餐、取物、更衣、入浴、如厕等日常生活活动训练,教会患者在日常生活活动中如何保护自己的关节(图7-12)。

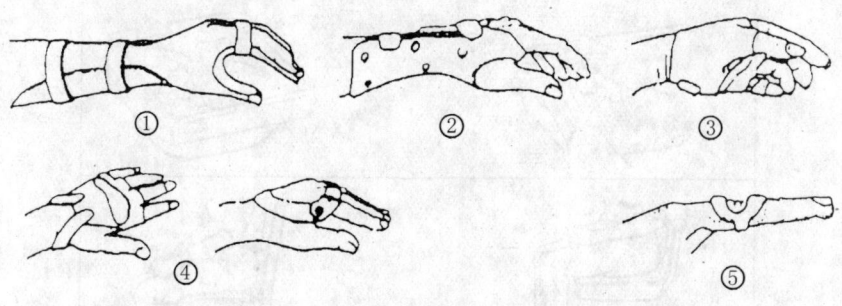

图7-10 腕、手部关节常用矫形器

①固定性腕、手部矫形器:用于腕、手部关节制动,患部得以休息,使炎症及疼痛减轻。②功能性腕关节矫形器:腕关节部分或完全固定,掌指、指间关节可动。③腕掌关节(CMC)固定用矫形器:减轻关节疼痛。④掌指关节尺侧偏畸形矫形器:预防或矫正掌指关节尺侧偏畸形。⑤手指3点支持矫形器:用于近侧指间关节(PIP)鹅颈状及纽扣畸形等。

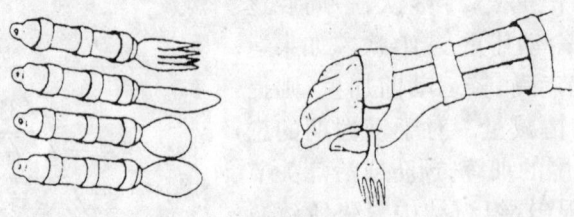

图7-11 进食用自助具

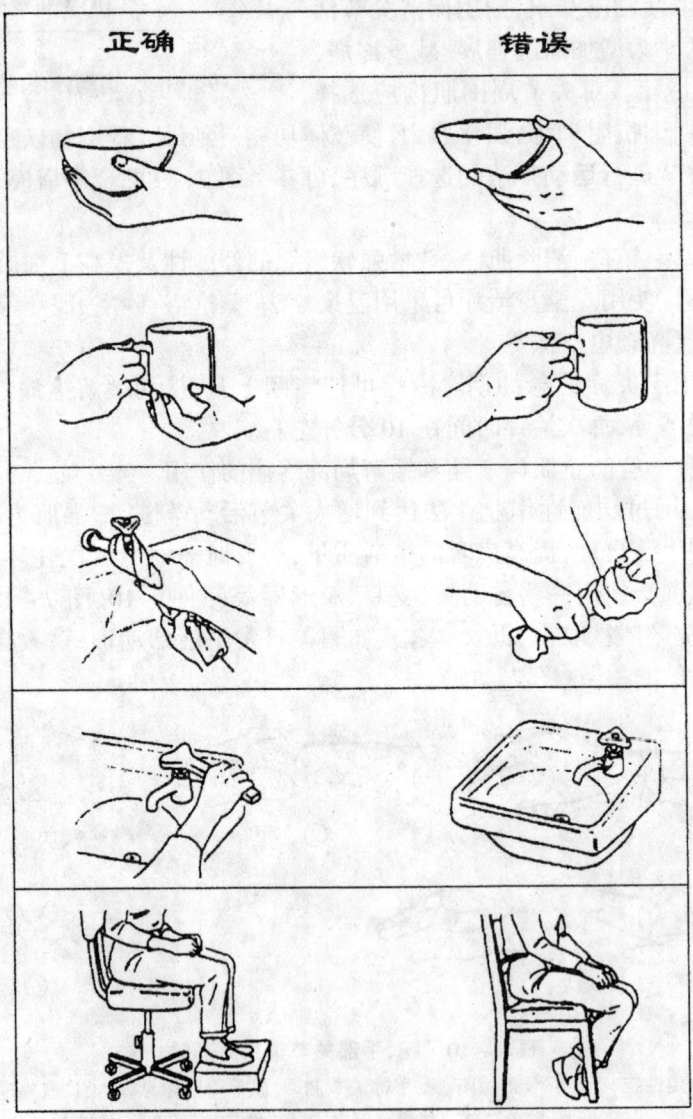

图7-12 日常生活中的关节保护

6. 手术治疗 早期可行受累关节滑膜切除术,以减少关节液渗出,防止血管翳形成,保护软骨和软骨下骨组织,改善关节功能;也可在关节镜下行关节清理、冲洗及滑膜切除术;至后期,可行关节成形术或全关节置换术。手的尺偏畸形可行掌指关节成形术或用硅酮橡胶行人工手指关节置换术以矫正畸形、恢复功能。

(孙启良)

第八章 截肢的康复

截肢是截除没有生机和/或功能及因局部疾病严重威胁生命的肢体。确切地讲,截肢术是经过一个或多个骨将肢体的一部分切除,而特别将通过关节部位的肢体切除称为关节离断术。然而,在论述中为了简单,截肢这个名词被用于这两种手术。

截肢手术在外科领域中涉及的范围很广,如战伤外科、普通外科、血管外科、肿瘤外科、烧伤外科、整形外科和矫形骨科都进行截肢手术,并且在各个医院的外科急诊几乎每天都进行着手指或足趾的截肢手术,各级外科医师也都实行着不同的截肢手术,可见截肢手术的普遍和从事截肢外科医师的广泛。

近20年来,造成截肢的原因在逐渐地发生着变化,因为周围血管病或同时合并糖尿病而截肢者已越来越多见,在美国已占截肢发生率的50%,上升到截肢原因的第一位,在我国近年来也呈上升趋势。

近年来,随着生物力学基础理论研究,生物工程学的发展,新材料、新工艺的应用,假肢制作技术水平的提高,尤其是假肢新型接受腔的应用,使传统的末端开放型插入式接受腔改变为闭合的、全面接触、全面承重式接受腔。它具有残肢承重合理、穿戴舒适、假肢悬吊能力强且不影响残肢血液循环等优点。

随着康复事业的发展,近年来在发达国家截肢者康复已成为一门新的康复学科,它对截肢者的功能恢复起到了极为重要的作用,并推动了截肢理论与技术水平的提高。

第一节 截肢的临床问题

一、截肢的适应证

(一)外伤性截肢

在我国因外伤而截肢者仍占截肢原因的首位,目前截肢手术也仍然是骨科处理严重肢体外伤的一种方法。近20年来,由于骨科理论和技术水平的提高,尤其是显微外科领域中的显微血管、神经外科,各种皮瓣移植、骨移植和后期功能再造技术的发展,康复技术的应用,使很多严重外伤肢体得以存活,并恢复一定的功能,截肢手术的发生率已明显降低。因此,要严格掌握截肢手术的适应证。只有当外伤肢体确实无法修复存活;或者存活后无实用功能,给患者生活和工作带来不良影响;并且还不如截肢后安装假肢的功能好时,这才是截肢手术的适应证。

(二)肿瘤截肢

对某些就诊较晚，肿瘤已侵犯范围较广或保肢手术后复发而不能采取保肢手术，或由于肿瘤造成肢体无功能者，截肢手术仍为四肢肿瘤的一种行之有效的治疗方法。有很多接受截肢手术的患者保存了生命，并安装假肢，获得了良好的代偿功能。

(三)血管病性截肢

此类发生率呈上升趋势，在美国已占截肢原因的首位。例如：阻塞性动脉硬化症、血栓闭塞性脉管炎、血液高凝状态血栓形成等阻塞血管所致肢体坏死。

(四)糖尿病性截肢

糖尿病性的血管病变使足的血运障碍，糖尿病性的周围神经病变使足的神经营养和感觉障碍，最后导致足溃疡、感染、坏死。美国从1988到1992年的统计数字表明，在美国每年下肢截肢患者中伴有糖尿病者占51%。

(五)先天性畸形截肢

对肢体先天性畸形在婴儿或幼儿期进行一部分或全部肢体切除可能是适应证，外科医师应对异常肢体的发展变化作出大致的判断，只有当手术后假肢应用会使总体功能得到改善才是截肢的适应证。上肢的先天性肢体畸形早期截肢不是适应证，而在后期也仅仅有10%或更少的适应证，相反大约50%的下肢先天性畸形病人需要早期或后期进行截肢手术，为了单纯美观的原因很少是截肢的适应证。

(六)感染性截肢

肢体严重感染威胁患者生命或因感染久治不愈而肢体功能严重障碍。

(七)神经性疾病截肢

如脊髓拴系综合征，造成下肢神经部分麻痹，足逐渐发生马蹄内翻畸形，足皮肤神经营养障碍，促使足外侧负重部位破溃形成溃疡，经久不愈，对行走功能造成严重影响，这时就需要截肢，一般是行小腿截肢或更高水平的截肢。麻风病有时也需要截肢，但是较少见。

(八)烧伤、冻伤后肢体坏死截肢

二、截肢外科技术进展

为了适合现代假肢的良好配戴和发挥最佳代偿功能，对残肢条件提出以下要求：残肢为圆柱状的外形、适当的长度、皮肤和软组织条件良好、皮肤感觉正常、无畸形、关节活动不受限、肌肉力量正常、无残肢痛或幻肢痛等。在下肢截肢要求残肢端有良好的承重能力，配戴假肢后可以行走，Burgess曾反复强调通过截肢手术必须要形成一个强有力的和动力型的残肢，将作为运动和感觉的终末器官。这个功能性残肢的概念是残肢要作为"足"一样的末端器官，假肢起到鞋的作用，这个"足"是使人兴奋和具有挑战性的。因此，在截肢手术方法、截肢术后处理等方面也有了很大的改进。它改变了传统的截肢观念，截肢既是破坏性手术又是重建与修复性手术，截肢手术要为安装假肢作准备，要了解截肢者康复的知识，以创造良好的残肢条件，安装较为理想的假肢，发挥更好的代偿功能，给患者生活和工作以更好的补偿。

(一)截肢水平的选择

很多以往与截肢水平有关的旧观念已经被抛弃，或者按目前发展的观点看它已经不再那么重要了。新的全面接触、全面承重式假肢接受腔能够满意地安装在软组织愈合良好的残肢上，通常都会获得良好的功能。因此，在截肢部位的选择方面有了很大的改进与提高。选择截肢水平时一定要从病因与功能两方面来考虑：病因方面是要将全部病变、异常和无生机组织切除，在软组织条件良好、皮肤能达到满意愈合的部位，即在尽可能远的部位进行截肢。功能水平是首先应该对患者截肢后的康复能力做出比较符合实际的评定，要从年龄及全身状态等方面来考虑，考虑截肢后是否能配戴假肢，能否进行配戴假肢后的康复训练，能否恢复到独立的活动和生活自理。

在过去，为了安装适合的假肢，需要在特殊部位进行截肢；而近年来，随着假肢全面接触式接受腔的应用和精良的假肢装配技术，使得截肢部位的选择与已往有了显著的改变，当功能性截肢水平确立以后，截肢水平主要是以手术需要来决定。一般的原则是在达到截肢目的的前提下，尽可能地保留残肢长度，使其功能得到最大限度的发挥。截肢部位对假肢装配、代偿功能的发挥、下肢截肢配戴假肢行走时的能量消耗、患者生活活动能力、就业能力等有着直接关系，所以外科医生应该对截肢水平进行极为审慎的选择。

1. 上肢截肢部位的选择　每一位进行上肢截肢的外科医生都要牢牢地记住仅保留一个正常功能的小手指也比前臂截肢后安装目前世界上最高级的假肢的功能要好得多，上肢假肢与下肢假肢的代偿功能完全不同，上肢的主要功能是要完成人的日常生活活动和劳动，手具有非常灵巧的协调能力，可以从事精细的作业，并且手又是非常重要的感觉器官和与他人交流的器官。目前即使是最高级智能型的假手也不能完成上述要求，不能较好地代偿手的功能，因此在施行上肢截肢之前一定要慎之又慎。经过外科判断和根据实际情况必须截肢时，就要尽量想方设法保留肢体长度（图8-1）。现代假肢装配技术和新型的假肢部件已经完全改变了需要在上肢某个确定水平截肢的旧观念，残肢只要有良好的皮肤愈合和满意的软组织覆盖就能装配一个发挥较好代偿功能的假肢。

2. 下肢截肢部位的选择　以保留较长残肢为其基本趋势，但是小腿截肢除外。小腿截肢以中下1/3交界处为佳，一般保留15厘米长的残肢就能安装较为理想的假肢。赛姆截肢为理想的截肢部位。足部截肢同样要尽量保留足的长度（图8-2），也就是尽量保留前足杠杆力臂的长度，这在步态周期中静止时相的末期可以使足前部具有足够的后推力，所以是非常重要的。当足前部杠杆力臂的长度缩短时，将对快步行走、跑和跳跃造成极大的障碍。

(二) 截肢技术的改进

截肢手术同样遵守矫形外科手术的基本原则，要认真周密地设计、仔细地组织处理，为切口良好愈合、获得满意功能的残肢创造条件。

1. 皮肤处理　残端有良好的皮肤覆盖是最主要的，不要追求常规截肢手术时皮肤切口的要求而短缩肢体，经常采用的是非典型的皮肤切口和皮瓣。小腿截肢更多应用的是加长的后方皮瓣，其皮瓣带有腓肠肌，实际是带有腓肠肌内外侧头的肌皮瓣（图8-3），其皮瓣的血运比较丰富，并且给残肢端提供了更好的软组织垫。

2. 肌肉处理　现代的肌肉处理方法是行肌肉固定和肌肉成形术（图8-4C），具体方法如下：

(1) 肌肉固定术 (myodesis)　将肌肉在截骨端远侧方至少3厘米处切断，形成肌肉瓣，在

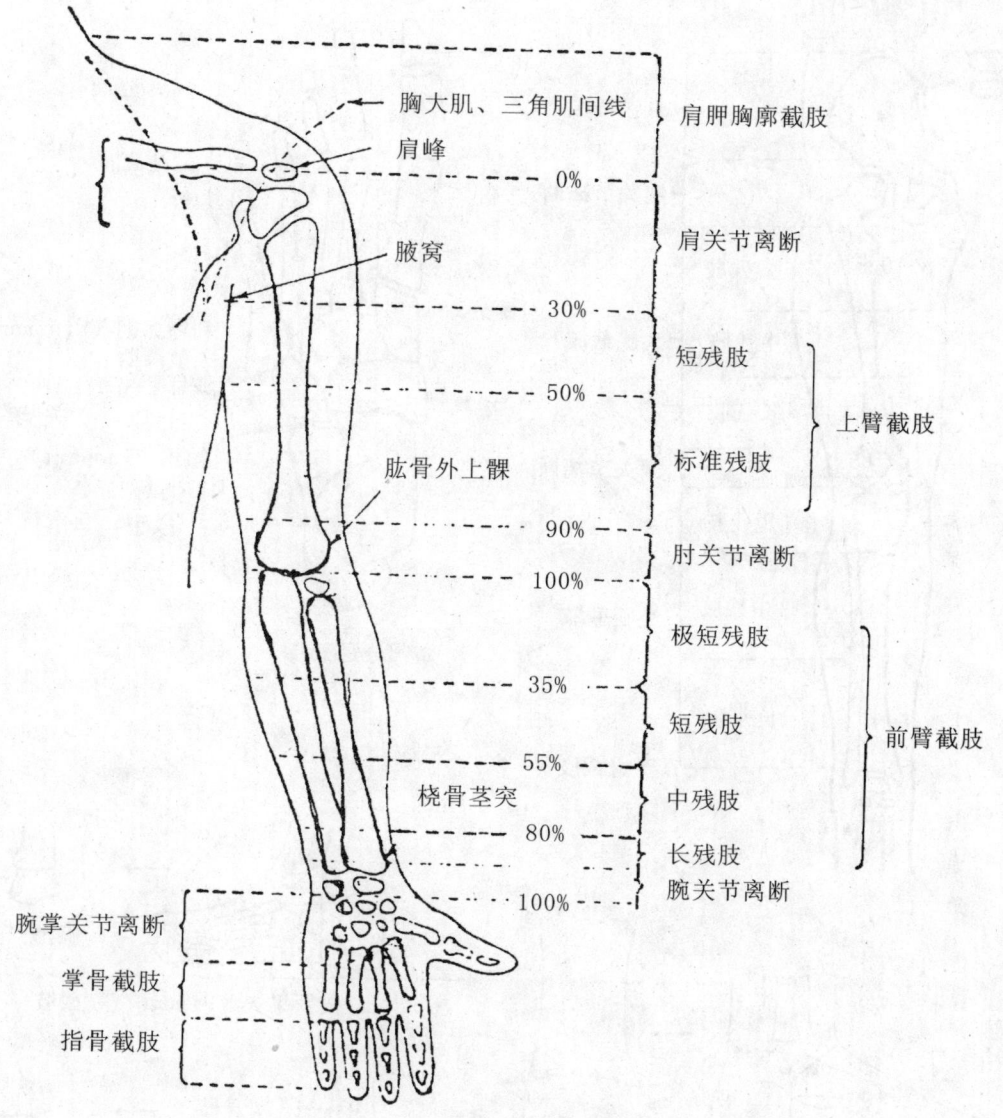

图 8-1 上肢截肢部位的选择

保持肌肉原有张力的情况下,经由骨端部钻孔,将肌肉瓣与骨相邻侧通过骨孔缝合固定(图 8-4A),使肌肉获得新的附着点,防止肌肉在骨端滑动和继续回缩。但是,当截肢部位的血液循环不良时肌肉固定是被禁忌的。

(2)肌肉成形术(myoplastic) 将相对应的肌瓣互相对端缝合,截骨端被完全覆盖包埋(图 8-4B),保持肌肉于正常的生理功能状态,形成圆柱状残肢,可以满足全面接触、全面承重假肢接受腔的装配要求。

3. 神经处理 为了预防被切断的神经伴行的血管出血和神经瘤的形成,目前主张将较大的神经干在切断时将神经残端用丝线结扎的处理方法;或将神经外膜纵行切开,把神经束剥离,切断神经束,再将神经外膜结扎闭锁,使神经纤维被包埋在闭锁的神经外膜管内,切断的神

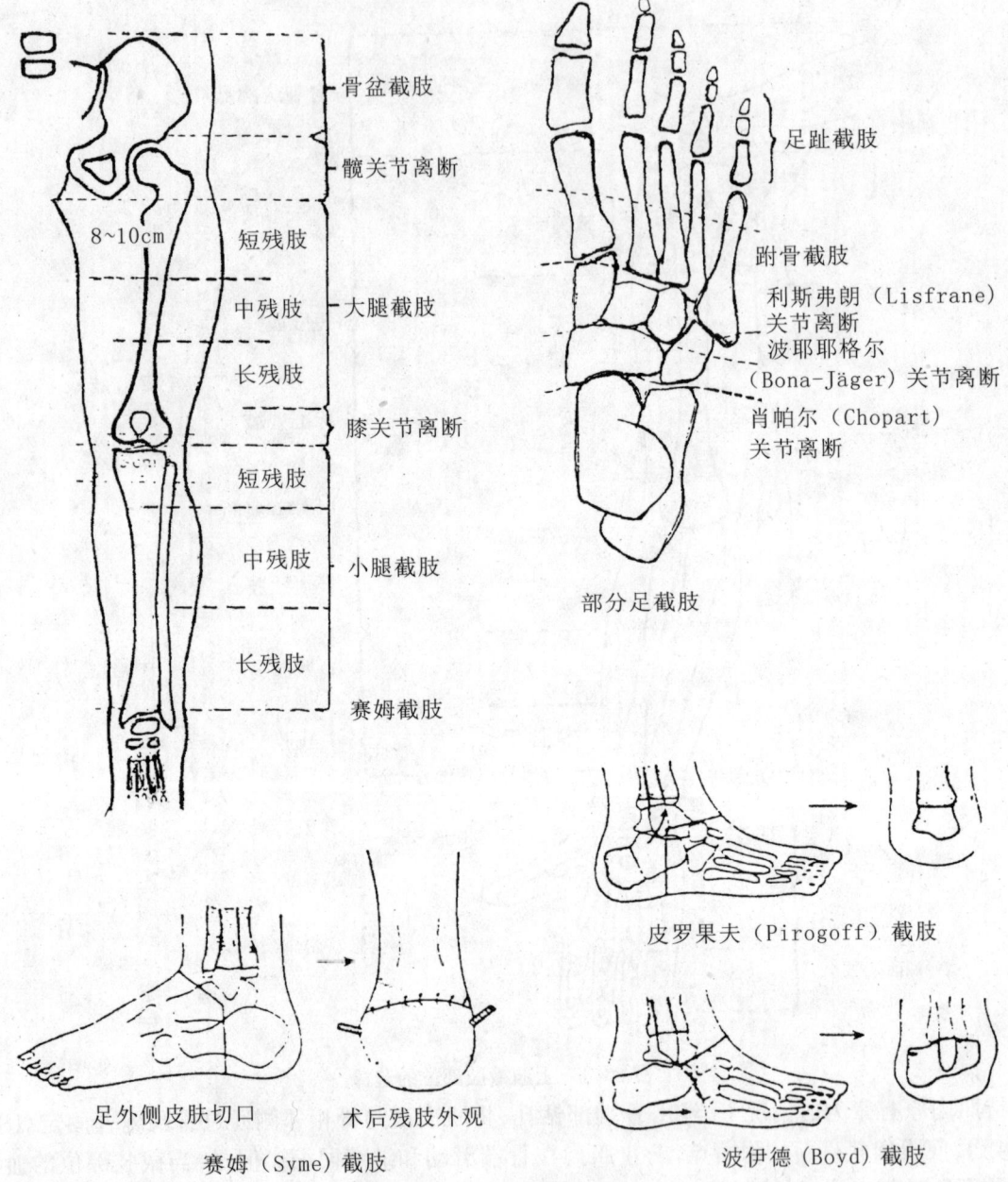

图 8-2 下肢截肢部位的选择

经残端不能向外生长,防止了神经瘤的形成。

4. 骨骼处理　一般骨与骨膜在同一水平切断,禁止骨膜剥离过多,导致骨端环形坏死。小腿截肢为获得残端良好的负重、增加残端负重面积,避免腓骨继发外展畸形,并且增加在穿戴假肢时残肢外侧方的稳定性,截肢端的处理方法是胫腓骨等长,用保留的胫腓骨骨膜瓣互相缝合,最好使其骨膜瓣带有薄层骨皮质,其骨膜瓣在胫腓骨端之间架桥,使胫腓骨端融合称为

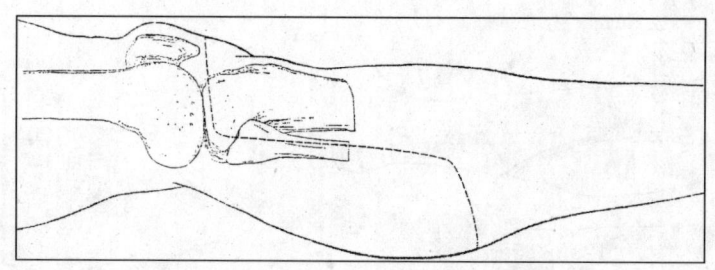

图 8-3　小腿截肢加长的后方肌皮瓣切口

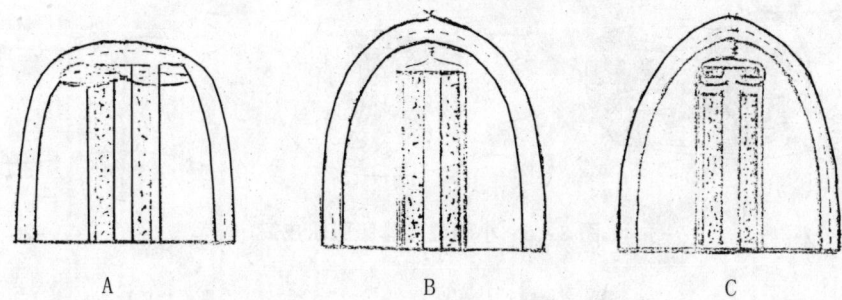

图 8-4　肌肉固定和肌肉成形术
A. 肌肉固定　B. 肌肉成形术　C. 肌肉固定和成形术

骨成形术（图 8-5）。其肌肉处理参见图 8-6、图 8-7。

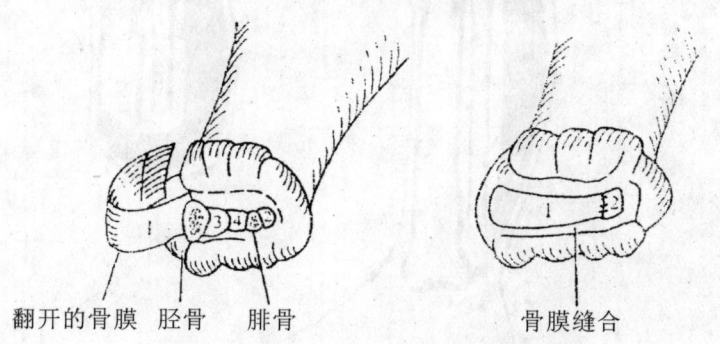

翻开的骨膜　胫骨　腓骨　　　　　骨膜缝合

图 8-5　小腿截肢胫腓骨端骨成形术

(三) 截肢手术后的残肢处理

为了截肢后获得较为理想的残肢，与假肢良好适配，并且能使假肢发挥最佳代偿功能，从完成截肢手术一直到安装好假肢，对残肢的术后处理是非常重要的。

1. 正确放置残肢体位　手术后合理的残肢体位摆放对避免发生关节挛缩是十分重要的，尤其是下肢截肢后残肢体位的摆放如膝上截肢，髋关节应伸直且不要外展；膝下截肢，膝关节应为伸直位。

2. 硬绷带包扎的应用（Rigid dressing）　硬绷带包扎是截肢手术后用石膏绷带作为主要材料缠绕在已用敷料包扎好的残肢上，一般方法是用 U 形石膏固定，它可以有效地预防血肿

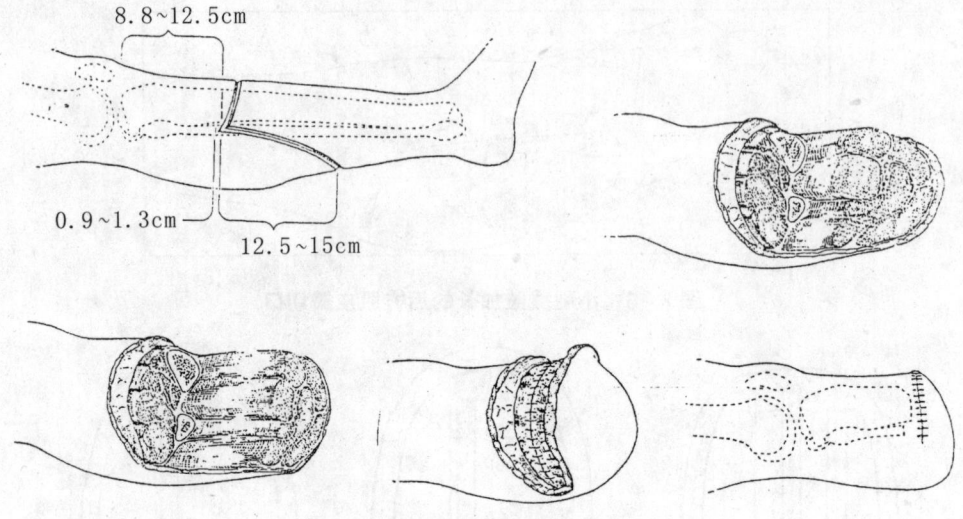

图8-6 小腿截肢腓肠肌肌皮瓣

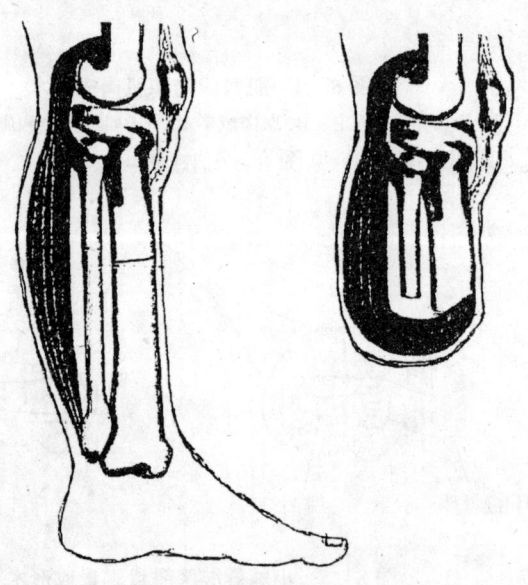

图8-7 小腿截肢腓肠肌固定和成形

和减少肿胀,促进静脉回流,固定肢体,对施以肌肉固定和肌肉成形术者将有利于肌肉组织愈合,使残肢尽早定型,为尽早安装正式假肢创造条件。由于石膏固定确保了肢体的正确体位,小腿截肢的U形石膏应该在残肢的前后方成U形,石膏夹板超过膝关节,将膝关节固定在伸直位,大腿截肢的U形石膏应该是在残肢的内外侧成U形,外侧石膏夹板应该增加厚度并且超过髋关节,保持髋关节伸直、股骨放在15度的内收位,避免髋关节发生屈曲外展挛缩畸形。手术后48或72小时将石膏固定暂时去除,打开敷料,拔除引流,换药后重新包扎并应用U形石膏夹板固定。硬绷带包扎应用的时间与截肢手术的方法有关,在没有应用残端肌肉固定和肌肉成形的残肢一般应用两周到伤口拆线后为止；在应用残端肌肉固定和肌肉成形的残肢一般应用硬绷带包扎三周，为了使肌肉达到愈合。

3. 手术后即刻临时假肢的应用　20世纪80年代开始，对临时假肢的安装采取了更加积极有效的方法，临时假肢的安装在手术台上完成，称为截肢术后即装临时假肢。目前这种方法在发达国家已广泛应用，尤其是小腿截肢的患者。由于接受腔的压迫，限制了残肢肿胀，加速了残肢定型，减少了幻肢痛；术后尽早离床，对患者心理也起到鼓舞作用。

4. 弹力绷带的应用　为了减少残肢肿胀和避免过多的皮下脂肪沉积，使残肢尽早定型成熟，弹力绷带的正确使用是非常关键的。小腿及上肢绷带要10厘米宽，大腿绷带要12~15厘米宽，约2~4米长；缠绷带的步骤是先沿残肢长轴方向缠绕2~3次，以后应斜行从远端向近端缠绕成螺旋状，大腿残肢应缠至骨盆部位，小腿残肢须缠绕到膝关节以上，上臂残肢应缠绕至胸廓，前臂残肢要缠绕至肘关节以上；全日缠绕，但是每天要更换缠绕4~5次；弹力绷带的压力是从远端向近端逐渐递减。凡是穿戴假肢的患者，只要是脱掉假肢期间，残肢就要用弹力绷带包扎。

5. 残肢的运动训练　在不影响残肢手术效果的情况下应该尽早地进行残肢运动训练：小腿截肢者应该尽早进行股四头肌的等长收缩训练，大腿截肢者应该尽早进行臀大肌和内收肌的等长收缩训练，前臂截肢者要进行屈伸肘肌和肩关节周围肌肉的训练；当硬绷带包扎去除以后应该尽早地在运动疗法师的指导和监督下进行恢复和增加肌肉力量及关节活动度的训练，这是预防关节挛缩、防止畸形的重要措施，也为尽早穿戴假肢创造有利的条件。

同时应该对残肢端进行手法按摩，每天按摩的次数和强度逐渐增加。尤其是在手部截肢后，残端按摩就更为重要，对手指截肢的残端除了按摩以外还可以进行适当的拍打和敲击，从轻轻的敲击柔软物体开始过渡到敲击比较硬的物体，以加速残肢端对外界物体接触时的适应能力；对下肢截肢的残端还要进行残端承重训练，可以在垫子上进行训练，根据残肢的不同长度也可以利用其他辅助用具，如椅子等，开始从部分负重逐渐过渡到完全负重，这些训练对穿戴假肢是非常有利的。

三、儿童截肢的特点

儿童截肢，在操作技术上虽然与成人没有很大的差别，但因儿童肢体解剖结构和生长发育的因素，截肢的原则有所不同。儿童截肢的理想水平没有作为限定的常规，然而在儿童要比成人采取更加保守的方法，应尽可能保留残肢的长度。特别是关节离断和邻近骨骺部位的保留比在这部位以上水平的截肢是更可取的。而保留关节和关节远侧骨骺的截肢，比关节离断更可取。一个五岁儿童的大腿中段截肢，由于股骨远端骨骺被切除，到十四岁时变成了大腿短残肢。然而一个五岁儿童小腿截肢的短残肢，因为小腿近端骨骺的生长，到十四岁时，可能形成一个比较满意长度的小腿残肢，而可以穿戴合适的小腿假肢。

长骨干截肢端的过度生长是由于新骨同位生成的原因，而与近端的骨骺生长无关，骨过度生长的长度在每个截肢的儿童差异很大，大约有8%~12%的患者需要进行一次或多次残端修整手术，试图用骨骺阻滞方法来防止骨端的过度生长绝不会成功，并且是应该被严格禁止的。其并发症的发生经常是在肱骨和腓骨，按顺序发生较少的是胫骨、股骨、桡骨和尺骨。对此最有效的治疗是将多余的骨切除。

由于儿童生长发育及代谢旺盛的原因,截肢后残肢的耐压和耐摩擦能力要比成人强得多,在成人不能耐受的力而在儿童经常可以耐受。儿童的皮肤和皮下组织更耐受在张力下缝合关闭伤口,中厚层皮肤游离植皮比成人更容易提供永久的皮肤覆盖;即使是植皮的皮肤对假肢的耐压性能也较强。术后的并发症一般也不像成人那样严重,甚至可以耐受大面积的疤痕。断端肌肉的处理应行肌肉成形术,用以覆盖骨端,而不是行肌肉固定术,肌肉固定术对骨远端有损伤,可能造成骨端的过度生长,它导致骨端呈钉尖样,可能穿破皮肤,造成感染。用骨膜骨皮质瓣覆盖骨端的方法可以限制骨端不良的过度生长。儿童的小腿截肢残端胫腓骨不要行骨成形术,即胫腓骨端融合。因腓骨近端骨骺生长长度所占比例比胫骨近端骨骺生长长度所占比例大,如果胫腓骨端行融合后,由于腓骨长得比胫骨长,则晚期可造成胫内翻畸形或腓骨头向近端脱位。神经瘤一般很少引起不适,很少因神经瘤需要手术治疗。儿童截肢后的幻肢感很少有烦恼,截肢年龄较小,幻肢感模糊不清,很少发生幻肢痛。儿童截肢后很少有心理问题。

儿童对假肢的应用也比成人好,对假肢应用的熟练程度随着年龄而增加,由于儿童的活动能力强,再加上生长因素,所以假肢可能需要经常修理和调整,接受腔也要更换或安装新的假肢。

四、截肢术后并发症及其处理

良好的残肢条件对假肢配戴与代偿功能起着重要的作用,可能由于受截肢前患者全身或肢体条件的限制、截肢水平选择有误、截肢技术或手术后处理不当等因素造成残肢并发症,这对假肢配带和康复是非常不利的。

(一)早期并发症及其处理

1. 出血和血肿　一般的原因是术中未曾仔细认真地止血,血管结扎不牢或血管断端的血栓脱落等。出血量大可以出现休克,血肿可以延迟伤口愈合,是造成感染和皮肤坏死的原因,一定要认真对待和处理,截肢术后应常规在患者床头备好止血带,较少量的出血可以局部加压包扎止血,出血量大应立即用止血带,到手术室进行手术探查和彻底止血。一般的血肿可以局部穿刺,将血抽出后加压包扎,也可以根据情况拆除一两针缝线,将血肿引流后加压包扎。

2. 感染　造成感染的常见原因是:在抢救严重的危及患者生命的多发复合伤时,急诊截肢手术比较匆忙;严重污染的开放伤手术中清创不彻底;已坏死肢体或已感染肢体的截肢手术;伴有糖尿病的周围血管病截肢;截肢术后血肿感染;截肢残端血运不良,切口裂开不愈合等。感染使切口裂开,可以导致骨髓炎,伤口不愈合,窦道形成,最后瘢痕愈合,影响假肢穿戴。

一旦感染应及时处理,除了全身应用对致病菌敏感的抗生素外,彻底的引流是非常重要的,应该做细菌培养和敏感实验,选择有效的抗生素,可以配合物理治疗,如超声波等,对长期不愈的慢性感染灶必要时可以手术彻底清创并应用含有抗生素的溶液进行持续冲洗,直到炎症完全被控制。

3. 皮肤坏死　截肢水平选择不当、截肢皮肤血运不良,如皮肤捻搓、剥脱、手术时皮肤剥离范围大、皮肤缝合时张力较大、血肿等都可以造成皮肤坏死。小面积的皮肤坏死可以换药处理,但是将造成伤口愈合延迟;较大面积的皮肤坏死,就要根据情况进行游离植皮或皮瓣移植,甚至需要进行更高水平的再截肢手术。

4. 溃疡和窦道 感染、皮肤坏死、异物等原因所致。根据病因进行治疗，可以行刮除术，中西药物换药治疗，彻底清创，缝合皮肤，放置引流管进行持续灌洗。如果皮肤缺损，可以应用皮瓣移植关闭伤口。

(二)晚期并发症及其处理

1. 常见晚期并发症的种类

(1)残肢外形不良 一般为不适当的手术所致，如圆锥状残肢，即骨端突出于皮下；小腿截肢腓骨残留比胫骨长，并且腓骨端突出于皮下；腓骨外展畸形。这些都影响假肢接受腔的适配。

(2)皮肤疤痕和皮肤增生角化 当病变区皮肤受到假肢接受腔壁的压迫和摩擦时很容易破溃，且不易愈合，较大面积的疤痕，尤其是增生的早期疤痕，将影响假肢穿戴。

(3)残肢端皮肤红肿、皮肤增生角化 一般是在穿戴假肢时残肢端没有达到接受腔的最底端，而留有一定的空隙，接受腔内部产生的负压像拔火罐一样，长时间的作用造成残肢端皮肤红肿、皮肤增生角化、疼痛，影响假肢的穿戴。

(4)残肢肿胀 是由于静脉及淋巴回流障碍、深部静脉炎、深部静脉栓塞等原因所致。

(5)皮肤及软组织臃肿 影响对假肢接受腔的适配和对假肢的控制能力。

(6)关节挛缩畸形 关节挛缩多发生在上臂截肢后肩关节内收挛缩，前臂截肢后肘关节屈曲挛缩，大腿残肢的髋关节屈曲、外展、外旋挛缩和小腿残肢的膝关节屈曲挛缩，足部残肢的马蹄内翻等。轻度畸形影响假肢的对线，当畸形较严重时则不能穿戴假肢。截肢手术后早期预防关节挛缩是非常关键的，肢体应放在正确的体位，早期进行功能锻炼。

(7)残肢合并损伤 残肢合并骨折、骨折不愈合、畸形愈合或关节损伤，如小腿截肢合并股骨骨折或髋、膝关节损伤等。

(8)残肢痛 残肢痛的原因可分为下列四类：神经断端刺激所致，神经瘤粘连或位于瘢痕内受到牵拉造成疼痛；残肢端循环障碍导致疼痛；残端肌肉异常紧张导致疼痛；残端骨刺等。

(9)幻肢及幻肢痛 截肢术后仍存有已截除的手和脚的幻觉是谓幻肢；发生在该幻肢的疼痛称为幻肢痛。几乎每个截肢后的患者都有或多或少的被截肢部分肢体仍然存在的感觉，这个感觉可能逐渐模糊，但是很少有疼痛，一般这种幻觉逐渐消失，特别是在穿戴假肢以后。幻肢痛的性质常有不同表现，如痒、针刺状、火灼感、冰冷感、蚂蚁匍行感等。幻肢痛严重可伴有同侧感觉过敏、出汗异常、自主神经系统功能不稳定等，可能在排尿或性交时引起幻肢痛加重。

2. 常见晚期并发症的康复处理

(1)理疗的应用 通过物理疗法可以使挛缩畸形的关节周围组织软化，为挛缩关节的被动牵拉矫正创造条件，起到协同的作用。水中运动疗法，即在水疗的同时进行主动和被动的关节运动训练，或者先进行理疗，随后即进行运动疗法，都可以使挛缩畸形的关节加快矫正的速度。激光治疗瘢痕有较好的疗效，如 CO_2 激光、氩离子激光、Nd:YAG 激光等。

(2)运动疗法的应用 运动疗法的主要目的是矫正关节挛缩畸形，增加关节活动度，增加肌力，防止肌肉萎缩。对关节挛缩畸形的矫正，主要是以主动和被动关节运动疗法，可以应用持续牵引、砂袋加压、被动手法牵拉等；为了增加肌力一般应用抗阻力肌肉收缩，可以在运动器械的帮助下进行训练,如 Cybex 仪是有客观肌力指标的运动疗法仪,对改善肌力很有帮助。

(3)管状石膏楔形矫正的方法　对小腿中下段截肢合并膝关节屈曲畸形,如果经运动疗法畸形矫正困难时,可以采用此方法,使膝关节屈曲畸形得到逐渐的改善。

(4)应用外固定架在膝关节屈曲侧逐渐撑开矫正的方法　当用其他非手术方法均不能达到矫正目的时,可以利用此方法获得膝关节屈曲畸形的矫正。

(5)药物、针灸和按摩的应用　对残肢的皮肤创面、溃疡和窦道可以应用中药治疗,促进早期愈合。对不稳定的皮肤瘢痕可以应用中药熏洗和局部按摩,以改善局部血液循环,使瘢痕软化,加速瘢痕的稳定和耐压、耐摩擦能力,对穿戴假肢是非常有利的,如采用复方艾叶煎浸及丁艾油外敷、用当归注射液 8ml 及 1% 普鲁卡因 20ml 在瘢痕周围封闭、使用去炎松 A 及曲尼司特别嘌呤醇等。针灸对减轻幻肢痛有一定的疗效,如体针、耳针和头针等。

(6)手术处理　只有当采用各种康复疗法和经假肢安装改进处理仍不能穿戴假肢的非理想残肢,最后才利用手术方法来改善非理想残肢条件,使其可以穿戴良好的假肢,发挥应有的代偿功能。如残肢外形不良、因瘢痕挛缩造成的严重关节屈曲畸形,严重的圆锥状残肢、残端骨突出于皮下经常破溃、神经瘤所致的疼痛、不愈合的溃疡窦道等,要根据不同的情况进行手术处理,如再截肢手术、残端修整术、神经瘤切除术、瘢痕松解游离植皮或皮瓣移植术、窦道切除术、骨畸形矫正术等。对残端骨突出于皮下经常破溃的残肢,严重的圆锥状残肢,只要残肢有足够的长度,就可以将突出的骨端部分切除,同时行肌肉固定及肌肉成形术,使之成为圆柱状的残肢;当残肢端腓骨比胫骨长时,可以将过长的腓骨缩短同时行胫腓骨远端融合;对较僵硬的髋、膝关节屈曲畸形,可利用软组织松解皮瓣移植或截骨术矫正畸形;腓骨外展畸形可用螺丝钉将胫腓骨间固定以矫正畸形,同时行植骨融合术;小腿截肢合并股骨干成角或旋转畸形愈合,必要时手术矫正;小腿截肢合并股骨颈骨折不愈合,可以行人工股骨头置换术;残肢软组织过多和松弛,可以手术切除多余的软组织;皮肤瘢痕面积不大,可以术前手法推拉皮肤或牵引皮肤,待皮肤松弛后将瘢痕切除、缝合皮肤;面积较大的瘢痕,可先将皮肤扩张器置入瘢痕周围的皮下,根据瘢痕情况置入不同数量和容积的扩张器,待皮肤扩张达到预期的要求时,切除瘢痕,缝合皮肤;大面积皮肤瘢痕不能利用以上方法者,可行植皮或皮瓣移植,但是尽可能不用植皮或皮瓣移植,因为移植的皮肤不耐磨,且没有感觉,仍影响假肢的穿戴。

(7)假肢处理　通过假肢技术的改进使一些带有并发症的非理想残肢能够穿戴假肢并发挥较好的代偿功能。

1)残肢畸形的假肢处理:正确调整工作台对线、静态对线和动态对线,解决残肢畸形造成的假肢穿戴困难。

2)残肢皮肤大面积瘢痕的假肢处理:自 Perkins(1993)首次介绍硅凝胶用于瘢痕的治疗以来,现已被广泛应用,其作用机制可能是通过保持瘢痕水分、减少毛细血管活动、早期炎症细胞浸润和胶原沉积,达到抑制瘢痕增生的目的,也有人认为与静电作用有关。硅橡胶袜套对保护皮肤起到良好作用,它有使瘢痕软化和预防破溃的作用;此外,硅橡胶套与皮肤有黏着功能,且减少皮肤与接受腔内壁的剪切力,减少了皮肤的摩擦,增加了假肢的悬吊能力,并且还改善残肢的承重能力。由于硅橡胶的质地柔软,可适应残肢骨突起的变化、改善残肢的承重能力。

3)残肢端皮肤红肿、皮肤增生角化的假肢处理:是使残肢与接受腔达到全面接触,消灭死腔。另外的方法是将接受腔及其内套打孔使其开放，避免产生负压。

4）残肢外形不良的假肢处理：应用硅橡胶具有柔软和可塑性强的特点对外形不良、不适合安装全面接触可吸附式假肢接受腔的残肢，如圆锥状残肢或残肢表面凸凹不平有向内的凹陷者，用硅橡胶采形制作接受腔内套，并带有金属插销与接受腔相连接，使残肢获得良好的适配和悬吊，这样就可以使接受腔完全与残肢达到全面接触，从而安装较为理想的可吸附式假肢，改善残肢的代偿功能。

5）残端骨突出疼痛的假肢处理：使接受腔与骨突出疼痛部位不直接接触，该部位不负重，在空隙内用海棉或其他柔软的物质填充。

6）假肢与矫形器联合应用：是解决影响假肢穿戴的小腿截肢的好方法，只要是因为残肢负重问题而影响小腿假肢穿戴的非理想残肢，都可以通过此方法得到解决。当小腿截肢后残肢皮肤广泛瘢痕影响假肢穿戴，或小腿截肢合并股骨干骨折尚未愈合或迟延愈合时，就要小腿假肢与大腿矫形器联合应用，使残肢负重变成坐骨结节承重，小腿残肢完全免荷或部分免荷。当小腿截肢合并股骨颈骨折不愈合或股骨头缺血坏死时，小腿假肢与坐骨结节承重的大腿矫形器联合应用，对股骨头坏死的免荷治疗是非常有益的，联合应用解决了小腿截肢患者早期离床行走问题，又对并发症起到了积极的治疗作用。

7）机械式肘关节与肌电假手联合应用：当上臂截肢或肘关节离断，而上臂肌肉部分麻痹，不能提供肌电信号使假肢屈伸肘关节时，可以利用对侧的肩部活动带动假肢的屈伸肘活动，当肘关节屈曲到90°时要自动锁住肘关节，通过肩部的外展、内旋、外旋肌收缩产生的肌电信号带动肌电假手的旋前、旋后和开闭手功能。

（8）残肢痛的处理 除应用镇痛药物等保守对症治疗外，要根据病因进行治疗，如残端骨刺，可行骨刺切除；对痛性神经瘤的处理方法是：神经瘤切除；神经瘤切除后断端结扎或将断端的神经外膜纵行切开，把神经束切断后再将神经外膜结扎以闭锁神经外膜管；神经断端相互吻合；神经束吻合——将神经干分成相等的两束，互相吻合；用硅橡胶帽覆盖神经断端或将神经断端植入到钻孔的骨内等。

（9）幻肢痛的治疗 目前对造成幻肢痛的机理仍然不十分清楚，对严重的顽固性幻肢痛的治疗仍较困难，现将常用的一些方法介绍如下：①物理治疗可进行 TENS、超声、低频脉冲电疗、干扰电、按摩、水疗等。②中枢性镇痛剂。一般性痛可以由下列药品任选一种：阿咪替林、丙咪嗪、奋乃静；较严重性痛可以应用下述药物：卡马西平、丙戊酸钠、苯妥英钠、神经妥乐平的大剂量应用对治疗严重幻肢痛有较好的效果。③心理治疗，利用催眠、松弛、合理情绪疗法等。④针灸治疗。⑤穿戴假肢，截肢术后尽早穿戴假肢有减轻幻肢痛的效果。⑥手术治疗，如因神经瘤所致，可以手术将神经瘤切除，或行残肢肌肉成形修整术。但是，经常需要强化的综合治疗方法。对幻肢痛者要进行心理评定，然后试验治疗，用局部神经阻滞或不同的脊椎麻醉方法来进行评定。

第二节 截肢的临床康复

截肢康复是指从截肢手术到术后处理、康复训练、临时与正式假肢的安装和使用，直到重返家庭与社会的全过程。因此,截肢康复是一个复杂的系统工程,它是应用医学与工程相结合的多种康复手段,包括各种医疗和康复方法,其中有外科手术、药物、中医按摩与针灸、物理疗法(运动疗法)、作业疗法、理学疗法(声、光、电、水和蜡疗等)、假肢装配、心理疗法、职业前训练与社会工作的参与等综合措施,对截肢者进行共同服务,使残肢或假肢发挥最佳的代偿功能,努力达到生活自理以及从事力所能及的工作。所以,它不是一个临床医生就能够完成的,需要一组人的共同努力,这也是现代康复医学的特点之一——以康复协作组的形式进行康复工作,英文称之为 Team。截肢后的康复已越来越多地受到重视。认识到只有对截肢者进行尽早的全面康复,才能在配戴假肢后获得更佳的代偿功能。

截肢后全面康复的理想流程应该是从截肢手术后护理、截肢者评定开始,经过多环节工作,直到病人回归社会的全过程。整个流程是由康复协作组来完成,评定工作贯穿于每一个环节。其主要流程如下:

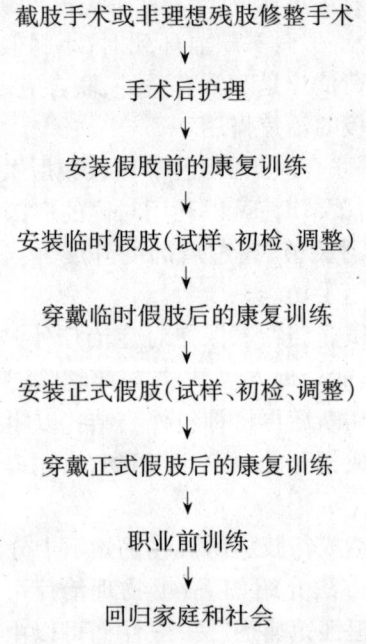

一、截肢术后的康复评定

评定工作贯穿在截肢康复流程的全过程,它是截肢康复的核心,评定的内容和范围是比较广泛的,但在康复流程中的不同阶段有其重点的评定内容,依此制定下一步的康复目标。

(一)截肢后的主要功能障碍

截肢后肢体的正常解剖结构部分缺如,缺如部分的生理功能随之丧失,缺如愈多生理功能丧失也越多,功能障碍就越严重。故越靠近躯干水平的截肢,即截肢水平越高功能丧失就越严重,安装和配戴假肢的难度就越大,患者对假肢配戴的要求就越少,假肢的应用率也就越低。下肢截肢穿戴假肢行走所消耗的能量比正常人大得多,随着下肢截肢水平的升高消耗的能量就越大。当条件完全相同时,以同样的速度行走同样的距离,一侧小腿截肢者消耗的能量比正常人多30%，大腿截肢者消耗的能量比正常人多50%以上，双侧小腿截肢者消耗的能量比正常人多60%，双侧大腿截肢者消耗的能量比正常人多一倍以上。

1. 上肢截肢后的功能障碍　上肢的主要功能是要完成人的日常生活活动和劳动，上肢的功能主要通过手完成，手具有非常灵巧的协调能力，可以从事精细的作业，手又是非常重要的感觉器官，它不但有精细的感觉，还有对不同性质物体及温度的分辨觉、位置觉，又是与他人交流的器官。目前即使是最高级智能型的假手也不能完成上述要求，不能较好地代偿手的功能。即使是一个小指缺如也将使手的握力减少，假如是一个从事乐器的工作者，他将不能再灵活地演奏。一个拇指缺如使手的功能丧失40%，因为它失去了对掌功能，手不能捏握。仅残留手掌时，它只有推、拉、托、提、压的功能。当前臂截肢时，手的功能全部丧失。仅有在肩关节和肘关节的协同下进行按压和提物的能力。

2. 下肢截肢后的功能障碍

(1) 足部截肢后的功能障碍　单独一个足趾截肢，通常对站立及步行的干扰较小。在正常步态周期中的站立时相，大趾起到稳定作用，大趾截肢后对正常步行中的站立和行走虽然影响较小，但是对快速行走或跑就会产生影响，对跳跃的影响就更明显，因为失去了正常由大趾提供的推力。第二趾截趾后会伴有大趾外翻畸形，因为大趾很容易向第三趾侧倾斜以填充截趾后存留的空隙。其他趾的截肢所造成的干扰比较。小趾截肢一般不受到影响。全部足趾截肢的患者一般在慢走时影响并不明显，但是当快速行走和跳跃需要足的弹性时就会表现出明显的障碍，并且对下蹲及踮脚尖站立也影响很大。这些患者不需要穿戴假肢，只穿比较合适的鞋就可以。

通过跖骨的截肢将造成足残疾，其残疾的程度与截肢的水平相关，越靠近跖骨近端部位的截肢残疾也就更严重，足的支点——第一和第五跖骨头主要起到推开力量的作用，该力量的丧失，对步态会产生影响。这样的截肢患者也不需要穿戴假肢，但是要穿矫形鞋。

比通过跖骨更近水平的截肢由于失去了足前部的支撑和推开力，则对行走产生更大的影响，走路就更不方便，足前部的大部分截肢或足中部截肢将使足丧失更多的功能，仅存有足后部或踝的功能。跖跗关节离断 (Lisfranc 截肢) 由于足背伸肌肉附着点的丧失，后期将造成足的马蹄畸形。中跗关节离断 (Chopart 截肢) 可能造成严重的马蹄内翻畸形。当需要进行以上两种截肢时就一定要做肌力再平衡的肌腱移位和跟腱延长或切断手术。

(2) 踝部截肢 (Syme 截肢) 后的功能障碍　赛姆截肢虽然保留了负重的残端，但是由于全足的丧失使肢体短缩、负重面积减少，使足的稳定作用减弱，足对地面的缓冲机制丧失，踝关节和足趾跖屈使之后推及登踏功能丧失，如果不穿戴假肢对站立及行走将产生极大影响，故必须穿戴特殊的赛姆假肢才能得到功能代偿。

(3) 小腿截肢后的功能障碍　比踝部截肢的功能障碍更严重，必须穿戴小腿假肢才能完成双下肢站立平衡及行走。

(4) 大腿截肢后的功能障碍　因为患者丧失了膝关节，所以在穿戴假肢的康复训练方面就更困难，并且需要花费更长的时间，假肢的代偿功能要比小腿假肢差很多，行走的安全性和步态也明显地差，行走时的能耗几乎比小腿截肢多一倍，将导致严重残障，对日常生活活动能力产生极大影响。

(二)评定的主要内容

1. 患者全身状况的评定　患者年龄、性别、截肢日期及原因、截肢部位、截肢水平、术后伤口处理,患者心理素质及精神状态,家庭和工作情况,经济状况,住院及假肢费用的来源等。特别要注意截肢的原因,是否患有其他系统的疾病,目的是判断患者能否装配假肢,能否承受配戴假肢后的康复功能训练和有无今后终生利用假肢活动的能力。

2. 残肢的评定

(1)理想残肢与非理想残肢的概念　残肢要安装良好的假肢才能发挥最佳的代偿功能,这就要求残肢有一定的长度;残肢无畸形;关节活动正常;皮肤及软组织条件良好;皮肤感觉正常;肌力正常;血运良好;无幻肢痛和残肢痛。这就使残肢能对假肢有良好的悬吊、承重和控制能力,并且提供了假肢正确对线的条件。符合以上条件的残肢称为理想残肢。

非理想残肢是相对于理想残肢而言的,其残肢不完全满足理想残肢的条件,给假肢穿戴带来困难,一部分非理想残肢穿戴假肢后代偿功能发挥不理想,如短残肢、关节挛缩畸形与其他残肢并发症等。其中一部分非理想残肢影响假肢的穿戴,甚至不能穿戴假肢,对这些非理想残肢就需要应用各种康复处理手段,创造较为良好的穿戴假肢条件,使之变为相对理想的残肢。

(2)残肢评定内容

1)残肢外形:残肢形状以圆柱形为佳,而不是圆锥形。圆锥形残肢的残端不能负重,不符合现代假肢接受腔全面接触和全面负重的要求。

2)关节活动度:关节活动受限直接影响假肢的代偿功能。

3)残肢畸形:如膝上截肢伴有髋关节的屈曲外展畸形,膝下截肢伴有膝关节屈曲畸形等。

4)皮肤情况:皮肤条件的好与坏直接影响假肢的配戴。皮肤瘢痕、溃疡、窦道、游离植皮及残肢皮肤松弛、臃肿、皱褶等都影响假肢的穿戴。

5)残肢长度:残肢长度不同功能差异很大,且安装假肢的种类也不同,需要按照残肢长短而命名,残肢长度一般分为三种,即短、中、长残肢。它对假肢种类以及残肢对假肢的控制能力、对假肢的悬吊能力、稳定性、步态和代偿功能等有着直接的影响。

6)肌力:肌肉力量强弱对假肢配戴和功能发挥十分重要:前臂截肢,残存肌肉的多少和产生的肌电信号,是判断能否配戴肌电假手的重要依据。下肢肌力不良,配戴假肢后会出现异常步态。

7)残肢血运:可利用超声多普勒或红外热像仪等检查。

8)皮肤感觉:如果皮肤感觉减退或丧失,在假肢穿戴过程中由于接受腔的压迫很容易造成皮肤破溃、溃疡形成,一旦发生创面很难愈合,影响假肢的穿戴。

9)残肢痛与幻肢痛:残肢疼痛的程度不同,引起残肢痛的原因也多种多样,在进行残肢痛的评定时,一定要认真和详细地了解疼痛的程度,疼痛发生的时间,什么诱因可以造成或加重疼痛。残肢端骨突出或骨刺,残肢端皮肤紧张,残肢端血液循环不良,神经瘤等都是造成残肢痛的原因。幻肢痛也是比较常见的,尤其是在截肢前就有肢体严重疼痛的患者,如肢体的恶性肿瘤、血栓闭塞性脉管炎,截肢后患者可能仍然感觉到原有肢体的疼痛,甚至疼痛非常严重。

3. 其他肢体的评定　其他肢体的状况直接影响截肢后的康复过程,如其他一侧上肢麻痹,将影响对侧上肢假肢的配戴,影响下肢假肢的功能训练。当另一侧下肢功能障碍时就会严重影响对侧下肢假肢的安装。

4. 假肢的评定　假肢分为临时与正式假肢。临时假肢是在截肢术后,残肢尚未定型良好,为穿着训练制作的接受腔,也称之为训练用临时接受腔,这种接受腔多使用石膏或高分子材料制作而成,在这种训练用临时接受腔上安装骨骼式支撑部件等而用于训练的假肢(或称为试验用假肢)。正式假肢是在残肢状态稳定后,使用耐久性强的材料制作接受腔,并且支持部和外装饰也可选择长期使用的材料,由这些假肢部件制作假肢(或称为永久假肢)。

(1)穿戴临时假肢后的评定　一般截肢手术后切口拆线,愈合良好时,大约术后3周即可安装配戴临时假肢。临时假肢包括普通临时假肢和手术后即装临时假肢。评定内容如下：

1)临时假肢接受腔适合情况的评定。
2)假肢悬吊能力的评定。
3)假肢对线的评定。
4)穿戴假肢后残肢情况的评定,其中包括残端承重能力的评定。
5)步态的评定。
6)上肢假肢背带与控制索系统的评定。
7)假手功能的评定。

(2)穿戴永久假肢后的评定　当残肢基本稳定和定型良好,且经过穿戴临时假肢的功能训练良好,即可改换永久假肢。除去对临时假肢的评定内容外,应该强调的评定内容如下。

1)上肢假肢的评定：假肢长度；接受腔适合；肘关节屈伸活动范围；前臂旋转活动范围；肘关节完全屈曲所需要的肩关节屈曲角度；肘关节屈曲所需要的力；控制系统的效率要在50%以上；肘关节屈曲90°时的假手动作；假手在身体各部位的动作；肘关节组件的不随意动作,即步行时及外展60°位时,肘关节不得锁定；对旋转力和拉伸力的稳定性；上肢假肢日常生活活动能力的评定等。

2)下肢假肢的评定：站立位的评定；残肢是否完全纳入接受腔内、残肢长度(小腿假肢,双侧下肢应等长；大腿假肢,假肢侧一般较健侧短1~2cm)、足底的内外侧是否完全与地面接触、膝关节前后方向及内外侧方向的稳定性。坐位的评定：坐位时,接受腔是否有脱出现象；膝关节90°屈曲时,假肢侧膝部比健侧高出的最小量、小腿部分是否垂直。

3)下肢假肢代偿功能评定：

• 平衡功能评定：可以利用平衡功能检测仪进行定量评定,对站立位动态平衡功能状况、步行前的跨步能力以及平衡障碍的程度进行评定。

• 步态评定：常见的异常步态有假肢膝关节不稳定、假脚拍地、踵扭转、腰椎过度前凸、外展步态、躯干侧倾、外甩、内甩、提踵异常、画弧步态、跷脚步态、步幅不均、膝撞击、摆臂异常,对异常步态首先要客观正确地判断,并分析产生异常步态的原因,针对原因进行认真的处理和矫正。

• 行走能力评定：一般以行走的距离、上下阶梯、过障碍物等指标对行走能力进行评定。一般截肢水平越高行走能力越差。

(3)假肢部件及质量的评定。

二、截肢的康复治疗

(一)术后处理

1. 软绷带包扎　传统的做法是残肢用绷带或弹性绷带加压包扎,但是这种方法不能有效地限制血肿形成和肿胀的发生,不利于残肢尽早定型和假肢的装配。

2. 硬绷带包扎　是用石膏绷带作为主要材料缠在已用敷料包扎好的残肢上,有效地减少残肢肿胀,使残肢尽早定型,为尽早安装正式假肢创造条件。

3. 手术后即刻临时假肢　20世纪80年代,对临时假肢的安装采取了更加积极有效的方法,临时假肢的安装在手术台上完成,称为截肢术后即装临时假肢。由于接受腔的压迫,限制了残肢肿胀,加速了残肢定型,减少了幻肢痛,术后尽早离床,对患者也起到鼓舞作用。

(二)截肢后的康复护理

良好的护理可以预防和减少一些不应有的并发症,缩短康复时间,使假肢发挥更好的代偿功能。

1. 综合护理　首先是针对截肢原因的主要疾病如糖尿病、周围血管病、神经系统性疾病等或创伤性截肢的复合伤进行护理,并要对全身系统疾病做好护理工作。

2. 残肢护理

(1)截肢术后应常规在患者床头备好止血带,严密观察残肢的渗血量,以防残肢端的大量出血。残肢抬高时不要使近端关节过多地屈曲。应用石膏固定的残肢要做好石膏护理,避免石膏压迫造成溃疡,又不要发生石膏松脱。

(2)手术后合理的残肢体位　保持合理的残肢体位、避免发生关节挛缩是十分重要的,如膝上截肢,髋关节应伸直且不要外展;膝下截肢,膝关节应伸直位。每天应让患者俯卧位3次,每次保持15分钟以上。大腿截肢术后残肢下方不要垫高。

(3)弹力绷带的应用　当残肢去除石膏后,为了减少残肢肿胀和过多的皮下脂肪沉积,使残肢尽早定型成熟,应由医护人员正确指导使用弹力绷带技术(图8-8)。其要点如下:小腿及上肢须使用10厘米宽,大腿使用12~15厘米宽,约2~4米长的弹力绷带;缠绷带的步骤是先沿残肢长轴方向缠绕2~3次,以后应斜行从远端向近端缠绕成螺旋状,大腿残肢应缠至骨盆部位,小腿残肢须缠绕到膝关节以上,上臂残肢应缠绕至胸廓,前臂残肢要缠绕至肘关节以上;全日缠绕,但是每天要更换缠绕4~5次,夜间一定不能除去;弹力绷带的压力以远端比近端大为宜。凡是穿戴假肢的患者,只要是脱掉假肢期间,残肢就要用弹力绷带包扎,假如一段时间没有应用弹力绷带包扎,残肢的体积就可能增加,给假肢穿戴造成困难。

(4)术后应尽早离床,在指导下进行关节活动和肌力训练,尤其是臀大肌、内收肌和股四头肌的训练。

(三)截肢后的运动训练

截肢后的运动训练分为两个方面,其一是对全身情况,其二是对残肢本身。就全身情况而言,不是指全身各系统的疾病,而是指身体健康情况,尤其是穿戴下肢假肢,在行走时要较正常人消耗更多的能量,截肢水平越高耗能越大,因此,要求截肢患者全面提高体质,尤其是对年老体弱者更应如此。如果截肢者穿上假肢后没有得到系统的训练,假肢就不能发挥其应有的代

第八章 截肢的康复

偿功能,因此,对截肢者进行最有效的康复训练,是有关人员的重要任务。

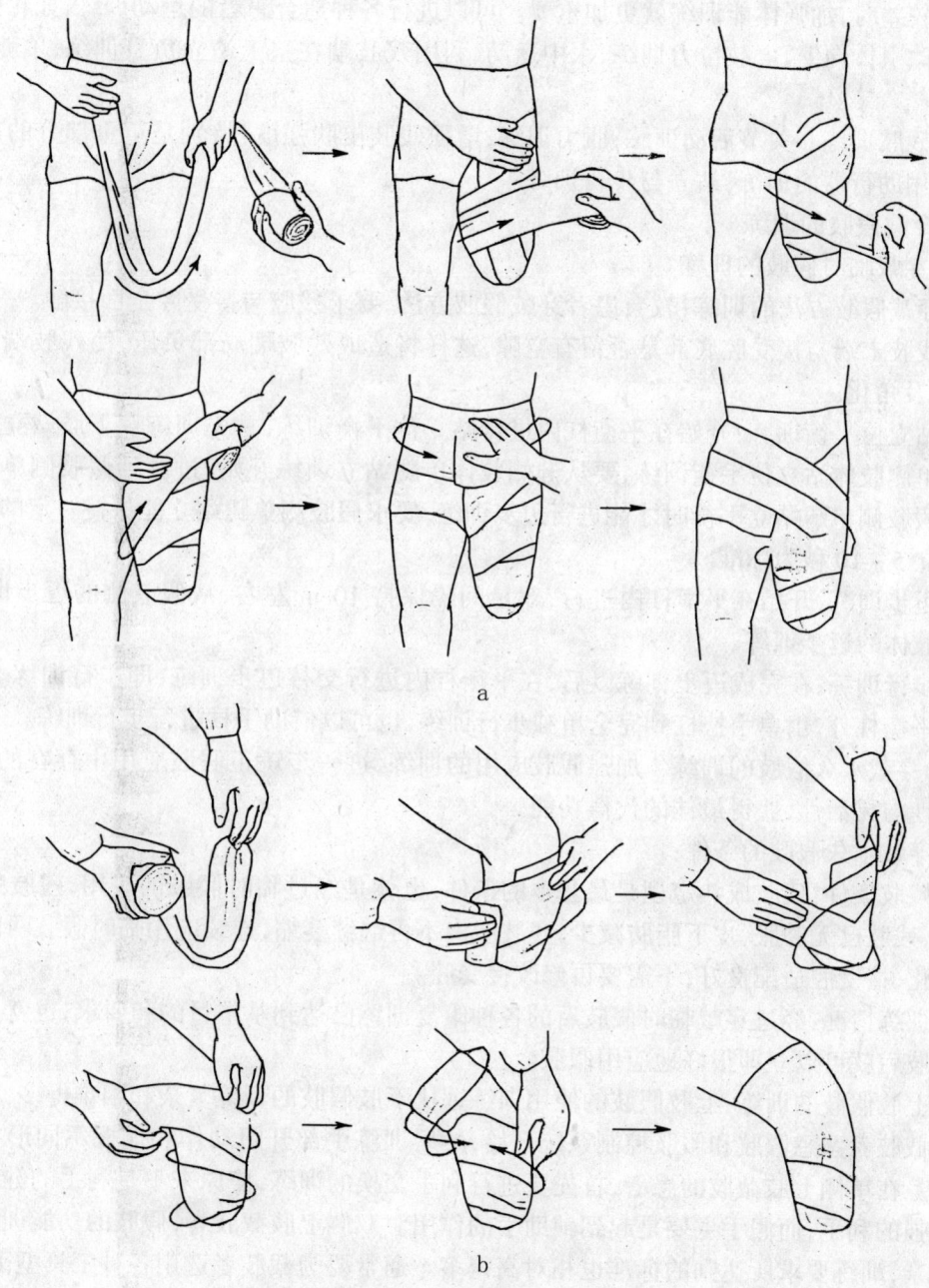

图 8-8 弹力绷带包扎方法

1. 使用假肢前的训练

(1)增加全身体能的运动训练 尤其是截肢水平较高,或双下肢截肢,患者年老体弱、多病、体质较差时,加强体能训练就更加重要。可以进行各种适合患者的运动训练,如轮椅篮球、坐地排球、引体向上、上肢拉力训练、水中运动、利用残肢端在垫上站立负重训练,单腿站立训练等。

(2)残肢训练 关节活动训练;肌力训练;增强残肢皮肤强度(特别是负重部分的皮肤)的训练;使用助行器的训练;站立与步行训练。

2. 穿戴假肢的训练

(1)穿戴临时假肢的训练

1)穿戴假肢方法的训练:教会患者穿戴假肢方法,要求残肢与接受腔全面接触。一定要注意检查残肢末端与接受腔底部是否留有空隙,这样将造成残肢端局部负压,使残肢端红肿、疼痛、破溃及角化。

2)站立位平衡训练:开始在平衡杠内进行站立位平衡训练,首先训练双下肢站立位平衡,再进行单侧肢体站立位平衡训练,要从健侧肢体单腿站立训练开始,过渡到假肢侧单腿站立,只有当假肢侧单腿站立平衡时才能进行迈步训练,要求假肢侧单腿站立能保持一定的时间,一次以站立5~10秒为标准。

3)迈步训练:开始在平衡杠内进行,双足间隔保持10cm左右,从假肢侧的迈步训练过渡到健侧肢体的迈步训练。

4)步行训练:在完成迈步训练以后,在平衡杠内进行交替迈步训练,即步行训练。由平衡杠内到平衡杠外,由单手扶杠到完全单独步行训练,也可以借助手杖进行步行训练。

(2)穿戴永久假肢的训练 加强假肢应用的训练,进一步矫正假肢应用中存在的问题,提高协调性与灵活性,获得最佳的代偿功能。

1)穿戴永久假肢的条件:

• 残肢条件:残肢成熟定型是最基本的条件,也就是经过临时假肢的应用,残肢弹力绷带的缠绕,残肢已无肿胀,皮下脂肪减少,残肢肌肉不再继续萎缩,连续应用临时假肢两周以上残肢无变化,接受腔适配良好,不需要再修改接受腔。

• 训练情况:经过穿戴临时假肢后的各种康复训练已达到基本目的和要求,也就是穿戴上永久假肢后就可以立即很好地应用假肢。

2)上肢假肢的训练:上肢假肢的使用训练远比下肢假肢的训练复杂和困难得多,基本操作从训练截肢者熟悉假肢和假肢控制系统开始,然后训练手部开闭动作和抓握不同形状和大小的物体。在单侧上肢截肢的患者,首先要进行利手交换的训练,使原来不是利手的健肢变成功能性更强的利手,而假手主要是起到辅助手的作用。双侧上肢截肢者,假肢的功能训练更加困难和复杂,训练要求所达到的标准也相对高得多。通常要为截肢者选用各种工具型手部装置,进行实际操作训练。

3)下肢假肢的训练:在训练初期,不能让截肢者过于着急,在平衡问题上,冠状面与矢状面相比,冠状面的平衡较难掌握。在指导截肢者使用臀中肌的方法时,让截肢者掌握只用假脚外侧站立的方法会收到较好的效果。让截肢者具有快步行走的欲望。让截肢者面对镜子观看自已用假肢行走的步态,对各种异常步态予以纠正。还要能在石子路、沙土地等不平路面上行走,要进行上下阶梯、迈门坎、跨过窄沟及障碍物的训练,灵活性训练,以及倒地后站起、搬运物体、对突然意外作出快速反应的训练等。

(四)穿戴假肢后的注意事项

1. 保持适当的体重　现代假肢接受腔形状、容量十分精确,一般体重增减超过3公斤就会引起腔的过紧过松,使接受腔变得不适合。下肢截肢穿戴假肢行走消耗能量比正常人大得多,如一侧大腿截肢穿戴假肢行走时,同样的速度和距离,就要比同样体重的正常人多消耗能量50%~100%。体重越大能耗越大,所以保持适当的体重是非常重要的。肥胖者残肢长度与残肢横径的比值减少,残肢外形接近半球形,残肢的杠杆作用减弱,对假肢的控制能力减弱,不利于假肢的代偿功能。

2. 防止残肢肌肉萎缩　训练残肢肌肉防止萎缩是非常重要的,但常被忽略的是残肢残留部分肌肉的训练,不然残肢就会继续萎缩,对假肢接受腔的适配及功能都不利。如小腿截肢要训练小腿残肢的肌肉,具体方法是做幻足的伸屈训练,虽然足已截除。大腿截肢要训练大腿残肢的肌肉,方法是做幻膝关节的伸直和屈曲训练,即残留的股四头肌和腘绳肌的训练,以防止大腿残肢的肌肉萎缩。

3. 防止残肢肿胀及脂肪沉积　截肢者只要是配戴假肢,就要求在不穿戴假肢时一定要缠绕弹力绷带,尤其是夜间或因某些原因而一段时间不能穿戴假肢时,就更应该坚持残肢应用弹力绷带包扎,这是防止残肢肿胀及脂肪沉积的好方法。

4. 保持残肢皮肤和假肢接受腔的清洁　防止残肢皮肤发生红肿、肥厚、角化、毛囊炎、疖肿、溃疡、过敏、皮炎等。残肢袜套要经常清洗,接受腔也要经常清理并确保干净,以保持残肢皮肤健康。

5. 早期不应该长时间乘坐轮椅,避免发生髋关节屈曲外展畸形。

三、假肢的选择

假肢是截肢者弥补四肢形态缺损,恢复肢体功能而使用的人工肢。

近年来,随着生物力学基础理论研究,生物工程学的发展,新材料、新工艺的应用,假肢制作技术水平的提高,尤其是假肢新型接受腔的应用,使传统的末端开放型插入式接受腔改变为闭合的、全面接触、全面承重式接受腔。它具有残肢承重合理、穿戴舒适、假肢悬吊能力强、不影响残肢血液循环等优点。由于机电和微型计算机与假肢的紧密结合,大大提高了假肢的性能,这也使假肢更趋人性化。假肢的概念绝非只是肢体外形和基本功能的补偿,而是要求外观逼真,在功能上不仅能行走,还要适应跑、跳和游泳等各种运动形式。

上肢假肢的肌电假手在我国已广泛开展和应用。计算机技术已经在假肢的各个方面发挥了重要作用,设计、取形、修形、阳模、接受腔的制作、外装饰套的加工都可以用计算机控制的设备来完成。

(一)假肢的主要构成

上肢假肢由接受腔、支持部、铰链(肩、肘、手)、手部、控制锁系统、肩带等构成。

下肢假肢由接受腔、支持部、铰链(髋、膝、足)、足部、悬吊装置等构成(图8-9)。

1. 接受腔的功能 容纳残肢、支持假肢(上肢)或支持体重(下肢)、传递力量、悬吊假肢。

2. 接受腔的种类

(1) 插入式接受腔 是适用于残肢与接受腔有一定空隙的接受腔的总称。接受腔的底部是开放的形式。

(2) 全面接触接受腔 残肢和接受腔内壁没有间隙,接触紧密的接受腔的总称。

(3) 按构造有吸着式接受腔和非吸着式接受腔之分:非吸着式接受腔通常使用残肢袜套,如小腿假肢的接受腔。吸着式接受腔是通过接受腔内壁与残肢软组织紧密接触产生适度的压力,负压使接受腔内壁与残肢表面产生吸着作用而保持自身悬吊性的接受腔的总称,如大腿假肢的接受腔。

(二) 假肢的分类

1. 按截肢部位分类 上肢假肢和下肢假肢各有不同的细分类(表8-1、8-2)。

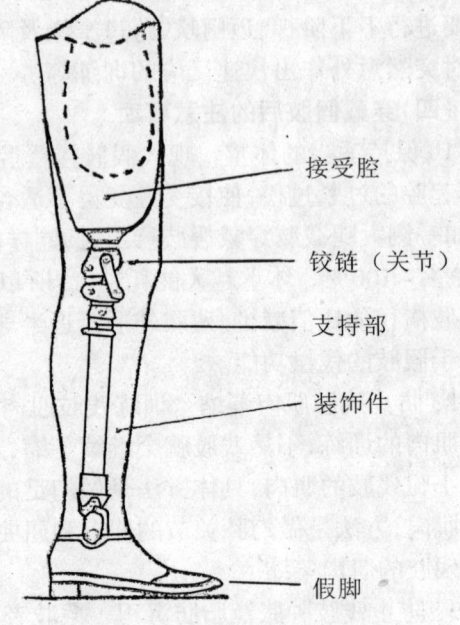

图8-9 假肢基本构造

2. 按构造分类

(1) 壳构造(外骨骼)式假肢 这是外构造假肢和框架构造假肢的统称,假肢活动中所受外力由壳形结构承担,壳的外形与人体上下肢外形相同。

(2) 骨骼式(或称内骨骼式)假肢 与人体构造相同,由位于假肢中心轴的导管、支柱等承担外力。外面包覆肢体形状柔软泡沫塑料材料。

表8-1 上肢截肢部位假肢

截肢部位	假肢种类
肩胛带离断	肩关节离断假肢
肩关节离断	
肱骨颈截肢	
上臂截肢短残肢	
上臂截肢	上臂假肢
肘关节离断	肘关节离断假肢
前臂截肢	前臂假肢
腕关节离断	腕关节离断假肢
经掌骨截肢	掌骨截肢假肢
截指	假手指

表 8-2 下肢截肢部位假肢

截肢部位	假肢种类
半骨盆切除	髋离断大腿假肢
髋关节离断	髋离断大腿假肢
大腿截肢极短残肢	髋离断大腿假肢
大腿截肢	大腿假肢
膝关节离断	膝离断假肢
小腿截肢	小腿假肢
赛姆截肢	赛姆假肢
Pirogoff 截肢	Pirogoff 假肢
Boyd 截肢	短肢假半脚
Chopart 截肢	假半脚
Lisfrant 截肢	假半脚
跖骨 截肢	假半脚

3. 按安装时间分类

(1) 临时假肢　这是在截肢手术后(立刻)或伤口愈合后,以训练为目的,用石膏绷带或可塑材料等制作的训练用接受腔并带有可调对线装置的假肢。

在截肢手术台上立即安装的训练用假肢,称为截肢术后即装假肢。

(2) 永久性假肢(或称正式假肢)　是一种带接受腔、力的传递系统、外表处理完整的,供长时间和正式使用的假肢。

4. 按功能分类

(1) 上肢假肢

1) 装饰用上肢假肢:是一种主要为恢复外观而设计制造的轻便上肢假肢。

2) 作业用上肢假肢:它能够交换作业用末端装备,便于农业、林业、机械工程等重体力作业的构造坚固的假手,不注重外观,在中国亦称工具手。

3) 功能性上肢假肢:

・体内能源假肢:又称自力假肢,由截肢者自身操纵,控制假肢所需能源的假肢。它是一种通过肩胛带和躯干的运动,牵拉牵引锁,利用自身动力控制开手、闭手的上肢假肢,也称机械手。

・体外能源假肢:又称动力假肢或外部力手,是一种依赖人体以外的动力源,以供操控假肢所需动力的上肢假肢。它克服了机械假手用牵引锁操控的不便和解决某些截肢者安装机械假手的困难而发展起来的,包括电动手和气动手两种。电动手以高效能可重复充电的镍镉电池为电源,以微型直流电机为动力,通过机械减速传动装置带动手指开闭。近代电动手多采用肌电信号控制,又称肌电假手,最大的特点是可以靠主观意识,通过神经引起残肢肌肉收缩,产生肌电信号控制假手动作,从而实现大脑的直接控制,使假肢更近似人体的一部分,其基本原理是利用残肢肌群(前臂残存的屈指肌群和伸指肌群)的收缩产生肌电信号,由置于该处的皮肤电极引出,经电子线路放大,控制直流电机的驱动使假手完成开闭动作。

(2) 下肢假肢

1)作业用下肢假肢:主要适用于农业和其他重体力劳动,以功能为主、外观为辅的下肢假肢。

2)常用下肢假肢:在日常生活中使用的功能和外观兼顾的下肢假肢。

• 假半脚(图8-10):用于足大趾截除,或全部足趾截除,或跖骨截肢,或跖跗关节离断,或跗骨部截肢的患者。

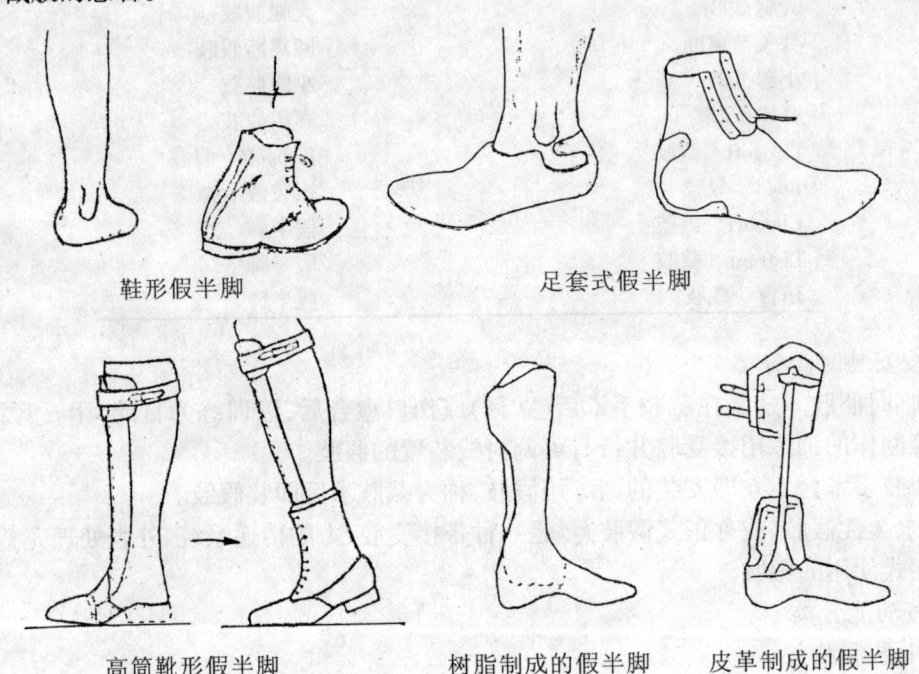

图8-10 假半脚

• 赛姆假肢(图8-11):用于赛姆截肢的患者。接受腔的侧方有开口,残肢末端负重,代偿功能好。

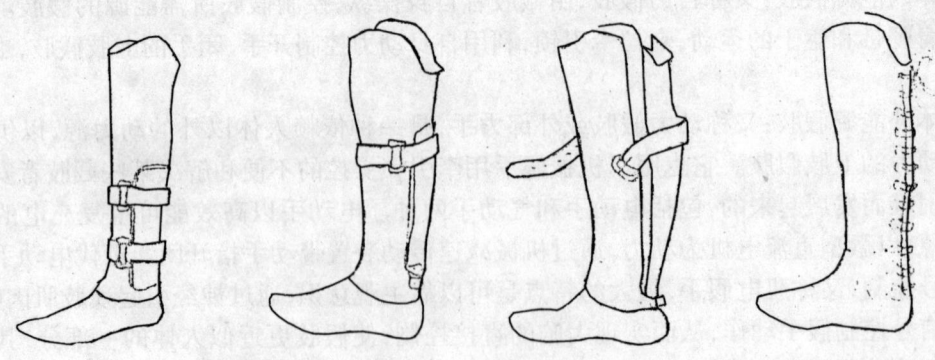

图8-11 赛姆假肢

- 传统型小腿假肢(图 8-12):装有金属的膝铰链和皮革制作的大腿上勒。
- 髌韧带负重小腿假肢(图 8-13):没有金属膝关节铰链和大腿上勒。接受腔是闭合的,以髌韧带为主要负重部位。根据悬吊方式的不同又分成三种:①PTB(patellar-tendon-bearing)小腿假肢,以髌上环带为悬吊。②PTES(prosthese-tibiale-emboitage-supracondylienn)小腿假肢,是包膝式髌韧带负重小腿假肢。接受腔前臂延伸到髌骨上缘,包住髌骨,两侧延伸到股骨内外髁上缘,适合于过短残肢。③KBM(kondylen-bettung-munster)小腿假肢,接受腔两侧翼延伸到股骨内外髁上缘,在内侧壁内可插入楔状板块,起悬吊作用。

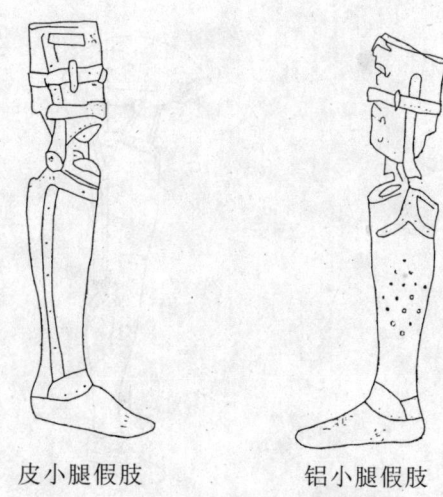

图 8-12 传统型小腿假肢

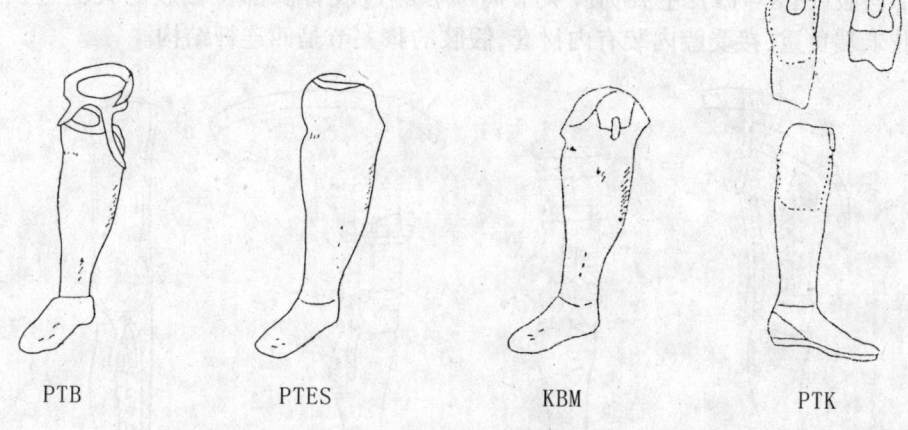

图 8-13 现代小腿假肢

- 全面接触式小腿假肢:TSB(total-surface-bearing)接受腔具有全面接触、负重合理的特点。
- PTK(prosthese-tibiale-kegel)小腿假肢:接受腔前臂伸延到髌骨上缘,但在髌骨处开槽,两侧壁向上延伸到股骨髁,接受腔的内衬套做成整体包膝式,也可以不包膝。具有负重合理、悬吊力强、活塞活动范围小、脱穿方便的优点,适用于小腿短残肢。
- 传统式大腿假肢:接受腔远端开口为圆锥状、插入式,需要用腰带悬吊(图 8-14a)。
- 骨骼式大腿假肢:为全面接触封闭式接受腔,一般以坐骨结节为主要负重点,现要求全面负重,其悬吊方式为负压吸引式(图 8-14b)。
- 计算机控制大腿假肢(C-Leg):在假肢内安装有电脑,走路时的步幅和速度可以自如,不会出现膝关节不稳及跪倒现象。

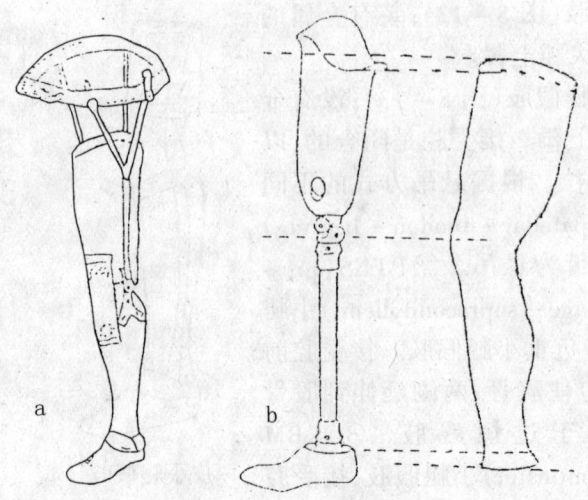

图 8 – 14 大腿假肢
a.传统式　b.骨骼结构吸着式

• 膝部假肢(图 8 – 15)：主要为膝关节离断和经过股骨髁部位截肢的大腿过长残肢用。特点是残肢末端负重，接受腔内装有内衬套，假肢的膝关节是四连杆结构。

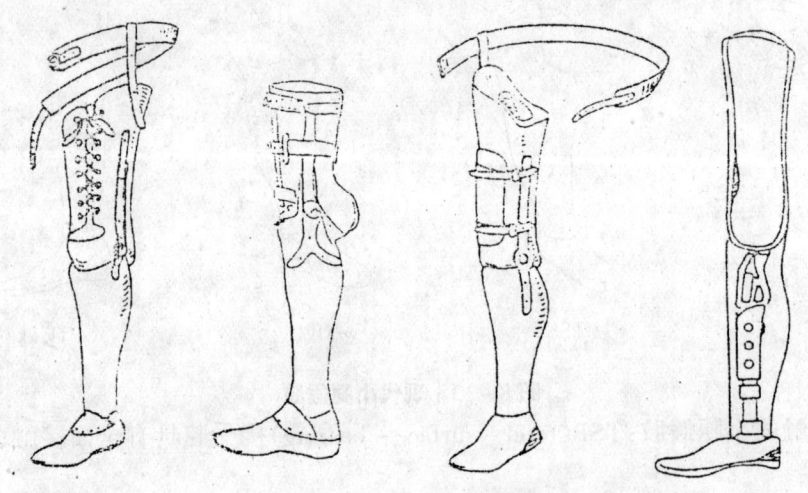

图 8 – 15 膝部假肢

• 髋部假肢(图 8 – 16)：适用于大腿截肢的极短残肢、髋关节离断和半侧骨盆切除的患者。当前，髋部假肢主要是传统型加拿大式和骨骼型加拿大式两种。

3)运动假肢：这是近 20 年来世界研究的课题，是针对不同运动员和不同运动项目而设计的假肢。其假脚为储能型，膝关节为运动型，目前运动假肢在国际残疾人运动比赛中已经得到广泛的应用，因为它确实有助于提高残疾人运动员的竞技水平。

(三)假肢的临床选择

为患者开具假肢处方时，不但要考虑患者的全身情况和残肢条件，还要考虑患者对职业的

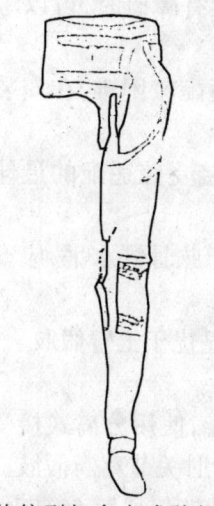 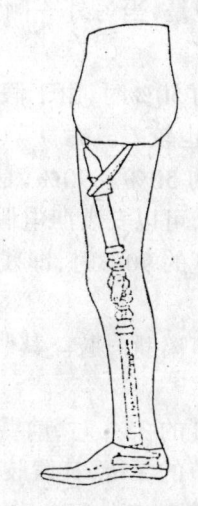 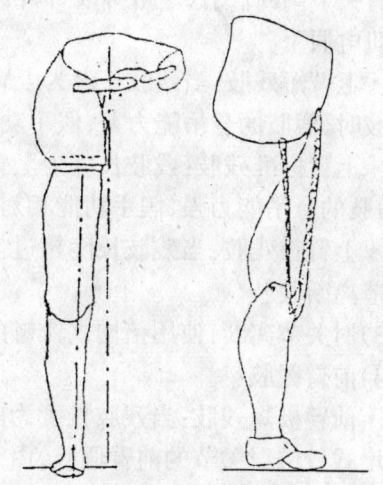

传统型加拿大式髋部假肢　　骨骼型加拿大式髋部假肢　　加拿大式髋关节离断式假肢

图 8-16　髋部假肢

要求,经济承受能力,生活方式与爱好以及假肢零部件在当地的供应情况。

在确定上肢假肢处方时,重要的是要通过截肢者在较广范围内的实际训练来了解患者的具体要求,并在尊重本人意见的立场上为患者决定假肢处方。

1. 假肢选择的总原则和注意事项

(1)患者的年龄和性别。

(2)患者截肢前的生活自理能力,是否有配戴假肢和应用假肢的要求。

(3)患者的认知能力。

(4)能否进行配戴假肢后的康复功能训练。

(5)有无影响假肢应用的全身系统性疾病以及其他肢体的功能状态。

(6)职业要求,生活方式与爱好,居住环境和经济承受能力。

(7)假肢零部件在当地的供应情况。在当地维修是否方便。

(8)在假肢部件和装配技术能达到时还要尊重患者本人、家属及单位的意见。

(9)根据患者实际功能的需要。

(10)截肢部位、残肢功能和残肢条件。

2. 根据截肢部位选择假肢

(1)上肢截肢的假肢选择　在日常生活活动中,一侧上肢截肢者的假手只起到辅助手的作用,实际生活中一侧配戴假肢的患者并没有充分、合理地应用假手,甚至只是为了外出或与他人交往才应用假手。

1)肩胛胸廓截肢和肩关节离断:选择肩关节离断假肢,其假肢只有装饰功能,即为装饰性假肢。

2)上臂截肢:

• 上臂极短残肢:当残肢长度为上臂长度的30%时,即残肢端相当于腋窝水平,这也只能选择肩关节离断假肢,一般为装饰性假肢。但是,当另外一侧上肢功能也有障碍时,可以考虑安装肌电假手。

- 上臂短残肢:当残肢长度为上臂长度的 50% 时,由于假肢接受腔适配较困难,在安装上臂假肢时,假肢的悬吊能力差,假手功能相对也较差。
- 上臂标准残肢:残肢长度为上臂长度的 50%~90%,是上臂假肢接受腔适配的最佳条件,假肢的悬吊能力强,假手功能相对也较好,可以安装肌电假手。
- 上臂长残肢:当残肢长度超过上臂长度的 90% 时,即残肢端相当于肱骨髁水平,应安装肘关节离断假肢。

3)肘关节离断:使用倍增式铰链的肘关节离断假肢。其假肢功能明显优于上臂假肢。

4)前臂截肢:

- 前臂极短残肢:当残肢长度为前臂长度的 35% 时,前臂无旋转功能,使用分离式接受腔和倍增式铰链肘关节的前臂假肢,由于肘关节的保留,其假肢功能要优于肘关节离断假肢。
- 前臂短残肢:当残肢长度为前臂长度的 35%~55% 时,前臂旋转功能仅残留 50%,使用前臂假肢。
- 前臂中残肢:当残肢长度为前臂长度的 55%~80% 时,前臂旋转功能保留 60% 以上,使用前臂假肢。
- 前臂长残肢:当残肢长度超过前臂长度的 80% 时,前臂旋转功能保留 70% 以上,使用前臂假肢。
- 前臂假肢中如果残肢肌肉电信号良好,可以根据情况安装肌电假手。也可以根据功能需要安装各种工具手。

5)腕关节离断:由于下尺桡关节的保留,保存了全部的前臂功能,使用腕关节离断假肢。

6)手截肢:在部分手截肢时,腕关节的功能被保留,残肢的功能也保留一部分,在日常生活活动中能起到很大作用,在是否安装假肢时一定要认真考虑,一般情况下是解决残手的对掌,发挥夹、捏、钩和握物功能;多数患者是为了装饰美观;然而有时配戴的假手或假手指可能对功能起着相反的作用,进一步影响残手功能的合理发挥。

(2)下肢截肢的假肢选择 利用下肢假肢代偿截肢后肢体缺如部分的功能,最重要的是站立和行走,因此,要求下肢假肢步行时的步态、速度、稳定性、能量消耗应尽量做到接近正常人的水平,所以在选择下肢假肢时就要从假肢的重量、材质、接受腔的适配、悬吊能力、关节的稳定性以及假脚的性能等方面来考虑。当然,决定假肢行走功能的最主要因素仍然是截肢部位和水平。一般小腿截肢,由于正常膝关节的保留,使用小腿假肢时的行走步态几乎接近正常人;在大腿截肢,由于使用人工膝关节的大腿假肢,在步行周期中从支撑后期转变到摆动期时,是利用屈髋后将小腿向前甩出,当踵触地时,身体向前被动将膝关节锁定在伸直位而防止膝关节屈曲向前跪倒,所以大腿截肢水平越高其步态和行走能力也就越差。

下肢假肢是以截肢部位命名的,每个截肢部位有其相对应的假肢名称,然而有的假肢命名与截肢部位完全无关。半骨盆切除、髋关节离断和大腿近端截肢的极短残肢使用的都是髋关节离断假肢。大腿截肢使用大腿假肢。大腿远端经过股骨髁的截肢与膝关节离断使用膝关节离断假肢。小腿截肢通常应用 PTB 小腿假肢,在小腿短残肢一般选用 PTS、PTK 或 KBM 小腿假肢。在小腿极短残肢一般选用 PTES 小腿假肢。赛姆截肢应用赛姆假肢。Pirogoff 截肢应用 Pirogoff 假肢。在足部截肢,经过跖骨部位和其近端的截肢一般选用假半脚假肢。足趾截肢一般穿病理鞋或在鞋前方的空隙处填加填充物。

3. 根据残肢条件选择假肢　残肢情况对假肢配戴和代偿功能发挥起着非常关键的作用,残肢有并发症将对假肢配戴产生更大的影响,甚至不能穿戴假肢,即使勉强穿戴假肢也不能很好地应用,尤其是下肢假肢将造成步态异常和行走能力下降。

(1)残肢外形不良(圆锥状残肢,残肢皮肤凹凸不平等)　小腿或大腿残肢都可以利用硅橡胶制作的接受腔内套,并带有金属插销与接受腔相连接,从而使残肢获得良好的适配和悬吊。

(2)残肢大面积皮肤瘢痕　在小腿残肢可以将小腿假肢与坐骨结节承重的下肢矫形器联合应用,以保护小腿皮肤瘢痕不受压迫及摩擦,同时又可以尽早穿戴假肢进行站立和行走。也可以利用硅橡胶的残肢外套保护瘢痕。

(3)小腿极短残肢合并膝关节屈曲挛缩畸形　可以应用跪式小腿假肢。

(4)双侧大腿截肢　与通常的大腿假肢不同,是从穿戴临时短桩假肢(初始高度为 60~70 厘米、没有膝关节、假足的前脚朝向后方)开始,经过使用性步行训练,逐渐增加假肢高度,最后的高度应比原来身高少 3~5 厘米,当更换正式假肢后其假脚恢复到正常朝向前方,带有膝关节。残肢较短,功能较差的一侧,膝关节应带有锁定装置,行走时膝关节应锁定。

4. 特殊假肢的选择

(1)运动假肢　主要是针对不同的残疾运动员和不同运动项目而设计的假肢。其假脚为储能型,膝关节为运动型膝关节。

(2)计算机控制大腿假肢(C – Leg)。

5. 假肢处方　在综合以上各条原则的基础上进行全面认真的分析与判断,最后按照患者的实际情况与需要,从维护患者的利益角度出发,开出比较符合要求的假肢处方。

(1)处方所需要的资料

1)一般性资料:姓名、性别、年龄、职业、爱好、居住地、身高、体重、截肢时间。

2)一般性医疗资料:全身状态、其他肢体状况与功能、截肢原因、截肢部位。

3)残肢情况:残肢外形、关节活动度、残肢畸形、皮肤情况、残肢长度、肌力、残肢血运、皮肤感觉、残肢痛与幻肢痛。

4)社会方面资料:经济来源及状况、交通意外、工伤、社会或医疗保险。

5)每天活动程度。

(2)处方内容

1)假肢名称、部位、临时或正式假肢、种类。

2)接受腔:形式、材料、悬吊方法。

3)假肢构成方法:壳式或骨骼式结构。

4)假肢功能部件:需要的关节型号、假手、假脚、特殊功能部件。

5)假肢材料:铝合金、不锈钢、钛合金、碳素纤维等和外装饰材料。

6)特殊需要:根据患者的具体情况和要求,特别是残肢的条件而制作特殊假肢,尤其是对接受腔和关节的特殊要求。

(四)安装与配戴假肢的流程

截肢术后首次安装假肢一般是从穿戴临时假肢开始,通过假肢的不断调试与修改,残肢容积的定型,穿戴临时假肢的训练等,最后穿戴正式假肢也称永久假肢。

1. 安装临时假肢(试样、初检、调整) 通常在截肢手术后三周,残肢伤口愈合,已将硬绷带拆除,即可以开始安装和穿戴临时假肢。

2. 穿戴临时假肢后的康复训练 在专业人员的指导下进行假肢的应用训练,在此期间假肢需要经常调整,由于接受腔的压迫使残肢很快萎缩(残肢肿胀消失、皮下脂肪萎缩)。当穿戴临时假肢连续三周残肢的容积不再改变时,即为残肢已成熟定型,也就是假肢的接受腔再不需要改变,此时假肢应用训练良好,就可以开始穿戴正式假肢。

3. 安装正式假肢(试样、初检、调整) 从穿戴临时假肢到改为正式假肢的间隔没有固定的时间,这与患者的年龄、性别、心理素质、是否积极配合训练、刻苦程度、全身状态、残肢条件等因素有很大关系。一般是一个月到三个月。

4. 穿戴正式假肢后的康复训练患者经过穿戴临时假肢后的康复训练已能较好地应用假肢,进一步的训练内容是:假手在身体各部位的开闭手以及较精细的动作、协调性能等;应用下肢假肢纠正异常步态,跨越门坎,上下阶梯,跌倒后站起以及对突发事件的反应能力训练。

(五)假肢的保护

要让截肢者把假肢作为自身肢体的一部分来认真对待,当然就要保养好,这直接影响假肢的使用,要指导截肢者掌握保养假肢的方法。

1. 接受腔的维护 接受腔是直接与皮肤接触的重要部分,接受腔内壁会被汗水和污物弄脏,所以,每天可以用毛巾浸蘸中性洗涤剂或水擦拭接受腔,最好是再用酒精或其他消毒液擦拭一遍;要保持残肢套的清洁;要注意接受腔有无裂缝并及时修理。

2. 连接部件的维护 假肢的组件之间有无松动,注意关节及结合部有无异常声音,外部装饰套是否破损,并且要及时修理。

3. 对索控式假手和控制索系统的维护 要注意连接部位有无松动,背带和金属连接部分会因生锈而发生故障等。

4. 注意鞋后跟的高度 下肢假肢的对线与截肢者穿用的鞋跟高度有直接关系,如果穿上后跟高度不同的鞋,就会造成对线的不良。

(崔寿昌)

第九章 关节置换术后的康复

人工关节置换术是指用人工关节替代和置换病损或损伤的关节。近年来,世界范围内关节置换术的数量成倍增长。20世纪80年代,在美国约50,000病人接受膝关节置换手术,1997年,增长达约144,000例(增长近3倍);髋关节置换术更增至259,000例。香港以玛丽医院为例:20世纪80年代大约每年80人接受膝关节置换术;到2000年,增至100人。中国自20世纪80年代开始关节置换术的实践和探索,人工髋和膝关节置换手术临床上开展较多,目前尚无数据报告。以北京大学人民医院为例:20世纪80年代,20人;2001,370人(增长185倍)。手术增长的主要原因是因人口的老龄化、关节病和骨质疏松症的高发病率所致。临床证明关节置换术增加了患者的活动能力、减轻了关节疼痛,短期和中期随访时总的优良率接近90%。关节置换术的康复治疗是患者获得独立生活能力的关键,也是提高术后效果的有效手段。关节置换术后康复的目的不仅最大限度地增加病人的活动及日常生活的功能,而且可以减少术后并发症,使病人回到家庭中过正常人的生活,并最终回归社会,重返工作岗位。

第一节 关节置换术的临床问题

一、关节置换术的适应证

1. 疼痛 接受关节置换术的患者术前因长期患有关节疾患,如退行性骨关节病、类风湿性关节炎、外伤后关节炎等,出现关节的反复、进展及活动后加重的慢性疼痛,药物和其他保守治疗效果不显,影响生活工作能力。

2. 关节严重畸形 关节可以有各种畸形,以膝关节为例:常见膝关节的严重关节畸形可包括屈曲畸形、过伸畸形、内翻或外翻等畸形。由于严重的疼痛和畸形会造成患者的日常生活活动能力的降低,从而使患者丧失劳动能力。

3. X线检查 出现关节骨质结构破坏、对线不良,降低了关节的稳定性。

二、关节置换术的基本类型

1. 髋关节置换术手术入路(图9-1) 髋关节置换术通常采用的手术入路包括:前入路(髂股骨/Smith-petersen),前外侧入路(Watson-Jones),直侧入路(改良的Hardinge),后入路(Langenbeck/Moore)。前入路切口是在缝匠肌、股直肌、阔筋膜张肌、臀小肌、臀中肌之间进入。这种入路的髋关节和髋臼的上方显示有助于进展期髋关节发育不良的患者切开复位,以及髋关节截骨术、髋关节固定术、髋关节骨折的复位和固定。前外侧入路在臀中肌和阔筋膜张

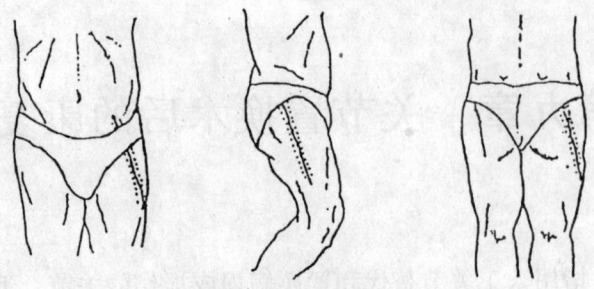

图 9-1　髋关节置换术的不同切口

肌之间进入。这种切口常用于活检、骨折复位和关节截骨术,可以减少在肌间的解剖。直侧入路是在髋关节前方的外展肌群之间,对于前方关节和近端股骨均提供良好的暴露,对于髋关节截骨术、关节成形术、髋关节置换术和有限的髋关节返修术提供较好的视野。有报道表明这种入路由于保留关节后方的组织从而减少了坐骨神经麻痹的发生率和假体脱位。由于切除了髋关节外展肌,使髋关节外展恢复较慢,随访 2 年有 10% 的患者出现轻度或严重跛行。后入路对于后方关节囊,以及髋臼与臀大肌的分离提供了良好视野。这种入路需要松解外旋肌、后关节囊切除,易造成后脱位及臀中肌、臀小肌的力弱;其优点是易于暴露,恢复迅速,缩短手术时间,而且异位性骨化率低。

膝关节置换手术的入路通常取膝关节正中纵向切口。正中切口进入膝关节两侧都比较容易,可充分暴露关节深层;纵向切口保持了股四头肌长轴方向的完整,有利于术后伸膝肌肉力量的恢复,增加膝关节的稳定性。全膝关节置换术的目的是重建一个有标准外翻角度的膝关节,符合其生物力学的特性,因此胫骨平台的切骨面在冠状位上应与胫骨干垂直,股骨假体应呈轻度外翻(4°~6°)角度。对于骨切除有两个原则:第一个原则是"等量切骨",要求假体的厚度与切骨的厚度应相等。第二个原则是"伸屈间隙",即将韧带平衡与切骨联合进行,保证膝关节良好的屈伸范围。侧副韧带直接与膝关节内外翻对线以及关节间隙对称相关,采用韧带的松解等方法保持侧副韧带的平衡,一般分三步:关节暴露时小量松解、切骨后松解、安装假体示模后松解。另外交叉韧带的平衡也应考虑:大多数膝关节置换术均切除前交叉韧带;后交叉韧带有三种处理方式,即后交叉韧带保留型、后交叉韧带切除型和后交叉韧带替代型。

2. 髋关节生物学假体设计

(1)骨水泥固定的假体设计　目前此型假体有钛金属,因其能将更多的负荷传递至骨上,另外可以选择的是强度更高的金属:不锈钢-钴钛金,它能减少骨水泥应力而且更加耐磨。假体的形状是以内缘较宽、无钝角和外缘更宽设计而成,主要减少骨水泥张力,增加股骨假体强度。在绝大多数设计中都包括一个内在的颈领。从实用性来看,颈领能压缩近端内侧的骨水泥,在骨水泥变硬过程中稳定假体,还能作为置入髓腔深度的标志。髋臼的假体设计使用全聚乙烯,文献报道此种材料磨损率和松动率均较低。

(2)非骨水泥固定的假体设计　早期的非骨水泥固定假体具有光滑的金属表面,有或无明显的纹路或几何特征(如孔洞),以提供可靠的长期骨性固定和生物学固定。目前的假体大多具有某种形式的表面增强措施,以促进骨长入、活骨生长。这些增强方式包括钛金属的粗糙化、钴铬或钛株制成的多孔涂层、钛丝网、等离子喷涂的钛金,以及加入生物活性的非金属材料。股骨柄上生物活性涂层范围可以从近端 1/3 到整个柄不等。非骨水泥固定的假体具有较好的骨长入率,较低的髋部疼痛发生率,提高良好的中期耐久性。

3. 膝关节假体选择 膝关节假体选择原则是在综合关节稳定性,特别是后交叉韧带或侧副韧带,以及骨质缺损程度的前提下,尽可能选择限制程度小的假体(表9-1)。如果患者后交叉韧带结构完整,骨质损坏较小,应保留后交叉韧带的非限制性假体;如果后交叉韧带破坏或必须切除,原则上选择后稳定性假体。

表9-1 人工膝关节置换术假体的选择

软组织		骨		假体选择
后交叉韧带(PCL)	侧副韧带(CL)	胫骨(tibia)	股骨(femur)	
正常	正常	轻微	轻微	保留 PCL 或 PCL 替代型假体
正常	正常	中度	中度	PCL 替代型假体,带髓内柄假体
缺失	正常	轻微	轻微	PCL 替代型假体
缺失	正常	中度	中度	PCL 替代型假体,带髓内柄假体
缺失	缺失	轻微或中度	轻微或中度	旋转铰链型假体,带髓内柄假体

4. 假体固定方法 目前对于关节置换术假体的固定主要采取两种方式:骨水泥固定和非骨水泥固定。以髋关节置换术为例,骨水泥发展经过三代技术:第一代常规骨水泥技术,是指用手指将骨水泥塞入股骨和髋臼;第二代在 20 世纪 80 年代介绍开来,包括股骨髓腔栓、脉冲灌洗及用骨水泥枪后退方式注入骨水泥;第三代或现代骨水泥技术采用了可减少空泡的离心和真空混合、骨水泥的中心化装置及股骨假体的表面改良。三代技术的进展使得髋关节置换术后假体的松动率和溶解率明显降低。但是,在骨水泥界面上的骨吸收作为磨损碎屑的炎性反应发生在假体的周围,这个过程又称为"骨水泥病",易造成假体的松动(松动率在 6% ~ 8%),使翻修率增加(可达 15% ~ 50%)。因此,非骨水泥假体固定的研究和应用应运而生。在最近十年中,非骨水泥假体固定的松动率每年均小于 0.5%。非骨水泥假体固定的费用与骨水泥假体固定的费用相近,松动率在 4%,假体的多孔设计、改进增强材料的应用、连接固定等保证了人工关节的稳定性。

三、术后并发症的处理

1. 静脉血栓栓塞性疾病 静脉血栓栓塞性疾病是关节置换术后最为凶险的并发症。有报道未经预防的膝髋关节置换术后深静脉血栓(deep venous thrombosis, DVT)的发生率在 70% ~ 84% 之间,症状性肺栓塞(pulmonary embolism)发生率接近 15%,致命性肺栓塞为 1% ~ 3.4%。

越来越多的证据表明,与关节置换术有关的刺激血栓形成的主要原因来自手术本身。血栓形成不是在手术的开始,而是进行股骨侧的操作,特别是准备股骨髓腔,植入骨水泥型股骨假体的时候与凝血反应的强烈激活密切相关,这时凝血酶原片段 1 与 2、凝血酶 - 抗凝血酶复合物、纤维肽 A、D - 二聚体均有明显升高,可持续到术后 1 小时;另外,还可造成股静脉的扭曲,髓腔内引起栓塞的物质在肺内的延迟聚积;进行股骨侧操作时,下肢体位对股静脉的机械作用可能引起局部的血管内膜损伤。

患者出现小腿肿胀、疼痛、可触及的索条或 Homan 征阳性可诊断 DVT,静脉造影和超声检查可进一步明确诊断,结合 Doppler 技术还可以确定血流方向。肺栓塞的临床症状常无特异性,可表现胸痛、呼吸急促、心率加快等,通气-灌注扫描是一种可靠的肺栓塞筛查方法。

1986 年 NIH 的发展共识会议推荐膝、髋关节术后常规预防静脉血栓栓塞性疾病作为一种标准措施。抗凝药物是预防静脉血栓栓塞性疾病的常用措施。华法令是常用药物之一,由于担心术后早期出血,华法令抗凝在术后第 5 天开始,华法令预防 DVT,其发生率降低为 15%~26%,但 4.1% 的患者出现明显的出血并发症。最近的研究表明,持续硬膜外麻醉和术后硬膜外镇痛与华法令联合使用比单独使用华法令预防 DVT 的效果要好。应用低分子肝素也被证明降低 DVT 的发生率达 6%~21%,但出血并发症是华法令的 2~4 倍。外部充气加压治疗可以增加静脉回流,减少血流淤滞,增强来自内皮细胞的纤溶作用,避免出血的危险。与华法令相比,整个下肢的充气套袖可以降低髋关节置换术后小腿的 DVT 的发生率,但更危险的近端 DVT 的发生率却增加了。外部充气加压治疗和药物治疗联合应用应达到较好的预防效果。患者术后尽早进行下肢被动、主动活动,尽早下床训练是预防静脉血栓栓塞性疾病的很好的方法。只要做好训练指导,避免导致其他并发症,如脱位等的发生,静脉血栓栓塞性疾病是会降低的。

2. 脱位　脱位是髋关节置换术后患者最常见的早期并发症,脱位的发生率在 2%~3% 之间。膝关节置换术后发生几率低些。有报道髋关节置换术后脱位的发生率与手术入路及手术种类有关。手术前入路脱位的发生率为 3.5%,后入路为 4.6%,侧入路(经粗隆)为 7.6%。髋关节置换术翻修术后脱位的发生率明显增高,可达 9%。一般早期的关节脱位指发生在髋关节置换术后的 12 个月内。有报道 81% 的髋关节脱位发生在术后前 3 个月内。晚期的脱位常出现在术后几年,有一个病理变化过程。引起关节脱位的危险因素主要与患者个体因素和手术操作相关。有报道女性患者脱位的发生率是男性患者的 2 倍,老年患者(大于 80 岁)的初次手术后脱位的发生率在 8%~10% 之间。患者关节活动范围较大也是引起术后脱位的重要原因之一。手术操作,如:后入路的脱位发生率要高于前入路和侧入路。更进一步研究证明,粗隆的撕脱伤以及臀上神经损伤造成的髋关节外展肌的功能降低与术后的脱位率成高度相关。髋臼松动为主要危险因素。有人认为髋臼假体的方向和位置与脱位有关:髋臼后倾易造成后脱位,过度前倾易造成前脱位;但也有部分研究证明,髋臼假体倾斜与脱位无相关关系。

脱位的患者会出现突然的剧烈疼痛,之后引起关节的功能障碍,X 线检查可进一步明确诊断。对脱位关节可立刻进行闭合复位。常用的复位方法是将髋关节轻度屈曲并纵向牵引。复位后,应将髋关节做限制范围内的关节活动以维持其稳定性。最好固定制动 4~8 周限制髋关节的屈曲、内收和旋转。有数据表明,大约 2/3 髋关节首次脱位的患者复位后无进一步的并发症,1/3 患者还会发生复发性脱位。最近的研究表明两三次脱位的髋关节不经手术治疗仍能获得稳定性。

术前和术后的预防性指导是防止脱位发生的重要措施。患者的术前、术后教育,术后正确体位的摆放,一定限制范围内的关节活动,后入路手术仔细修补后关节囊,初次髋关节置换手术使用10°防脱位衬等预防措施可大大降低脱位的发生率。

3. 感染　感染是关节置换术后较严重的并发症,它不仅延缓术后的愈合及康复的进程,又增加假体松动或脱位的危险性。因此,预防和控制术后感染是不可忽视的。凝固酶阳性的金黄色葡萄球菌是术后感染最常见的致病菌,表皮葡萄球菌和ALBUS葡萄球菌是晚期感染最常见的致病菌,任何针对感染的预防性方案必须针对这些常见的致病菌。第一代头胞菌素是最常用于预防性感染的抗生素。其他减少感染危险性的因素包括缝合伤口边缘,层流手术室等措施。

感染常发生在伴有类风湿关节炎(1.2%)、痛风性关节炎(5.5%)、糖尿病(5.6%)患者,术后尿路感染发生率在7%~14%。感染可分为三类:急性、亚急性和晚期感染。感染的诊断依赖于临床检查,患者术后疼痛或假体松动,一定要考虑感染的存在,同时应该有影像学和实验室的支持。关节腔抽液是诊断关节置换术后感染的最后证据,但是穿刺阴性也不意味着没有感染。感染的治疗应基于培养和药敏、机体的抵抗力和假体的固定。表层感染可在早期彻底引流。感染超过6个月应该去除假体和所有的骨水泥。

4. 假体松动　假体松动是造成关节置换术后翻修的重要原因之一。当假体固定界面承受的载荷超过其界面结合强度时,可引起松动。造成松动的原因包括作用于界面应力的增加,如体重、活动度、摩擦扭力和假体撞击等,最近的研究表明,金属、聚乙烯和骨水泥磨损碎屑在假体松动的发生中起着关键作用。老年性骨结构的衰变是引起假体远期松动的原因。出现假体移位或下沉、固定钉断裂、股骨柄变形断裂等情况,可认定假体松动。有时,还要仔细观察X线片,根据临床症状的变化综合考虑。通过获得假体－骨水泥－骨组织界面间的最大结合力,减少作用在界面上的应力强度,可预防松动的发生。

5. 异位骨化　发生率在5%~71%。常发生在术后1年内。异位骨化可以很轻,也可以使股骨强直于骨盆。它的原因和病理发生仍然不是很清楚,可能与外科手术时间、软组织切除数量及活动不当有关。异位骨化可引起关节疼痛和活动受限,用放射性核素扫描可显示局部核素浓集,以后随着骨化过程的稳定,此现象会逐渐消失。伴有活动期强直性脊柱炎和类风湿关节炎、短期内迅速进展的骨性关节炎和特发性骨骼肥厚症易于发生异位骨化。放疗可以减少关节置换术后异位骨化的发生。这些患者活动时应循序渐进,掌握力度。

第二节　关节置换术后的临床康复

一、康复评定

(一)术前评定

1. 首先要确定受累的关节是否需要外科治疗　反复严重的疼痛、关节严重畸形、关节结构破坏成为手术的主要适应证。另外手术也要考虑全身健康状况。术前的评定应包括全身整体状况以及个项的康复评定。

2. 上、下肢肌力　可采用手法肌力评测法了解上、下肢肉的力量,特别是关节置换术的关节周围肌肉的评定对制定康复训练计划尤为重要。对于髋关节置换术,髋外展肌群、髋伸／

屈肌群是值得高度重视的肌群,其次是股四头肌群。对于膝关节置换术,股四头肌、腘绳肌较为关键。

3. 对各关节,尤其手术关节的关节活动度,确定有无关节挛缩畸形。

4. 观察步态,确定步态类型　疼痛、肌肉力量降低、本体感觉下降、关节或软组织挛缩、双下肢不等长等原因均可造成病理性步态。另外了解患者有无使用助行器、使用何种助行器。

5. 测定手术肢体的长度。

6. X线片检查　了解手术关节有无畸形、增生、对线等影像学的改变,以作为手术参考的重要依据。

关节评分系统在美国过去20年的临床实践中应用最多,是全面评定关节的功能状况、稳定性、活动程度等状况。目前最被广泛接受的是纽约特种外科医院(HSS)人工全膝关节置换术评分表(表9-2)和人工全髋关节置换术 Harris 评分表(表9-3)。

表9-2　纽约特种外科医院(HSS)人工全膝关节置换术评分表

A. 单侧或双侧(对侧膝关节已成功置换)　B. 单侧,对侧膝关节有症状　C. 多关节或身体虚弱

一、膝评分

疼痛(50分)

不痛	50
偶尔轻微疼痛	45
上楼时有点疼	40
上楼和走路时有点疼	30
偶尔痛得比较厉害	20
经常痛得比较厉害	10
痛得特别厉害,须服药	0

活动度(25分)

　　_____(屈)—_____(伸)　(每5°得1分)　_____分

稳定性(25分)

A. 前后:<5mm　　10
　　　　5~10mm　　5
　　　　>10　　　　0

B. 侧方:<5°
　　　　6°~9°
　　　　10°~14°
　　　　>15°

减分:

A. 屈曲挛缩:5°~10°　　-2
　　　　　　10°~15°　　-5
　　　　　　16°~20°　　-10
　　　　　　>20°　　　　-15

(续表)

  B. 伸展滞缺：< 10°   − 5
        10° ~ 20° − 10
        > 20°   − 15
  C. 对线：5° ~ 10°   0
    内翻 0° ~ 4°   （每度减 3 分）
    外翻 11° ~ 15°   （每度减 3 分）
    其他   − 20

                所有减分_____
                膝评分_____分

二、功能评分
  A. 行走能力：
    不受限制   50
    1km 以上   40
    不到 500m   30
    50m ~ 100m   20
    只能在户内活动   10
    不能行走   0
  B. 上下楼的能力：
    经常上下楼   50
    上楼正常、下楼须扶栏杆 40
    上下楼都须扶栏杆   30
    上楼须扶栏杆、下楼困难 15
    根本无法上下楼   0
  C. 行走时辅助（减分）：
    出门用手杖   − 5
    不离开手杖   − 10
    用双手杖/双拐、步行架 − 20

                所有减分_____
                功能评分_____分

表 9 - 3 人工全髋关节置换术 Harris 评分表

1. 疼痛	
无	44
活动后稍有疼痛，但不需服止痛药	40
活动后轻度疼痛，偶尔需服止痛药	30
活动后中度疼痛，需经常服止痛药	20
稍活动后明显疼痛，偶服强烈止痛药	10
卧床不敢活动，经常服强烈止痛药	0

(续表)

2．功能
 （1）步态
  跛行
   无   11
   轻度   8
   中度   5
   重度   0
  支撑
   不用   11
   走长路时须用手杖   7
   走长路时总用手杖   5
   用单拐   4
   用两根手杖   2
   用双拐   0
   用双拐仍不能行走   0
  行走距离
   不受限   11
   1km 以上   8
   500m 左右   5
   室内行走   2
   只能卧床，不能行走   0
 （2）功能性活动
  上下楼梯
   自如   4
   基本自如，但须扶栏杆   2
   勉强能上楼   1
   不能   0
  系鞋带、穿袜子
   容易   4
   困难   2
   不能   0
  坐
   任何高度的椅子，1 小时以上   5
   只能坐高椅子，半小时以上   3
   坐椅子不超过半小时   0
  公共交通
   能   1
   不能   0

(续表)

3. 畸形
   - 固定性内收畸形 < 10°   1
   - 伸直位固定性内旋畸形 < 10°   1
   - 双下肢长度差异 < 3.2cm   1
   - 固定性屈曲畸形 < 30°   1
4. 活动度（屈曲 + 内收 + 内旋 + 外展 + 外旋）
   - 210° ~ 300°   5
   - 160° ~ 209°   4
   - 100° ~ 159°   3
   - 60° ~ 99°   2
   - 30° ~ 59°   1
   - 0° ~ 29°   0

Harris 评分：_____ 分

（二）术后评定

可分别在术后 1~2 天、术后 1 周、2 周（住院病人）以及术后 1 个月、3 个月和半年（门诊病人）进行评测。

1. 住院病人要评测其心、肺功能，除观察心率、血压、呼吸等一般生命体征外，还要了解心脏和呼吸功能在卧床和活动时的状况。
2. 伤口情况　有无局部皮肤红、肿、热等感染体征；伤口愈合情况，有无渗出等。
3. 关节水肿　由于手术反应，患者会出现局部关节肿胀，但需区分是由关节积液或关节周围软组织造成的水肿。浮髌试验判断关节内有无积液及程度；关节周围组织的围径可作为判断软组织肿胀的客观指标。
4. 关节疼痛　术后 2 天内，患者主要感觉术后伤口疼痛，随着功能性活动训练的增加出现活动后疼痛。疼痛程度可采用视觉类比评分法。手术之后，疼痛会逐渐减轻；但当出现疼痛加剧，特殊部位如臀部或腹股沟区的疼痛时，推测髋臼松动和异位，结合 X 线加以分析和判断。
5. 关节活动状况　应用量角器评测关节活动范围，对手术关节应评测被动和主动关节活动度，以了解造成关节活动范围障碍的原因，如疼痛、软组织挛缩等，指导康复训练。关节置换术后，对于髋关节活动范围必须满足：髋关节屈 130°，外展 0°，内收 5°，外旋 30°。膝关节活动范围至少能屈 90°，伸展中立位。
6. X 线检查　可采用美国膝关节协会全膝关节置换术后 X 线评分（表 9-4）以观察假体位置、关节对线、骨等情况。
7. 上、下肢肌力　手法肌力评测了解肌肉力量，并评定肌肉力量是否影响手术关节稳定性的情况。
8. 活动及转移的能力　根据患者术后的不同阶段，评定患者床上活动及转移能力，坐位能力包括床边及在座椅上的能力，站立、行走、上下楼梯、走斜坡等活动功能。

表 9-4　美国膝关节协会全膝关节置换术后 X 线评分

评分医生姓名_____ 日期_____
患者姓名_____ 诊断_____ 术前_____ 术后_____
术者_____ 假体_____ 型号_____
拍片日期_____ X 线号_____ 住院号_____
关节：　　　左侧　　　右侧
关节对线：　　卧位　　　站立位

假体 – 骨表面区域
胫骨假体覆盖的百分率
X 线透亮线位置：各区深度用 mm 表示

髌骨问题：
假体角度_____ 　　　　半脱位_____
位置　内 – 外_____ 　　　脱位_____
　　　上 – 下_____

9. **门诊随访**　要了解膝关节的稳定性和膝关节的活动度。

10. **分析步态**　训练患者行走时，除评测患者的一般步态，如步幅、步频、步宽等以外，还应仔细观察患者的行走时站立相和摆动相步态，不同原因如：疼痛、肌肉力量降低、感觉尤其本体感觉下降造成的步态是不同的。

11. **功能性活动能力**　可采用纽约特种外科医院（HSS）人工全膝关节置换术评分表（表 9-1）和人工全髋关节置换术 Harris 评分表（表 9-2）。

二、康复治疗

（一）术前康复治疗

1. 术前康复教育对病人了解手术、手术并发症、术后康复具有重要的意义。
2. 增加患肢及其他肢体的肌力训练。

3. 教病人学会深呼吸及咳嗽，预防卧床引起肺部感染。

4. 教病人术后应用的训练方法　床上及转移活动，各关节的主动-助力主动活动，助行器的使用等。

5. 指导患者如何使用必要的辅助器具，如手杖等，能够相对缩短术后康复训练的时间。

（二）术后康复治疗

关节置换术后的康复治疗方法要综合实施，并参照一定的流程（表9-5）。

1. 消肿、止痛

（1）冰疗　采用骨水泥固定的关节置换术后，因骨水泥固定后会释放热量，使得周围软组织温度升高，并可持续数周，可采取冰疗。冰疗不仅能降低软组织的温度，同时减轻术后关节周围软组织肿胀，并能进一步减轻疼痛。术后第一天即可使用冰袋，置于手术的关节周围，每日1~2次，每次30~60分钟，7~10天为一疗程，至关节消肿、疼痛减轻。

（2）经皮神经电刺激　关节置换术由于软组织及骨的手术创伤相对较大，造成的疼痛是甚为严重的。临床常采用静脉或口服止痛药镇痛。经皮神经电刺激作为药物的辅助止痛治疗在临床被广泛证明。可采用频率为100Hz的双通路四电极分别置于手术伤口两侧治疗时间30~60分钟，强度为2倍的感觉阈。每日1~2次，7~10天为一疗程。

2. 体位的摆放　对于髋关节置换术，有四种危险而应避免的体位：①髋屈曲超过90°。②下肢内收超过身体中线。③伸髋外旋。④屈髋内旋。根据手术入路（图9-1），体位有不同限制。后外侧入路手术后，应避免屈曲超过90°、过度旋转和内收；前外侧入路手术后，应避免外旋（图9-2）。所有患者避免伸髋外旋。用枕头使病人的髋关节外展是为了防止患肢内收、内旋，在患者术后睡觉或休息时使用，该枕头通常使用6~12周，12周后，髋关节的假囊形成，此时的肌力也足以控制髋关节的稳定。全髋关节置换术4~6周后，患者髋关节能够完全伸直，屈曲80°~90°，轻度内旋（20°~30°）和外旋（20°~30°），并且可以在忍受的范围内被动外展。膝关节置换术无特别的体位摆放要求。

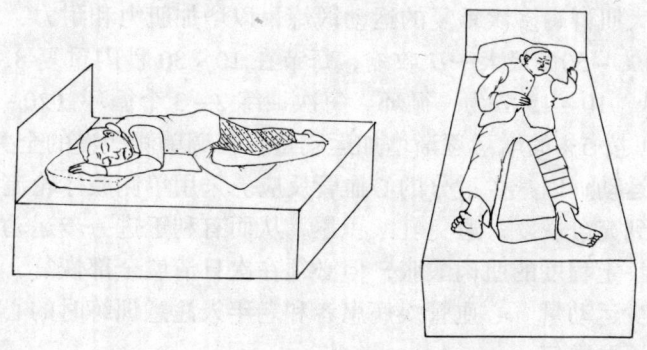

图9-2　髋关节置换术后的体位摆放

3. 预防合并症的训练　为预防手术后伤口感染、肺部感染、深静脉血栓等并发症，在术后病人应尽早开始深呼吸训练、咳嗽练习、踝关节"泵"式往返训练、床上活动。

4. 增强肌力的训练

（1）肌力训练可作为术前教育的一部分，并持续到手术后的康复训练中。

(2) 手术后 1~2 天，进行手术一侧关节周围的肌肉（如髋关节：梨状肌、臀中肌、臀小肌、髂腰肌、股四头肌、臀大肌、股二头肌；膝关节：股四头肌、腘绳肌）的等长收缩，以及非手术关节下肢和双上肢主动活动和抗阻训练，以保持它们的力量和柔韧性。保持 5~10 秒为 1 次，20 次/组，2~3 组/日。

(3) 手术 1 周后，可进行关节周围肌肉力量的主动收缩和抗阻训练。如：髋关节屈肌的主动活动和渐进性抗阻训练：患者取仰卧位，屈髋不能超过 90°，治疗者施加阻力于患侧膝关节上方。髋关节外展肌的主动活动和抗阻训练：患者取仰卧位，双腿伸直，外力施加于膝外侧或踝外侧；或取健侧卧位，患腿保持在水平线上，令患者向上抬患腿。可增加臀中肌、臀小肌、阔筋膜张肌、缝匠肌肌力。对于臀中肌、臀小肌的力量训练，卧位比站立位训练更安全有效。髋后伸肌群抗主动活动和抗阻训练：患者取俯卧位，髋关节后伸，当膝关节屈曲时阻力施加于膝关节上部；当膝关节伸展时阻力施加于踝关节上部，可增加臀大肌、股二头肌肌力。髋关节外旋肌群主动活动和抗阻训练：患者取仰卧位，髋外展约 5 度，施加阻力于膝上部前外侧，令患者外旋大腿，可增加梨状肌、缝匠肌的肌力。

膝关节屈肌的主动活动和抗阻训练：患者取坐位，双膝自然下垂床边，阻力施加于踝关节后上部可增加腘绳肌的力量；膝关节伸肌的主动活动和渐进性抗阻训练：患者取坐位，双膝自然下垂床边，阻力施加于踝关节前上部可增加股四头肌的力量。

肌肉力量训练需要注意几个问题。首先，离心性收缩比向心性收缩训练更符合生理需求。其次，抗阻训练可采用渐进抗阻，此训练是指抗阻运动强度逐渐增加的运动锻炼方法。一般它是先测定锻炼肌肉的最大收缩力，然后按最大收缩力的 50%、75% 和 100% 的顺序进行肌肉收缩，每一强度 10 次收缩为 1 组，间隔休息 2~3 分钟。多点等长渐进性抗阻训练可增加肌肉在关节不同角度时的肌肉收缩能力，特别是膝关节屈曲 30° 时股四头肌和腘绳肌力量的训练可增加步行的稳定性和平衡能力。

随着康复阶段的进展，患者可进行循环抗阻训练。循环抗阻训练是指系列中等负荷抗阻、持续、缓慢、大肌群、多次重复的运动锻炼，以增加肌力和耐力，增强心血管素质。方法即运动强度为 40%~50% 最大一次收缩，每节在 10~30 秒内重复 8~15 次收缩，各节运动间休息 15~30 秒，10~15 节为一循环，每次训练 2~3 个循环（20~25 分钟），每周训练 3 次。逐步适应后可按 5% 的增量逐渐增加运动量。强调单侧缓慢的全关节范围的抗阻运动。避免两侧肢体同时运动，以减少过分的心血管反应。采用单侧肢体轮流进行抗阻运动还可以使运动后的肌肉得到充分恢复，避免乳酸积累，从而有利于进一步运动。

训练后可以有一定程度的肌肉酸胀，但必须在次日清晨全部恢复，否则可能为运动量较大，应在第二天减少运动量。心血管疾病患者和老年人注意训练时的心血管反应。运动训练时主张自然呼吸，不要憋气。

(4) 增加上肢的肌力以帮助病人自理及转移。

5. 关节活动范围的训练

(1) 持续被动运动　1975 年，Salter 等首次报告应用持续被动运动（CPM）机在兔子身上的关节活动的效果。根据这一研究，Coutts 等首次将 CPM 机应用在全膝关节置换术后的病人身上。之后，对于全膝关节置换术后是否应用 CPM 机引起了广泛争论。目前临床常用的方案：术后第2天可开始使用，每日2次，每次1小时，每日增加5~10°左右。虽然应用CPM机的早期关节活动范围明显改善，许多学者发现膝关节活动范围在术后6周与未用CPM机者比较无显著性差别。也曾报道使用CPM机以减轻水肿，预防术后下肢深静脉血栓形成，并有可能减少住院时间。

（2）关节助力－主动、主动活动及CAM机　术后第2~3天，病人可先借助外力，如毛巾、绳、悬吊装置等，帮助活动膝关节，逐渐过渡到自行做主动屈、伸关节的训练。每日1~2次，每次30~60分钟。

（3）牵伸练习　以膝关节置换术为例，术后2~4周膝关节屈曲度应达到90度。如果有膝关节屈曲或伸展挛缩，可以开始对膝关节进行屈曲和伸展的牵伸训练。牵伸训练可以应用病人自身体重、治疗师或外界的力量。牵伸力量的方向应与肌肉或软组织挛缩的方向相反。在关节可动范围内，先主动、后被动活动关节到受限处。牵伸时，固定关节近端，牵伸关节远端。牵伸不可强力使关节超过正常活动范围。每次牵伸持续5~10秒钟，5~10次为1组，每日1~2组。

6．髋（膝）关节控制训练　髋（膝）关节的稳定对行走至关重要，增强髋（膝）关节周围软组织的生理功能可大大提高其稳定性。

（1）仰卧训练　①骨盆下降训练：患侧下肢外展约10度，保持上身不动，令患者做髋关节下蹬动作，治疗师在足部施加适当阻力，20次/组，2组/日。②搭桥训练：令患者以双下肢和双肩为支点，做臀部上抬的动作，20次/组，2组/日。

（2）坐位训练　抬小腿可在不同的角度，维持5~10秒，作为1次，10~20次/组，2组/日。

（3）站立位负重训练　①让患者用患腿站在体重秤上，健腿站在同一平面上，将重心逐渐移到患腿，直至承担全部体重约5秒钟，注意要逐渐增加患腿负重的程度，同时保持身体重心的平衡。②患者站立不动，在腿前面放一矮凳，令其做上下楼梯的动作，注意保持躯干伸直，身体重心放在患腿上。

7．转移能力的训练

（1）卧位－起坐转移　鼓励患者借助双臂支撑力量起坐（图9-3）。切忌借助床头系带双臂用力牵拉起坐。这是因为双臂支撑力量起坐便于控制屈髋角度，为借助步行器或双拐行走做准备。当用床头系带双臂用力牵拉起坐时，尤其对长期卧床或年长者，因腘绳肌紧张，

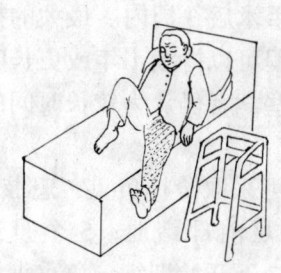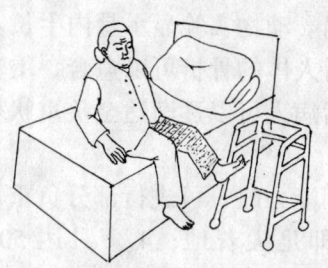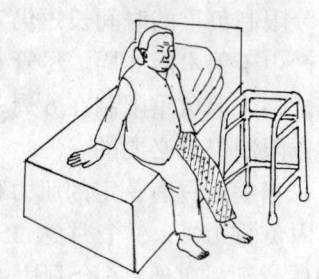

图9-3　借助双臂支撑力量起坐

患者不易控制屈髋角度，屈髋较大易伴屈膝和髋关节内旋，以致髋关节脱位。

（2）长腿坐－床旁坐位转移　向患侧转位移动（后跟进的健侧不能过中线），便于控制患侧髋关节内收，同时利于提高髋外展肌力。方法：先移近患侧至床边，同时将身体前移和将双脚搬离床，用手支撑床边，缓慢向前移动，直至双脚接触地面，紧记患腿在前。

（3）翻身活动　双侧均可。鼓励向患侧翻身，在确保安全情况下独立完成。若向健侧翻身，必须在他人的帮助下维持患髋于外展中立位，以免因外展肌力不足受重力的影响而髋屈曲、内收和内旋，导致脱位。

（4）坐－站的转移　健侧膝、足在后，患侧膝、足在前，双手支撑扶手，保持在起立时躯体重心移动过程中患侧屈髋不能超过90°，防止脱位。切忌利用辅助架将自己拉起。坐位时，膝关节水平高度不能超过髋关节（图9-4）。由站立到卧床的步骤刚好相反。注意在卧床前，患脚必须有足够支撑。

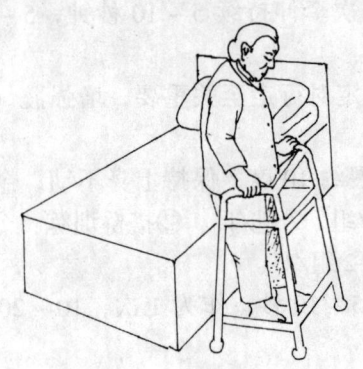 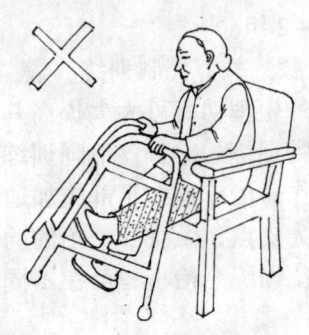

图9-4　坐－站的转移

（5）洗手间的转移方法　向后移动，直至足跟接触硬物，伸手紧握扶手，将患腿放前，缓慢坐下。坐下时，患侧伸直放前，健侧屈曲。站立时，步骤相反。

8．负重训练和步态训练　假体的固定方式与负重的影响目前尚未得知。这是由于固定方式的生物力学的研究均来自动物实验。在人体上，固定的效果也可由医学影像（X射线）或重建手术来作为评测。有研究显示，大多数2年之后，股骨假体下沉2.7mm以上。最常见发生股骨下沉的时间为手术后的6个月。有报道肢体的功能状态、疼痛缓解与下沉程度和固定方式无关系。

限制负重的时间长短仍未明确。动物实验显示骨内生长发生在手术后3周内。最大的拉力产生于手术后8周。尽管6周后人体的骨折可以愈合，重塑的过程可以持续1年或更长时间。临床上负重限制在6周，之后病人可以逐渐达全负重状态。有些学者仍认为较长时间的负重限制仍是必要的。

当病人具有一定的肌力和平衡能力时，可进行部分负重训练，可采取阶梯负重：患肢2月内负重0%；3个月达25%，即足尖着地；4个月达50%，即足前部踏地；5个月达75%，足跟离地；6个月达100%，全足着地。一般可在术后的3～7天开始训练。负重训练可借助平衡杠、助行器从部分负重开始，5周后可微蹲，逐步过渡到手术后6～8周负重。

步态训练可分为站立相和摆动相。在站立相，训练病人的髋伸展，膝关节屈、伸控制，髋、膝、踝的协调运动，以及患肢的负重训练。在摆动相，训练病人摆动时屈髋屈膝，伸髋屈膝，足跟着地时伸膝和足背屈。除此之外，骨盆的移动和旋转，行走时各关节的配合协调运动和行走姿势要仔细观察和分析，必要时进行训练和矫正。

获得一定步行能力后，病人开始进行上、下楼梯的训练（图9-5）。如一侧关节手术，上楼时非手术肢体先上，下楼时手术肢体先下。

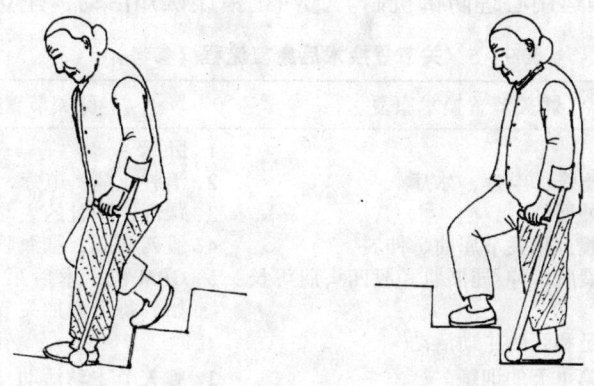

图9-5 下楼梯与上楼梯

9. 功能性独立能力的训练　术后鼓励病人立即进行床上的功能性活动，如桥式运动及翻身练习。病人尽早从卧位转为坐位，良好的躯干旋转是病人完成床上功能活动的重要基础。术后1周，鼓励病人自行穿衣，入厕，行走。日常生活活动仍需注意避免特殊的体位（图9-6），以防假体脱位或磨损，如：不能交叉脚，不能坐低椅，不能使劲向前弯腰拾物品。术后5～6周，训练上、下楼梯，骑自行车和乘车等功能性活动。避免任何会增加下肢关节负荷的运动，例如：跑步、跳跃和举重等。

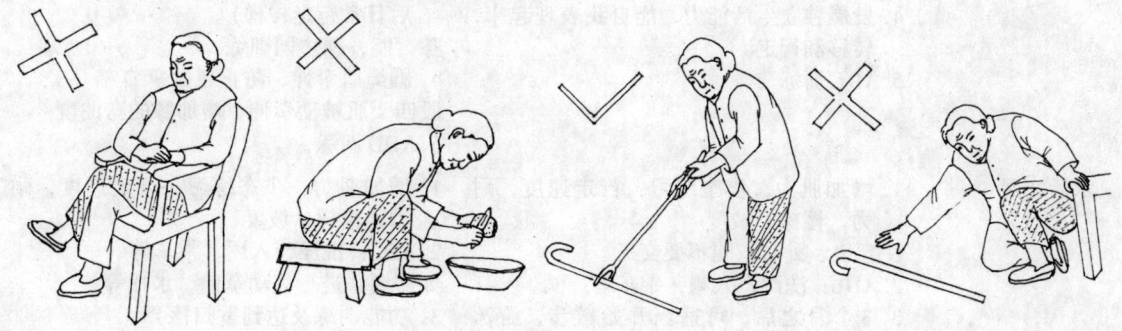

图9-6 日常生活注意事项

让患者了解日常生活活动中如何保护关节，如何使用能量节约技术。保护关节的要点：维持良肢位，减轻对关节的压力；避免同一姿势长时间负荷；保持良好的肌肉力量和关节活动范围；维持正常的关节和骨的对线；在疼痛时避免继续负重；调整工作环境，以适应身体正常解剖结构。能量节约技术的要点：生活中注意休息、劳逸结合；保持良肢位；对不宜负重的关节应不负重；急性疼痛时减少活动量。

10．心理咨询与支持　手术后病人在心理上的变化，最明显的是情绪障碍。患者的具体表现可能是焦虑，对自我形象不满等。有的人甚至自暴自弃，失掉康复信心，出现躯体不适感和疼痛。心理咨询师应当在以下几方面帮助病残者，使他们在有利的客观因素的作用下，努力积极地改善自己的心态：①培养积极的情绪状态。通过心理和社会的支持以及一定的指导措施，培养起乐观、自信、顽强、自尊的心理状态，积极配合和参与康复治疗中以促进机体功能。②教会患者正确运用心理防御机制。③纠正错误认知活动，建立正确的求医行为。

表9-5　关节置换术后康复流程（参考）

康复时间	髋关节置换术康复	膝关节置换术康复
术后第1～2天	1．卧床 2．消肿止痛：电疗，冰疗 3．辅助外展位 4．辅助髋、膝关节屈曲、伸展 5．髋外展肌、伸/屈展肌和股四头肌等长收缩 6．踝、足和趾的主动活动	1．卧床 2．消肿止痛：电疗，冰疗 3．踝部，脚趾的主动活动 4．股四头肌，腘绳肌，臀肌的等长收缩 5．CPM机：术后第1或2天0°～45°开始，每天增加关节活动范围10°
术后3～6天	1．继续第1天的训练 2．床上活动练习（翻身，坐起，移动，坐到床边） 3．尝试从坐到站 4．从高椅或高床沿坐位站立	1．膝关节主动活动 2．直腿抬高 3．床上活动练习（翻身，坐起，移动，坐到床边） 4．桥式运动：3遍/日，10次/遍 5．CPM机：每天增加10度 6．术后第4天开始站立练习
术后7～12天	1．尝试上，下楼梯 2．尽可能用拐杖行走，达到部分负重（四脚拐→肘拐→手杖） 3．髋周围肌肉渐进性肌力训练 4．发展独立生活能力，能自我表现起床，转移和行走 5．ADL训练	1．部分负重行走训练（四脚拐？肘拐？手杖） 2．股四头肌，腘绳肌渐进性肌力训练 3．楼梯，坡度行走（先训练用三向阶梯，后日常行走楼梯） 膝，髋，踝协同训练 4．腘绳肌牵伸，防止屈曲挛缩 股四头肌被动牵伸，增加膝的弯曲度 5．ADL训练
术后3周	1．增加肌力，步态练习：行走速度，耐力，楼梯，坡度 注意坐、卧时双腿不要交叉 2．ADL：洗澡，入厕，乘车等 3．3个月之后，可适当开始散步，游泳等活动 4．功能训练及达到重归社会 5．出院宣教 6．制定随访时间及计划	1．增加肌力，步态练习：行走速度，耐力，楼梯，坡度 2．ADL：洗澡，入厕，乘车等 如需要，进行被动牵伸，水疗等 3．功能训练及达到重归社会 4．出院宣教 5．制定随访时间及计划

（王宁华）

附：美国膝关节协会全膝关节置换术后 X 线评分

(摘自 Clin Orthop. 1989, Nov. 248)

评分医生姓名 _____ 日期 _____
病人姓名 _____ 诊断 _____ 术前 _____ 术后 _____
术者 _____ 假体 _____ 型号 _____
拍片日期 _____ X 线号 _____ 住院号 _____
关节： 左侧 右侧
关节对线： 卧位 站立位

前后位　　　　　角度
　　　　　　股骨角（α）_____
　　　　　　胫骨角（β）_____
　　　　　　外翻角（Ω）_____

侧位

股骨假体屈曲角（γ）_____
胫骨后倾角（σ）_____

假体 – 骨表面区域
胫骨假体覆盖的百分率
X 线透亮线位置：各区深度用毫米表示

RLL
1 ___
2 ___
3 ___
4 ___
5 ___
6 ___
7 ___
总分：_____

RLL
1 ___
2 ___
3 ___
4 ___
5 ___
6 ___
7 ___
总分：_____

前　　后　　RLL
1 ___
2 ___
3 ___
总分：_____

内　　外
RLL
1 ___
2 ___
3 ___
4 ___
5 ___
总分：_____

髌骨问题：
假体角度 _____　　　　半脱位 _____
位置　内 – 外 _____
　　　上 – 下 _____　　　脱　位 _____

第十章 手外伤的康复

手是运动和感觉器官,长期裸露于外界环境,最易遭受损伤,其发病率约占创伤总数的1/3,绝大多数手外伤患者需要手术治疗。由于组织损伤及手术等因素,往往发生肿胀、粘连、瘢痕、挛缩、关节僵硬、肌肉萎缩等并发症,从而加重了手的伤残程度。手康复是在手外科的诊治基础上研究手功能障碍的原因,采取相应的残疾预防和康复治疗措施,以最大限度地恢复或补偿伤手的残余功能。

手康复作用主要是:预防及减少肿胀,促进损伤组织的愈合,缓解疼痛,预防肌肉误用、废用或过度疲劳,避免关节再损伤,感觉过敏部位的脱敏,感觉再教育和运动,感觉功能的重建等。

随着手外科专业的新进展,包括显微外科、关节置换和分期的肌腱修复,对于手外伤患者的处理需要专业化的知识。

在手外伤患者的治疗计划中,作业治疗师和物理治疗师应密切合作。治疗师应具备完整的正常手的解剖知识,必须遵循伤口愈合的基本原则,以便确定并选择基本治疗方式及治疗时间。应根据生物力学的原则制作夹板,以达到预期目标。

手外伤患者的训练应轻柔,一定要在患者可以忍受的范围内。强力的被动运动会造成进一步损伤的恶性循环,加剧肿胀、瘢痕及纤维化,会给患者造成心理上的恐惧,不愿训练。所有这些都会造成一个僵硬、无用的手。

手治疗应该由经过专业训练的手外科治疗师进行。本章仅提供手康复检查、评定及治疗的指南(纲要)。治疗程序(过程)根据每个患者的情况而异,采取个体化的原则。

第一节 手外伤的临床检查与康复评定

手部检查和身体其他部位的检查一样,是认识疾病和创伤的重要手段,需要一整套系统的检查方法,使检查者获得客观的依据,从而做出正确的诊断或评定。手康复需要有专科记录。

评定或测量应采用标准化格式。评定至少在治疗的前、中、后各进行一次,记录应该确实、科学、简便、对比明显。根据评定结果,制订或修改康复治疗计划,并对治疗效果作出客观的评价。

一、一般检查

包括望诊、触诊、动诊和量诊四部分。通过一般检查可对肢体结构与功能变化有个总体的评价。

(一)望诊

1.一般情况 手外伤望诊包括手部皮肤的营养情况,色泽、纹理、有无瘢痕、瘢痕的类型,有无伤口,皮肤有无红、肿、溃疡及窦道等。手及手指有无成角、短缩、旋转及其他畸形。上肢有无萎缩,指甲有无畸形,色泽改变等等。

2. 手的姿势　手部有较多的神经及肌肉、肌腱、骨与关节,因而手的动作灵活而精细。一旦手部某种组织损伤,除造成手部一定功能障碍外,由于手部肌肉力量平衡破坏或者由于直接损伤皮肤、骨与关节等,在外观上可造成手的姿势改变,形成某种畸形。

在正常情况下,当手在不用任何力量时,手的内在肌和外在肌张力处于相对平衡状态,这种手的自然位置称"手的休息位"。手的休息位是,腕关节微背伸约10°~15°,并有轻度尺偏。手指的掌指关节及指间关节呈半屈曲状态,从示指到小指,越向尺侧屈曲越多。各指尖端指向舟骨结节。拇指轻度外展,指腹接近或触及示指远节指间关节的桡侧(图10-1)。

了解手的休息位非常重要,无论在手部损伤的诊断上,畸形的矫正时或是在肌腱修复手术中,都需要用"手的休息位"这一概念。

手的另一个重要姿势是手的"功能位",手在这个位置上能够很快地做出不同的动作。如张手、握拳或捏物等,便于手更好地发挥功能。手的功能位是腕背伸约20°~25°,拇指处于对掌位,掌指及指间关节微屈。其他手指略分开,掌指关节及近侧指间关节半屈曲,远侧指间关节微屈曲(图10-2)。

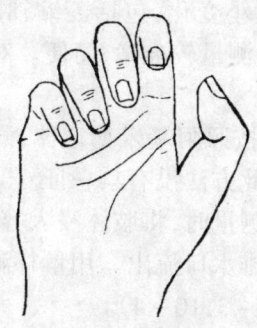

图10-1　手的休息位

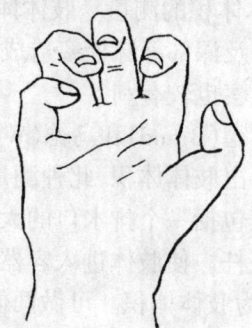

图10-2　手的功能位

了解手的功能位对处理手外伤,特别是骨折固定和包扎时有用。包扎固定伤手应尽可能使手处于功能位,否则将会影响手的功能恢复。

(二)触诊

可以感觉皮肤的温度、弹性、软组织质地,检查皮肤毛细血管反应,判断手指的血液循环情况。大多数手外伤患者都会有疼痛,应检查压痛的性质、范围,有无向其他部位放散及疼痛缓解情况。

(三)动诊

即手部关节活动的检查。通过关节活动可以估计关节的情况。如关节僵硬则说明有关节囊挛缩或关节破坏并已融合。如屈指肌腱粘连,可使患者手指出现屈曲畸形、伸指障碍。

动诊又可分为主动及被动活动。分清主动与被动活动对评定有重要意义。例如,当手指的主动、被动活动范围不一致时,就有可能是肌腱损伤、肌腱粘连或周围神经损伤等情况存在,需进一步检查以确定诊断。

(四)量诊

包括测量关节活动度、肢体周径、肢体长度和容积等。

1. 关节活动度的测量　手部关节活动度的测量应从 0°开始计算。可用量角器直接测出。手部有些关节也可以用测量距离的办法间接测出。如拇指外展角度,可用测量拇指指间关节至第三掌骨远端掌横纹的最大距离来表示;拇指内收角度的测量也可用拇指指间关节横纹到第五掌骨远端掌横纹的距离来表示。

在手康复中,测量的关节应包括:肩、肘、腕、各手指的掌指关节及指间关节,以及上下尺桡关节的旋转活动。活动内容包括:屈、伸、上举、前屈上举、后伸、内收、外展、桡偏、尺偏、内旋、外旋、旋前、旋后等。

测量还应包括主动及被动活动度,以及关节强直或畸形的角度。

2. 肢体周径的测量　可以检查肢体有否肌肉萎缩、肿胀程度等情况。可用带尺测量肢体周径变化最明显部位。应测量双侧肢体同一水平的周径,以资比较。

3. 肢体长度测量　可使用带尺测量,将双侧肢体放置于同一位置上。先在欲测量某段肢体的远、近部位找出两点明显的标志,然后测量该两点之间的距离。在对侧也应找出相同的两点标志,然后测量它们间的距离,并作比较。

4. 肢体体积的测量　肢体体积测量可用以评价手的大小变化,包括萎缩、肿胀、水肿等。如淋巴水肿及深部静脉栓塞造成的肢体体积变化,用此方法测量较准确、简便。对病情的发展及恢复的观察也较有利。

由布朗德(Brand)和乌德(Wood)设计的体积测量仪,是按照阿基米德定律,测量排出水的体积从而算出肢体体积,此种测量仪的误差只有 10ml 而且此方法没有禁忌证。

测量仪包括一个排水口的大容器及测量体积的量杯。测量时,将肢体浸入容器中,容器中有水平停止杆。使肢体进入容器的一定位置。排出的水从排水口流出。用量杯测出排出水的体积,此即为肢体体积。可做两侧肢体测量以便对比(图 10-3,10-4)。

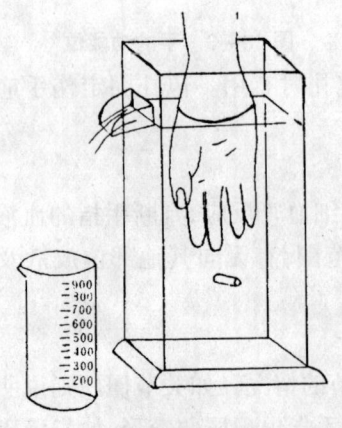

图 10-3　肢体放入水中,排出的水从排水口流入量杯中

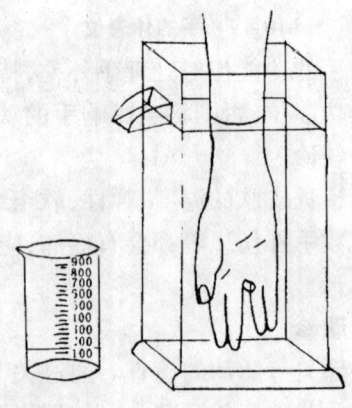

图 10-4　使中、环指稍分开并插至水平停止杆上

(五)其他检查

包括肌张力及反射检查。有时需凭借一些辅助检查,如肌电图、X线、关节镜及关节造影等检查。

二、功能评定

主要包括手的活动度、肌力、感觉、体积和手的灵巧性及协调性等方面的评定。

(一)关节活动度的测量

使用量角器分别测量手指的掌指关节(MP)、近侧指间关节(PIP)和远侧指间关节(DIP)的主动及被动活动范围。

Eaton(1975)首先提出测量关节总主动活动度(Total active movement,TAM),作为一种肌腱功能评定的方法,其优点是较全面地反映手指肌腱功能情况,也可以对比手术前后的主动、被动活动情况,实用价值大。其缺点是测量及计算方法稍繁琐。

测量方法是用MP关节、PIP关节、DIP关节的主动屈曲角度之和减去各关节主动伸直受限角度之和,即为TAM。

屈曲角度(MP + PIP + DIP) – 伸直受限角度(MP + PIP + DIP) = TAM

(二)肌力测试

徒手肌力检查,握力计、捏力计检查:①手的握力;②拇指分别与示、中、环、小指的捏力;③拇指与示、中指同时的捏力;④拇指与示指桡侧的侧捏力。

1. 握力的检查通常是用握力测定仪,对于握力很小的手也可用血压计代替。方法是把血压计气囊卷成5cm直径的圆柱形,并加压到50mmHg,然后嘱病人用力握此气囊,超过50mmHg部分,就为应测的握力。每个人手的握力不同,影响握力的因素很多,如职业、年龄、疼痛、疾病等。因此只能用一个平均数作为参考。此外,握力测定还可以术前、术后作比较;患侧与健侧作比较,从而评定手的功能情况。

2. 捏力的检查　捏力的检查可用捏力测定仪。捏的方式包括拇指分别与示、中、环、小指相捏;拇指与示、中指同时相捏,以及拇指与示指桡侧的侧捏三种(图10-5)。

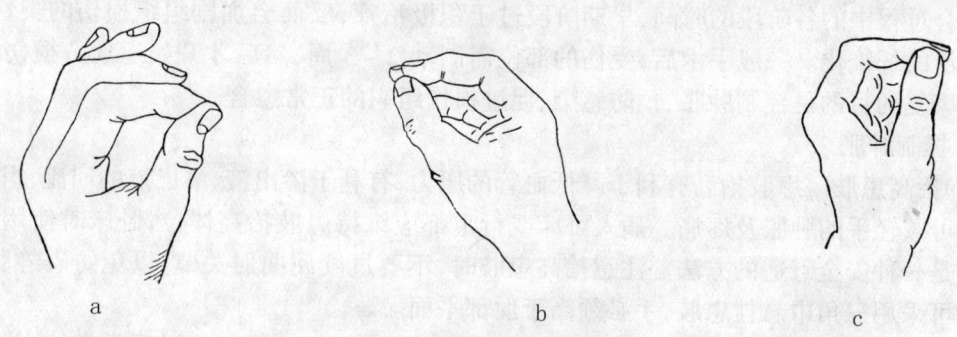

图10-5　捏力的检查
a.拇指分别与示、中、环小指相捏;b.拇指与示、中指相捏;c.拇指与示指桡侧相捏。

(三)感觉测试

1. 手指触觉、痛觉、温度觉和实体觉测定。

2. 两点辨别试验 正常人手指末节掌侧皮肤的两点区分试验距离为2~3mm,中节4~5mm,近节为5~6mm。本试验是神经修复后经常采用的检查方法。两点辨别试验的距离越小,越接近正常值范围,说明该神经的感觉恢复越好。

3. Moberg拾物试验 检查用具有木盒、5种常用日常小物件(如钥匙、硬币、火柴盒、茶杯、钮扣和秒表)。让病人在睁眼下,用手拣拾物品,并放入木盒内,每次只能拣拾一件,用秒表记录病人完成操作所花费的时间。然后,让病人在闭眼下重复上述动作,并记录时间。假如病人的拇指、示指、中指感觉减退,或正中神经分布区皮肤感觉障碍,在闭目下很难完成该试验。

(四)肢体体积测量

运用液体容积测量法,将被测肢体伸入装满水的容器内,测量增加的体积。

(五)灵巧性、协调性的测试

常用的有3种标准测试方法:①Jebson手功能测试,Jebson的手功能测试由7个分试验组成:写字、翻卡片、拾起小物品放入容器内、模仿进食、堆放棋子、移动大而轻的物体、移动大而重的物品。测出结果后,可按患者的年龄、性别、利手和非利手查正常值表,以判断其是否正常。②明尼苏达操作等级测试(MRMT)。③Purdue钉板测试(the purdue pegboard test)。手灵巧性、协调性有赖于感觉和运动的健全,也与视觉等其他感觉灵敏度有关。

第二节 手外伤的临床康复

一、手部软组织损伤和术后的康复

(一)早期康复治疗

软组织损伤不可避免地会造成细胞损伤,损伤后约5天,组织开始修复及愈合。组织修复过程不能人为地加速,但是,有些因素有利于组织愈合,有些因素不利于组织愈合。必须观察组织愈合过程中的各阶段的时间,早期阶段过于积极治疗,反而会加剧组织损伤的炎性反应,产生广泛的纤维化。一般手术后,受伤的部位需制动2~3周,然后才开始运动。损伤和手术后早期康复的目的是控制肿胀、预防感染、促进损伤组织的正常愈合。

1. 控制肿胀

(1)抬高患肢 患肢抬高有利于降低血管的压力,有利于渗出液、淋巴液的回流,组织压力的降低可减轻手的肿胀及疼痛。病人卧床或行走都应维持患肢抬高体位,卧床时使用枕头抬高患肢是一种安全舒适的方法。注意抬高患肢时,不要过度屈曲肘关节,以免妨碍静脉回流,行走时可采用三角巾悬挂患肢,手必须高于肘部平面。

(2)患肢制动 用掌侧前臂夹板或石膏托固定患肢,夹板远端不超过手掌横纹,使掌指关节和指间关节能够活动。

(3)冰敷法 将碎冰颗粒用毛巾包好,敷患处约15~20分钟。

(4)压力治疗 ①若肢体皮肤条件许可,可在伤肢抬高位做向心性按摩,促进静脉回流。

②弹力带自指尖开始缠绕手指至指根部,然后放开,重复进行,每日数次。③弹力指套,适用于单个手指肿胀。④等张压力手套,佩戴时应注意指蹼部位与手套紧贴,否则指蹼区没有压力,将会成为水肿液滞留区。

(5) 超短波疗法　无热量,对置法,每次10分钟,每日1次,10次为一个疗程。

(6) 主动运动　若伤情允许,应尽早开始主动运动。主动运动有利于静脉和淋巴液的回流,不会加重炎性反应。轻柔的主动运动能自然地牵伸损伤的组织,使胶原纤维排列方向有利于生物力学。损伤组织愈合后,纤维瘢痕组织收缩,至少持续6个月,因而需要长期的反复主动牵伸。早期训练包括肌肉等长收缩和小范围的等张收缩。当患手情况改善后,要逐渐增加关节活动度的训练。遇有下列情况不宜早期主动运动:①严重创伤后的3~4天;②神经和肌腱修复术后3周;③关节急性炎症;④不稳定骨折;⑤手术后需延迟的抗阻运动。

2. 控制伤口感染

(1) 超短波治疗　急性期:无热量,对置法,每次10分钟,每日1次;慢性期:微热量,对置法,每次10~15分钟,每日1次。

(2) 紫外线疗法　早期急性阶段:中心重叠照射法,伤口表面用超红斑量(20~30个生物剂量)。伤口周缘皮肤用红斑量(5~10个生物剂量)照射,每日1次。在伤口肉芽增生阶段,采用小剂量紫外线可促进肉芽生长,1~2级红斑量。一般情况下,感染伤口经5~6次照射就能看出效果。若未取得预期效果,要检查原因,例如照射技术、照射剂量大小、伤口换药、引流是否畅通等。

(二) 后期康复治疗

一般手术,术后2周伤口拆线,肌腱和神经修复术后需制动3周左右,骨关节损伤需固定4~6周时间,待损伤组织愈合后,即可进行系统的康复。康复重点是恢复患手的运动和感觉,以及手的功能活动。严重手创伤的病人,虽经手术治疗,但手术后仍遗留许多有待治疗的问题,例如:肿胀、关节僵硬、肌腱粘连等。欲从众多问题中挑出优先处理的问题是比较困难的。但是,手是一个功能性器官,减少肿胀,缓解疼痛,松动关节是治疗性训练和功能康复的前期治疗。治疗程序大体上按下列顺序,对于有些病人,可根据具体情况加以调整:

1. 准备措施　消除病人紧张焦虑的心理状态,向病人解释治疗的目的和方法,以及注意事项,力求发挥病人的积极性,主动参与治疗。在做关节主、被动运动前,一般可采用蜡浴或蜡饼法先进行局部蜡疗。石蜡具有热、润滑和可塑性的特点,可软化僵硬的瘢痕和关节。如今蜡疗已列为治疗性训练前的常规准备治疗。每次30分钟。一般患者经过蜡疗后关节的活动范围即可增加10°左右,有利于手和关节的功能活动。国外有人认为寒冷对肌肉中的胶原纤维有软化和增加弹性的作用,故也可试用局部寒冷疗法作为准备疗法之一。

2. 消除肿胀　具体方法请参阅"控制肿胀"部分。

3. 缓解疼痛　在手外伤中,疼痛大致分为3种:①原发疼痛或急性疼痛:所有损伤或手术的病人都感受到疼痛,这是一种正常反应。必要时可用止痛剂治疗,一般在伤后(或术后)2~3周内消除。也可采取减少水肿和缓解疼痛的理疗措施给予处理。原发疼痛也可发生在后期的被动牵伸中,这种疼痛的时间短暂,一旦被动牵伸停止,疼痛也随之消失。对此,大多数病人都有思想准备,能忍受这短暂的不舒服感觉。②残留疼痛:损伤或手术后3~4周,病人仍感疼痛。其原因大多由于肢体固定时间较长,缺少正常的运动,继及遗留持续肿胀,若采取有力措施,一般能迅速见效。治疗目标不仅是针对残留问题(例如肿胀)而且要激发病人抑制疼痛的机制,从而减少疼痛。③慢性疼痛:损伤后疼痛长时间持续存在,是一种难以治疗的继发性疼痛,然而,慢性疼痛少见。大约5%的神经损伤病人感受到灼性神经痛,并且有少数病人急性发展到反射性交感神经营养不良综合征(简称 RSD)。RSD 多见于轻度损伤的病人,如扭伤、Colles 骨折或软组织手术后,特别是在损伤早期未经治疗的病人。RSD 产生原因主要是交感神经紊乱,中枢和周围神经的抑制系统失调。

缓解疼痛的方法是:了解疼痛最初病因,以便对症处理,病因可能为软组织损伤,肿胀,长期制动等。

(1)理疗　水疗法、运动疗法、温热疗法、作业疗法等。应注意所有治疗不得加重原有疼痛的程度,开始时,应轻柔、低强度、无副作用,然后才逐渐增加治疗强度。

(2)经皮神经电刺激疗法(简称 TENS)　TENS 仪是一种由电池供电的袖珍型电子仪器。通过皮肤将特定的低频脉冲电流输入人体,以治疗疼痛。频率较高的电流对外周神经和急性疼痛缓解效果较好;频率较低的电流对中枢神经和慢性疼痛缓解效果较好。依病情选择不同型号刺激器。治疗时电极置触发点、运动点或病灶相应神经节段上,因为这些部位电阻低,镇痛效果好,常用通用型 TENS 频率为 50Hz100Hz,脉冲宽度 $40\mu s \sim 75\mu s$,电流强度 10mA~30mA。针刺型 TENS 频率 1Hz~4Hz,脉冲宽度 $150\mu s \sim 250\mu s$,电流量 30mA~80mA。

(3)药物　胍乙啶(GUANETHIDINE)能选择性地作用于肾上腺能神经末梢的突触前膜,抑制其正常活动,使神经冲动达到时不能释放递质去甲肾上腺素。从而使交感神经活动降低。可用于血管平滑肌痉挛引起的疼痛。

4. 皮肤软组织护理

(1)因损伤或手术后,手部皮肤变得干燥,角质层脱落,通过皮肤护理,上述情况可立即改善。将患手浸泡温水中(若有创面,可用外用盐水清洁皮肤)并在温水中活动数分钟,擦干手后,无生机的皮肤会脱落,然后涂抹含水的护肤软膏,同时应修剪清洁指甲。若病人自己不能修剪,则应由治疗师帮助修剪。

应提醒病人预防感觉异常部位的皮肤烫伤或冻伤。假如皮肤已烫伤起水疱,最好不要刺破水疱,应让其暴露干燥。假如水疱已破,则应用无菌敷料包扎。由于失神经支配的皮肤营养条件差,皮肤烫伤后,需较长时间创面才能愈合。

(2)维持良好的局部血液循环对于促进组织愈合及再生是很重要的。在寒冷气温下患手需戴手套保暖,对于失神经支配的伤手更为重要。假如伤手一条动脉已被结扎,则肢体血液循环受到相当大的影响,可采用冷热水交替疗法,以改善侧支循环,使毛细血管收缩,继后扩张,增加患部的血液。

(3)预防皮肤软组织弹性丧失和指蹼挛缩。假如病人不能主动活动伤手,则应每天被动牵伸指蹼和被动活动伤手。应伸展伤手的大小鱼际肌部使手放平,然后被动充分握拳。

前臂肌肉等软组织严重损伤,或主要血管损伤,将会导致肌肉缺血性挛缩,使肌肉收缩和伸展功能丧失,造成严重后果。重度缺血性肌挛缩不仅影响屈肌,而且影响到伸肌。腕部以远的缺血性损伤会产生手内肌挛缩,因内在肌体积小,一旦发生挛缩,很难进行牵伸。为了使内在肌最大牵伸,首先充分被动屈曲指间关节,然后伸直掌指关节。

(4)增生性瘢痕处理 ①超声波疗法:超声波能使胶原纤维束分散,对瘢痕组织有一定的软化作用。若瘢痕在肢体末端可用水下法,1~1.5W/cm²,每次5~15分钟,每日1次,15~20次为一疗程。②音频电疗法:用条状电极,并置法,每次20~30分钟,每日1次,20~30次为一疗程,有良好的软化瘢痕、止痒止痛作用。③蜡疗法:蜡饼法,每次30分钟,每日2次。④加压治疗法:可戴等张手套。⑤按摩法:开始用轻手法按压,随着瘢痕组织的老化,手法可逐渐加重,主要采用推、揉、提捏等方法。按摩的频率要慢,手法要柔和,不断变换部位进行,以免引起水疱及损伤新生的皮肤。⑥牵伸瘢痕组织的被动运动:牵伸力量逐渐加大,牵伸到一定范围时稍停顿再放松。这类运动与蜡疗、按摩配合进行效果更好。⑦夹板:一般用来维持肢体位置,预防或矫正畸形。

5. 关节运动 恢复手所有关节的无痛性、全范围的运动是手康复的重点之一。这包括维持手关节运动和松动已经僵硬的关节。

治疗师首先应了解病人最急需恢复的手功能是什么,然后,有针对性地松动有关的关节。也要评定病人是否具备恢复主动控制关节的肌力。例如臂丛神经根性损伤造成的链枷关节,不可能恢复正常的肌力,即使僵硬关节恢复了被动关节运动范围,因为没有肌肉动力,意义也不大。

(1)主动运动 主动运动可以促进血液循环,消除水肿,并有温和的牵拉作用,能松解粘连组织,伸展轻度挛缩组织,有助于保持和增加关节活动范围。主动运动首先要按该关节的解剖活动轴的运动范围进行活动。其次,应尽可能地做最大范围的活动。若病情许可,鼓励病人尽早开始主动运动,进行肌力、耐力训练,主动牵伸关节和挛缩的组织。肌肉瘫痪的关节活动要采用被动活动来维持。一旦恢复功能,关节主动运动将会容易地进行。

主动运动训练包括正常模式的单个肌肉及肌组的生理运动及功能活动。

主动运动禁忌证:①严重创伤后的3天~4天;②神经和肌腱修复术后3周;③关节急性炎症;④不稳定性骨折;⑤手术后需要推迟的抗阻运动。

(2)附加运动 根据关节运动发生的范围,可以分为生理运动和附加运动(accessory movements)两类。生理运动是指关节在其自身生理允许的范围内发生的运动,通常是主动运动。如掌指关节的屈和伸、内收和外展等。附加运动是关节在生理范围之外、解剖范围之内完成的被动运动,是关节发挥正常功能不可缺少的运动,通常自己不能主动完成,由他人或健侧肢体帮助完成,例如关节的分离、牵拉、相邻腕骨间的滑动等。任何一个关节都存在着附加运动,当关节因疼痛、僵硬而限制了活动时,其生理运动和附加运动都受到影响。在生理运动恢复后,如果关节仍有疼痛或僵硬,可能附加运动尚未完全恢复正常。通常在改善生理运动之前,先改善附加运动;附加运动的改善,又可以促进生理运动的改善。附加运动分为4级:Ⅰ、Ⅱ级主要治疗疼痛;Ⅲ、Ⅳ级主要治疗关节僵硬。

手部关节包括腕掌关节、掌骨间关节、掌指关节、指间关节。其生理运动有屈、伸、内收、外展、对指等。附加运动有分离牵引、纵轴牵引、各方向的滑动等。

手部关节松动技术主要是利用关节的生理运动和附加运动被动地活动病人的关节,以达到维持或改善关节活动范围、缓解疼痛目的。常用的手法包括关节的牵引、滑动、滚动、挤压、旋转等。

关节的力学结构影响到附加运动的作用方向。假如关节近端为凹面,关节远端为凸面(例如桡腕关节),关节远端沿着近端关节面滑移,如果附加运动方向朝向背侧可以改善关节屈曲,附加运动方向朝向掌侧可以改善关节的伸直(图10-6)。假如关节的近端为凸面,远端为凹面(例如掌指关节和指间关节),若附加运动方向朝向掌侧可以改善关节屈曲,附加运动方向朝向背侧可以改善关节伸直(图10-7)。当关节松弛位时,附加运动范围最大,所以进行关节松动,应使关节处于松弛位。

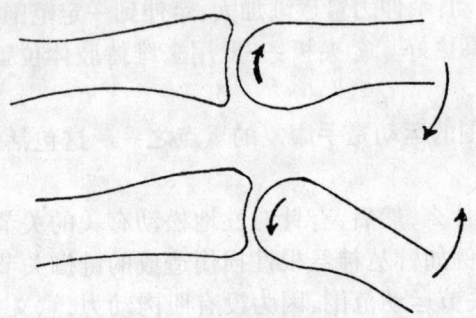

图10-6 桡腕关节(凹-凸关节面)
短箭头表示附加运动方向;长箭头表示关节改善运动方向。

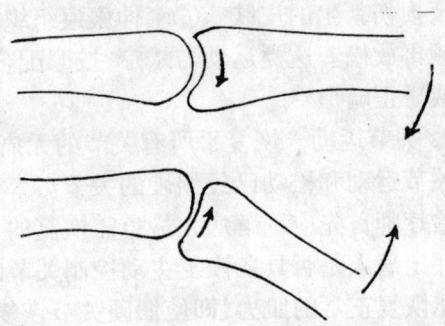

图10-7 掌指关节和指间关节(凸-凹关节面)
短箭头表示附加运动方向;长箭头表示关节改善运动方向。

(3)被动生理运动 当支配关节的肌肉麻痹时,关节丧失了主动运动,此时该关节的活动可由被动的生理运动来维持,关节的运动应达到各个轴位和最大活动范围。被动活动时应固定关节的近端,活动关节的远端。可结合关节附加运动同时进行。

(4)被动牵伸运动 假如关节僵硬、组织粘连,并且治疗进展缓慢,可使用被动牵伸手法。牵伸技术类似被动生理运动。被动牵伸可以结合关节的附加运动一起进行。被动牵伸后应进行主动训练。关节面损伤者或神经肌腱缝接者,在起初8周内禁止被动牵伸。

操作手法:治疗师一手固定关节近端,另手握持关节远端,在轻度牵引下,缓慢、持续、轻柔地伸展关节。牵伸过程中不该造成病人过度疼痛,若病人感觉疼痛不能忍受,则应立即停止牵伸。急速、跳跃式牵伸会撕裂纤维粘连带,造成新的创伤,应该避免。牵伸后,逐渐松弛张力,这样做可以使牵伸的不适感迅速消失。如果松弛后1~2秒病人仍有痛感,则提示牵伸用力过大。若牵伸后关节出现红、肿、痛,则病人必须休息,直至症状消退。下次治疗应从低强度开始,逐渐增加牵伸力度。严重且广泛的瘢痕粘连组织经1~2周的被动牵伸没有明显改善,则需要手术松解。

禁忌证:关节面损伤、不稳定骨折、近期内神经或肌腱修复术(8周~9周)、关节炎症。

(5)矫形器具的配合使用 矫形器具作用有两个:维持关节通过松动技术所改善的活动度;加速治疗效果。矫形器主要有系列化的牵伸夹板、动力型夹板以及管状石膏等等。

禁忌证:关节面损伤、关节炎症。

(6)神经肌肉促进技术 手创伤本身和长时间的制动,往往造成手功能不同程度的障碍。为了尽快地恢复手的全部功能,须早期进行正常运动模式并结合正确的感觉输入的训练。如果错过最有利治疗时机,将减少手功能恢复的效果。

目前,对神经系统的可塑性有了较为深入的了解,虽然大脑主要是辨认运动模式的,但是在训练单块肌肉收缩,肌肉作用的改变,甚至在影响肌纤维快收缩及慢收缩的性质方面,大脑都起着作用。治疗师可通过接触病人的手的感觉神经终端感受器,从而影响其运动反应。本体感受器的刺激可以增强单关节运动的认知,低比率的运动单位的神经支配有利于单块肌肉收缩练习,手对手的接触是人们日常生活最正常的一种体验方式,这在康复治疗中特别有用。治疗师进行手法治疗,不仅有利于患者的运动训练,而且有利于患者的心理状况。如果肌肉麻痹或长时间制动,患者经常不知道如何有效地收缩肌肉,此时如果给予患者一种安全的感觉输入(例如拍打肌肉)即使给予最轻微的触觉,也会产生很好的效果。

治疗师无论进行何种模式的运动训练,都应该有神经肌肉促进技术的概念,正确体位以及双手使用都是很重要的。应该采用以下原则:关节牵拉挤压,肌肉收缩前或收缩过程中的快速牵伸,启发式和连续性引导等。若存在肌肉短缩,应采用让拮抗肌松弛和主动肌最大收缩后放松的方法。锻炼是治疗方案中最重要组成部分,为了恢复手的正常使用,治疗的大部分时间应该是运动训练和功能性活动,手损伤后,患者容易养成使用健侧手的习惯,因此,需经常提醒患者尽可能地使用伤手,使大脑和伤手之间迅速恢复自主反应。结合感觉输入的治疗性训练是恢复功能的最有效方法,游戏和趣味性活动是一种很实用的主动锻炼方式,尤其适合青少年手外伤患者。

二、手部骨折的康复

手部骨关节损伤的治疗原则与人体其他部位骨折者相同,即:准确的复位、有效的固定与合理的功能锻炼。

康复治疗一般分为两个阶段进行:骨折整复后的固定期和骨折临床愈合期(即早期和后期)。骨折固定时间因损伤部位和程度不同而有差异。长时间固定和持续性水肿是关节僵硬的最主要原因。因此,早期康复重点是控制水肿,促进骨折顺利愈合。需要经常检查石膏夹板是否固定合适,预防石膏并发症发生。抬高患肢,减少水肿。稳定性骨折一旦肿胀和疼痛减轻(一般伤后5~7天),即可开始主动活动。不稳定性骨折及复合性骨折脱位者,应固定3周以后再开始主动运动训练。后期康复目的完全不同于早期,其治疗重点是:①消除残存的肿胀;②软化松解纤维瘢痕组织;③增加关节的ROM;④恢复正常的肌力和耐力;⑤恢复手功能协调性和灵活性。

(一)舟状骨骨折

1. 分型 根据X线片显示骨折线的部位不同,一般分为三型。①结节部骨折:骨折线位于舟状骨远端结节处,多有韧带附着,因血供丰富,故愈合较快。②腰部骨折:最多见,该处血供较差,越靠近近端血供越差,愈合时间多在3个月以上。约有1/3病例可发生骨折不愈合。③近端骨折:舟骨该部位骨折,血供几乎完全中断,骨折后的骨不愈合及无菌性坏死率高达60%以上。

2. 康复治疗要点

(1)新鲜骨折 一般采用带拇指近节指骨的前臂石膏固定10周~12周。腕关节置于功能位,拇指外展对掌位。拆石膏后依据临床检查及 X 线片所示骨折愈合程度,再决定是否需要继续固定。未愈合者应继续固定,直至愈合为止。

(2)陈旧骨折 伤后 3 周以上病例,仍应按前法进行带拇指的前臂石膏固定,直至愈合。

(3)假关节形成病例 骨折线已吸收,断端已硬化,应采用手术治疗。手术方式有:植骨融合术、桡骨茎突切除术或螺丝钉内固定术。

(4)舟状骨无菌性坏死 舟状骨全部或超过 2/3 坏死者,应手术治疗。手术方式有:舟状骨切除术或腕关节融合术。

在舟状骨骨折石膏固定期,应鼓励患者主动训练肩、肘关节以及未被固定的手指。每次 10~20 分钟,每日数次。避免患手做强力的握持动作,预防或减少剪力作用于骨折部位。直到 X 线检查证实骨折已愈合,方可进行握持动作和腕关节的充分活动。去除石膏后由于腕无力,在训练期间应使用夹板保护。

(二)掌骨骨折

1. 拇指掌骨基底骨折

(1)固定期 伤手示、中、环、小指被动运动与主动运动。开始时以被动运动为主,用健手辅助伤手进行指间关节的屈伸运动。待局部疼痛消失后,以主动运动为主。每日 3 次,每次活动时间以局部轻度疲劳感为宜。

(2)骨折愈合后 ①拇指外展、内收、对掌及屈伸活动训练。开始时以被动为主,用健手握住拇指进行,运动幅度不应过大,以骨折部位不痛为限,每日 3 次,每次 30 分钟。②1 周后,以主动运动为主,运动幅度逐渐加大。③做关节主动运动与被动运动前,先进行蜡浴或蜡饼的局部蜡疗,效果更好。

2. 其他掌骨基底骨折 骨折移位明显时给予复位,石膏托固定 4 周。之后逐步开始手指的主动运动。

3. 掌骨干骨折 骨折复位后,用前臂至近节手指石膏固定 6 周,指间关节可自由活动。

4. 掌骨颈骨折

(1)骨折整复后,用石膏或夹板固定 3~6 周,维持腕关节 15°~20°伸直位,掌指关节(MP 关节)70°屈曲,指间关节(IP)一般不固定(假如没有指骨旋转问题)。

(2)固定期,以拇指和健指的被动运动为主。1 周后可主动运动,术后 3~5 天进行伤指的远侧指间关节(DIP)和近侧指间关节(PIP)的被动运动。禁止 MP 关节的主动和被动运动,防止骨折端剪力影响骨折愈合。腕关节和肘、肩关节的主动运动。

(3)3~6 周去除夹板,伤指 MP 关节开始运动,先进行被动附加运动,松动关节,继后改为助动加主动运动,当 MP 关节活动范围明显改善时,可开始主动抗阻运动训练。伤后 8 周,进行肌力、耐力训练。

掌骨骨折并发症:主要有过度背侧水肿,伸肌腱粘连,关节囊挛缩,内在肌挛缩。

(三)指骨骨折

1. 分型 指骨骨折主要分为三型:①近节指骨骨折:骨折整复后,掌指关节屈曲 45°,近侧指间关节屈曲 90°,用背侧石膏条固定 4~8 周。②中节指骨骨折:骨折整复后,向掌侧成角者应屈曲位固定,向背侧成角者应伸直位固定 4~6 周。③末节指骨骨折:整复后用石膏或夹板,将近侧指间关节屈曲90°,远端指间关节过伸位固定6周。

2. 康复治疗要点

(1)固定期 术后第2天开始健指活动。若健指与伤指的屈伸活动没有牵连关系,则可以主动运动;若有牵连,则以被动活动为主。每次活动应达到最大范围。进行腕关节、前臂的主动运动。待伤指疼痛、肿胀开始消退,可做伤指被动的屈伸运动。运动范围应根据骨折部位和症状而确定。若中节、远节指骨骨折,MP关节运动范围可大些;若近节指骨骨折,MP关节运动会影响骨折愈合,所以不宜活动MP关节。

(2)外固定去除后 重点是指间关节屈伸练习。若骨折愈合好,先进行被动附加运动。继之以被动生理活动为主,主动为辅。若骨折愈合不牢固,活动时应该用健手固定保护好骨折部位,然后,进行指间关节的被动运动。等指间关节的挛缩粘连松动后,以主动运动为主、被动运动为辅,直至各个关节活动度恢复到最大范围。远节指骨骨折,指端常合并过敏,需脱敏治疗,可用不同质地物质摩擦指尖,敲打和按摩指尖。

三、手部肌腱修复术后的康复

(一)概述

1. 指屈肌腱分区 屈指肌腱,从前臂肌肉-肌腱连接处,至其抵止处,经过前臂、腕管、手掌和手指纤维鞘管等处,各个部位均有不同的解剖结构和特点,损伤后依据不同部位,有不同的处理原则和要求。屈指肌腱可分为五个区域或八区。目前常用的是肌腱的五区分法(图10-8)。

Ⅰ区:从中节指骨中部至指深屈肌腱止点的一段。此段肌腱虽然也包裹在腱鞘内,但只有一条指深屈肌腱。

Ⅱ区:从远侧掌横纹,即指纤维鞘管起始部,至中节指骨的中部(或在指浅屈肌腱抵止处)。此段肌腱位于硬韧而狭长的骨纤维鞘管内,指浅、深屈肌腱互相交叉、换位,修复较为困难。术后肌腱极易与鞘管粘连,及发生屈指浅、深肌腱间粘连。修复结果常不理想。

Ⅲ区:从腕掌横韧带远侧缘到远侧掌横纹,即纤维鞘管起始处止。此段肌腱包括指浅、深屈肌腱。蚓状肌起自此段的指深屈肌腱。

Ⅳ区:位于腕管内的一段肌腱。腕管掌侧为硬韧的腕横韧带,尺、桡侧均为腕骨。在此狭窄的隧道里,有九条肌腱和正中神经通过。在正常情况下,肌腱可以在腕管内滑动无阻。肌腱损伤修复后,缝合部位肌腱组织肿胀,纤维组织增生,腕管内没有缓冲的余地,张力增加,加大了肌腱滑动阻力。修复后的肌腱容易发生粘连。

Ⅴ区:肌肉-肌腱移行处至进入腕管以前的一段肌腱,此区内肌腱修复后,对肌腱的滑动影响较少。

2. 伸指肌腱分区 伸指肌腱划分为8区(拇指为6区)。在手指按关节部位分区,远侧指间关节部为Ⅰ区,近侧指间关节为Ⅲ区、Ⅳ区,在这两个关节之间部分为Ⅱ区。掌指关节为Ⅴ区,腕关节部为Ⅶ区。在掌指关节和腕关节之间分为Ⅵ区。腕背部以远为Ⅷ区(图10-9)。这种分区法,使指伸肌腱分区更加细致具体,因而也使指伸肌腱在不同的解剖部位的特点更加突出。

3. 肌腱愈合过程 长期以来认为肌腱缺乏自愈能力，局部粘连是肌腱愈合的基本方式。近年许多研究证实了肌腱修复过程中，不仅是腱外组织的长入，也有自肌腱断端组织长入的修复作用。两种机制同时存在，共同完成肌腱的腱修复。

(1) 纤维支架形成期 缝接后4~5天内腱断端周围组织内毛细血管增生，成纤维细胞增殖，间隙内被胶原样物质充填，形成半透明梭形团块，构成纤维样支架连接。此期主要以毛细血管和成纤维细胞增殖为主。

(2) 纤维组织增生期（第2周） 断端间充填的胶原样组织由结缔组织替代，大量的成纤维细胞增殖。此时，腱端的腱细胞开始分化，细胞的增殖活动开始无规律，排列紊乱，逐渐向腱板集中。此期结缔组织和胶原样物质生长，肌腱断端间隙完全由上述组织及不成熟的腱纤维连接，但不坚实。

(3) 肌腱塑型初期（第3周） 肌腱连接后第3~4周，肌腱细胞分裂增殖。断端为结缔组织和肌腱胶原纤维代替，局部肿胀消退，连接较坚固，肌腱塑型开始，肌腱缝接处与周围组织开始分离，便于肌腱滑动。

(4) 肌腱塑型期（第4~12周） 经结缔组织、腱纤维连接后的腱断端，肌腱细胞排列规律，毛细血管增生减少，腱纤维呈轴状排列。结合部的连接更为紧密，此时愈合的肌腱可承受牵拉和张力。

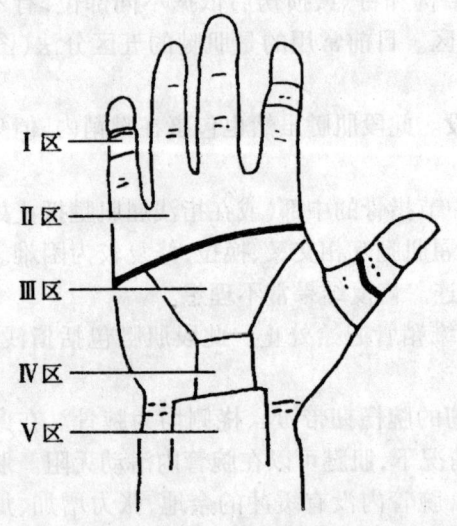

图10-8 屈肌腱分区

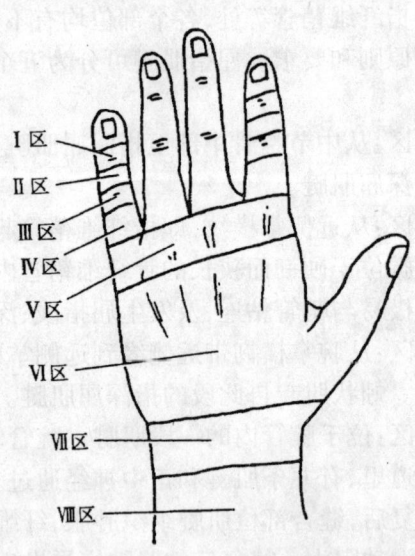

图10-9 伸肌腱分区

4. 影响愈合的因素

(1) 制动的影响 肌腱缝合后早期活动，毛细血管和成纤维细胞增生活跃，很快在断端处合成新胶原。肌腱缝接后制动，则粘连覆盖创面，细胞增殖活动迟缓。有控制地早期活动，可促进肌腱缝合处细胞的增殖活动，减少周围组织粘连，愈合质量好，表面光滑，并与鞘管保持间隙。长期制动，外周组织长入增多，粘连明显。

(2) 创伤的影响　肌腱缝合处粘连,因肌腱表面结构完整性受到破坏或因有关的结构损伤引起。不适当的手术操作,如切除鞘管,损伤滑膜鞘,以及切除指浅屈肌腱时造成腱纽的损伤等,可造成局部组织缺血,使自身修复能力下降。

(二)屈肌腱修复术后的康复

手功能是建立在伸肌、屈肌和内在肌的生物力学平衡基础上的,任何一个肌腱损伤都会影响这种平衡。传统上,Ⅱ区屈肌腱损伤最难处理,由于指屈浅、深肌腱在同一腱鞘内,特别容易粘连。屈肌腱修复的理论是早期活动,特别强调在Ⅱ区修复后的早期活动的重要性。

1. 手术后用背侧石膏托或低温热塑材料制作夹板固定伤手,维持腕屈曲20°~30°,MP关节屈曲45°~60°;指间关节伸直位。将橡皮筋一端用胶固定于指甲,其另一端通过掌心的滑车后用别针固定在前臂屈侧的敷料上(图10-10)。

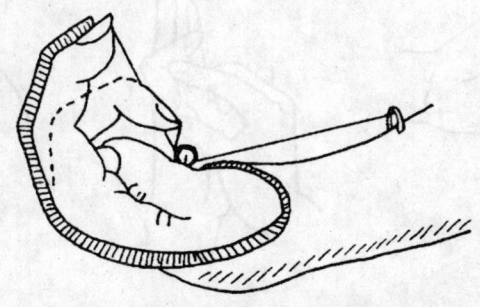

图10-10　屈肌腱修复后早期被动活动装置

2. 手术后1~2天开始早期活动,利用橡皮筋牵引被动屈曲指间关节。在夹板范围内,主动伸指间关节。此期间禁止主动屈曲指间关节及被动伸指间关节。为了防止PIP关节屈曲挛缩,应该维持PIP关节充分伸直位。在训练间隙及夜间用橡条固定PIP,在夹板内保持伸直位。从手术后开始至4周,在夹板内进行单个手指的被动屈曲/伸直训练。第4周,允许伤指主动屈曲。

如屈肌腱滑动好(关节屈曲ROM＞正常值的75%),则提示修复后瘢痕较轻,需要继续使用夹板保护1~5周,假如肌腱滑动范围小,提示术后瘢痕粘连较重,则去除夹板,进行主动运动训练。包括单个手指、指屈浅和深肌腱的训练,钩指、握拳等(图10-11)。

(1) 单独指屈浅肌腱的训练方法　维持MP关节伸直位,固定PIP关节的近端,嘱病人主动屈曲PIP关节,同时保持DIP关节伸直位。

(2) 单独指屈深肌腱的训练方法　维持MP、PIP关节伸直位,固定DIP关节的近端,嘱病人主动屈曲DIP关节。

(3) 钩拳训练方法　PIP和DIP关节屈曲,同时MP伸直,从而保证指屈浅肌腱和深肌腱的最大范围活动。

(4) 直角握拳训练方法　MP和PIP关节屈曲,同时保持DIP伸直。该训练可使指屈浅肌腱做最大范围滑动。

(5) 复合握拳训练方法　屈曲MP、PIP和DIP关节,使指屈浅、深肌腱做最大滑动。

3. 术后第6周,轻度功能性活动。如PIP关节屈曲挛缩,可使用手指牵引夹板。术后第7

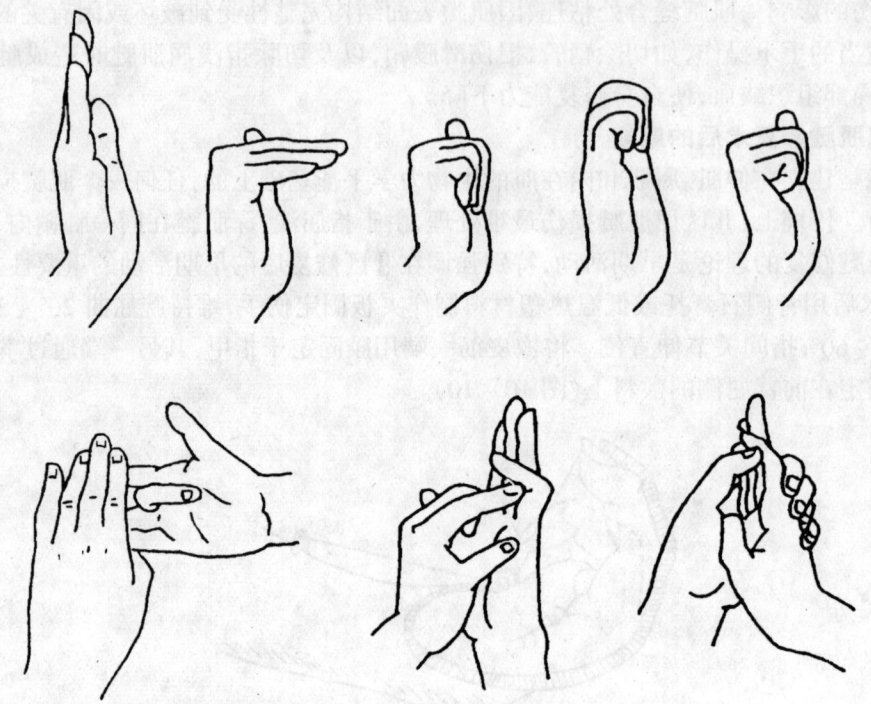

图 10-11 指屈浅深肌腱滑动训练

周,抗阻训练,如:使用强度各异的海棉球、塑料治疗泥进行训练,以维持手的抓握能力。术后第 8 周,强化抗阻训练,增强肌力、耐力。术后 12 周,主动活动。

(三)肌腱松解术后的康复

为了使肌腱松解达到预期的目标,首先术前应使关节被动活动尽可能达最大范围,其次术中肌腱松解应完全彻底。

1. 松解术后 24 小时开始,去除敷料,病人主动屈伸训练。训练内容有:指屈浅、深肌腱单独滑动,钩指,握拳,直角握拳等。
2. 主动+助动活动 MP、PIP 和 DIP 关节,使其屈伸达最大范围。
3. 疼痛和水肿是妨碍训练的最主要原因,必须给予对症处理。
4. 术后 2 周,拆线。软化松解瘢痕处理。
5. 假如松解术后没有肌腱滑动,可在术后 48 小时给予功能性电刺激。
6. 术后 2~3 周开始功能性活动训练。
7. 术后 6 周开始抗阻训练。

假如肌腱松解术后,PIP 关节挛缩已经矫正,术后可用伸展夹板,以维持手术中获得的伸直度。松解术后几天,每日训练数组,每组 10 次左右,以后逐渐增加活动次数和强度。

(四)伸肌腱修复术后的康复

手背伸肌腱表浅,损伤率高,并且容易与骨发生粘连。与屈肌腱相比伸肌腱较弱,开始主动活动时,容易过分牵伸。因此,在活动第一周必须注意保护。伸肌腱结构扁、薄、阔,更容易断裂。伸肌腱滑动范围小于屈肌腱,因而在长度方面的代偿能力小。伸肌腱长度的改变或粘连会影响力的传递,从而改变关节运动范围。伸肌腱修复部位的裂隙(2mm),可能在肌腱损伤的远端产生40°的伸直滞缺(extension lag)。另外,每个关节伸肌腱有骨性连接,所以伸肌腱几乎没有自身的调节能力。一旦伸肌腱的骨性韧带发生改变,便会产生严重问题。传统上,伸肌腱术后采用固定治疗,近来研究证明,伸肌腱修复术后(Ⅳ~Ⅶ区)早期在控制范围内进行屈曲活动有助于瘢痕组织重新塑形,使得肌腱有较大活动度,也可防止粘连。

1. 伸肌腱修复术后使用掌侧夹板,固定腕关节30°~40°伸直位,同时用橡皮筋牵拉伸直所有指间关节。另外用掌侧夹板防止MP关节屈曲。嘱咐病人,在夹板范围内主动屈曲手指,依靠弹力牵引被动伸指。

2. 术后1~3周,在夹板控制范围内练习主动屈指和被动伸指。禁止被动屈指和主动伸指。3周以后,去除掌侧夹板,嘱咐病人继续主动屈指训练,继续依靠弹力牵引被动伸指训练。6周后,去除夹板,开始主动伸指训练,包括各条肌腱滑动训练。术后7周,开始抗阻力训练。

伸肌腱修复术后并发症有:严重背侧肿胀,伸直受限,外在肌紧缩。处理:①水肿处理:同前。②伸直受限处理:瘢痕松动技术,单个肌腱伸直训练,晚上可使用伸直夹板固定。③外在肌紧缩处理:松动软化瘢痕组织,按摩,超声波及音频电疗法,屈曲型动力夹板牵引等。

四、手部周围神经修复术后的康复

(一)神经损伤后的退变与再生

神经断裂修复后,断裂两端同时发生华勒变性(Wallerian Legeneration),两端之间的支持组织愈合,部分许旺细胞管被沟通,允许近侧端的再生神经纤维长入远端。近侧再生的神经纤维分成许多细小的轴丝,通过神经吻合口,有的轴丝长入许旺鞘管,有的长入间质组织中去。也有的数条轴丝长入到一个许旺鞘管内,越往远端,再生的轴丝数目越少,并且逐渐成熟。因此,神经缝合修复越精确,近侧端再生的轴丝长入到远端许旺鞘管内并达到终末结构的轴丝越多,神经恢复也越好。所以,人们采用各种不同的方法去识别神经束,应用各种手术方法,以达到神经束对位准确。但是,能达到终末结构的神经纤维直径及数目均较正常小且少。

近年来,实验和临床都证实,周围神经断裂后,伤断神经的远端能分泌释放一种媒介物质(扩散因子),这种媒介物质可以吸引、引导近端再生的神经纤维定向生长。

神经纤维的再生速度为每天1~2mm。断裂的神经纤维修复后,神经本身要经过华勒变性过程,神经缝合端有个愈合过程,再生的神经纤维有穿越断端间愈合瘢痕过程,再生神经纤维到达终末结构也有一个生长成熟过程。因此,从神经修复到恢复功能计算,平均每天只能按1mm计算。

(二)康复目的和治疗方案

1. 康复目的　主要是教会病人自我保护及代偿能力。例如针对皮肤干燥、伤口愈合能力降低,应教会病人每天清洁皮肤与护理皮肤的方法,维持皮肤的柔软及弹性。经常检查皮肤有无压痛及过度使用以及有无皮肤的炎症。瘫痪或肌力微弱的肌肉应该避免过分牵拉或挛缩。被动关节运动范围训练时,应防止过牵;选择保护性夹板,预防姿势性挛缩等。

2. 治疗方案　如图10-12所示,在不同的时间康复治疗的内容不同。

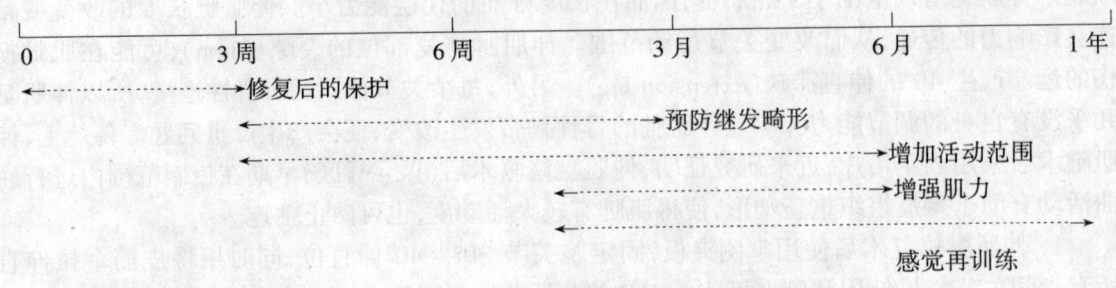

图 10-12 不同时间康复治疗的内容

(三)正中神经损伤

1. 康复的基本原则

(1)修复术后,腕关节屈曲位固定 3 周,随后逐渐伸展腕关节至正常位(大约 4~6 周)。

(2)主动活动训练。

(3)用视觉来保护感觉丧失区。

(4)日常生活辅助器具的使用,例如,配戴对指夹板,预防第一指蹼挛缩,并提供对指抓握功能(图 10-13)。

(5)感觉再训练:感觉再训练是周围神经损伤病人整体康复程序的一个组成部分。它能使病人在功能性感觉恢复中发挥最大的潜能。

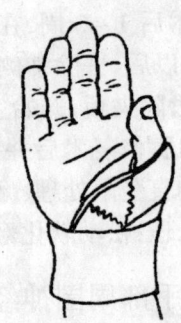

图 10-13 动力型拇外展夹板
(正中神经损伤)

2. 基本原理 周围神经损伤后,由于脊髓的不成熟,感觉传导减慢,加之神经末梢的排列错误,阻碍了许多新生的轴突芽长入原来的髓鞘内,因而出现非正常感觉和某些部位的感觉缺如。患者通过感觉学习原则(即集中注意力、反馈、记忆、强化),可在脑中将这种异常刺激感觉与受伤前脑中已存在的、对某物体表面形状的反应模式联系起来,进一步训练以形成高度的本体感觉的认识。这种方法可以使感觉恢复得较好,而且与物体的形状、大小、重量的识别有关。定位训练的目的是将触觉和视觉刺激联系起来形成新的触-视模式。

手的感觉恢复顺序是:痛觉和温觉、30Hz 振动觉、移动性触觉、恒定性触觉、256Hz 振动觉、辨别觉。因此,感觉训练程序分为早期和后期阶段。早期主要是痛觉、温觉、触觉和定位、定向的训练。后期主要是辨别觉训练。腕部正中神经和尺神经修复术后 8 周,可以开始早期阶段的感觉训练。假如存在感觉过敏,则脱敏治疗应放在感觉训练程序之前。

3. 训练方法

(1)训练要求 ①要求病人在手上画出感觉缺失区域;②训练前进行感觉评定;③当保护觉(痛觉)恢复时,感觉训练程序即可开始;④感觉训练后的评定,每月一次;⑤感觉训练时间不宜过长、过多,每日 3 次,每次 10~15 分钟为宜。

(2)定位觉训练 治疗师在安静的房间里训练病人,用 30Hz 的音叉让病人知道什么时候和在什么部位开始的移动性触觉。然后用铅笔擦头按需要在训练的区域,由近到远触及病人。

病人先睁眼观察训练过程,然后闭上眼睛,将注意力集中于他所觉察到的感受,而后睁眼确认,再闭眼训练。这样反复学习,直至病人能够较准确地判断刺激部位。当病人能够觉察到指尖的移动性触摸时,即可开始恒定性触摸训练。使用 256Hz 音叉作为导标,以确定何时开始训练。用铅笔擦头点压,开始时压力较大,然后逐渐减轻。经过闭眼—睁眼—闭眼训练程序,反复学习,直至病人能够准确地确认刺激部位。

(3)辨别觉训练 当病人有了定位觉以后,便可开始辨别觉训练。刚开始时让病人辨别粗细差别较大的物体表面,逐渐进展到差别较小的物体表面。每项训练采用闭眼—睁眼—闭眼方法。利用反馈,重复地强化训练。

(4)感觉训练效果的评定 尚无一个精确的方法。临床是根据某些参数来评定。这些参数有:①定位觉的错误次数减少。②在限定的时间内,能够完成较多的"配对"测试或识别试验。③完成各项训练的时间缩短。④二点识别能力提高。⑤日常生活能力和作业能力提高。其中最重要的评定标准是:在工作中和休闲活动中利用手的能力增强了。⑥预计神经恢复无望者,可考虑功能重建手术。

要特别强调的是:正规感觉再训练结束,患者恢复主动活动后,后期阶段的感觉训练是依靠患者自己双手的不断使用而得以维持的。这可能需要很长时间。

(四)尺神经损伤的康复处理

1. 配戴 MP 关节阻挡夹板,预防环、小指爪形指畸形(图 10-14)。
2. 用视觉代偿保护手尺侧缘皮肤感觉丧失区。
3. 对神经无恢复者,可考虑重建内在肌功能手术。

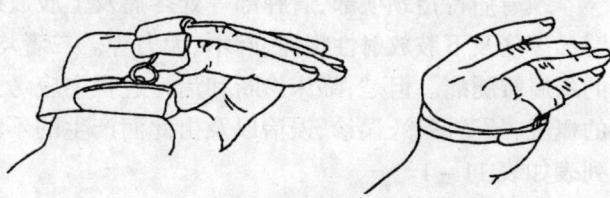

图 10-14 尺神经损伤用夹板

(五)桡神经损伤的康复处理

1. 使用腕关节固定夹板,维持腕关节伸直、掌指关节伸直、拇指外展位(图 10-15)。预防伸肌过牵。协助手的抓握、放松功能。
2. 通过活动对肌肉训练,例如抓握和松弛动作。
3. 必要时可施行伸腕、伸拇、伸指功能重建手术。

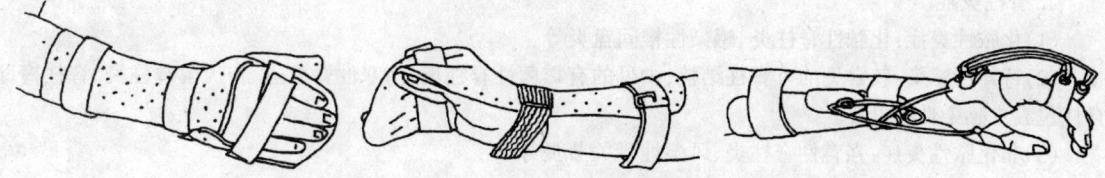

图 10-15 静力型和动力型伸腕伸指夹板(桡神经损伤)

(陆廷仁)

第十一章 颈肩腰腿痛的康复

颈肩腰腿痛是一组以引起颈肩腰腿疼痛为主要症状的疾病的总称,是骨科常见病。据国外统计,50%~70%的人一生曾患有腰腿痛,14%的人一生曾患有颈肩痛。这些疾病不仅给患者带来痛苦,而且也给社会造成巨大经济损失。据统计,上世纪后叶美国每年因颈肩腰腿痛所造成的经济损失达500亿美元。因此,近50年来,世界各国对颈肩腰腿痛的病因、发病机制、诊断、分类、康复治疗、手术指征及手术方法等进行了大量研究,取得了很大进展。

第一节 颈肩腰腿痛的临床分类诊断

颈肩痛特指颈项部、肩胛部等处疼痛及上肢放射性疼痛、麻木、无力等;腰腿痛特指腰、骶、臀部疼痛及下肢放射性疼痛、麻木、无力等。二者均不包括脊柱肿瘤、结核等特异原因所引起的颈肩腰腿痛。但是,临床诊断和治疗过程中应考虑这些特异原因。为全面了解颈肩腰腿痛的概况,预防漏诊、误诊、误治以及由此而产生的不良后果,本节将引起颈肩腰腿痛的主要疾病列表如表11-1。

颈肩腰腿痛病因复杂,限于篇幅,本节仅重点介绍几种常见疾病的诊断。

表11-1 颈肩腰腿痛病因分类表

一、脊柱本身疾患
1．脊柱损伤
(1)急性损伤:脊柱骨折、脱位、急性椎间盘突出等
(2)慢性损伤:陈旧性骨折、脱位、椎弓根不连、脊柱滑脱、椎间盘突出等
2．脊柱炎症
(1)化脓性炎症:化脓性脊柱炎、感染性椎间盘炎等
(2)特异性感染:较常见的有脊柱结核;少见的有霉菌性脊柱炎、伤寒性脊柱炎、布氏菌脊柱炎、脊柱梅毒、脊柱包囊虫感染性疾患等
(3)非化脓性炎症:强直性脊柱炎、风湿性骨关节炎等
3．退变性骨关节病
(1)退变性不稳及滑脱
(2)颈椎病
(3)后纵韧带骨化
(4)腰椎骨关节炎

（续表）

(5)腰椎管狭窄症
4. 代谢性疾患
(1)骨质疏松症
(2)甲状旁腺功能亢进、佝偻病
(3)Paget 病
(4)骨硬化病
(5)Marfan 综合征
(6)黏多糖病等
5. 骨发育异常
(1)先天性环枢关节脱位、颅底凹陷等
(2)颈肋融合症
(3)脊柱裂
(4)移行椎
(5)椎体畸形
(6)脊柱侧弯
(7)其他：第 3 腰椎横突过长畸形、骶椎发育不良等
6. 脊柱肿瘤
(1)原发性脊柱肿瘤
1)良性肿瘤：骨软骨瘤、骨样骨瘤、成骨细胞瘤等
2)恶性肿瘤：软骨肉瘤、骨肉瘤、骨髓瘤、脊索瘤、巨细胞瘤、尤文肉瘤等
(2)继发性脊柱肿瘤
二、椎管内疾患
1. 椎管内炎症：蛛网膜炎、脊髓炎、硬膜外脓肿
2. 椎管内肿瘤：髓内肿瘤、髓外硬膜内肿瘤、髓外硬膜外肿瘤
三、骶髂关节疾患
骶髂关节扭伤、骨折、脱位；骶髂关节结核；致密性骶髂关节炎等
四、脊柱旁肌筋膜疾患
1. 损伤：棘上棘间韧带扭伤、急性腰扭伤、腰肌劳损、颈肌扭伤
2. 炎症：颈背部筋膜纤维组织炎、肩周炎、腰筋膜纤维组织炎等
五、内脏疾病牵涉痛类疾患
1. 消化系统：消化性溃疡、胆囊炎、肝癌、胰腺癌等
2. 肾脏及腹膜后疾患：肾盂肾炎、肾结石、肾结核、肾肿瘤、肾下垂等
3. 妇科疾患：子宫炎、附件炎、盆腔肿瘤等
4. 前列腺疾患：前列腺炎、前列腺肿瘤等

一、颈背部筋膜纤维织炎

颈背部筋膜纤维织炎是指慢性劳损、寒冷、潮湿等引起颈背部筋膜及肌组织出现水肿、渗出及纤维性变并伴有一系列临床症状的综合征。

(一)病因与病理

本病病因及病理尚不十分清楚,一般认为长期屈颈等不良体位使颈背部肌肉处于牵张状态,出现痉挛、缺血、缺氧;寒冷、潮湿等气候条件均可引起颈背部皮肤、皮下筋膜、肌肉处的血液循环改变,包括血管收缩、缺血、缺氧。各种因素作用于颈背部超过一定时限即可引起该部位筋膜、肌肉充血、水肿、渗出性改变,进而引起纤维化,可出现大小不等的结节,某些结节可压迫神经末梢。

(二)临床表现

1. 各年龄段均可发病,以中青年常见。
2. 以冬、春、深秋季节常见。近年来,因空调日益普及,夏季发病亦很常见。
3. 疼痛特点　颈肩背部弥漫性酸胀痛、沉重感,可伴有思睡,精神不集中,烦躁,疼痛可向后枕、上肢放射,但多无阳性体征,疼痛部位有时可触及结节、条索,遇热或按摩后疼痛缓解。
4. 疼痛部位　以斜方肌、肩胛提肌、菱形肌附着处或肌腹常见。
5. 功能障碍　病情严重或迁延的患者可出现颈椎及相应肩关节活动受限。

(三)诊断要点

1. 病史　有受寒、潮、长时间屈颈不良体位史。
2. 有上述典型疼痛,疼痛部位封闭后症状明显减轻或消失。
3. 四肢肌力、感觉、反射无改变。
4. 辅助检查　X线检查,颈椎生理性前凸可减小或消失;CT和MRI无明显异常。血沉、类风湿因子阴性,抗溶血性链球菌O、C反应蛋白(CRP)正常。

(四)鉴别诊断

颈肩疼痛是颈椎其他疾患如颈椎病、颈椎结核、肿瘤等常见症状。因此,鉴别诊断很重要。询问病史及体格检查并据此选择相应辅助检查是鉴别的关键。

二、颈部软组织劳损

颈部软组织劳损是指颈部肌肉、筋膜、韧带等软组织慢性损伤性病变。

(一)病因与病理

颈部急性软组织损伤,颈部肌肉、筋膜撕裂出血、水肿、渗出刺激周围神经组织,引起颈肩背部疼痛及肌痉挛,如未及时治疗,病程迁延,受损肌肉及筋膜纤维化及瘢痕形成,压迫周围神经末梢引起疼痛;同时,受损肌肉及筋膜弹性降低,易反复损伤,诱发疼痛。在工作、学习及日常生活当中,长期不良体位如低头、扭头等可致颈部反复小量肌肉损伤,引起颈部肌肉疲劳、纤维化、弹性降低、失去控制肌肉的能力。

(二)临床表现

主要表现为劳累后颈项部酸胀不适或疼痛,后枕、肩部沉重感,一般无放射症状。轻症患者颈部活动无受限,重症者颈部活动受限。常于颈椎旁肌、斜方肌、肩胛提肌、菱形肌等附着点或肌腹、棘突旁等部位有一个或多个压痛点,痛点封闭症状减轻或消失。

X线检查:青壮年患者一般正常,部分患者可有颈椎生理曲度改变。50岁以上患者可有不同程度颈椎骨质增生和椎间隙变窄。

(三)诊断

依据颈部急慢性损伤史,长期长时间头颈部不良体位史,颈肩部酸胀、疼痛、压痛,一般较容易诊断。应常规 X 线检查除外颈椎其他疾患。

三、颈椎病

颈椎椎间盘组织退行性改变及其继发性颈椎骨性病理改变累及其周围组织结构(神经根、脊髓、椎动脉、交感神经等),并出现相应的临床症状者称为颈椎病。

(一)病因

1. 颈椎间盘退行性变　是颈椎病发生和发展中最基本的原因。椎间盘由纤维环、髓核及椎体上、下软骨板组成。它使相邻椎体牢固连接,既维持颈椎正常解剖结构,又保证颈椎生理功能正常进行。在正常生理状态下,椎间盘在 20~25 岁后逐渐退变,表现为髓核、软骨板水含量下降,纤维环透明变性,纤维增粗,排列紊乱,甚至裂隙形成。各种急慢性损伤可加快椎间盘退变。椎间盘退变后,椎间隙高度下降,椎后关节囊、棘上韧带、棘间韧带、黄韧带及前、后纵韧带松弛,脊柱稳定性降低,相邻椎体间出现异常活动,进而引起椎体前后缘、钩椎关节、关节突增生以及黄韧带、后纵韧带肥厚、钙化,从而导致神经根、脊髓、椎动脉、交感神经、食管等受压迫而引起相应症状。

2. 发育性颈椎管狭窄　指椎管正中矢径与椎体正中矢径的比值≤0.75。发育性颈椎管狭窄人群因椎管内容积小,椎间盘退变后更易引起相应症状。

3. 颈椎的先天畸形　如先天性椎体融合。融合的椎体相邻的椎间盘负荷加大,椎间盘退变加剧。

(二)分类诊断

1. 颈型　最为常见,发生于颈椎退行性变初期。主要由于颈椎间盘退行性变引起颈椎内外平衡失调,刺激窦椎神经及反射性肌痉挛而引起一系列症状。临床表现为枕、颈、肩部疼痛、酸胀不适等异常感觉,常有枕、颈椎旁及肩胛骨周围相应的压痛点。严重者可出现颈肌僵直、颈部活动受限。没有明显的神经系统受损的体征。X 线上显示为颈椎曲度改变或椎间关节不稳;MRI 显示颈椎间盘变性。

2. 神经根型　较多见,常见于 30~50 岁,是由突出的颈椎间盘、增生的小关节及钩椎关节压迫或刺激神经根引起,可累及一根或多根神经根,单侧多见,亦可为双侧。根性症状如麻木、疼痛是本型中典型的症状,且范围与颈神经根所支配的区域一致(表 11-2),颈肩部多伴有疼痛,痛点封闭无效。压顶试验(又称 Spurlling 试验:患者头偏向患侧,用手向下压迫头部出现放射性疼痛或麻木)、臂丛牵拉试验(又称 Eaten 试验:手抵于颞侧顶部,并将其推向健侧,另一手握住患者手腕将其牵向其相反方向出现放射性疼痛或麻木)以及椎间孔分离试验(又称引颈试验:患者坐位,检查者双手托住患者下颌,逐渐向上牵引颈椎以扩大椎间孔,患者上肢疼痛、麻木等症状减轻或消失)多为阳性。

影像学检查:X 线检查颈椎生理弯曲减小,变直或反向,受累节段钩椎关节、椎后关节增生,骨赘形成;部分患者项韧带钙化、椎间隙变窄。MRI 显示受累椎间盘变性、髓核突出偏向一侧,神经根受压迫。CT 显示钩椎关节、后关节突部增生,椎间孔前后径狭窄。

表 11-2 神经根型颈椎病各神经根受累的症状

间盘水平	受累N根	疼痛部位	感觉改变部位	肌力减弱	腱反射减退或消失
$C_{4\sim5}$	C_5	肩部及上臂外侧	上臂外侧	三角肌、肱二头肌、冈上下肌	肱二头肌腱反射
$C_{5\sim6}$	C_6	上臂外侧、前臂桡侧	拇指	肱二头肌、肱桡肌、桡侧腕伸肌	肱桡肌腱反射
$C_{6\sim7}$	C_7	前臂背侧	示、中指	伸指肌群、肱三头肌、桡侧腕屈肌	肱三头肌反射
$C_7\sim T_1$	C_8	前臂尺侧	环、小指	指屈肌	

3. 脊髓型 较前两型少见,约占颈椎病的 10%～15%,主要由于颈椎管发育性狭窄,椎间盘中央型突出,椎体后缘增生,黄韧带肥厚,颈椎不稳等因素致颈脊髓压迫、缺血,引起脊髓传导功能障碍。椎体束损害为本型主要特点。表现为四肢肌力减退、肌张力增高,行走、持物不稳,腱反射活跃或亢进,出现病理反射,严重者可出现不完全性痉挛性截瘫。本型亦可伴有脊髓丘脑束损害症状,表现痛温觉减退。

影像学检查:X线检查多数患者椎体后缘、关节突增生;椎管绝对值小于 14mm;部分患者椎管正中矢状径与椎体正中矢状径比值小于或等于 0.75。MRI 显示硬膜囊受压,可伴有相应节段颈髓变性。CT 显示椎间盘后中央型突出、椎体后缘增生、黄韧带钙化、硬膜囊受压变形。

4. 椎动脉型 引起此型的主要原因在于颈椎横突孔增生狭窄,钩椎关节、上下关节突明显增生肥大,椎间不稳定致使椎动脉狭窄、扭曲变形、痉挛;椎动脉硬化或先天性狭窄也在本型发病中起重要作用。临床表现主要有:①眩晕,表现为旋转性、摇摆性,眩晕时可伴有耳鸣(头颈活动时可诱发加重)。②偏头痛,以颞部、顶枕部明显,多为跳痛或刺痛。③猝倒,因椎动脉受刺激痉挛引起,表现为突然四肢乏力而猝倒,然后可自行站立行走。④眼部症状,少部分患者可出现突发性眼肌痉挛、复视、视物不清、弱视甚至失明。⑤其他:神经衰弱、记忆力减退、胃肠不适,呼吸道、心血管系统症状。上述症状多因颈部活动而诱发加重。

辅助检查:①X线检查可发现颈椎钩椎关节增生、椎间孔狭窄、颈椎不稳定及枕颈段畸形。②CT 及 MRI 可显示椎间孔狭窄,MRA(磁共振椎动脉成像)可清晰显示椎动脉有无狭窄、扭曲、变形。③数字减影(DSA)可清晰显示椎动脉图像,对明确诊断及手术定位具有重要作用,但因其为有创检查,尚不能广泛应用。④其他,经颅多普勒超声检查,可显示颅内主要动脉的流向、流量等指标,70%椎动脉型颈椎病患者其椎基底动脉血供异常。

5. 交感神经型 此型临床表现最复杂。颈椎间盘退变、颈椎不稳定及钩椎关节增生等因素刺激周围交感神经,引起一系列交感神经症状。其他各型颈椎病均有可能伴有交感神经症状,以交感神经症状为主的颈椎病称交感神经型颈椎病。临床表现:①交感神经兴奋症状,如头痛、头晕、枕后痛、眼后痛、眼干涩、视力下降、Horner 征阳性、心动过速、心前区疼痛不适、血压升高、四肢多汗、头面肢体麻木乏力、发音障碍等。②交感神经抑制症状:如头昏眼花、心动过缓、血压偏低、胃肠蠕动加强、流泪、鼻塞等。

影像学检查:X线检查显示颈椎退性行改变,钩椎关节增生,椎间隙变窄。MRI 显示椎间盘变性。

6.其他型(主要指食管受压者) 主要因为椎体前方骨质增生,骨刺明显突出压迫食管引起。临床表现为进食尤其是进硬质食物后有哽咽感,部分患者有进食后胸骨后烧灼样疼痛感。

影像学检查:X线检查显示椎体前方骨赘形成,骨赘突出。钡餐检查显示食管狭窄、钡剂通过缓慢。

(三)鉴别诊断

1. 颈型颈椎病的鉴别

(1)颈背部筋膜纤维织炎 参见本节"颈背部筋膜纤维织炎"。

(2)肩周炎 又称五十肩、冻结肩。多发生于50岁左右,女性多于男性,表现肩关节周围疼痛,可伴有背部、上臂痛。肩关节周围有压痛点,如肩盂、结节间沟、三角肌起点等。肩关节活动受限,尤以外展、内外旋受限明显,患肢无感觉、肌力和反射异常。

2. 神经根型颈椎病的鉴别

(1)颈椎结核 一般发病缓慢,早期可表现颈肩背痛,随病情进展可出现上肢放射性疼痛、麻木、甚至四肢瘫。常有结核史,有低热、消瘦、盗汗、食欲不振、乏力等全身症状。受累颈椎棘突可有压痛及叩痛。颈椎X线、CT、MRI可显示颈椎体骨质破坏、椎间隙变窄、椎旁软组织影扩大,抗痨治疗有效。

(2)腕管综合征 由多种因素使腕管内压力增加,导致正中神经受压迫引起,临床表现患手的正中神经支配区麻木、刺痛、拇外展肌无力、萎缩。患侧腕关节背伸试验(Phalen征)阳性,Tinel征阳性。

(3)肘管综合征 因肘外翻畸形、尺神经沟骨折畸形愈合、骨质增生,肘管内肿物刺激或压迫尺神经引起。患侧手尺侧半痛温触觉减退,手内在肌萎缩,出现"爪形手"畸形,尺神经沟变浅,可触及增粗的尺神经;尺神经叩击试验阳性。

(4)腕尺管综合征 因骨折、腕横韧带增厚、囊肿等致腕尺管狭窄、尺神经受压,引起环小指麻木、手内肌无力。腕尺管部叩击试验(Tinel征)阳性。

(5)网球肘 因前臂伸肌止点处慢性损伤引起肱骨外上髁周围疼痛、压痛;前臂伸肌牵拉试验(Mills征)阳性;封闭治疗疼痛明显缓解或消失。

(6)胸廓出口综合征 因颈肋、第七颈椎横突过长,前斜角肌纤维化,锁骨骨折畸形愈合,肿物等压迫臂丛神经、锁骨下血管引起上肢症状。临床表现上肢麻木、乏力、疼痛。上臂、前臂及手部尺侧半浅感觉减退,尺侧屈腕肌、指浅屈肌及手内肌肌力减弱。Adson试验阳性。X线检查有助于诊断。

(7)其他 前臂骨间背侧神经卡压综合征、骨间掌侧神经卡压综合征等。临床较少见,不再赘述。

3. 脊髓型颈椎病的鉴别诊断

(1)进行性脊髓性肌萎缩 多为青壮年发病,常以对称性大小鱼际肌萎缩、无力为好发症状,之后逐渐累及上肢、躯干及下肢,可伴有肌束震颤,全身感觉正常,病理征阳性。

(2)肌萎缩性侧索硬化症 40岁前后发病,以上下运动神经元同时损害为特征。肌萎缩可累及身体任何部位,但以手部肌萎缩为首发症状者多见。因锥体束受损,早期出现腱反射亢进,病理症阳性,随病情进展可出现吞咽困难。病情进展较快,一般无客观感觉异常,但常有主观感觉异常,如麻木、疼痛等。肌电图检查有助于诊断。

(3)脊髓空洞症　多数于30岁左右发病,以节段性分离性感觉障碍为特征,可伴有上肢肌力减退,肌萎缩,皮肤营养障碍,关节损害,脊柱侧弯等。MRI检查可明确诊断。

(4)脊髓内肿瘤　进展较快,发病后较早出现四肢肌力、感觉及膀胱功能障碍,脑脊液蛋白含量增多,MRI检查有助于鉴别。

4. 椎动脉型及交感神经型颈椎病的鉴别诊断

(1)梅尼埃病　是由于迷路积水造成的以眩晕、听力障碍和耳鸣为特征的一种内耳疾病。与椎动脉型颈椎病不同,该病眩晕表现为突然发作的旋转样感觉,即自觉四周物体或自身在旋转,可伴有恶心、呕吐、面色苍白、出汗等迷走神经兴奋的症状,短暂的水平眼震以及耳鸣;每次眩晕发作均使听力受损。甘油试验有利于本病的鉴别,将 1.5g/kg 的甘油与等量的生理盐水混合,口服后3小时听力便有所改善。

(2)冠心病　以心绞痛为主要特征。患者多感觉胸骨中上 1/3 部位出现疼痛,多数向左肩、左上臂、前臂及手的内侧放射。本病多数有比较明确的诱因、口服硝酸甘油后疼痛症状明显缓解、心电图检查结果异常等是鉴别诊断的主要依据。

5. 其他　食道癌多见于老年患者,临床上以进行性吞咽困难为特征,食管吞钡 X 线检查、食管脱落细胞检查等可资鉴别。

四、棘上棘间韧带损伤

棘上韧带、棘间韧带是相邻两脊椎重要的纤维结构,具有张力带作用,可限制脊柱过度前屈。棘上韧带、棘间韧带损伤不利于脊柱稳定,是引起下腰痛的常见原因之一。

(一)病因及病理

棘上韧带起于枕外隆突,向下达腰4棘突,少数(5%)止于腰5棘突,腰5骶1棘间无棘上韧带,腰5骶1又是脊柱活动与稳定的交界部,因此腰5骶1是棘间韧带损伤最好发部位。人类20岁后棘上韧带、棘间韧带随年龄增长逐渐退变,弹性逐渐降低,脆性逐渐增加,因而易于损伤。棘上韧带、棘间韧带在直接暴力如棍击伤等和间接暴力如身体屈曲位坠落伤,弯腰搬重物等作用下易发生急性损伤;长期弯腰工作如搬运工、电脑操作员、出租司机等其棘上韧带、棘间韧带反复多次损伤、瘢痕化,常易发生慢性损伤。

(二)临床表现及诊断

患者常主诉有外伤史或长期弯腰工作史,临床主要表现腰痛、乏力,弯腰时明显伸腰困难,翻身受限。棘突间有局限性压痛。棘上韧带损伤患者压痛较浅,多位于上腰椎及胸椎;而棘间韧带损伤患者压痛较深,多位于下腰椎棘突间。痛点封闭后疼痛明显减轻或消失。

五、急性腰扭伤

因劳动或运动时,腰部肌肉、筋膜或韧带承受超负荷活动引起不同程度的纤维断裂,导致一系列临床症状称为急性腰扭伤。

（一）病因及病理

急性腰扭伤的病因甚多，其中最常见的原因是姿势不当，比如弯腰、伸膝、搬重物、弯腰扭身持物等；其次是急性应力损伤，包括滑倒、踏空、多人抬物失衡、交通意外等。另外，腰椎先天异常，如隐性脊柱裂、移行椎、腰椎横突过长等，在此病因的基础上更易发生腰扭伤。急性腰扭伤早期局部表现腰椎周围的肌肉、筋膜纤维撕裂、出血、渗出、水肿，后期主要表现血肿机化、瘢痕组织形成。

（二）临床表现及诊断

多数患者有明确外伤史，伤后即出现腰痛。受伤较重者当时即出现剧烈腰痛，受伤较轻者多于次日出现较明显的腰痛。患者咳嗽、翻身、起立、颠簸时腰痛加重，卧床休息症状好转，部分患者可伴臀部及大腿后侧酸痛、沉重感。体格检查：腰部均有明显一处或多处压痛点，压痛点位于髂嵴、棘突旁、棘突间、第三腰椎横突等处，可触及条索状肌痉挛，腰椎活动受限；下肢肌力、感觉及反射无异常；直腿抬高试验可诱发腰痛，但下肢无放射性疼痛或麻木；封闭后腰痛好转，直腿抬高试验正常。X线平片检查多见腰椎生理性前凸减小或消失及脊柱侧凸；同时需要除外脊柱结核、肿瘤及横突、棘突骨折等。

六、腰背部筋膜纤维织炎

因寒冷、潮湿、劳损等致腰背部筋膜及组织出现水肿、渗出及纤维性变，并伴有一系列临床症状者称腰背筋膜纤维织炎。

（一）病因与病理

寒冷、潮湿等自然因素可引起腰背部皮肤、皮下筋膜、肌肉的的血液循环改变，包括血管收缩、缺血缺氧。这些因素持续一定时限即可引起局部筋膜、肌肉充血、水肿、渗出改变并进一步发展为纤维化。腰背部慢性劳损患者多数合并局限性肌筋膜纤维化，在寒冷、潮湿气候条件下更易诱发上述病理过程；病毒感染、某些免疫性疾病如风湿性或类风湿性关节炎等，也可引起腰背肌筋膜炎。疾病早期主要表现为肌筋膜组织充血、水肿、渗出；后期表现为肌肉及筋膜纤维化、粘连及小结节形成；部分患者可出现肌筋膜增厚、钙化。

（二）临床表现及诊断

腰背部肌筋膜炎主要表现为受潮、受凉、劳累后腰、背、臀部疼痛，久坐、久卧后疼痛加重，弯腰及翻身困难，遇热后疼痛减轻；腰、背、臀部可有一处或多处压痛点。痛点封闭可减轻疼痛症状。病程较长，容易复发。X线片一般无特异性改变。

七、腰肌劳损

腰肌劳损是引起慢性腰痛的常见原因之一，主要因腰部受凉及其筋膜长期受牵张、扭伤、受压等积累性损伤所致。

（一）病因与病理

长期坐位工作者、弯腰工作者、经常处于非生理性位置操作的工人常存在腰部肌肉、筋膜反复性的损伤；同时，反复持续应力致肌肉内血管受压，组织缺血、缺氧，代谢产物积聚使腰背部软组织出现水肿、渗出等炎性改变；急性腰扭伤未经及时合理治疗亦可致腰肌劳损；寒冷、潮湿等气候变化可加重上述病理过程。腰肌劳损的主要病理变化是腰部肌肉、筋膜及韧带的无菌性炎症。

(二)临床表现与诊断

本病多见于长期从事弯腰、坐位或非生理位置下操作的工作者；少数患者有扭伤史。临床主要表现是反复腰部钝痛或酸胀沉重感，晨起时稍重，活动后减轻，劳累后加重，气候变化症状亦加重。部分患者可伴有臀部或大腿后侧酸胀不适。髂后上嵴、腰3横突部、腰5骶棘间棘及两侧常有压痛点，封闭后腰痛、臀部和大腿后症状减轻或消失。轻者腰部活动不受限，重者腰部活动受限。下肢无感觉、肌力及反射异常，直腿抬高试验阴性。X线片多无明显异常。

八、腰椎间盘突出症

腰椎间盘突出症是因椎间盘退变，纤维环撕裂，髓核向后突出压迫脊髓、神经根或马尾神经所出现的综合征。腰椎间盘突出症是腰腿痛常见原因。腰椎间盘在脊柱的负荷和运动过程中承受强大的应力，易劳损和退变，是椎间盘突出的易发部位。腰4与腰5、腰5与骶1位于腰椎生理性前凸和骶椎生理性后凸交界部，是腰椎间盘突出的最好发部位。临床上，95%的腰椎间盘突出位于腰4与腰5、腰5与骶1节段。

(一)解剖概要

脊椎骨共32块，椎间盘共23个，椎间盘总厚度约占脊柱全长的1/5~1/4，对脊柱具有连接、稳定、增加活动及缓冲震荡等作用。椎间盘由软骨板、纤维环及髓核构成。

(二)病因与病理

椎间盘退行性改变及损伤是椎间盘突出的主要原因。20岁后椎间盘开始退变，髓核及纤维环含水量逐渐减少，髓核张力下降，椎间盘高度逐渐降低；同时髓核中的多糖蛋白含量下降，胶原纤维增多，髓核弹性下降；纤维环各层逐渐发生玻璃样变性，裂隙逐渐产生；软骨板退变，逐渐变薄并囊性变。积累性损伤是椎间盘退变的主要原因，也是椎间盘突出的主要诱因。日常工作和生活中椎间盘反复受到纵向压力及扭转、屈曲应力，纤维环逐渐产生由内向外的裂隙，髓核往往从该处突出或脱出，压迫神经根。椎间盘突出或脱出后失去原有的水交换的环境及营养而逐渐缩小，对神经的压迫逐渐减轻，纤维环或软骨板含水分少，脱出后萎缩程度小。

(三)临床分型

腰椎间盘突出的病理形态与临床症状、治疗方式的选择及预后密切相关。因此，腰椎间盘突出的临床分型一直受到人们的重视。因侧重点不同，临床分型也多种多样。随着CT、MRI检查的应用，人们对腰椎间盘突出的认识日益明晰，临床分型亦逐步一致。

1. 膨出型(disc bulge)　椎间盘均匀凸出终板边缘，纤维环表层完整。临床症状较轻，经保守治疗症状多数缓解。

2. 突出型(disc protrusion)　纤维环大部分撕裂，髓核局限性凸向椎管，为纤维环表层及后纵韧带所覆盖，易引起腰腿痛，常需手术治疗。

3. 脱出型(disc extrusion)　纤维环完全撕裂，髓核局限性凸向椎管，为后纵韧带覆盖，腰腿痛常见，多需手术治疗。

4. 游离型(disc fragment)　破裂椎间盘碎块穿透纤维环及后纵韧带，游离于椎管内，压迫神经根或马尾,腰腿痛严重或大小便障碍,非手术治疗往往无效。

(四)临床表现

腰椎间盘突出症多发生于20～60岁,男女比例约4:1。长期从事重体力劳动、剧烈体育运动、伏案工作及弯腰工作者易患本症,95%腰椎间盘突出症多发生于腰4与腰5间,腰5与骶1间。

1. 症状　本病最突出的症状是腰痛和放射性下肢痛。大约50%患者先表现腰痛后表现下肢痛,约33%患者腰痛及下肢痛同时发生,17%患者先下肢痛后腰痛。疼痛的性质有麻痛、刺痛、放射痛及烧灼样痛等,以麻痛多见。疼痛可因腹压增高如咳嗽、打喷嚏、大笑或排便等加重,久站、久坐、劳累或受凉后可出现腰腿痛加重,相反卧床休息症状可减轻。下肢放射痛多起于腰骶部、臀后部,逐渐向下放射,不同节段的腰椎间盘突出放射症状的区域不同。

2. 体征

(1)步态　轻症者步态正常,重症者可出现身体前倾,臀部凸向一侧的跛行,患肢步幅小。

(2)腰部外观　为减轻疼痛,患者常出现腰椎生理性前凸减小或消失及腰椎侧凸,腰椎侧凸方向与突出物和神经根的比邻相关(图11-1)。

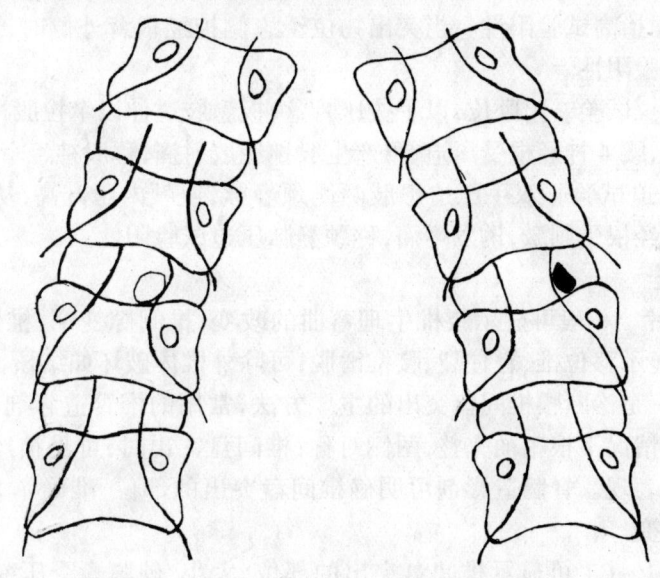

图11-1　脊柱侧凸缓解神经根受压
左图　突出物在神经根内下方,骨柱凸向健侧
右图　突出物在神经根前外方,骨柱凸向患侧

(3)腰椎活动受限　腰椎间盘突出时,腰椎的各方向活动均不同程度地受限。当腰椎侧凸存在时,腰椎向凸侧弯曲时,腰腿痛加重明显;腰椎前屈受限也较常见。

(4)压痛点　腰椎间盘突出的节段、患侧棘间或棘突旁压痛,并向患侧下肢放射,重症患者椎旁肌肌痉挛。

(5)受累神经支配区痛触觉异常(过敏或减退)　骶1神经根受压主要表现为足背外侧、足底感觉异常;腰5神经根受压主要表现为足背内侧感觉异常;腰4神经根受压主要表现为小腿前内侧感觉异常。

(6) 运动障碍及肌萎缩　受累神经支配的肌肉无力、萎缩。腰 5 神经根受累,踇长伸肌肌力减弱;骶 1 神经根受累,踇长屈肌、小腿三头肌肌力减弱,小腿三头肌萎缩;腰 4 神经根受累,胫前肌、股四头肌肌力减弱及肌萎缩。

(7) 腱反射减退或消失　腰 3、4 椎间盘突出,膝腱反射减退或消失;腰 5、骶 1 椎间盘突出,跟腱反射减退或消失;腰 4、5 椎间盘突出,膝腱反射、跟腱反射改变均不明显。

(8) 直腿抬高试验　仰卧位,下肢伸直位被动抬高,坐骨神经由腰 4、5 及骶 1、2、3 前根组成,直腿抬高超过 30°,腰 4、5 及骶神经根受牵拉,在椎管及椎间孔内有 1.5~4.0mm 的活动度。正常人直腿抬高可超过 70°,可伴有下肢肌肉、韧带、关节不适,但无坐骨神经症状。椎间盘突出压迫神经根或与之粘连,神经根在椎管和椎间孔内移动受限,直腿抬高 70° 内,可诱发坐骨神经痛,称直腿抬高试验阳性。稍下降患肢,下肢疼痛症状消失,再背伸该侧踝关节,如出现放射性疼痛,称直腿抬高加强试验阳性。

(9) 健侧直腿抬高试验 (Fajerstain 征)　直腿抬高健侧下肢,健侧神经根受牵拉,硬膜囊及患侧神经根随之向健侧稍有移动,当突出物位于患侧神经根内下侧时,可诱发患侧下肢放射性疼痛,称健侧直腿抬高试验阳性。当突出物位于患侧神经根背外侧时,患侧下肢症状减轻,称健侧直腿抬高试验阴性。

(10) 股神经牵拉试验　俯卧位,以手按压骨盆,扳患肢过伸以牵拉股神经,如腰 2、3,腰 3、4 椎间盘突出,腰 3、腰 4 神经根受压迫,可产生股神经放射痛,称股神经牵拉试验阳性。

(11) 颈静脉压迫试验　双手压迫患肢两侧颈静脉,使颅内压升高,从而使脑脊液压力升高,硬膜囊扩张,神经根受刺激,诱发疼痛,称颈静脉压迫试验阳性。

3. 影像学检查

(1) 腰椎 X 线片　一般可显示腰椎生理弯曲的改变,椎间隙变窄,椎体前后缘骨质增生,椎间孔变窄,亦可显示移位椎、脊柱裂、腰椎滑脱,可除外椎体破坏如结核、肿瘤等病变。

(2) 脊髓造影　是诊断腰椎间盘突出的主要方法,常用的椎管造影剂有碘水和碘油两类,以前者首选。正常情况下根鞘袖完整,两侧对称;椎间盘突出时,可见神经根鞘袖短缩、消失、变扁、抬高、变尖等表现。脊髓造影剂可明确椎间盘突出的部位,准确率 80% 左右,同时也可鉴别椎管内其他病变。

(3) CT 及 CTM　CT 可显示椎间盘突出的部位、大小,硬膜囊受压变形,神经根移位、变形或不显示;CT 尚可显示黄韧带肥厚及钙化,关节突增生,椎体后缘增生,椎管及侧隐窝狭窄,在脊髓造影后 4 小时后行 CT 检查 (CTM),可更清晰显示上述结构。

(4) MRI　能从矢状位、轴位甚至冠状位清晰显示椎间盘信号变化,椎间盘突出部位、大小、突出物与脊髓、马尾神经及神经根的关系。同时能鉴别脊椎及椎管内其他病变。

4. 诊断　依据详细的病史及体格检查一般能诊断腰椎间盘突出症。椎管造影、CT、CTM、MRI 等辅助检查,可进一步明确椎间盘突出的节段,突出物大小及其与神经根的关系。在诊断时应强调病史和体格检查的重要性,不能单纯依靠辅助检查;只有辅助检查所显示的异常能解释临床症状和体征时才能作出正确的诊断。

5. 鉴别诊断

(1) 腰椎管狭窄症 起病隐匿，进展缓慢，临床症状较重，大多数患者主诉下腰痛，臀部疼痛，下肢麻木、疼痛，间歇性跛行。体征往往不明显，感觉及肌力改变较少，直腿抬高试验多数阴性，神经区域分布不典型，CT、CTM 或 MRI 是鉴别的有效方法。

(2) 腰椎滑脱 指腰椎峡部双侧断裂后受累椎体、上关节突、横突向前滑移。常因脊柱不稳定而出现腰骶部疼痛，弯腰时加重，平卧时减轻，翻身困难。当神经根受压迫时（多为腰5、骶1两神经根），可出现下肢放射性疼痛。腰椎检查时可有腰椎前凸增大，臀部后凸，下腰部棘突间可触及"台阶"感，部分患者可出现间歇性跛行。X 线检查是诊断本病的关键。腰椎侧位片示受累椎体在下位椎体上方滑移，腰椎左右斜位可显示峡部不连，腰椎过伸过屈位可显示脊柱不稳定。

(3) 腰椎结核 起病缓慢，早期症状不典型，病情进展后可出现腰痛，劳累后加重，休息后减轻；腰背肌痉挛，腰椎活动受限，拾物试验阳性，同时伴低热、盗汗、食欲不振、消瘦等全身症状。后期可因神经根或马尾神经受压迫而出现下肢麻木、疼痛，甚至大小便功能障碍。辅助检查如血沉、X 线片、CT、MRI 有助于鉴别。

(4) 脊柱肿瘤 是指生长于脊柱的原发肿瘤及转移癌。脊柱肿瘤常有腰痛，早期因 X 线平片难以显示，故易误诊为腰椎间盘突出症等疾患。但脊柱肿瘤所引起的腰痛呈进行性加重，且夜间重；腰椎间盘突出症所引起的腰痛呈间歇性，坐、站立时重，平卧后减轻，休息后腰痛可缓解或消失。转移癌可有原发肿瘤的症状，同位素扫描、MRI 检查有助于早期发现脊柱肿瘤。

(5) 椎管内肿瘤 单一神经根肿瘤如神经纤维瘤、神经鞘膜瘤等可表现神经根性疼痛，易与后外侧型椎间盘突出压迫神经根所产生的症状相混淆。而椎管内肿瘤压迫马尾神经引起鞍区感觉障碍，膀胱、直肠功能障碍，易与中央型椎间盘突出压迫马尾神经所产生的症状相混淆。但椎管内肿瘤所引起的症状一般为渐进性，不因休息而好转，无明显外伤史，腰椎棘突压痛、叩痛不明显，直腿抬高试验不典型，少部分患者 X 线片可显示椎间孔变宽，椎管造影及 MRI 有鉴别作用。

第二节 颈肩腰腿痛的临床治疗原则

颈肩腰腿痛是一组以引起颈肩腰腿疼痛为主要临床症状的疾病总称。引起颈肩腰腿疼痛疾病的病因有很多种，各种疾病的病因、发病机制、临床表现既存在特殊性，又具有一定的共同性。这决定了颈肩腰腿痛的治疗既存在个性，又具有共性。颈肩腰腿痛的治疗应遵循综合治疗的原则。依靠某一种方法往往难以收到良好的效果，或者即使有一定效果，也难以持久。这种综合治疗总体上可分为非手术疗法和手术疗法。颈肩腰腿痛的共性化的治疗方法主要是非手术疗法；个性化的治疗方法主要是手术治疗。通过综合治疗可达到以下目的：

一、祛除病因或诱因

颈肩腰腿痛常因不良工作姿势、寒冷、潮湿、劳累及意外伤害产生或诱发加重。因此，祛除病因尤为重要。

1. 纠正不良工作姿势，避免长时间在固定的、强迫体位下工作；特殊工种无法避免时，每工作2小时左右应做工间操。

2. 避免受潮和受凉,难以避免时应在颈、肩、腰背部热敷或理疗,改善局部血液循环。

3. 加强安全意识,防止意外伤害;加强颈项肌及腰背肌功能锻炼,增强颈、腰椎抵御意外伤害的能力。

4. 某些病因如脊髓型颈椎病、神经根型颈椎病、腰椎间盘突出症、腰椎管狭窄症等经非手术治疗不能祛除病因,则需手术治疗。

二、缓解或消除症状

绝大多数的颈肩腰腿痛可通过非手术方法治疗获得治愈或缓解。这些非手术方法包括:物理疗法、牵引疗法、运动疗法、推拿疗法、封闭疗法、药物治疗以及心理疗法等。即使某些疾病确需手术治疗,非手术治疗方法也可为手术前的准备和手术后的恢复提供条件。因此,非手术治疗在颈肩腰腿痛的治疗中具有重要地位。

些疾病确需手术治疗,非手术治疗方法也可为手术前的准备和手术后的恢复提供条件。因此,非手术治疗在颈肩腰腿痛的治疗中具有重要地位。

三、预防复发

颈肩腰腿痛比较容易反复发作,估计大约10%曾腰背痛和颈肩痛发作的人,最终因一再复发,而演变成慢性腰背痛和颈肩痛。预防复发一方面依赖于颈肩腰腿痛急性期的系统的、彻底的治疗;另一方面也依赖于宣传教育、消除致病因素、加强功能锻炼、适当支具保护等措施的综合应用。

第三节　颈肩腰腿痛的临床康复

一、颈肩痛的临床康复

(一)功能评定

1. **颈椎活动情况**　颈椎可沿冠状轴做屈伸运动,沿矢状轴做侧屈运动,沿纵轴做侧旋运动。正常情况下,颈椎活动度如下:前屈35°~45°后伸35°~45°,左右侧屈各45°,左右侧旋各60°~80°。颈肩痛的患者通常有不同程度的颈椎活动受限。

2. **肌力测定**　肌力测定是指对肌肉或神经-肌肉损害作出确切评定的手段。肌力测定的手段有多种,有些手段如Cybex仪等速运动仪能精确测量肌力,但该类仪器昂贵,操作较复杂,国内尚不能广泛应用。目前临床多采用徒手肌力检查法,与之相应的评定方法有多种,如六级评定法、十级评定法及13级评定法。最常用的是六级评定法,其评定标准如下:0级,无肌肉收缩表现;1级,肌肉有轻微收缩,但不产生关节运动;2级,在无重力下能使相关关节产生全程活动;3级,能抵抗重力,并使相关关节产生全程活动;4级,能抵抗一定阻力,并使相关关节产生全程活动;5级,正常,能抵抗最大阻力,并使相关关节产生全程活动。神经根型、脊髓型颈椎病等常伴有上肢或四肢肌力改变,准确的肌力测定有助于了解患者的功能状况,并对疗效进行评估。

3. 颈椎生理曲度的检查 颈肩痛患者常因椎旁肌的急慢性病变,颈椎退行性改变等因素而导致颈椎生理曲度改变,常见的有颈椎生理弯曲减小或后凸畸形、斜颈等。

4. 脊柱稳定性评定 脊柱稳定是指在生理负载的范围内,脊柱功能单位不发生异常的变形、移位或异常的过度活动,也不出现脊髓及神经系统功能损害。脊柱不稳定是指由于脊柱功能单位或辅助结构的损害,造成在正常生理负载的情况下,脊柱功能单位失去维持正常结构关系的能力,发生了异常的活动、移位或引起进行性加重的畸形,或引起脊髓神经功能损害。腰椎不稳定是腰背痛最常见的原因之一,评价腰椎不稳定的标准有多种,对退行性脊柱不稳定,目前临床多使用过屈过伸动态 X 线片检查,与邻近的椎间隙成角超过 15°或移位超过 3mm,就能诊断脊柱不稳定。

5. 脊髓型颈椎病脊髓功能状态评定 目前较为常用的是日本骨科学会(Japan Orthopedic Association,JOA)对脊髓型颈椎病的评定方法(表 11 – 3)。

表 11 – 3 脊髓型颈椎病的 JOA 评分

内容	评分		
Ⅰ 上肢运动功能			
ⅰ 患者不能用筷或勺进食	0		
ⅱ 患者能用勺而不能用筷进食	1		
ⅲ 虽手不灵活,但能持筷	2		
ⅳ 患者能持筷及一般家务劳动,但手笨拙	3		
ⅴ 正常	4		
Ⅱ 下肢运动功能			
ⅰ 患者不能行走	0		
ⅱ 患者在平坦区域内行走也需用支持物	1		
ⅲ 患者在平地行走可不用支持物,但上下楼时需用	2		
ⅳ 患者在平地行走或上下楼时不用支持物,但下肢不灵活	3		
ⅴ 正常	4		
Ⅲ 感觉障碍	明显	轻度	正常
ⅰ 上肢	0	1	2
ⅱ 下肢	0	1	2
ⅲ 躯干	0	1	2
Ⅳ 膀胱功能			
ⅰ 尿储留	0		
ⅱ 严重排尿困难	1		
ⅲ 轻度排尿困难	2		
ⅳ 正常	3		

(二)颈肩痛的康复治疗方法

1. 颈椎牵引 是治疗颈椎病常用的保守治疗方法。通过牵引治疗可缓解肌肉痉挛,增大椎间孔和椎间隙,减轻神经根压迫,整复滑膜嵌顿及小关节脱位。每次时间15~20分钟,每日一次,2~3周为一疗程。常采用坐位,头前倾15°~30°。牵引重量自5公斤开始,逐日递增1公斤,最大重量可达15公斤。颈椎牵引主要用于神经根型颈椎病,也可用于椎动脉型和交感型。颈型及脊髓型颈椎病患者则不宜采用本治疗。牵引前作引颈试验有助于判断预后,如症状减轻则疗效较好;如症状加重则不宜牵引。引颈试验尚可选择头前倾角度。

2. 推拿疗法　可疏通筋络,缓解肌紧张和肌痉挛,改善关节活动,松解粘连,整复滑膜嵌顿和小关节脱位,从而减轻疼痛。常用基本推拿手法有揉法、按法、摩法、推法、滚法、拿法、拔法、点法和扳法。前八种方法可用于各型颈椎病,尤其是颈肩部症状明显者具有较好疗效。常以双侧风池穴为起点,提拿颈椎旁肌肉,按揉斜方肌、菱形肌;揉推背部肌肉;揉按颈椎及中上胸椎棘突;双手指揉按头部。扳法包括摇正法、扳正法、推正法等,对颈背部筋膜纤维织炎、颈部软组织劳损以及颈型、神经根型、椎动脉型颈椎病有一定疗效。扳法治疗时,颈椎活动幅度及所受压力较大,有一定风险,故治疗前应明确诊断,除外脊髓型颈椎病、颈椎结核、肿瘤等疾患。扳法治疗应由有经验的医师完成,减少并发症。

3. 物理治疗　利用各种物理因子对人体的刺激作用引起人体各种反应以调节人体生理功能,有消炎、消肿、止痛解痉等作用,从而达到防病治病与康复目的。物理治疗是一种无创治疗,具有较好疗效,患者易于接受,常用方法如下:

(1)直流电药物离子导入法　是利用直流电和药物的综合作用达到治疗目的的一种方法,其治疗作用与所导入的药物的药理作用和剂量、电流强度、作用部位、方式及身体的功能状态等因素有关。直流电流强度以作用极的衬垫面积计算,一般电流密度成人为0.04~0.1毫安/cm^2,儿童为0.02~0.08毫安/cm^2。常用药物有:陈醋、威灵仙、10%碘化钾、普鲁卡因等。治疗时将浸透药液的药垫放在直流电流的作用电极上(阴离子由阴极导入,阳离子由阳离子导入),作用电极置于颈后部,辅助电极置于患侧前臂或手背。每日一次,每次20~30分钟,20次为一疗程,根据病情需要,间隔一周左右可重复治疗。

(2)电兴奋法　是应用感应电和直流电治疗疾病的方法。通过交替应用感应电和直流电可以改善局部血液循环,促进新陈代谢,提高肌张力,防止肌萎缩。每日一次,每次3~5分钟。该疗法电流强度较大,治疗前应向患者说明,消除顾虑,以便配合治疗。治疗时通电时间不宜过长,防止副损伤,经治疗有皮肤过敏者,应停止治疗。

(3)调制中频电疗法　是在干扰电基础上发展起来的中频电疗法,具有促进局部血液循环和淋巴回流、锻炼肌肉、解痉、止痛等作用。每日1~2次,每次15~30分钟。急性炎症、出血倾向、肿瘤、活动性肺结核及使用心脏起搏器的患者禁用此疗法。

(4)超短波电疗法　具有较强的深部热疗效应。通过该疗法可以扩张深部毛细血管,改善颈椎及其周围组织的血液循环,促进新陈代谢,改善临床症状。对脊髓型、神经根型颈椎病具有较好疗效。每日一次,每次10~15分钟,10次为一疗程。肿瘤、活动性肺结核及心脏起搏的患者禁用。

(5)红外线疗法　红外线对人体的主要作用是热作用,可改善局部血液循环,降低神经末梢的兴奋性,具有消炎、解痉、镇痛和促进炎症产物及代谢产物吸收作用。每日1~2次,每次15~30分钟,20~30次为一疗程。

(6)超声波疗法　频率为500~2500千赫的超声波具有一定的治疗作用。临床治疗常用800~1000千赫的超声波。超声波具有机械作用、热作用及化学作用,可促进局部血液循环、淋巴回流,改善组织营养、促进新陈代谢,可软化伤疤,使挛缩肌肉的肌纤维松弛,使神经兴奋性降低,神经传导速度减慢,具有镇痛作用。常采用移动法在颈后及两侧涂以接触剂,声头轻压皮肤,作缓慢往复移动,常用强度0.8~1.2W/cm2,每日一次,每次3~10分钟,12~15次为一疗程。

(7)磁疗法　应用磁场作用于人体治疗疾病的方法称为磁疗法。磁疗具有消炎、消肿、止痛、镇静等作用。颈椎病常用脉动磁场法和电磁法,每次20~30分钟,每日一次,10~15次为一疗程。

4.运动疗法　运动疗法在颈肩痛的预防和治疗中具有重要地位。运动治疗早期采用可减小不良体位对颈椎的影响,预防或延缓颈肩痛的发生。坚持运动疗法可锻炼颈肩背部肌肉,增加颈部诸肌肌力及弹性,防止肌萎缩,增强颈椎稳定性,增加颈椎活动度,预防或延缓颈椎关节囊挛缩、颈椎僵硬,促进颈肩背部血液循环及代谢物吸收。运动疗法有多种,最常用的是徒手操,每日3~4次,长期坚持有较好疗效。徒手操最适用于颈椎病早期、颈背部筋膜纤维织炎、颈部软组织劳损等,对于有明显症状的神经根型、椎动脉型及脊髓型颈椎病患者,应在医生指导下进行,有诱发症状的动作如侧颈、转头、颈后伸等应避免。

5.颈肩痛的药物治疗

(1)非类固醇抗炎药　治疗颈肩痛的药物品种很多,可根据病情选用,选用时应注意药物的副作用。吲哚美辛(消炎痛),每次25mg,每日3次;双氯芬酸(双氯灭痛),每次25mg,每日3次;布洛芬,每次0.2g,每日3次;芬必得(布洛芬缓释胶囊),每次0.3g,每日2次。

(2)肌松剂(非麻醉用药)　作用于中枢神经系统可使痉挛的肌纤维松弛从而止痛,改善压迫症状。氯唑沙宗,每次0.2~0.4g,每日3次。

(3)维生素类　可选用维生素B1,每次10mg,每日3次;维生素B12,每次250ug,肌注,每日1次。

(4)中成药　根据病情需要可选用根痛平冲剂、颈复康冲剂、天麻杜仲胶囊、追风透骨丸及风湿骨痛胶囊等。

6.颈肩痛的封闭治疗　是治疗颈肩痛的较常用方法。通过对疼痛点或引起疼痛的病灶注射药物达到治疗目的。本方法不仅具有治疗作用,而且具有对引起颈肩痛的疾病诊断和鉴别诊断的作用。限于篇幅,本节仅列出几处常见痛点的封闭治疗。

(1)肩胛内上角封闭　于肩胛骨内上角进针,注射曲安缩松0.5ml、0.5%利多卡因5~10ml;2~3次为一疗程;主要适用于颈椎病、颈部软组织劳损、颈背部筋膜纤维织炎等。

(2)肩胛骨脊柱缘封闭　于肩胛骨脊柱缘疼痛点进针,注射曲安缩松0.5ml、0.5%利多卡因5~10ml;2~3次为一疗程;主要适用于颈椎病、颈部软组织劳损、颈背部筋膜纤维织炎等。

(3)颈椎椎旁肌封闭　于颈椎椎旁肌疼痛点进针,注射曲安缩松0.5ml、0.5%利多卡因5~10ml;2~3次为一疗程;主要适用于颈椎病、颈部软组织劳损、颈背部筋膜纤维织炎等。

还有一些封闭点如椎体前外侧钩椎关节注射点、第六颈椎横突注射点、星状交感神经节注射点等封闭也有较好疗效,但因位置较深,风险较大,应由有经验的医师完成。

7. 心理疗法　颈肩腰腿痛是一种慢性进行性疾病,临床症状多种多样,不仅给患者身体带来困扰,而且给患者心理造成较大影响。多数患者有不同程度的焦虑、烦躁、失眠、抑郁,工作效率降低,生活质量下降,而不良的心理状况又可能加重症状。因此,耐心细致的心理引导很有必要。①应该认真倾听患者的主诉,了解患者职业、生活习惯、主要症状、性质、诱因、辅助检查、诊疗经过、治疗的内容、执行情况、疗效等,然后做认真的体格检查。明确诊断,让患者了解所患疾病的主要特点,这是缓解心理压力的前提。②根据诊断制订治疗方案,应让患者了解治疗措施的重要性和必要性,治疗过程中可能出现的不适及补救措施,使患者积极主动地配合治疗。颈肩腰腿痛往往需要通过综合治疗才能有较好疗效,其中有一些措施如睡眠、工作体位、功能锻炼等需患者自己完成,患者积极参与配合治疗,取得较好疗效是患者缓解心理压力的保证。③建立良好随访制度。治疗颈肩腰腿痛的疗程较长,易复发,因此应告知患者定期复查,及时发现病情变化及治疗过程中的问题,制定随访办法,使疗效更加巩固和持久。

8. 手术疗法　颈椎病经非手术综合治疗无效或疗效不巩固常复发者应行手术治疗。脊髓型颈椎病更宜早行手术治疗。手术目的:一为减压,二为稳定。手术方式按手术入路分为前、后路两种。对病变来自于前方如椎间盘突出,椎体后缘骨赘超过 3mm,椎管正中矢状径大于 12mm 者采用前路手术。对病变主要以发育型颈椎管狭窄为基础,压迫物主要来自于椎管后方者采用后路手术。对多节段(三个及以上)椎间盘退变、硬膜囊前方压迫者也行后路手术,必要时再行前路手术。

二、腰腿痛的临床康复

(一)功能评定

1. 脊柱功能评定

(1)腰椎活动　腰椎可沿冠状轴做屈伸运动,沿矢状轴做侧屈运动,沿纵轴做侧旋运动。腰椎的活动除与腰椎的结构有关外,还与年龄、性别、体重等因素有关。一般正常情况下,腰椎活动度如下:屈 40°伸 30°,左右侧屈各 30°,左右侧旋各 30°。腰痛的患者通常有不同程度的腰椎活动受限。

(2)肌力测定(参见第二节颈肩痛的康复)　腰痛的患者常伴有腰肌及髂肌肌力减弱,当神经根或马尾神经受压迫时,尚可表现下肢肌力减弱。准确的肌力测定有助于了解患者的功能状况,并对疗效进行评定。

(3)腰椎生理曲度的检查　腰痛患者常因腰椎旁肌的急慢性病变,腰椎结构破坏或退行性改变等因素而导致腰椎生理曲度改变,常见的有腰椎生理弯曲减小或后凸畸形,腰椎前凸增加,腰椎侧弯等。

(4)脊柱稳定性评定(参见第二节颈肩痛的康复)。

2. 日常生活活动能力和工作能力的评定　腰痛较为常用的是日本骨科学会的下腰痛评分表(表 11-4)。

表 11-4 下腰痛评分表(JOA 评分)

项目			分值
主观症状(9 分)			
下腰痛(3 分)			
无			3
偶有疼痛			2
频发静息痛或偶发严重疼痛			1
频发或持续性严重疼痛			0
腿痛或麻痛(3 分)			
无			3
偶有轻度腿痛			2
频发轻度腿痛或偶有重度腿痛			1
频发或持续重度腿痛			0
步行能力(3 分)			
正常			3
能步行 500m 以上,可有痛、麻、肌力减弱			2
步行<500m,因痛、麻、肌力减弱			1
步行<100m,因痛、麻、肌力减弱			0
体征(6 分)			
直腿抬高(包括腘绳肌紧张)(2 分)			
正常			2
30~70°			1
<30°			0
感觉障碍(2 分)			
无			2
轻度			1
明显			0
运动障碍(2 分)			
正常(5 级)			2
稍弱(4 级)			1
明显减弱(0~3 级)			0
日常生活活动(ADL)受限(14 分)	重	轻	无
卧位翻身	0	1	2
站立	0	1	2
走	0	1	2
洗漱	0	1	2
身体前倾	0	1	2
坐(1h)	0	1	2
举重、持物	0	1	2
膀胱功能(-6 分)			
正常			0
轻度失控			-3
严重失控			-6

满分 29 分

(二)腰痛的康复治疗

1. 常规治疗　参见第二节颈肩痛的临床治疗原则。

2. 卧床休息　休息疗法一直是治疗腰痛的常用方法，普遍认为卧床休息可减轻脊柱应力负载，促进软组织恢复，缓解肌肉痉挛及受压迫神经根水肿，从而达到减轻临床症状的目的。卧床时间因腰痛程度及原因不同而异，一般的腰痛应休息1~3天，而严重的腰痛应休息2~3周。然而，现代科学研究表明，卧床休息超过1~2天，即可给病人带来不良影响，而且随着休息时间延长，这些不良影响愈严重，它包括有氧活动能力下降，肌力减弱，肌肉及结缔组织弹性下降，减少了椎间盘的营养，脊柱僵硬，柔韧性下降，其控制协调能力下降，骨代谢失调，矿物质丢失过多，患者心理也受影响，常常抑郁，疼痛阈值下降，患者恢复日常生活及工作能力的时间较长，因此，运动疗法更显必要。

3. 运动疗法　人类能站立行走，脊柱及其稳定性起着重要作用。腰椎位于身体的中段，具有重力传导枢纽作用，与脊柱其他节段相比，腰椎具有以下特点：①承受负荷最大。②骶骨及骨盆相对固定，而腰椎尤其是腰骶段活动较大，因此，腰椎所受应力最集中。③腰椎小关节与矢状面呈45°角，这一结构使腰椎既具有较大的活动度，又具有较强的稳定性。前二者使腰椎容易受伤和退变。躯干的稳定性主要决定于脊柱，当腰椎结构因退变和损伤等因素失去内在稳定时，腰椎旁肌超负荷工作，以维持脊柱的稳定。这种状况持续发展易致腰椎旁肌劳损，椎旁肌肌力下降，腰椎的稳定性、协调性和柔韧性等功能也因此下降。很多研究表明慢性腰痛与躯干肌无力有关，而腰背伸肌无力与腰痛关系更明显；同时，腰痛患者常因活动减少致椎旁肌废用性萎缩无力。腰痛与腰肌无力常同时存在，互为因果，形成恶性循环，使腰痛难以治愈。因此，加强腰椎旁肌尤其是伸肌训练在治疗和预防腰痛中具有重要作用。

腰椎功能训练方法很多，大致可分为屈曲训练和伸展训练两大类。

(1)伸展训练　伸展训练可有效地减小腰椎间盘后纤维环的张力及神经根的张力，改变椎间盘内的压力，使椎间盘髓核前移；通过伸展训练还可以增强伸展肌力、耐力和柔韧性，改善腰椎后凸及骨盆后倾。因此，通过伸展训练可减轻腰痛症状。但对腰椎管狭窄症、重度腰椎滑脱症或腰椎间盘游离伴明显感觉异常和肌力减弱、背伸训练后症状加重者应慎用此训练。

1)俯卧法：①双上肢后伸，上胸部及伸直的两下肢缓慢同时离床，做背伸运动，维持10~20秒后缓慢恢复俯卧位。该训练为最常用方法，适用于青壮年患者；但老年或肥胖患者难以完成该组训练(图11-2A)。②患者两下肢伸直交替做后伸上举动作(图11-2B)或两下肢固定不动，上身逐渐向后做背伸运动(图11-2C)。这两种训练疗效不及第一种训练，但适合老年或肥胖患者训练。

2)仰卧法：①五点支撑法：以双足、双肘及头为支撑点，用力使躯干及下肢离床，做脊柱和髋关节过伸训练(图11-3A)。此种方法疗效较好，为仰卧法中常用方法；但老年患者或合并颈椎疾患者应慎用此方法。②四点支撑法(图11-3B)：以双足、双肘为支撑点，用力使躯干及下肢离床，做脊柱和髋关节过伸训练。此方法避免了颈椎受力，弥补了上述方法的不足，但疗效稍差。

(2)屈曲训练　正常人体的躯干肌的伸/屈腰椎肌力比值约为1.30。该比值失调或屈伸肌均无力是腰痛的重要原因之一。当腰椎屈肌无力、腰椎前凸增大、骨盆前倾及腰骶角增大时

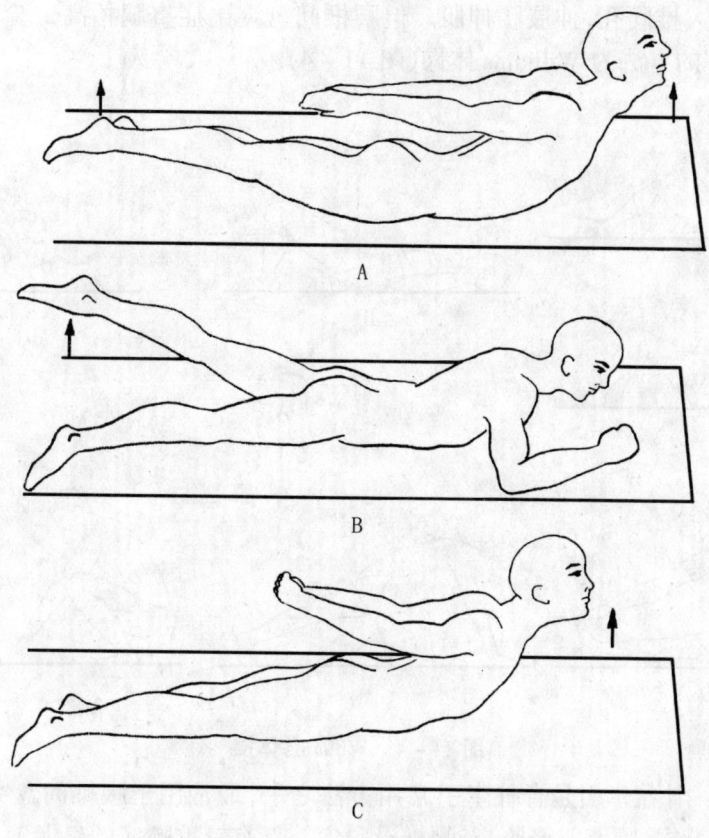

图 11-2 背伸肌训练俯卧法

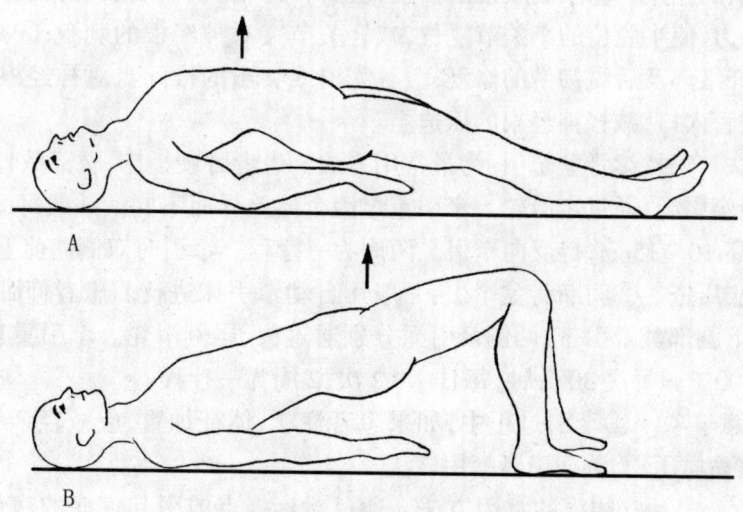

图 11-3 背伸肌训练仰卧法

应加强屈肌的肌力。屈曲训练可降低椎间关节的压力,加强腹肌及屈髋肌的肌力,减轻腰椎间盘后部的压力,扩大椎间孔,伸展腰伸肌。但腰椎间盘突出症直腿抬高试验阳性的患者应慎用。常用屈曲训练的方法为 Williams 体操(图 11-4)。

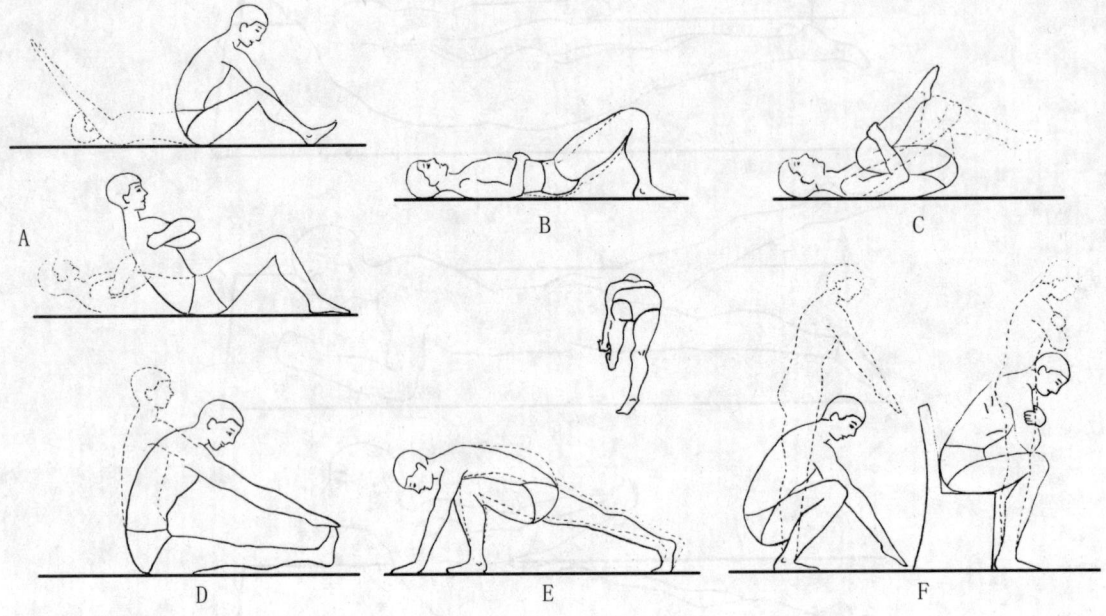

图 11-4　Williams 体操

4. 骨盆牵引　骨盆牵引是脊柱牵引常用方法之一,最常用于腰椎间盘突出症患者,也可用于腰扭伤、腰肌劳损、腰背肌筋膜炎、腰椎滑脱症等伴有较重腰痛的患者。

(1)骨盆牵引的作用　①限制腰椎的活动,缓解神经根、肌肉筋膜、韧带等软组织水肿;②减轻椎后关节压力,使半脱位的小关节复位,减轻关节突对神经根的刺激;③减轻椎间盘内压力,促进损伤的纤维环及后纵韧带的修复,缓解膨出或突出的椎间盘对神经根的压迫;④扩大椎间孔及神经根管入口,减轻神经根的压迫。

(2)牵引方法　①持续骨盆牵引:为最常用方法。患者卧硬板床,腰部戴骨盆牵引带,左右两侧各连接一根牵引绳,通过定滑轮。牵引重量因个体差异而不同。一般每侧牵引重量在 10~15kg,床脚抬高 10~15cm,行反向牵引。两周为一疗程。牵引时双侧髂前上棘、股骨大粗隆部放置棉垫,防止压疮。②间断骨盆牵引:一般用自动牵引床进行。患者仰卧位于牵引床,膝部垫枕,骨盆及下胸部戴牵引带,两侧牵引绳分别通过头、尾侧滑轮。牵引重量一般由体重的 60% 逐渐增至 100%。每次 30 分钟,每日 1~2 次,2 周为一疗程。

(3)牵引注意事项　①牵引过程中,如果患者症状、体征加重,应减轻牵引重量或停止牵引;②孕妇、严重高血压、心脏病患者禁用该法。

5. 封闭治疗　是治疗腰痛的常用方法。通过对疼痛点或引起疼痛的病灶注射药物达到治疗目的。本方法不仅具有治疗作用,而且具有对引起腰痛的疾病诊断和鉴别诊断的作用。正确使用可起到很好效果。本节列出几处常见痛点的封闭治疗。

(1)几种常用封闭点的封闭

1)棘突间封闭:于棘突间直接进针或从棘突旁斜行进针至棘突间。每次注射1%利多卡因5~10ml、曲安缩松0.5ml,2~3次为一疗程。适用于棘上韧带、棘间韧带损伤、腰肌劳损或腰肌筋膜炎棘间有明显压痛的患者。

2)棘突旁封闭:适用于急性腰扭伤、腰肌劳损、腰背肌筋膜炎等棘突旁有明显压痛或肌痉挛的患者。疼痛点注射1%利多卡因10~15ml、曲安缩松0.5~1ml,2~3次为一疗程。

3)髂后上棘封闭:适用于腰肌劳损及腰扭伤等疼痛局限于髂后上棘的患者。疼痛点注射1%利多卡因5ml、曲安缩松0.5~1ml。

4)骶棘肌止点外侧缘封闭:适用于臀上皮神经炎患者。药物注射同上。

5)骶髂关节封闭:适用于骶髂关节扭伤、劳损、致密性骶髂关节炎等患者。疼痛点注射1%利多卡因10~15ml、曲安缩松0.5~1ml。

6)骶管封闭:适用于腰椎间盘突出症、腰骶神经炎等患者。注射药物配方有多种:①地塞米松10mg、1%普鲁卡因5ml、维生素B12 250μg加生理盐水稀释至15ml。②醋酸强的松50mg、0.5%普鲁卡因40~60ml。③1%利多卡因15~20ml、醋酸去炎舒松A混悬液10~15ml、维生素B12 100μg。该封闭常由麻醉科医生执行。

另外,还有腰椎横突、关节突及椎间盘封闭等深部封闭疗法,正确选择也有很好的疗效。这些深部封闭应由有经验的医生完成,注意预防并发症。

(2)封闭疗法的注意事项　①仔细寻找疼痛点,否则疗效不佳或无效;②预防过敏反应;③严格无菌操作,预防感染发生;④皮肤破溃、感染处禁止封闭治疗;⑤伴有结核、肝肾功能不良、身体虚弱者禁用;⑥糖尿病、严重高血压、骨质疏松等患者应少用或不用激素。

6. 推拿疗法　是祖国医学的重要组成部分。术者运用各种手法在患者体表进行机械运动以达到防治疾病和促进康复的目的。推拿疗法对皮肤、筋膜、肌肉、骨骼、神经、体液等系统有一系列的影响,具有镇静、止痛、消肿、消炎、解痉、散淤等功能,是治疗腰腿痛的常用方法。常用的手法有揉、按、推、捶、滚、摇、搓、提拿、斜扳等手法。腰背推拿适用于腰肌劳损、腰背肌筋膜炎、腰扭伤、腰椎间盘突出症、腰椎管狭窄症、腰椎滑脱症等原因引起的腰痛。对不同疾病的治疗,手法应有增减;对同一种疾病的治疗,根据治疗后的效果,手法也应有增减。孕妇禁用手法治疗,腰椎结核、肿瘤也禁用手法治疗。

7. 物理治疗　参见第二节颈肩痛的物理治疗。物理治疗可改善局部血液循环及组织代谢,促进损伤组织的修复,具有消炎、消肿、解痉、止痛等功效。常用的方法有直流电药物离子导入法、超短波电疗法、磁疗法等。

(陈学明)

第十二章 冠心病的康复

冠状动脉粥样硬化性心脏病(冠心病,coronary artery disease)是现代社会最常见的心脏疾病。冠心病康复是指综合采用主动积极的身体、心理、行为和社会活动的训练与再训练,帮助患者缓解症状,改善心血管功能,在生理、心理、社会、职业和娱乐等方面达到理想状态,提高生活质量。同时强调积极干预冠心病危险因素,阻止或延缓疾病的发展过程,减轻残疾和减少再次发作的危险。冠心病康复治疗措施会影响其周围人群对冠心病风险因素的认识,从而有利于尚未患冠心病的人改变不良的生活方式,达到防止疾病发生的目的。所以从实质上讲,冠心病康复的措施可扩展到尚未发病的人群。

第一节 冠心病的临床诊治基础

一、临床基础

1. **病理** 冠心病的病理基础是冠状动脉壁的脂质沉积,导致血管壁脂质斑块或粥样硬化形成,逐步形成血管狭窄乃至闭塞。血栓形成和粥样斑块的脱落可以造成突然的血管闭塞和心肌坏死。有时血管痉挛也可导致血管全部闭塞,导致严重心肌缺血甚至坏死。

2. **病理生理** 冠心病病理生理的核心是心肌耗氧和心肌供氧(供血)之间的平衡关系。冠状动脉狭窄后机体有多种代偿途径,包括:①增加灌注压:主要是通过增加舒张血压以增加血流灌注压,因为心脏主要在舒张期获得血液供应。②扩张血管:缺血心肌产生腺苷等扩血管物质,促使狭窄血管局部扩张以增加血流。冠状动脉痉挛时该血管扩张作用是缓解痉挛的基础。③侧支循环形成:侧支循环是指冠状动脉狭窄近端的血管新生,形成绕过狭窄区域通向远端心肌支配区的微小动脉群。侧支循环血流可以补偿狭窄血管的血流不足。临床上可见冠状动脉几乎完全阻塞而无心肌梗死的患者,其基础就是侧支循环的保护作用。

3. **流行病学** 根据世界卫生组织最新统计,我国城乡心血管病总病死率高于日本、英国和美国。在我国进行的一些前瞻性大规模流行病学研究结果显示,20世纪90年代开始,我国人群冠心病病死率呈上升趋势。中国人群低血清胆固醇、低体重指数的优势已逐渐丧失,而高吸烟率和高血压的高发病率,对心血管病的发病起着更大作用。

二、诊断标准

(一)急性心肌梗死

中华医学会心血管病学分会参考美国心脏病学会和美国心脏学会(ACC/AHA)1999年修

订的急性心肌梗死(Acute myocardial infarction,AMI)治疗指南,并结合我国具体情况,制订了AMI诊疗指南。

1. 临床表现　最常见的症状是剧烈胸痛,通常在胸骨后或左胸部,可向左上臂、颌部、背部或肩部放散。有时疼痛部位不典型,可在上腹部、颈部、下颌等部位。疼痛常持续20分钟以上,通常呈剧烈的压榨性疼痛或紧迫、烧灼感,常伴有呼吸困难、出汗、恶心、呕吐或眩晕等。应注意非典型疼痛部位、无痛性心肌梗死和其他不典型表现。女性常表现为不典型胸痛,而老年人更多地表现为呼吸困难。要与急性肺动脉栓塞、急性主动脉夹层、急性心包炎及急性胸膜炎等引起的胸痛相鉴别。

2. 诊断标准　AMI的诊断必须至少具备下列3条标准中的2条:
(1) 缺血性胸痛的临床病史。
(2) 心电图动态演变,ST段抬高对诊断AMI的特异性为91%,敏感性为46%。
(3) 心肌坏死的血清心肌标志物浓度的动态改变。

部分AMI患者心电图不表现ST段抬高,而表现为其他非诊断性心电图改变,常见于老年人及有心肌梗死病史的患者,因此血清心肌标志物浓度的测定对诊断AMI有重要价值(图12-1)。应用心电图诊断AMI时应注意超急性期T波改变、后壁心肌梗死、右室梗死及非典型心肌梗死的心电图表现,伴有左束支传导阻滞时,心电图诊断AMI困难,需进一步检查确立诊断。

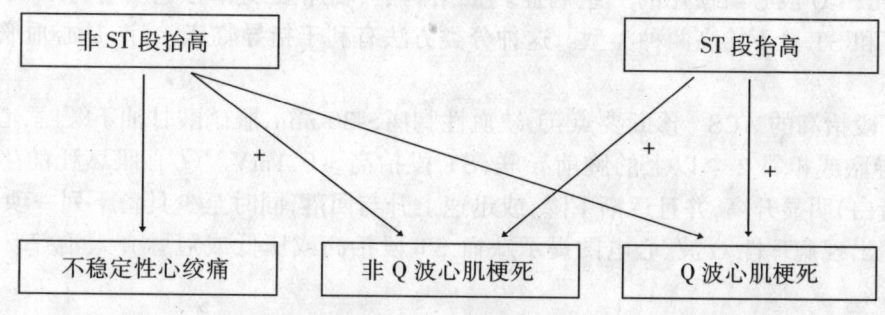

图12-1　缺血性胸痛患者可能的临床转归("+"为血清心肌标志物阳性)

3. 血清心肌标志物的测定:AMI诊断时常规采用的血清心肌标志物及其检测时间见表12-1。

表12-1　AMI的血清心肌标志物及其检测时间

项目	肌红蛋白	心脏肌钙蛋白		CK	CK-MB	AST
		cTnI	cTnT			
出现时间(h)	1~2	2~4	2~4	6	3~4	6~12
100%敏感时间(h)	4~8	8~12	8~12		8~12	
峰值时间(h)	4~8	10~24	10~24	24	10~24	24~48
持续时间(d)	0.5~1	5~10	5~14	3~4	2~4	3~5

注:应同时测定丙氨酸转氨酶(ALT),AST>ALT方有意义;CK:肌酸激酶;CK-MB:肌酸激酶同工酶;AST:天冬氨酸转氨酶。

AST、CK、CK-MB 为传统的诊断 AMI 的血清标志物,但应注意到一些疾病可能导致假阳性,如肝脏疾病(通常 ALT＞AST)、心肌疾病、心肌炎、骨骼肌创伤、肺动脉栓塞、休克及糖尿病等疾病均可影响其特异性。肌红蛋白可迅速从梗死心肌释放而作为早期心肌标志物,但骨骼肌损伤可能影响其特异性,故早期检出肌红蛋白后,应再测定 CK-MB、肌钙蛋白 I(cTnI)或肌钙蛋白 T(cTnT)等更具心脏特异性的标志物予以证实。肌钙蛋白的特异性及敏感性均高于其他酶学指标,其参考值的范围必须由每一个实验室通过特异的定量研究和质量控制来确定。快速床旁试剂条可用来半定量估计 cTnI 或 cTnT 的浓度,用作快速诊断的参考,但阳性结果应当用传统的定量测定方法予以确认。CK-MB 和总 CK 作为诊断依据时,其诊断标准值至少应是正常上限值的 2 倍。

心电图表现可诊断 AMI,在血清标志物检测结果报告前即可开始紧急处理。如果心电图表现无决定性诊断意义,早期血液化验结果为阴性,但临床表现高度可疑,则应以血清心肌标志物监测 AMI。推荐于入院即刻、2～4h、6～9h、12～24h 采血,要求尽早报告结果,或采用快速床旁测定,以迅速得到结果。如临床疑有再发心肌梗死,则应连续测定存在时间短的血清心肌标志物,例如肌红蛋白、CK-MB 及其他心肌标志物,以确定再梗死的诊断和发生时间。

(二)急性冠脉综合征

1. 定义　急性冠脉综合征(acute coronary syndrome, ACS)是包括不稳定性心绞痛、非 Q 波心肌梗死和 Q 波心肌梗死的一组病症。根据病史、临床表现和心电图可将 ACS 患者分为 ST 段抬高和 ST 段不抬高两种类型。这种分类方法有利于指导临床治疗,是心血管临床领域的新进展。

2. ST 段抬高的 ACS　诊断要点:①缺血性胸痛≥30 min,服硝酸甘油不缓解,心电图至少 2 个肢体导联或相邻 2 个以上的胸前导联,ST 段抬高≥0.1mV。②心肌坏死的生化标记物(如肌钙蛋白)明显升高,并且逐渐下降,或迅速上升与回落,同时至少具备下列一项:有缺血症状、心电图出现病理性 Q 波、心电图提示缺血 ST 段抬高或压低或冠脉介入治疗。③AMI 的病理学证据。

3. 非 ST 段抬高的 ACS　一般指不稳定性心绞痛。诊断要点:初发劳力性心绞痛、静息性心绞痛(时间通常超过 20 min)或者恶化劳力性心绞痛,可有心肌缺血的客观证据:①胸痛伴 ST 段压低≥0.05mV,或出现与胸痛相关的 T 波变化,或倒置 T 波伪改善;②既往患 AMI、行 PTCA 或冠状动脉旁路移植手术;③既往冠状动脉造影明确冠心病诊断;④TnT 或者 TnI 增高。ST 段不抬高的心肌梗死与不稳定性心绞痛的区别在于 CK-MB 增高是否大于或等于正常上限的 2 倍。

(三)心绞痛

1. 定义　心绞痛(angina pectoris)是一种以发生于胸痛、颌部、肩部、背部或手臂的不适感为特征的临床症状。

2. 临床表现　典型心绞痛因劳力或情绪激动而加重,持续约数分钟。转瞬即逝的不适感或持续数小时的钝痛感一般不是心绞痛。心绞痛的部位多在胸骨后,放射到颈部、颌部、上腹部或手臂者并不少见。下颌以上、上腹部以下或仅局限下左侧胸壁的疼痛多不是心绞痛。心绞痛常由于劳力或情绪激动而加重,经休息而减轻,舌下含服硝酸甘油常可在 30 秒至数分钟内缓解心绞痛。心绞痛常发生于有1支或以上主支冠脉病变的患者,但亦可发生于瓣膜性心脏病、肥厚性心肌病和控制不良的高血压患者。冠状动脉正常但由于冠脉痉挛或血管内皮功能失调而导致心肌缺血的患者也可出现心绞痛。心绞痛还可作为食管、胸壁或肺部等非心脏性疾病的一种临床症状。

3. 分型　分为稳定型心绞痛和不稳定型心绞痛。不稳定型心绞痛是近期发生急性冠脉事件的重要预测因素。不稳定型心绞痛可分为三种类型:静息性心绞痛、新近发作性心绞痛和恶化性心绞痛。近来学术界将不稳定性心绞痛纳入 ACS。

(1)静息性心绞痛　心绞痛发作于休息时,新近一周持续时间大于20分钟。

(2)新近发作性心绞痛　首发症状后两个月内出现的心绞痛,严重度至少在 CCSC(表12-2)Ⅲ级以上。

(3)恶化性心绞痛　原先诊断的心绞痛发作次数频繁,持续时间延长,或发作阈值降低,例如在首发症状后两个月内心绞痛的严重度至少增加了一个 CCSC 等级。

表12-2　加拿大心血管学会的心绞痛分级法(CCSC)

级别	表现
Ⅰ级	日常的体力活动(如散步,登梯等)不会引起心绞痛,但在情绪紧张,工作节奏加快或行走时间延长时可发生心绞痛。
Ⅱ级	日常活动轻度受限,心绞痛发生于快步行走和登梯、爬坡、餐后活动、寒冷、刮风、情绪激动,或者发生于睡醒后数小时。心绞痛发生于行走超过2个街口的距离,或以通常的速度和状态登越二层或以上楼梯时。
Ⅲ级	日常体力活动明显受限。心绞痛发生于在行走超过1至2个街口距离或以通常的速度登一层楼梯时。
Ⅳ级	任何体力活动均可引起心绞痛,休息时亦可能出现心绞痛。

三、临床治疗概要

1. 急性心肌梗死　对有适应证的患者在就诊后30 min内开始溶栓治疗或90 min内开始直接急诊经皮冠脉腔内成形术(PTCA)。此外部分患者需要积极进行抗休克、抗心律失常、纠正心功能不全等治疗(图12-2)。

(1)对 ST 段抬高或新发左束支传导阻滞的患者,应迅速评价溶栓禁忌证,开始抗缺血治疗,并尽快开始再灌注治疗(30 min内开始溶栓或90 min内开始球囊扩张)。入院时作常规血液检查,包括血脂、血糖、凝血时间和电解质等。

(2)对非 ST 段抬高,但心电图高度怀疑缺血(ST 段下移、T 波倒置)或有左束支传导阻滞,临床病史高度提示心肌缺血的患者,应入院抗缺血治疗,并作心肌标志物及常规血液检查(同上)。

(3)对心电图正常或呈非特征性心电图改变的患者,应在急诊科继续对病情进行评定和治疗,并进行床旁监测,包括心电监护、迅速测定血清心肌标记物浓度及二维超声心动图检查等。二维超声心动图可在缺血损伤数分钟内发现节段性室壁运动障碍,有助于 AMI 的早期诊断,对疑诊主动脉夹层、心包炎和肺动脉栓塞的鉴别诊断具有特殊价值。床旁监测应一直持续到明确系列血清标记物浓度结果,最后评定有无缺血或梗死证据,再决定继续观察或入院治疗。

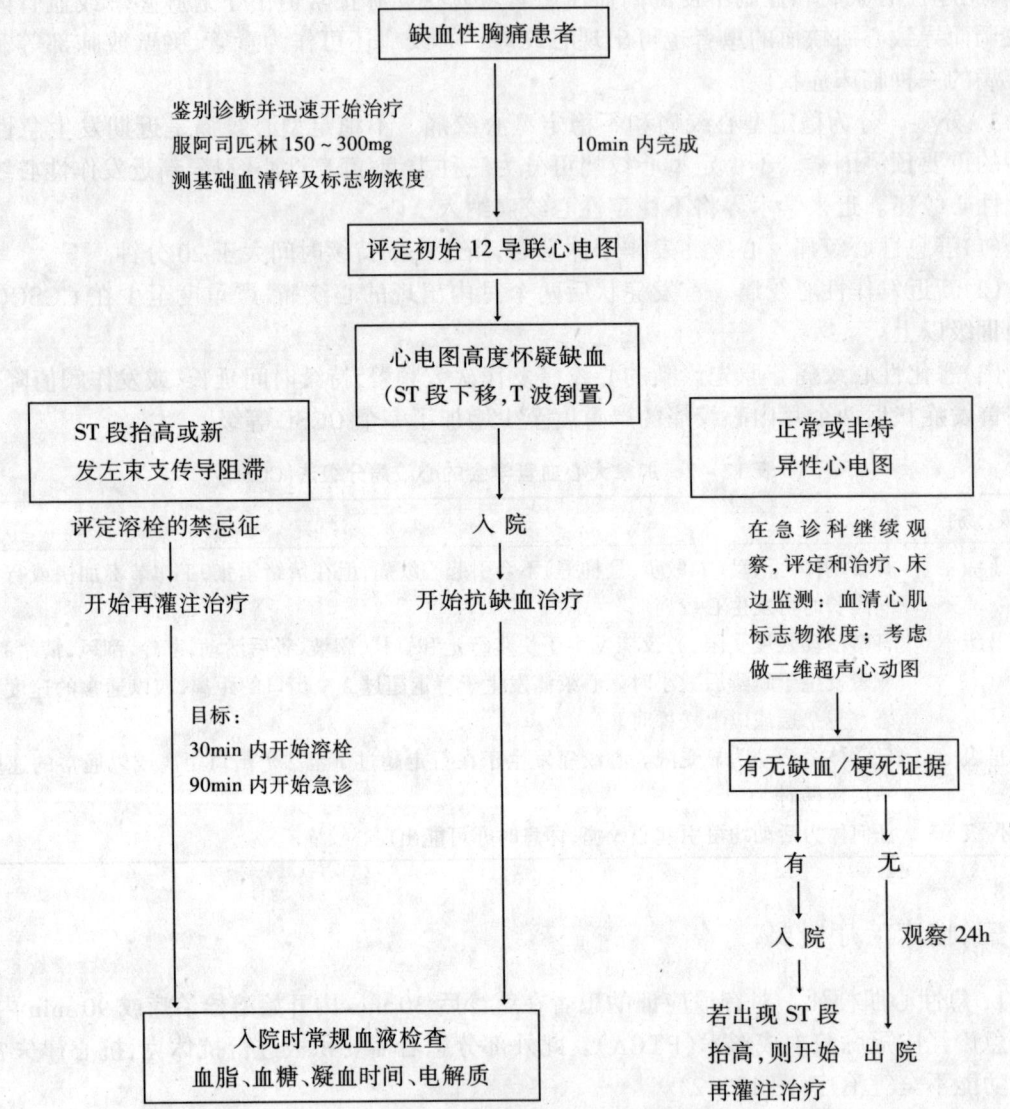

图 12-2 缺血性胸痛和疑诊 AMI 患者的筛查和处理程序

2. 非 ST 段抬高的 AMI 的危险性分层及治疗　非 ST 段抬高的 AMI 多表现为非 Q 波性 AMI,与 ST 段抬高的 AMI 相比,梗死相关血管完全闭塞的发生率较低(20%～40%),但多支病变和陈旧性心梗发生率比 ST 段抬高者多见。在临床病史方面两者比较,糖尿病、高血压、心力衰竭和外周血管疾病在非 ST 段抬高的 AMI 患者中更常见。

(1)低危险组　无合并症、血流动力学稳定、不伴有反复缺血发作。

(2)中危险组　伴有持续性胸痛或反复发作心绞痛,不伴有心电图改变或 ST 段压低≤1mm;或者无心绞痛但是 ST 段压低＞1mm。

(3) 高危险组 并发心源性休克、急性肺水肿或持续性低血压。

约 50% AMI 患者有心肌坏死酶学证据，但心电图上表现为 ST 段压低而非抬高。患者的最初药物治疗除了避免大剂量溶栓治疗外，其他治疗与 ST 段抬高的患者相同。特定的治疗包括：血小板膜糖蛋白(GP)Ⅱb/Ⅲa 受体拮抗剂、低分子量肝素。对非 ST 段抬高的 AMI 紧急介入治疗是否优于保守治疗，尚无充分证据。较为稳妥的策略应是首先对非 ST 段抬高的患者进行危险性分层，低危险度的患者可择期行冠脉造影和介入治疗，对于中度危险和高度危险的患者紧急介入治疗应为首选，而高度危险患者合并心源性休克时应先插入动脉内反搏泵(I-ABP)，尽可能使血压稳定再行介入治疗。

3. 心肌梗死生存者的长期治疗

(1) β 受体阻滞剂

1) 除低危患者外，所有无 β 受体阻滞剂禁忌证患者，应在发病后数天内开始使用，并长期服用。

2) 非 ST 段抬高的心肌梗死生存者及中重度左心室衰竭或其他 β 受体阻滞剂相对禁忌证者，可在密切监测下使用。

(2) 阿司匹林 心肌梗死后患者长期服用阿司匹林可以显著减少其后的病死率。二级预防每日 50～325 mg。

(3) 肾素-血管紧张素-醛固酮抑制剂(ACEI) 心肌梗死后应用 ACEI 通过影响左室重塑、减轻心室过度扩张，对某些心肌梗死后的患者有价值。对年龄 < 75 岁、梗死面积大或前壁梗死、有明显心力衰竭或左室收缩功能显著受损而收缩压 > 100 mmHg 的患者应长期服用 ACEI。可选用一种 ACEI 从小剂量开始逐渐加量到临床试验推荐的靶剂量(如卡托普利 150 mg/d、依那普利 40 mg/d、雷米普利 10 mg/d、福辛普利 10 mg/d)或最大耐受量。对于梗死面积小或下壁梗死，无明显左室功能障碍的患者不推荐长期应用。

(4) 钙拮抗剂 目前不主张将钙拮抗剂作为 AMI 后的常规治疗或二级预防。

(5) 抗心律失常药物 胺碘酮似可减少梗死后室性心律失常伴或不伴左室功能障碍患者的心律失常死亡及心脏骤停，但对总病死率无明显影响。为抑制梗死后严重的、有症状的心律失常，可使用胺碘酮。治疗过程中宜低剂量维持，以减少不良反应的发生。对致命性室性心律失常的生存者可考虑置入埋藏式体内除颤器。

(6) 戒烟 3 项一级预防的临床试验证明，戒烟使心脏事件发生率下降 7%～47%。

4. 急性冠脉综合征 急性冠脉综合征(ACS)治疗的基本原则是抗缺血、抗血小板和抗凝治疗。但是 ST 段抬高和非抬高的患者的其他治疗有所区别。

(1) ST 段抬高的 ACS 根据病情选择 PTCA 或 PTCA 加支架；梗死相关动脉内有大量血栓不能充分灌注者，可给予血小板膜糖蛋白 Ⅱb/Ⅲa 受体拮抗剂。没有条件或者不能及时行 PTCA 者，应溶栓治疗。发生室颤者及时电复律；如病人发生泵衰竭，或心源性休克，则在主动脉内气囊反搏(IABP)保护下，行经皮冠状动脉干预。

(2) 非 ST 段抬高的 ACS 收入冠心病监护室(CCU)，进行危险分层，不溶栓，而应积极抗栓(抗凝、抗血小板)，抗缺血(β 受体阻滞剂、硝酸酯类)和调脂治疗的同时，准备冠状动脉造影，一周内行选择性 PTCA 或者行冠状动脉搭桥，高危病人应更早干预。

5. 康复治疗的价值　康复治疗可以使冠心病患者的总病死率和心血管病死率降低,效果与参加康复时间长短呈正相关。康复组和对照组3年心血管病死率分别为20%及27%,致死性心梗发生率康复组较对照组低25%。体力活动和冠心病发生与发展间有明显的负相关。积极活动者(活动强度≥2000卡/周),其病死率比不运动者低29%。

四、康复问题

冠心病患者除了直接由于心肌供血不足导致心脏功能障碍之外,还由于心脏功能障碍、心绞痛症状,特别是缺乏体力活动和不良生活习惯等,导致一系列的躯体和心理问题,需要进行康复治疗。这些问题包括:

1. 心血管功能障碍　缺乏运动本身可以导致心血管功能减退,例如文职工作人员比体力劳动者的心血管功能差。同样,在冠心病发病后,患者往往减少体力活动,其结果会降低心血管系统的适应性,导致循环功能降低。这种缺乏运动导致心血管功能的衰退只有通过恢复适当的活动才能够解决。

2. 呼吸功能障碍　冠心病直接的全身表现是缺氧的症状,即胸闷,与循环功能不良有关。长期的心血管功能障碍均会伴随不同程度的肺循环功能障碍,使肺血管和肺泡气体交换的效率降低,吸氧能力下降,减少机体吸氧能力储备,进一步加重缺氧症状。呼吸功能训练是需要引起重视的环节。

3. 全身运动耐力减退　全身运动耐力是指持续进行全身体力活动的能力。全身的耐力减退与年龄增长有关,而冠心病加重了年龄相关的全身运动耐力减退。其主要机理是机体吸氧能力减退和骨骼氧化代谢能力障碍。缺乏运动可导致肌肉萎缩,氧化酶活性降低,骨骼肌毛细血管密度降低,是导致骨骼肌氧化代谢能力障碍的常见诱因。

4. 代谢功能障碍　冠心病的代谢障碍主要是脂质代谢和糖代谢障碍。脂质代谢障碍主要是血胆固醇和甘油三酯增高,高密度脂蛋白胆固醇降低。脂肪和能量物质摄入过多而消耗不足(缺乏运动)是基本原因。缺乏运动可导致胰岛素抵抗,除了引起糖代谢障碍外,还可促使形成高胰岛素血症和血脂升高。血脂代谢障碍不仅加重疾病症状,更重要的是促进冠状动脉粥样硬化发展。单纯采用降脂药物治疗不能彻底纠正脂质代谢异常,同时会有长期使用药物的副作用和经济负担,采用适当运动锻炼的方式纠正脂质代谢十分重要。

5. 其他　冠心病患者往往伴有不良生活习惯、心理障碍等,也是影响日常生活和治疗的重要因素。

第二节　冠心病的临床康复

一、康复治疗基础

(一)心血管运动生理和生化基础

运动是人类生活最基本的活动。直接参与运动的人体组织和器官包括:骨骼肌、骨骼与关节、心血管系统、呼吸系统、神经系统、内分泌系统。进行冠心病康复必须充分理解心血管运动生理和生化特点。

1. 运动类型与运动训练

(1) 静力性运动(static exercise) 主要为等长收缩运动,生活中端、提、拉、举、抗、推、蹲等动作基本都属于静力性运动。高强度静力性运动时肌肉张力高于血压,肢体血流暂时阻断,肌肉为无氧代谢,首先消耗肌肉的能量储备,待运动后再逐步恢复,所以静力性运动持续的时间较短。静力性运动强度主要以肌力为指标。反复进行的运动称为训练。静力性运动训练有利于增加肌力,又称为力量训练(strength training),但对耐力和有氧运动能力无显著作用。肌肉耐力(muscle endurance)指定量肌肉负荷时,肌肉重复收缩的次数或持续收缩的时间。

(2) 动力性运动(dynamic exercise) 主要为等张收缩运动,生活中带有周期性重复的运动均属于此类,例如走、跑、游泳、骑车等。动力性运动时肌肉张力增加不显著,肢体血流量增加,肌肉主要为有氧代谢,因此又将动力性运动称为有氧运动(aerobic exercise)。动力性运动训练有利于增加肌肉耐力和心肺耐力,提高机体有氧代谢能力,但是对肌力无显著作用,又称为耐力训练(endurance training)或有氧训练(aerobic training)。动力性运动根据肌肉收缩方向可分为向心性收缩和离心性收缩。

1) 向心性收缩(concentric contraction):肌肉收缩时肌肉长度逐渐缩短,例如肱二头肌收缩将哑铃从桌上提举到屈肘90度。向心性收缩的基本目的是产生肢体运动,收缩速度相对较快,神经控制环路比较简单。

2) 离心性收缩(ecentric contraction):肌肉收缩时肌肉长度逐渐延长,例如肱二头肌收缩将哑铃从屈肘90度轻轻放到桌上。离心性收缩的基本目的是控制肢体运动,收缩速度相对较慢,神经控制比较复杂,涉及到各种反馈抑制,精细运动时涉及较多。离心性收缩训练对于增强肌力的效果要优于向心性收缩,但是比较容易造成肌肉损伤。

肌力训练时结合向心和离心性收缩,即循环抗阻运动的方式,可以提高训练效率,是新近发展的治疗方向。

(3) 抗阻运动(resistance exercise) 介于静力性与动力性运动之间。在实际生活中一般不存在绝对的静力性或动力性运动。多数日常活动的性质介于静力性和动力性运动之间(图12-3)。例如各种球类运动时,下肢经常处于半蹲状态而以静力性运动为主,上肢则不停地变换姿势而以动力性运动为主。各种体位转化过程往往由静力性收缩启动,动力性收缩主导中间过程,最后以静力性收缩结束。如果强调肌肉耐力和力量的综合训练,抗阻运动是比较好的方式(表12-3)。

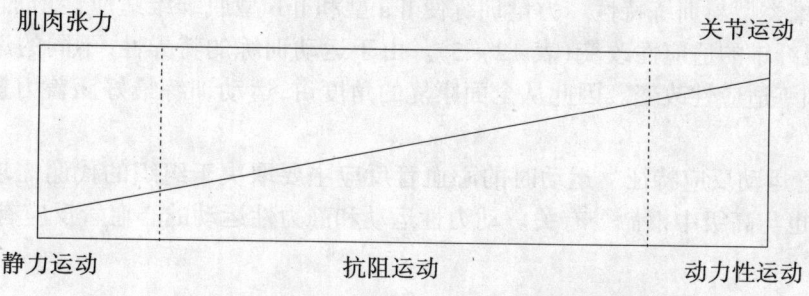

图12-3 静力性、动力性和抗阻运动的关系

表 12-3 动力性、静力性和抗阻运动特性比较

项目	动力性运动	静力性运动	抗阻运动
肌肉张力	变化不大	明显增加	相应增加
肌纤维长度	明显变化	变化不大	相应变化
可持续运动时间	长	短	中等
运动力量	小	大	中等
肌肉纤维类型	Ⅰ型为主	Ⅱ型为主	两型均参与
训练效应:耐力	增加	不变	适当增加
训练效应:力量	不变	增加	适当增加

2. 肌纤维类型与运动训练

(1)肌纤维类型　骨骼肌纤维分为三种基本类型:Ⅰ型——慢收缩/氧化型纤维,肌收缩速度慢,但持续时间长,重复次数多,肌肉毛细血管丰富,氧化代谢能力强,糖原较少,又称为慢肌,主要适应于长时间、小力量的耐力性运动;Ⅱa型——快速氧化/糖原分解型纤维和Ⅱb型——快速糖原分解型纤维,肌收缩速度快,力量大,糖原含量多,无氧代谢能力强,又称为快肌,主要适应于短时间、大力量的运动(表12-4)。静力性运动主要是Ⅱa型和Ⅱb型纤维的运动,而动力性运动主要是Ⅰ型纤维的运动。

表 12-4 肌纤维类型及其生理生化特征

项目	Ⅰ型	Ⅱa型	Ⅱb型
颜色	暗红色	白色	白色
毛细血管与血流量	多	中等	少
收缩速度	慢	快	快
耐疲劳能力	高	中等	低
神经传导速度	慢	快	快
线粒体数量	多	中等	少
有氧代谢能力	高	高	低
糖原贮备	少	多	多
肌凝蛋白 ATP 酶	少	多	多
无氧代谢能力	低	中等	高

(2)肌纤维类型与训练特性　力量训练使Ⅱa型和Ⅱb型肌纤维适应性增加,而耐力训练主要使Ⅰ型肌纤维的适应性改变(表12-5)。由于运动训练的特异性,不同的运动类型不产生交叉性的训练适应性改变。因此从全面康复的角度讲,运动训练最好涵盖力量性和耐力性运动。

3. 心血管运动反应特征　运动时的心血管反应主要取决于组织的代谢需求和肌肉收缩的类型,同时也与高级中枢命令有关。动力性运动和静力性运动的心血管反应有显著差距,所以分别叙述。

表 12-5　不同运动对骨骼肌代谢和功能的影响

项目	适应性改变	对肌肉功能的影响
耐力训练	增加线粒体质量和氧化酶活性,红肌增加,肌血液循环改善。	肌耐力和有氧运动能力增加,运动中乳酸形成较少,肌力增加不显著。
力量训练	肌肉横截面增加,白肌纤维增加,线粒体数量相对减少。	肌力和爆发力增强,耐力改善不显著或下降,无氧代谢能力增强。

(1) 动力性运动

1) 心血管储备:指安静与最大心血管功能的差值。机体的运动能量消耗是衡量运动量的基础,一般用耗氧量(VO_2)表达。VO_2 与心血管功能直接相关,其计算可以表达为:VO_2 = 心输出量(CO) × 动静脉氧差($AVDO_2$)。CO 可以表达为:心率(HR) × 每搏量(SV)。极量运动时 VO_2 增加 20 倍,其构成包括:CO 增加 6 倍(SV 增加 50%~60%,HR 增加 2~3 倍),$AVDO_2$ 从安静(5%~6%)到最大运动时可增加 3~4 倍(达到 16%~18%)。

2) HR 反应:运动时首先由于迷走神经撤退导致 HR 迅速增快,发生在运动后即刻甚至在运动前的瞬间。其后的 HR 反应取决于运动时组织代谢的强度与交感神经调节。一般正常人运动强度每增加 1 个代谢当量(MET),HR 增加 8~12 次/min。最大 HR(HRmax)与年龄相关,可以推导为:HRmax = 220 - 年龄(岁)。但是这种推导有 15% 的个体差异,需要在应用时加以注意。

3) 血压反应:运动中正常血压反应是:收缩压(SBP)逐步升高,舒张压(DBP)没有显著变化,甚至可以明显下降,说明血管舒张功能良好。运动负荷每增加 1MET,SBP 增高 5~12mmHg,一般可以达到 180~220mmHg,但不超过 250mmHg;DBP 一般以 95mmHg 为正常高限。

4) SV 和 CO 反应:运动时 SV 逐步增加,40%~50% 最大吸氧量(VO_2max)时,SV 不再增加,此后 CO 增加主要依靠 HR 加快。运动肌肉血流需求量高于 CO 和 $AVDO_2$ 增加,因此运动中全身组织的血流进行再分配,以确保运动组织和重要脏器的血液供应(表 12-6)。

表 12-6　安静及轻、中、重度运动时组织血流再分配

组织	安静 $AVDO_2$	安静血流 ml/min	运动血流 ml/min		
			轻度	中度	最大
脾脏	4.1	1350(27%)	1100(12%)	600(3%)	300(1%)
肾脏	1.3	1100(22%)	900(10%)	600(3%)	250(1%)
大脑	6.3	700(14%)	750(8%)	750(4%)	750(3%)
冠状动脉	14.0	200(4%)	350(4%)	750(4%)	1000(4%)
肌肉	8.4	1000(20%)	4500(47%)	12500(71%)	22000(88%)
皮肤	1.0	300(6%)	1500(15%)	1900(12%)	600(2%)
其他		350(7%)	400(4%)	400(3%)	100(1%)
合计		5000(100%)	9500(100%)	17500(100%)	25000(100%)

(%):指占总血流量的百分比。

5) 运动稳定状态(exercise steady status):运动后短期内心血管反应呈逐渐上升趋势。一般在同一运动强度运动 2~3min 时,心血管反应达到稳定状态,继续延长运动时间而不改变强

度，心血管可以保持恒定。这对理解运动试验方案有重要价值，同时也是理解患者运动训练时心血管反应的基础。

(2) 静力性运动

1) 血压：运动时 SBP 中等到高度增高，但一般不超过最大动力性运动的水平。高强度静力性运动时可由于合并乏氏动作而导致胸腔内压增高，同时在运动肢体肌张力达到或超过动脉压时，动脉血流减少或阻断，导致外周阻力增大，因此导致迅速的 SBP 和 DBP 平行升高，与动力性运动截然不同。DBP 的升高在一定程度上有利于提高冠状动脉舒张期的血液灌注，因此对心肌缺血有一定的保护作用，从而解释同等主观努力条件下，静力性运动时心肌缺血明显少于动力性运动的现象。血压反应与最大自主收缩肌力(MVC)的百分率呈正相关。疲劳性收缩时血压持续上升。极量运动时的心血管反应与肌群质量关系不大，而亚极量水平运动肌群的质量与运动反应有关。在康复治疗时需要重视运动强度的控制。

2) HR：运动心率(HR)反应低于血压反应，亚极量运动时一般在 90～110 次/min，即使极量运动也很少超过 130 次/min。最大 HR 反应与年龄有关。年龄越大 HR 反应越低。

3) 心输出量及血流：运动时心输出量(CO)中等度增加，最大至 8 L/min 左右。CO 增加主要源于 HR 增加。由于外周阻力增加，SV 增加不明显，甚至会有所下降。局部肌肉血流主要取决于肌肉内压力增加程度。10%～15% MVC 时血流基本无影响，运动可保持很长时间。＞15% MVC 时肌肉内血流与强度成反比。＞70% MVC 肌肉血流可被完全阻断。同时肌纤维构成也与血流/强度相关。慢肌安静血流及毛细血管密度均较快肌高 2 倍，因此在静力性运动时，慢肌血流高于快肌，而且在任何收缩强度时快肌肌内压力至少为慢肌的 2 倍，导致快肌的运动耐力低于慢肌。

4. 制动对心血管系统的影响　制动(immobilization)指各种形式的肢体活动限制，包括：卧床休息(bed rest)、局部固定(fixation, casting)和神经瘫痪(paralysis)。制动在临床普遍采用，以减少重要脏器的能量消耗，维持病情或内环境稳定。但是过分和长期制动会影响疾病康复过程，也会增加并发症，导致心血管失健(cardiovascular deconditioning)，从而影响临床治疗。运动是康复治疗的基本手段，也是防治制动副作用的主要方法。但是运动过分会造成机体强烈应激，影响组织的修复和愈合过程，甚至影响机体内环境稳定，造成病情恶化或生命危险。正确处理这一对矛盾是临床与康复医学工作者必须面对的挑战。制动对心血管失健的影响有：

(1) 血容量减少　血容量减少是短时间卧床休息所造成最明显的心血管改变。20 天强制性卧床后血浆容量减少 15%～20%，总血容量减少 5%～10%，心脏容量减少 11%，左心舒张末期容量减少 6%～11%。血容量减少的机理与卧位时中心血容量和右心负荷增加，心房压力感受器刺激增强，致使心血管中枢误以为血容量过多，从而抑制抗利尿激素释放，同时心钠素分泌增加，使肾脏滤过率明显增加，血浆容量迅速降低。由于血容量减少，SV 和 CO 相应降低 6%～13%，基础心率不变或增加。这种 CO 降低对心肌梗死患者显然不利，造成非心源性的循环功能减退以及相应的运动能力减退。患者在直立位时 SV 减少更为显著，导致运动耐力降低。

(2) 血流动力学改变　卧床后除冠状动脉血流速度基本不变外，其余各动脉血流速度均有减少：腹主动脉减少 24.4%，股动脉减少 50%，大脑中动脉也有所减低。下肢静脉血流阻力增加91%。上、下肢静脉顺应性分别增加33.6%和56.6%。这些变化是动静脉血栓形成的基础条件。

(3) 有氧运动能力降低　卧床休息对 VO_2max 的短期影响主要来源于血容量改变,长期影响则主要来自肌肉和心血管功能衰退。30天卧床制动导致 VO_2max 以每天0.9%的速度下降,这一速率与老年生理性衰退的年下降率相似。CO减少和HR增加与 VO_2max 降低相关。同时长期制动通过影响红细胞中酶的活性而使其运氧能力下降,并且使红细胞总量减少5%~25%。除了降低氧的运输能力外,长期制动还会影响氧在肌肉组织的利用,肌肉中线粒体总数下降11%。尽管肌肉毛细血管密度不变,但由于肌肉萎缩,毛细血管总长度下降22%,从而减少血液交换面积。

(4) 血液黏滞度增高　由于血容量减少,而血液中有形成分并不减少,导致血液黏滞度明显增高。制动导致血小板生理功能障碍。血液黏滞度增高和血小板功能改变,加上血流动力学异常,使血栓形成的概率明显增加,最常见的是深部静脉血栓、血栓性脉管炎和肺栓塞。白种人绝对卧床后深部静脉血栓的发生率极高,中国人虽然在这方面并发症明显较少,但也时有发生。冠状动脉粥样硬化部位血栓形成和阻塞的几率也会增加,容易诱发心绞痛和/或心肌梗死。

(5) 血管调节功能减退　主要表现是体位性低血压。其机理是左室体积和舒张能力减小,Starling曲线斜率增加,从而使直立位搏出量下降更为明显。同时下肢静脉顺应性增加造成的静脉血容量增加、肌肉泵作用降低造成静脉回流减少。此外,也与血容量减少及心血管中枢调节能力紊乱有关。卧床休息数天即可产生体位性低血压,只要保持坐位活动就可以防止体位性低血压。

(二) 心电运动试验

心电运动试验(ECG exercise stress testing)旨在通过分级运动的方式,充分调用心血管生理储备力,诱发相应的生理和病理生理表现以确定最大心脏负荷能力;或通过运动检测,了解患者运动训练的安全性。这是心脏康复训练最常用的评定方式,也是协助康复方案制订的重要基础。

1. 应用价值

(1) 协助康复病例选择　运动试验有助于判断患者病变的严重程度及参加康复训练的危险性。例如运动试验中诱发的各种异常提示患者运动危险性增大;低水平运动,即低运动负荷或低心肌耗氧量(MVO_2)时出现心肌缺血、运动诱发严重心律失常、运动诱发循环不良症状或心衰症状、运动能力过低等,均提示运动危险性高。在有条件的情况下,最好对所有进行心脏病康复的对象进行运动试验,以保证训练的安全性。

(2) 协助制订康复治疗方案　运动试验可以确定患者心肌缺血阈或最大运动能力,因此可以获得运动安全系数,确定运动靶强度。这一方面有助于提高运动训练效果,另一方面也有助于增加训练的安全性。

(3) 协助确定临床治疗　例如确定冠心病人是否适合进行CABG或PTCA,是否可以参加康复治疗等。对于运动耐力良好的患者(最大运动能力达到或超过10MET),进行CABG或PTCA的临床效果与单纯康复治疗或药物治疗相似。

(4) 协助运动能力鉴定和疗效评定　运动试验可以定量评估生理功能储备力,包括有氧运动能力、心率与血压储备力、冠状血管储备力等。心功能与运动试验的运动负荷呈正相关(表12-7)。运动试验时间是心衰患者功能改善的主要指标之一。运动耐力是残疾程度评定及康复疗效评定的重要指标。

表 12-7　代谢当量与体力活动能力分级的关系

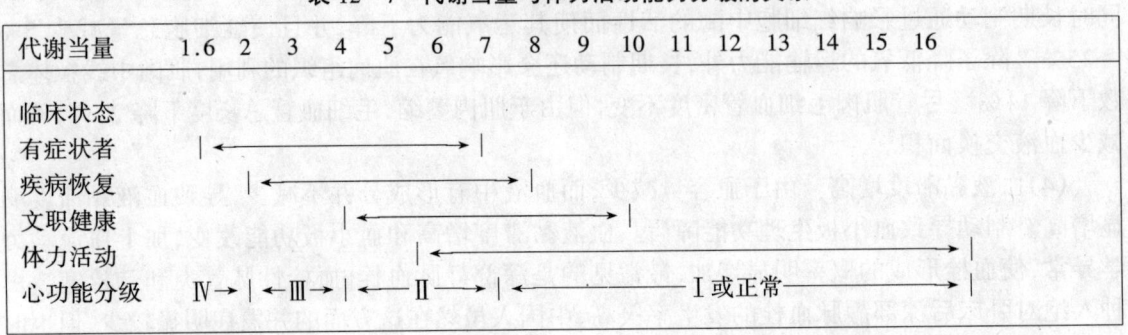

(5) 协助判断康复训练的反应　运动试验有助于鉴定的胸闷和其他症状是否与冠心病有关,帮助判断患者康复治疗过程中的有关反应和调整康复治疗方案。

(6) 帮助患者理解运动　运动试验有助于消除患者对运动的恐惧心理,对于急性心肌梗死患者尤为重要。国际上一般将低水平运动试验阴性作为患者出院的基本指标。

(7) 指导患者日常生活活动　运动试验时获得的运动能力可以通过查阅相关的 MET 表来判定患者可以进行的日常活动,从而可以科学地指导患者的日常活动。

(8) 发现和鉴定运动诱发的潜在的心律失常　运动试验有助于鉴定心律失常。运动中诱发或加剧的心律失常在诊断上往往提示器质性心脏病,在治疗上应该注意休息,避免运动;在康复治疗时也应暂时停止运动或调整运动量。而相当数量的心律失常在运动中减轻甚至消失,这类心律失常多属于"良性",无须限制或停止运动。对于运动诱发或加剧的心律失常治疗效果的评判应该以运动时心律失常的减少或消失为标准。

2. 运动试验类型

(1) 症状限制性运动试验　以运动诱发呼吸或循环不良的症状和体征、心电图异常及心血管运动反应异常作为运动终点,以帮助评定心功能和体力活动能力、制定运动处方等。以年龄预计 HRmax 为基础的极量和亚极量试验在国际上趋向于废弃。其原因是年龄预计 HRmax 的个体变异过大,可靠性和合理性不够理想。有些病人在达到年龄预计的 HRmax 之前就出现症状或体征,而有些人实际 HRmax 超过年龄预计值,因此可能运动量不足而造成假阴性。此外由于心血管活性药物广泛使用,HR 已经难以客观反映心血管功能情况。因此在冠心病康复中此类试验价值不大。

(2) 低水平运动试验　即以特定的心率、血压和症状为终止指标的试验方法。适用于急性心肌梗死后或病情较重者的早期运动试验。

(3) 简易运动试验　如 6 min 或 12 min 走等。适用于没有运动试验条件或病情较严重而不能耐受平板运动的患者。

3. 常用试验方案

(1) Bruce 方案 主要特征是通过同时增加速度和坡度来增加负荷,最高级别负荷量大,一般人均不会超过其最大级别。主要缺点是运动负荷增加不规则,起始负荷较大(4~5METs),同时运动增量也较大,一般在 2.5~3METs,因此老年人和体力差的病人往往不能耐受第一级负荷或负荷增量,从而难以完成试验。此外 Bruce 方案是一种走-跑试验,在试验中开始为走,以后逐渐增加负荷,并达到跑的速度。在走-跑速度临界时,受试者往往难以控制自己的节奏,心电图记录质量也难以得到保证。这些缺点在制订运动训练方案时需要加以关注。

(2) Naughton 方案 主要优点是运动起始负荷低,每级负荷增量均为 1MET,适用于 AMI 急性期之后出院时检查,及心衰或体力活动能力较差病人的检查。对于制订运动方案比较有利。

(3) Balke 方案 主要特点是依靠增加坡度来增加运动负荷,这样病人比较容易适应。其速度固定在每小时 3.4 英哩或 3.0 英哩。对于心理素质较差、合并骨关节功能障碍者以及老年人比较适用。

(4) STEEP 方案 其主要特点是起始负荷为 2METs,以后每级负荷均比前一级增加 15%,通过增加速度或坡度来实现,不同时增加速度和坡度,因此受试者容易适应。这一方案的另一优点是同时设计了踏车方案,其负荷增量与体重关联,增加的原则同活动平板试验,因此运动时的能量消耗水平与活动平板相同,可以互相比较。对于部分合并骨关节疾病患者优于活动平板或步行训练。

(5) 踏车试验方案 除 STEEP 方案之外,最常用的是世界卫生组织推荐方案。踏车试验时的 MET 与体重有关,因此在计算时需要考虑体重因素。踏车的频率与作功效率有关,一般选择 50~60r/min,每级负荷增加 150~300kg·m/min。

(6) 手臂摇车方案 是踏车方案的替代,用于下肢功能障碍者。手臂试验所能达到的 VO_2max 只有活动平板试验的 70%±15%,但心率和血压反应更为强烈,即在较低的运动负荷可诱发较强的心血管反应。运动试验时的最高运动负荷明显低于下肢运动,但所能达到的最高心血管反应相似。运动起始负荷一般为 150~200kg·m/min,每级负荷增量为 100~150kg·m/min,时间为 3~6min。

(7) 等长收缩运动试验 常用握力试验。方法是以最大收缩力的 30%~50% 作为运动强度,持续收缩 2~3min。试验时保持握力不变,否则运动负荷会有较大的误差。试验时由于肌肉疲劳,实际心血管负荷不断增大,因此没有稳定状态。此外还可采用定滑轮重量法,即通过一个滑轮将重力(重锤)引向受试者的手或腿,受试者进行抗阻屈肘或伸膝,并始终保持关节角度不变。受试的重力可以从 2.5kg 开始,每级持续 2~3min,负荷增加 2.5kg,直至受试者不能继续保持关节角度为止。这种方法的负荷稳定,重复性较好。但两者的临床价值相似。

(8) 简易运动方案 在不具备活动平板或踏车的单位,可以采用简易的 6min 或 2min 走,以及 12min 走或跑作为试验方法。6min 走是国际上常用的心衰患者评定方法,方法是让患者用 6min 尽力行走,计算所走的距离。行走的距离越长,说明体力活动能力越好。12min 走和 12min 跑目的类似。也可以选择额定的距离,例如 20 米或 100 米,嘱患者尽快行走,计算完成目标的时间。这类试验可以用于判断体力活动能力、协助制订运动方案和判定疗效。

4. 常用指标

(1) 主观用力记分(Rate of Perceived Exertion, RPE) 是由 Borg 提出的根据运动者自我感觉用力程度衡量相对运动水平的半定量指标(表12-8)。在运动试验和冠心病康复临床已经广泛采用。最早采用的记分方法为10级,以后改良为15级分法,主要优点是将 RPE 乘以10即为该用力水平时的 HR(次/分)。

表12-8 主观用力记分

分值	15级计分法	分值	10级计分法
6		0	不用力
7	极轻	0.5	极轻
8		1	较轻
9	很轻	2	轻
10		3	中
11	较轻	4	较强
12		5	强
13	较用力	6	
14		7	很强
15	用力	8	
16		9	
17	非常用力	10	极强(极量)
18			
19	极端用力		
20			

(2) 两项乘积(Rate Pressure Product, RPP) 是指 HR 和 SBP 的乘积,代表 MVO_2 水平,其数值一般用 10^{-2} 表达。RPP 与 MVO_2 的相关程度达到0.97,运动试验发生心肌缺血时的 RPP 相当于心肌缺血阈。运动中所达到的心肌缺血阈越高,冠状血管的储备越好,病情也就相对较轻。较低的心肌缺血阈(低 HR 或低 SBP 时出现缺血)则提示病情严重。康复训练之后如果心肌缺血阈提高,说明训练产生中心性效应,即冠状动脉侧支循环生成增加,冠状血管储备力提高。训练后额定 RPP 时运动时间或强度增高,说明训练的外周效应,使运动时心血管系统及运动器官的效率提高,相对减轻心肌血流负担,因此患者可以耐受更大的运动负荷。采用运动试验时的最大 RPP(RPPmax)可以计算心肌有氧代谢障碍(MAI)的程度和 MVO_2。同时也可以与有氧运动能力障碍(FAI)的程度进行比较。

预测 MVO_2(ml/100g 心肌) = $(0.14 \times RPP) - 6.3$ (r = 0.92)

年龄预计 RPPmax(10^{-2}) = $364 - 0.58 \times$ 年龄(岁)

MAI = [(年龄预计 RPPmax - 实际 RPPmax) ÷ 年龄预计 RPPmax] × 100

FAI = [(年龄预计 VO_2max - 实测 VO_2max) ÷ 年龄预计 VO_2max] × 100

举例:50岁男性病人,运动中最高 HR 为145次/分,最高 SBP 为180mmHg。年龄预计 VO_2max 为35.6ml/kg/min;实测 VO_2max 为24.5ml/kg/min

计算过程：

年龄预计 RPPmax = 364 – 0.58 × 50 = 335

实际 RPPmax = 145 × 180 ÷ 100 = 261

预测 MVO_2 = (0.14 × 261) – 6.3 = 30.24(ml/100g 心肌)

MAI = [(335 – 261) ÷ 335] × 100 = 22.1%（心肌有氧代谢能力降低 22.1%）

FAI = [(35.6 – 24.5) ÷ 35.6] × 100 = 31.2%（有氧运动能力降低 31.2%）

(3) 心率反应　异常运动反应有过快和过慢两类。心率过慢见于窦房结功能减退或严重左心室功能不全，也见于严重多支血管病变的冠心病人，提示有较大的可能发生心血管意外。心率过快分为窦性心动过速和异位心动过速。窦性心动过速是正常运动反应，但是如果窦性心动过速发生很早，而且心率增加过快，提示体力活动能力较差。异位心动过速主要为室上性或房性心动过速，少数为室性心动过速。出现异位心动过速时应该立即停止运动，提示患者应该限制体力活动，以防止在活动时发生异位心动过速。

(4) 血压反应　运动中 SBP 不升或升高小于 130mmHg，或血压下降，甚至低于安静水平，提示心脏收缩功能储备力很小，常见于心功能不良患者。运动中 SBP 越高，发生心源性猝死的几率反而越低。有研究表明，运动中最高 SBP 小于 140mmHg 者，年病死率为 97.0‰，140~199mmHg 者，年病死率为 25.3‰，大于 200mmHg 者，年病死率为 6.6‰。运动中 DBP 明显升高，比安静水平高 15mmHg 以上，甚至超过 120mmHg，说明总外周阻力明显升高，可能的机理为冠状血管储备力接近或达到极限，机体只有通过提高舒张压，增加心脏舒张期的冠脉灌注压，从而部分补偿狭窄的冠状血管对血流的限制，常见于严重冠心病。运动训练时如果出现异常 DBP 增高，需要与 SBP 降低一样引起高度重视，避免发生心血管意外。

(三) 代谢当量

1. 气体代谢　气体代谢指身体能量代谢过程中氧气和二氧化碳的呼吸过程，包括内呼吸和外呼吸。内呼吸指体内细胞的气体交换过程，即氧气进入细胞，参加有氧代谢，产生能量、二氧化碳和水，再将二氧化碳排出细胞。内呼吸功能决定人体的代谢功能。外呼吸指机体与体外进行气体交换的过程，包括：通气功能－通过呼吸使空气进入肺泡，然后再排出体外；换气功能－通过肺泡壁的毛细血管二氧化碳弥散进入肺泡，然后随呼气排出，同时将氧气吸收进入血管，与血红蛋白结合，运输到组织进行代谢。循环系统功能实质上就是气体运输，其中心脏的功能是血液循环驱动的泵，血管是通道，而血液的作用是载体或"车"的作用。

2. 气体代谢测定　通过分析呼吸气体中氧和二氧化碳的含量，以及通气量，计算 VO_2 以及二氧化碳排出量(VCO_2)。检测时需要戴面罩，面罩有单向阀门，使呼出气体与吸入气体分离。通过气体分析器分析呼出气体中氧和二氧化碳的含量，并与空气中的气体成分进行比较，得出氧吸收率和二氧化碳排出率。在面罩的气体呼出道有微型流量计传感器，可以分析气体流出量，即通气量。气体代谢也可采用间接推算的方法，一般是利用运动强度来进行推导，但是准确性较差，只可用于参考。

3. 代谢当量　代谢当量(metabolic equivelent, METs)是以安静、坐位时的能量消耗为基础，表达各种活动时相对能量代谢水平的常用指标。1MET 相当于 VO_2 3.5ml/(kg·min)。在心血管康复中应用极为广泛。METs 在冠心病康复中的用途包括：

(1) 判断体力活动能力和预后,关键的 MET 值为:

<5METs　65 岁以下的患者预后不良。

5METs　日常生活受限,相当于急性心肌梗死恢复期的功能储备。

10METs　正常健康水平,药物治疗预后与其他手术或介入治疗效果相当。

13METs　即使运动试验异常,预后仍然良好。

18METs　有氧运动员水平。

22METs　高水平运动员。

(2) 判断心功能及相应的活动水平(表 12-9)　由于心功能与运动能力密切相关,因此最高 METs 的水平与心功能直接相关。

表 12-9　各种心功能状态时的代谢当量及可以进行的活动

心功能	METs	可以进行的活动
Ⅰ	≥7	携带 24 磅重物连续上 8 级台阶
		携带 80 磅重物、铲雪、滑雪
		打篮球、手球或踢足球
		慢跑或走(速度 5 英里/h)
Ⅱ	≥5,<7	携带 24 磅以下的重物连续上 8 级台阶
		性生活
		养花种草类型的工作
		步行(速度 4 英里/h)
Ⅲ	≥2,<5	走下 8 级台阶
		可以自己淋浴,换床单,拖地,擦窗
		步行(速度 2.5 英里/h)
		打保龄球、连续穿衣
Ⅳ	<2	不能进行上述活动

(3) 标志运动强度,制定运动处方　运动强度过去较多采用靶心率的方法,但由于运动时测定有一定困难,另外心血管活性药物广泛使用,因此 HR 反应已经难以直接反映运动的情况。因此现在越来越广泛地采用 MET 来表示运动强度。此外,MET 与能量消耗直接相关,所以在需要控制能量摄取与消耗比例的情况下(例如糖尿病和肥胖症的康复),采用 MET 是最佳选择。

热卡是指能量消耗的绝对值,MET 是能量消耗水平的相对值,两者之间有明确的线性关系,计算公式为:热卡 = METs × 3.5 × kg 体重 ÷ 200

计算方法:先确定每周的能耗总量(运动总量)以及运动训练次数或天数,将每周总量分解为每天总量,然后确定运动强度,查表 12-10 到表 12-13 选择适当的活动方式,并将全天 METs 总量分解到各项活动中去,形成运动处方。

(4) 区分残疾程度　一般将最大 METs<5 作为残疾标准。

(5) 指导日常生活活动与职业活动　心血管病患者,由于心血管病的限制,不可能进行所有的日常生活活动或职业活动。因此可以在确定患者的安全运动强度之后,查表 12-10 至表

12-13 选择合适的活动(以不超过安全强度为前提)。要注意的是,职业活动(每天8h)的平均能量消耗水平不应该超过患者峰值代谢当量的40%,峰值强度不可超过峰值代谢当量的70%~80%(表12-14)。

表12-10 各种日常活动的代谢当量

活 动	代谢当量	活 动	代谢当量
生活活动			
修面	1.0	步行 1.6km/h	1.5-2.0
自己进食	1.4	步行 2.4km/h	2.0-2.5
床上用便盆	4.0	散步 4.0km/h	3.0
坐厕	3.6	步行 5.0km/h	3.4
穿衣	2.0	步行 6.5km/h	5.6
站立	1.0	步行 8.0km/h	6.7
洗手	2.0	下楼	5.2
淋浴	3.5	上楼	9.0
坐床	1.2	骑车(慢速)	3.5
坐床边	2.0	骑车(中速)	5.7
坐椅	1.2	慢跑 1 英里/10min	10.2
自我料理			
坐位自己吃饭	1.5	备饭	3.0
上下床	1.65	铺床	3.9
穿脱衣	2.5-3.5	扫地	4.5
站立热水淋浴	3.5	擦地(跪姿)	5.3
挂衣	2.4	擦窗	3.4
园艺工作	5.6	拖地	7.7
劈木	6.7		
职业活动			
秘书(坐)	1.6	焊接工	3.4
机器组装	3.4	轻的木工活	4.5
砖瓦工	3.4	油漆	4.5
挖坑	7.8	开车	2.8
娱乐活动			
织毛线	1.5-2.0	桌球	2.3
打牌	1.5-2.0	弹钢琴	2.5
缝纫(坐)	1.6	长笛	2.0
写作(坐)	2.0	击鼓	3.8
交谊舞(慢)	2.9	手风琴	2.3
交谊舞(快)	5.5	小提琴	2.6
有氧舞蹈	6.0	排球(非竞赛性)	2.9
跳绳	12.0	羽毛球	5.5
网球	6.0	游泳(慢)	4.5
乒乓球	4.5	游泳(快)	7.0

表12-11 日常活动代谢当量水平及影响因素

活 动	METs范围	精神负荷	肌肉等长收缩	气温影响
卧	1-2	++	+	+
坐	1-2	++	+	+
站	2-3	++	+	+
洗澡	2-3	+	+	+++
淋浴	3-4	+	+	+++
性活动	3-5	+	+	+++
登楼梯	4-7	++	++	+
扫地	1-2	+	+	+
擦家具	1-2	+	+	+
洗盘子	2-3	+	+	+
烹调(站)	2-3	++	+	+
掸灰	2-4	+	+	+
铺床	2-6	+	+++	+
购物	2-7	++	+++	+
吸尘	3-4	+	+++	+
拖地板	3-4	+	+++	+
晒衣服	3-4	+	+++	+
擦窗户	3-4	+	+++	++
携重(9~20kg)	4-5	++	+++	++
携重(20~29kg)	5-6	++	+++	++
携重(30~39kg)	7-8	++	+++	++
携重(8kg)上楼	7-8	++	+++	+

注:+.少见;++.可能;+++.经常。

表12-12 娱乐活动代谢当量水平及影响因素

活 动	METs范围	精神负荷	肌肉等长收缩	气温影响
读书	1-2	++	+	+
看电视	1-2	+++	+	+
缝纫(手工)	1-2	+	+	+
缝纫(机器)	2-3	++	+	+
编织	1-2	+	+	+
木工	2-3	+	++	++
骑车(8km/h)	2-3	++	++	+++
骑车(9.6km/h)	3-4	++	++	+++
骑车(12.8km/h)	4-5	++	++	+++
骑车(16km/h)	5-6	++	++	+++
骑车(19km/h)	7-8	++	++	+++
骑车(21km/h)	8-9	++	++	+++
跑(1.6km/12min)	8-9	+	+	++

(续表)

活 动	METs 范围	精神负荷	肌肉等长收缩	气温影响
跑(1.6km/9min)	10-11	+	+	+++
游泳(慢)	4-5	++	++	+++
仰泳	7-8	++	++	++
蛙泳	8-9	++	++	++
爬山	7-10	+++	+++	+++
背负20kg	6-11	+++	+++	+++
跳绳(<80次/min)	8-10	+	++	+++
跳绳(120~140次/min)	11-12	+	+	+++
自由泳	9-10	++	++	++
羽毛球	4-9	++	++	+
乒乓球	3-5	+++	+	+
滑冰	5-7	++	+++	++
划船(24km/h)	3.5-5	++	++	+++
绘画	3-5	++	++	+++
玩牌	1-2	++	+	+
乐器	2-4	+	++	+
钓鱼	2-4	++	++	+++
钓鱼(溪流)	5-6	++	++	+++
交谊舞(慢)	3-4	++	+	+
交谊舞(中)	4-5	++	+	+
交谊舞(快)	5-7	+	+	+
园艺(挖土)	5-6	++	+++	+++

注:+.少见;++.可能;+++.经常。

表12-13 各种职业活动代谢当量水平及影响因素

活 动	METs 范围	精神负荷	肌肉等长收缩	气温影响
打字	1.5-2	+++	+	+
办公室工作	1.5-2	+++	+	+
收音机/电视机	2-3	++	++	+
传达室工作(轻)	2-3	++	++	+
锉工	2-3	++	++	+
仪器修理	2-3	+++	+++	++
机器装配	3-4	+++	++	+
流水线工作	3-5	+++	++	+
手艺工	5-6	++	++	+
车床工作	3-4	+++	++	+
手工具工作(轻)	2-3	++	+++	+
手工具工作(极重)	7-8	+	+++	++
推独轮车(23~45kg)	3-4	+	+++	++

(续表)

活 动	METs 范围	精神负荷	肌肉等长收缩	气温影响
推独轮车(45~150kg)	4-7	+	+++	++
推小车(34kg)	4-5	+	+++	++
搬运工	7-8	+	+++	++
焊接(轻/中度)	3-4	+	++	+++
农工	3-4	++	++	+++
泥瓦工	3-4	++	+++	+++
驾驶(卡车)	3-4	+++	++	++
驾驶(拖拉机)	4-5	++	++	++
木工(轻)	4-5	++	++	+++
锯木(电动)	3-4	+	++	++
锯木(软木)	5-6	+	++	++
锯木(硬木)	6-8	+	++	++
劈木	6-7	+	+++	+++
爬梯	4-5	++	++	+
铲(轻)	5-6	+	++	++
铲起 4.5kg(10 次/min)	6-7	+	++	+
铲起 6kg(10 次/min)	7-9	+	+++	++

注:+.少见;++.可能;+++.经常。

表 12-14 工作能力与代谢当量值

最高试验 METs	工作类型	平均工作 METs	最高工作 METs
≥7METs 重体力劳动	2.8~3.2	5.6~6.4	
≥5METs	中度体力劳动	<2.0	<4.0
3~4METs	轻体力劳动	1.2~1.6	2.4~3.2
2~3METs	坐位工作	非坐位时间<10%	

(四)冠心病危险性分层

美国心脏病学会制定了冠心病危险性分层标准,对于判断患者进行康复治疗的危险程度及监护要求有重要的参考价值,可以作为工作参考。

A级:状似健康人。运动无危险性。此类包括:①年龄40岁以下,无症状,无心脏病史,无主要心脏危险因素;②任何年龄,无心脏病史或主要危险因素,运动试验正常。活动准则:除基础原则外,无其他限制。ECG和血压监测:不需。医学指导:不需。

B级:有稳定性心脏病,参加剧烈运动的危险性较低,但高于状似健康人。中等强度运动不增加危险性。本类病人包括:病情稳定的CAD病人(心肌梗死、冠状动脉分流术后、冠状动脉气囊扩张术后、心绞痛、运动试验异常和冠状动脉造影异常),并符合以下临床特征:瓣膜性心脏病、先天性心脏病、心肌病、运动试验异常但不符合以下C或D类的标准。临床特征:①心功能(NYHA)1~2级;②运动能力>6METs;③无心衰表现;④安静时或运动试验负荷<6METs时无心肌缺血或心绞痛;⑤运动血压上升正常;⑥无运动诱发的室性早搏;⑦可以自我

监控运动强度。活动准则：根据专职人员所制定的个人运动处方活动。在无运动处方时，只可作步行运动。ECG和血压监护：如果病人可以自我监控运动强度，则在按运动处方运动时由医务人员指导，在其他运动时由非医务人员指导。

C级：有稳定性心脏病，参加剧烈活动的危险性低，但不能自我调节运动或不能理解医生所建议的运动水平。C类病人的病情与B类相同。临床特征：除不能自我调节水平外，其余与B类相同。活动准则：根据专职人员所制定的个人运动处方，可在经过基本心肺复苏技术的非医务人员监护或家庭电子监护条件下运动。ECG和血压监护：在运动处方性运动时需要医务人员指导，在其他运动时可由非医务人员指导，以帮助调节运动水平。

D级：运动时有中～高度心脏并发症的病人，包括具有以下临床特征的CAD病人：心肌病、瓣膜性心脏病、运动试验异常（与心肌缺血无直接联系）、有室颤或心脏骤停史（发生时没有急性心肌缺血，没有心脏侵入性操作）、复杂性心律失常，经药物治疗，在低～中等运动时仍不能控制、三支血管或左主干病变、射血分数过低（<30%）。临床特征：①心梗≥2次；②心功能（NYHA）≥3级；③运动能力<6METs；④ST段水平或下垂型下移≥4.0mm或运动诱发心绞痛；⑤运动时收缩压下降；⑥有生命危险的其他医学情况；⑦曾有原发性心脏骤停史；⑧运动负荷≤6METs时发生室性心动过速。活动准则：必须由专业人员针对性地制定运动处方。ECG和血压监护：在安全性确立之前在康复活动时连续监护。安全性必须在12次训练课以上才能确立。医学指导：在安全性确立之前应在所有康复活动中加以医学指导。

E级：活动受限的不稳定性心脏病，包括：①不稳定性心肌缺血；②失代偿性心衰；③未控制的心律失常；④严重的有症状主动脉瓣狭窄；⑤其他可因运动而恶化的疾病。活动准则：不做任何健身性活动。应集中力量治疗疾病使其恢复到D级以上。日常活动的水平应由主管医师确定。

上述分级旨在尽可能使开始运动时的危险降低。随着病人运动治疗经验的增加，病人的级别可发生变化。在多数情况下，病人的分类可达到A或B级。

二、康复治疗

冠心病康复起始于AMI康复（1949年），国际上已成为冠心病临床治疗的基本组成部分。康复治疗后心肌梗死的致死性发作率降低25%，患者的日常生活质量提高，病态降低，医疗的总体费用降低。康复治疗方法主要包括：医疗性运动（有氧训练、力量训练等）、心理治疗、作业治疗、行为治疗、危险因素纠正等。

冠心病康复分为3期：住院期康复（Ⅰ期）、出院后康复（Ⅱ期）、慢性冠心病或慢性期康复（Ⅲ期）。CABG和PTCA后的康复治疗也可参照上述分期。冠心病患者的自我锻炼应该持续终生。有人将终生维持的训练列为第Ⅳ期。

（一）Ⅰ期康复

定义：AMI 2周以内，CABG或PTCA术后早期康复。国际上AMI的住院时间已经缩短到3～7天。因此Ⅰ期康复的实际时间是发病后住院期间。也有人将不稳定型心绞痛住院阶段的康复列为此期。

1. 康复治疗原理 通过适当活动，减少或消除绝对卧床休息所带来的不利影响。这些不

利影响包括:

(1)血容量减少,每搏量和心输出量降低,代偿性心率加快。

(2)回心血量增加,心脏前负荷增大,心脏射血阻力和心肌耗氧量相对增加。

(3)血流较缓慢,血液黏滞性相对增加,增加发生静脉血栓和栓塞的机会。

(4)横膈活动降低,通气及换气功能障碍,排痰功能障碍,容易发生肺炎和肺栓塞等并发症。

(5)运动耐力降低,最大吸氧量每天降低约0.9%。

(6)胰岛素受体敏感性降低,葡萄糖耐量降低。

(7)患者恐惧和焦虑情绪增加,肾上腺皮质激素分泌增高。

2. 适应证　患者生命体征稳定,无明显心绞痛,安静 HR < 110 次/min,无心衰、严重心律失常和心源性休克,血压基本正常,体温正常。

3. 禁忌证　不稳定性心绞痛;血流动力学不稳定,包括血压异常、严重心律失常、心衰或心源性休克;严重合并征,包括体温超过38℃,急性心肌炎或心包炎,未控制的糖尿病,新近的血栓或栓塞;手术切口异常;出现新的心电图心肌缺血改变;患者不理解或不合作康复治疗。

4. 康复治疗目标　低水平运动试验阴性,可以按正常节奏连续行走 100～200m 或上下 1～2 层楼而无症状和体征。运动能力达到 2～3METs,能够适应家庭生活,使患者理解冠心病的危险因素及注意事项,在心理上适应疾病的发作和处理生活中的相关问题。

5. 康复治疗方案　以循序渐进地增加活动量为原则,生命体征一旦稳定,无合并症时即可开始。康复治疗方案很多,其基本原则是根据患者的自我感觉,尽量进行可以耐受的日常活动(表 12-15)。康复治疗普遍采用团队合作模式,即由心脏科医师、康复科医师、康复治疗师(物理治疗、作业治疗、心理治疗等)、护士、营养师等共同工作。

(1)床上活动　活动一般从床上的肢体活动开始,包括呼吸训练。肢体活动一般从远端肢体的小关节活动开始,从不抗地心引力的活动开始,强调活动时呼吸自然、平稳。没有任何憋气和用力的现象。在不抗阻运动没有问题的情况下,可以逐步开始抗阻运动。抗阻运动可以采用捏气球、皮球或拉皮筋等,一般不需要专用器械。徒手体操也十分有效。吃饭、洗脸、刷牙、穿衣等日常生活活动可以早期进行。

(2)呼吸训练　呼吸训练主要指腹式呼吸。腹式呼吸的要点是在吸气时腹部浮起,让膈肌尽量下降;呼气时腹部收缩,把肺的气体尽量排出。呼气与吸气之间要均匀连贯,可以比较缓慢,但是不可憋气。

(3)坐位训练　坐位是重要的康复起始点,应该从病情平稳后第一天就开始。开始坐时可以有依托,例如把枕头或被子放在背后,或将床头抬高。有依托坐的能量消耗与卧位相同,但是由于上身直立体位使回心血量减少,同时射血阻力降低,心脏负荷实际上低于卧位。在有依托坐适应之后,患者可以逐步过渡到无依托独立坐。

(4)步行训练　步行训练从床边站立开始,以先克服体位性低血压。在站立无问题之后,开始床边步行,以便在疲劳或不适时能够及时上床休息。此阶段患者的活动范围明显增大,开始时最好进行若干次心电监护活动。要特别注意避免上肢高于心脏水平的活动,例如患者自己手举盐水瓶上厕所。此类活动的心脏负荷增加巨大,常是诱发意外的原因。

(5) 大便　患者务必保持大便通畅。卧位大便时由于臀部位置提高,回心血量增加,使心脏负荷增加,同时由于排便时必须克服体位所造成的重力,所以需要额外用力。因此卧位大便对冠心病患者不利。在床边放置简易的坐便器,让患者坐位大便,其心脏负荷和能量消耗均小于卧床大便,也比较容易排便。因此应该尽早让患者坐位大便。但应禁忌蹲位大便或在大便时过分用力。如果出现便秘,应该使用通便剂。患者有腹泻时也需要严密观察,因为过分的肠道活动可以诱发迷走反射,导致心律失常或心电不稳。

(6) 上楼　上下楼的活动是保证患者出院后在家庭活动安全的重要环节。下楼的运动负荷不大,上楼的运动负荷主要取决于上楼的速度。必须保持非常缓慢的上楼速度。一般每上一级要求稍事休息片刻,以保证呼吸平稳且没有任何症状。

(7) 心理康复与常识宣教　此阶段心理治疗和冠心病常识的宣教是常规内容。患者在急性发病后,往往有显著的焦虑和恐惧感。护士和康复治疗师必须安排对于患者的医学常识教育,使其理解冠心病的发病特点,注意事项和预防再次发作的方法。特别强调戒烟、低脂低盐饮食、规律的生活、个性修养等。

(8) 康复方案调整与监护　如果患者在训练过程中没有不良反应,运动或活动时 HR 增加 <10 次/分,次日训练可以进入下一阶段。运动中 HR 增加在 20 次/分左右,则需要继续同一级别的运动。HR 增加超过 20 次/分,或出现任何不良反应,则应该退回到前一阶段运动,甚至暂时停止运动训练。为了保证活动的安全性,可以在医学或心电监护下开始所有的新活动。在无任何异常的情况下,重复性的活动不一定要连续监护。

(9) 出院前评定及治疗策略　当患者顺利完成第七步训练后,可以让患者进行症状限制性或亚极量心电运动试验,或在心电监护下进行步行,确认患者可连续步行 200 米无症状和无心电图异常,可以安排出院。患者出现并发症或运动试验异常则需要进一步检查,并适当延长住院时间(图 12-4)。

(10) I 期康复的发展趋势　由于患者住院时间日益缩短,国际上主张 3~5 天出院,所以 I 期康复趋向于具有合并症及较复杂的患者。早期出院患者的康复治疗完全不一定遵循固定的模式。

(11) 急性冠脉综合征(ACS)的康复治疗

1) 目的:预防复发和心血管事件,如降低卒中、非致死性心梗、复发心绞痛的发生和病死率。

2) 主要对策:积极建立健康的生活方式;控制多重危险因素,如持续控制高血压、高血脂和糖尿病,积极随诊、检测生化指标及心电或核素运动试验。在康复治疗时,除药物治疗外,还需配合适量运动、合理膳食及心理平衡。

3) 强化 ACS 的 ABCDE 防线:

A——阿司匹林和 ACEI;

B——β 受体阻滞剂和控制血压;

C——控制胆固醇和戒烟;

D——控制糖尿病和饮食;

E——运动和健康教育。

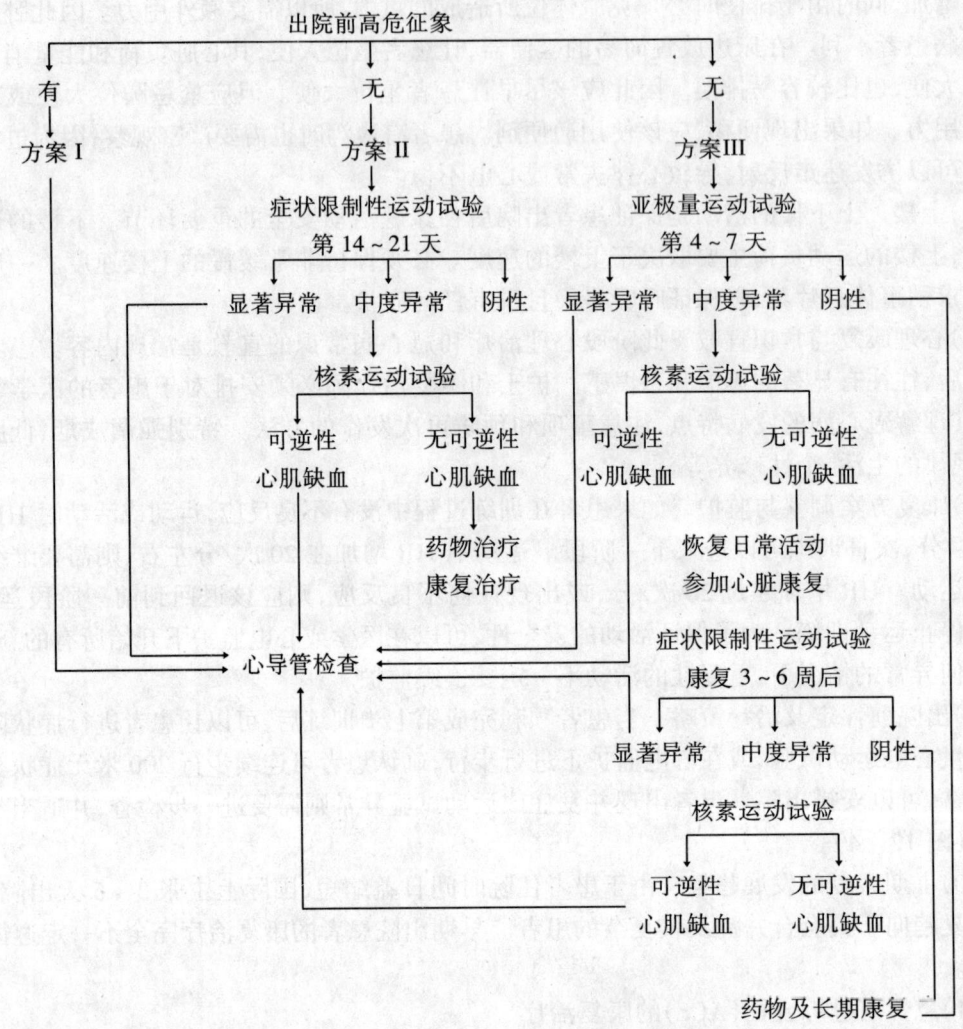

图 12-4 AMI 出院前康复评定及治疗策略

表 12-15 急性心肌梗死 I 期康复参考方案

活动	步骤						
	1	2	3	4	5	6	7
冠心病知识宣教	+	+	+	+	+	+	+
腹式呼吸	10分	20分	30分	30 min×2	-	-	-
腕踝动(不抗阻)	10次	20次	30次	30次×2	-	-	-

(续表)

活动	步骤						
	1	2	3	4	5	6	7
腕踝动(抗阻)	-	10次	20次	30次	30次×2	-	-
膝肘动(不抗阻)	-	-	10次	20次	30次	30次×2	-
膝肘动(抗阻)	-	-	-	10次	20次	30次	30次×2
自己进食	-	-	帮助	独立	独立	独立	独立
自己洗漱	-	-	帮助	帮助	独立	独立	独立
坐厕	-	-	帮助	帮助	独立	独立	独立
床上靠坐	5 min	10 min	20 min	30 min	30 min×2	-	-
床上不靠坐	-	5 min	10 min	20 min	30 min	30 min×2	-
床边坐(有依托)	-	-	5 min	10 min	20 min	30 min	30 min×2
床边坐(无依托)	-	-	-	5 min	10 min	20 min	30 min
站(有依托)	-	-	5 min	10 min	20 min	30 min	-
站(无依托)	-	-	-	5 min	10 min	20 min	30 min
床边行走	-	-	-	5 min	10 min	20 min	30 min
走廊行走	-	-	-	-	5 min	10 min	20 min
下一层楼	-	-	-	-	-	1次	2次
上一层楼	-	-	-	-	-	-	1-2次

帮助:指在他人帮助下完成。独立:指患者独立完成。

(二)Ⅱ期康复

定义:自患者出院开始,至病情稳定性完全建立为止,时间为5~6周。

1. 康复治疗机制 设立Ⅱ期康复是基于心肌梗死疤痕形成需要6周左右的时间,而在心肌疤痕形成之前,患者病情仍然有恶化的可能性,进行较大强度的运动的危险性较大。患者在此期要保持适当的体力活动,逐步适应家庭活动,等待病情完全稳定,准备参加第Ⅲ期康复训练。从积极的角度讲,也有的康复中心在Ⅱ期开始进行心电监护下的运动锻炼,其实际效益尚有待论证。

2. 适应证与禁忌证 与住院期相似,患者运动能力达到3METs以上,病情临床稳定。

3. 康复治疗目标 逐步恢复一般日常生活活动能力,包括轻度家务劳动、娱乐活动等。运动能力达到4~6METs,提高生活质量。对体力活动没有更高要求的患者可停留在此期。

4. 康复治疗方法 室内外散步,医疗体操(如降压舒心操、太极拳等),气功(以静功为主),家庭卫生,厨房活动,园艺活动或在邻近区域购物,作业治疗。活动强度为40%~50%HRmax,活动时RPE不超过13~15。一般活动无须医务监测。在进行较大强度活动时可采用远程心电图监护系统监测,或由有经验的康复治疗人员观察数次康复治疗过程,以确立安全性。无并发症的患者可在家属帮助下逐步过渡到无监护活动。可以参考Ⅱ期康复程序(表12-16)。注意循序渐进,禁止过分用力,活动时不可有气喘和疲劳。所有上肢超过心脏平面的活动均为高强度运动,应该避免或减少。训练时要注意保持一定的活动量,但日常生活和工作时应采用能量节约策略,比如制定合理的工作或日常活动程序,减少不必要的动作和体力消耗等,以尽可能提高工作和体能效率。每周需要门诊随访一次。任何不适均应暂停运动,及时就诊。

表 12-16　急性心肌梗死 II 期康复参考方案

活动内容	第一周	第二周	第三周	第四周
门诊宣教	1次	1次	1次	1次
散步	15min	20min	30min	30min×2次
厨房工作	5min	10min	10min×2次	10min×3次
看书或电视	15min×2次	20min×2次	30min×2次	30min×3次
降压舒心操	保健按摩学习	保健按摩×1次	保健按摩×2次	保健按摩×2次
缓慢上下楼	1层×2次	2层×2次	3层×1次	3层×2次

出院后的家庭活动可以分为以下 6 个阶段：

(1)第一阶段

1)活动：可以缓慢上下楼，但要避免任何疲劳。

2)个人卫生：可以自己洗澡，但要避免洗澡水过热，也要避免气温过冷过热的环境。

3)家务：可以洗碗筷、蔬菜、铺床、提 2kg 左右的重物，短时间园艺工作。

4)娱乐：可以打扑克、下棋、看电视、阅读、针织、缝纫、短时间乘车。

5)需要避免的活动：提举超过 2kg 的重物、过度弯腰、情绪沮丧、过度兴奋、应激。

(2)第二阶段

1)个人卫生：可以外出理发。

2)家务活动：可以洗小件衣服或使用洗衣机(但不可洗大件衣物)，晾衣服，坐位熨小件衣物，使用缝纫机，掸尘，擦桌子，梳头，简单烹饪，提 4kg 左右的重物。

3)娱乐活动：可以进行有轻微的体力活动的娱乐。

4)性生活：在患者可以上下两层楼或可以步行 1km 而无任何不适时，患者可以恢复性生活。但是要注意采取相对比较放松的方式。性生活之前可以服用或备用硝酸甘油类药物，必要时可以先向有关医生咨询。适当的性生活对恢复患者的心理状态有重要作用。

5)需要避免的活动：长时间活动、烫发之类的高温环境、提举超过 4kg 的重物、参与涉及经济或法律问题的活动。

(3)第三阶段

1)家务活动：可以长时间熨烫衣物，铺床，提 4.5kg 左右的重物。

2)娱乐活动：轻度园艺工作，在家练习打高尔夫球、桌球，室内游泳(放松性)，短距离公共交通，短距离开车，探亲访友。

3)步行活动：连续步行 1 公里，每次 10~15min，每天 1~2 次。

4)需要避免的活动：提举过重的物体，活动时间过长。

(4)第四阶段

1)家务活动：可以与他人一起外出购物，正常烹饪，提 5kg 左右的重物。

2)娱乐活动：小型油画制作或木工制作，家庭小修理，室外打扫。

3)步行活动：连续步行每次 20~25min，每天 2 次。

4)需要避免的活动：提举过重的物体，使用电动工具，如电钻、电锯等。

(5)第五阶段

1)家务活动:可以独立外出购物(使用手推车搬运重物),短时间吸尘或拖地,提5.5kg左右的重物。

2)娱乐活动:家庭修理性活动,钓鱼,保龄球类活动。

3)步行活动:连续步行每次25~30min,每天2次。

4)需要避免的活动:提举过重的物体、过强的等长收缩运动。

(6)第六阶段

1)家务活动:清洗浴缸、窗户,可以提9kg左右的重物(如果没有任何不适)。

2)娱乐活动:慢节奏跳舞;外出野餐,去影院和剧场。

3)步行活动:可列为日常生活活动,每次30min,每天2次。

4)需要避免的活动:剧烈运动,如举重、锯木、开大卡车、攀高、挖掘等,以及竞技性活动,如各种比赛。

(三)Ⅲ期康复

病情处于较长期稳定状态的冠心病患者,包括陈旧性心肌梗死、稳定性心绞痛及隐性冠心病。康复程序一般为2~3个月,自我训练应该持续终生。

1. 康复治疗机制

(1)外周效应(peripheral effect) 指心脏之外的组织和器官发生的适应性改变。

1)肌肉适应性改善:肌肉毛细血管密度和数量增加,运动时毛细血管开放的数量和口径增加,肌肉运动时血液-细胞气体交换的面积和效率相对增加,外周骨骼肌氧摄取能力提高,动静脉氧差增大;定量运动时减少外周肌群的血供需求,从而减轻心脏负荷,降低心肌耗氧量。

2)运动肌氧利用能力和代谢能力改善:肌细胞线粒体数量、质量和氧化酶活性提高,骨骼肌氧利用率增强。肌细胞胰岛素受体开放数量增加,葡萄糖进入细胞的速率和数量增加,从而运动能量代谢效率增加,血流需求相对减少。

3)交感神经兴奋性降低,血液儿茶酚胺含量降低。

4)肌肉收缩效率提高,能量消耗相对减少。

5)最大运动能力提高,较少产生疲劳。外周效应需要数周时间才能形成,停止训练可重新丧失,因此训练必须持之以恒。

(2)中心效应(central effect) 指训练对心脏的直接作用,主要为心脏侧支循环形成,冠状动脉供血量提高,心肌内在收缩性相应提高。此效应目前正被进一步研究证实。

(3)冠心病危险因素控制(risk factor control)

1)改善脂质代谢异常。

2)改善高血糖及糖耐量异常。

3)控制高血压。

4)改善血液高凝状态。

5)帮助戒烟。

2. 适应证与禁忌证

(1)适应证 临床病情稳定者,包括:陈旧性心肌梗死,稳定型劳力性心绞痛,隐性冠心病,冠状动脉分流术和腔内成型术后,心脏移植术后;安装起搏器后。过去被列为禁忌证的一些情况如病情稳定的心功能减退、室壁瘤等现正在被逐步列入适应证的范畴。

(2)绝对禁忌证　主要为临床情况不稳定,包括:未控制的心力衰竭或急性心衰,严重左心功能障碍,血液动力学不稳的严重心律失常(室性或室上性心动过速,多源性室早,快速型房颤、Ⅲ°房室传导阻滞等),不稳定型或增剧型心绞痛,急性心包炎,心肌炎,心内膜炎,严重的未控制的高血压(安静血压 > 210/110mmHg),急性肺动脉栓塞或梗塞,肺水肿,全身急性炎症、发热、传染病和下肢功能障碍,确诊或怀疑主动脉瘤,严重主动脉瓣狭窄或主动脉瓣下狭窄(压力阶差 > 50mmHg),血栓性脉管炎或心脏血栓,精神疾病发作期间或严重神经官能症。

(3)相对禁忌证　严重高血压(安静时收缩压 > 180/100mmHg),运动时低血压或其他严重血压反应异常,明显心动过速或过缓,中度瓣膜病变和心肌病(中度主动脉瓣狭窄,压力阶差 25~50mmHg),肺动脉高压,心脏明显扩大或代偿期心衰,高度房室传导阻滞及高度窦房阻滞,严重冠状动脉左主干狭窄或类似病变(安静时 ST 压低 > 0.2mV),严重肝、肾、甲状腺疾病及严重糖尿病,血电解质紊乱,慢性感染性疾病,运动会导致恶化的神经肌肉疾病、骨骼肌肉疾病或风湿性疾病,晚期妊娠或妊娠有合并症者,重症贫血,明显骨关节功能障碍,运动受限或可能由于运动而使病变恶化,明显情绪应激或压抑。

3. 训练安全性　与运动危险有关的主要因素为:年龄,心脏病病情和运动强度。冠心病训练时发生猝死的随机发生率预计为每 8~16 万运动小时 1 例。步行、骑车和活动平板时心源性猝死率最低。慢跑时猝死率较高,与运动强度有关。所有的人参加超过步行强度的运动训练(如慢跑)时,均应经过全面体格检查,冠心病患者以及 40 岁以上正常人必须进行分级心电运动试验,以确立训练安全性。训练时心血管意外大部分发生在准备活动和结束活动时,对此应该有足够的认识。

4. 治疗目标　巩固Ⅱ期康复成果,控制危险因素,改善或提高体力活动能力和心血管功能,恢复发病前的生活和工作。

5. 训练原则

(1)个体化　因人而异地制定康复方案,包括:①年龄、性别。②疾病诊断和病情。③康复治疗目标。④过去的生活习惯和爱好。

(2)循序渐进　遵循学习适应和训练适应机制。学习适应指掌握某一运动技能时由不熟悉至熟悉的过程,是一个由兴奋、扩散、泛化,至抑制、集中、分化的过程,是任何技能的学习和掌握都必须经历的规律。训练适应是指人体运动效应提高由小到大,由不明显到明显,由低级到高级的积累发展过程。

(3)持之以恒　训练效应是量变到质变的过程,训练效果的维持同样需要长期锻炼。一般认为,额定训练时间产生的训练效应将在停止训练类似的时间后消失。运动训练没有一劳永逸的效果。

(4)兴趣性　兴趣可以提高患者参与并坚持康复治疗的主动性和顺应性。如果康复运动治疗方法单一,又不注意定时定期改变方法,或采取群体竞赛的形式,穿插一些活动性游戏,则病人常感到参加运动治疗枯燥无味,长期后就成为负担,导致不少病人中途退出。

(5)全面性　冠心病患者往往合并有其他脏器疾病和功能障碍,同时患者也常有心理障碍和工作/娱乐、家庭/社会等诸方面的问题,因此冠心病的康复绝不仅仅是心血管系统的问题。对于患者要从整体看待,进行全面康复。

6. 运动处方(exercise prescription) 运动处方的内容与药物处方的原则相似,包括运动方式、运动量(强度、时间、频率)及注意事项(表 12 – 17)。

表 12 – 17 运动处方与药物处方内容的比较

药物处方	运动处方
药品名称	运动方式
每次剂量(规格/数量)	运动强度(每项运动的靶强度/时间)
用法	训练安排
每天剂量	每天运动量
治疗天数	训练频率
治疗总量	运动总量
注意事项	注意事项

(1)运动方式 包括有氧训练、力量训练、柔韧性训练、作业训练、医疗体操、气功等。运动形式可以分为间断性和连续性运动。间断性运动指基本训练期有若干次高峰靶强度,高峰强度之间强度降低。其优点是可以获得较强的运动刺激且时间较短,不至于引起不可逆的病理性改变。主要缺点是需要不断调节运动强度,操作比较麻烦。连续性运动指训练的靶强度持续不变,这是传统的操作方式,主要优点是简便,患者相对比较容易适应。

(2)运动量 运动量要达到一定的阈值才能产生训练效应。每周的总运动量(以热卡表达)应在 700 ~ 2,000 卡(约相当于步行或慢跑 10 ~ 32 km)。运动量小于 700 卡只能维持身体活动水平,而不能提高运动能力。运动总量无明显性别差异。METs 消除了体重影响,比热卡在计算上更为实用。

合适运动量的主要标志为运动时稍出汗,轻度呼吸加快但不影响对话,早晨起床时感舒适,无持续的疲劳感和其他不适感。运动量的基本要素为强度、时间和频率。

1)运动强度:运动训练所规定达到的强度称为靶强度,可用 HR、HR 储备、METs、RPE 等方式表达。靶强度与最大强度的的差值是训练的安全系数。靶强度一般为 50% ~ 85% VO_2max 或 METs,或 60% ~ 80% HR 储备,或 70% ~ 85% HRmax。靶强度越高,产生心脏中心训练效应的可能性就越大。

• 运动试验方式:靶强度主要根据心电运动试验中出现缺血症状、心电图异常、血压异常或达到最大运动时的 HR、METs 和 RPE 来计算。

• 年龄预计方式:靶 HR(次/分) = 170(180) – 年龄(岁)。其中常数 170 适用于病后恢复时间较短或病情有反复、体质较弱者。180 适用于已有一定训练基础、体质较好的康复患者和老年人。

• HR 储备方式:HR 储备等于年龄预计 HRmax – 安静 HR。靶 HR(次/分) = HR 储备 × 60% ~ 80% + 安静 HR

• METs 方式:取运动试验最大 METs 的 50% ~ 85% 作为训练强度。采用这一方式的原因是由于心血管活性药物广泛应用，HR已经难以反映真正的心血管运动反应，同时在运动中监测HR比较困难。采用多种运动方式时，监测HR及靶HR更加困难。由于METs已经有较充分研究，各种活动时的METs值已经求出（表12-10~表12-13），容易灵活选择，所以近年来得到广泛应用。

- RPE方式：对于无监护性运动，RPE一般为11~13，对于有心电监护者，强度可以在13~15。

2）运动时间：指每次运动训练的时间。靶强度运动一般持续10~60min。在额定运动总量的前提下，训练时间与强度成反比。准备活动和结束活动的时间另外计算。

3）训练频率：训练频率指每周训练的次数。国际上多数采用每周3~5d的频率。

（3）注意事项

1）选择适当的运动，避免竞技性运动。

2）只在感觉良好时运动。感冒或发热后，要在症状和体征消失两天以上才能恢复运动。

3）注意周围环境因素对运动反应的影响，包括：寒冷和炎热气候要相对降低运动量和运动强度，训练的理想环境是4℃~28℃，空气湿度<60%，风速不超过7m/s。避免在阳光下和炎热气温时剧烈运动；穿戴宽松、舒适、透气的衣服和鞋；上坡时要减慢速度。饭后不作剧烈运动。

4）患者需要理解个人能力的限制，应定期检查和修正运动处方，避免过度训练。药物治疗发生变化时，要注意相应地调整运动方案。参加训练前应该进行尽可能充分的身体检查。对于参加剧烈运动者尽可能先进行运动试验。

5）警惕症状。运动时如发现下列症状，应停止运动，及时就医：上身不适（包括胸、臂、颈或下颌，可表现为酸痛、烧灼感、缩窄感或胀痛）、无力、气短、骨关节不适（关节痛或背痛）。

6）训练必须持之以恒，如间隔4~7d以上，再开始运动时宜稍减低强度。

（4）训练实施 每次训练都必须包括准备活动、训练活动和结束活动。

1）准备活动：主要目的是预热（warm up），即让肌肉、关节、韧带和心血管系统逐步适应训练期的运动应激。运动强度较小，运动方式包括牵伸运动及大肌群活动，要确保全身主要关节和肌肉都有所活动，一般采用医疗体操、太极拳等，也可附加小强度步行。

2）训练活动：指达到靶训练强度（target intensity）的活动，中低强度训练的主要目的是达到最佳外周适应。高强度训练目的在于刺激心肌侧支循环生成。

3）结束活动：主要目的是冷却（cold down），即让高度兴奋的心血管应激逐步降低，适应运动停止后血液动力学的改变。运动方式可以与训练方式相同，但强度逐步减小。

充分的准备与结束活动是防止训练意外的重要环节。训练时的心血管意外75%均发生在这两个时期。合理的准备与结束活动对预防运动损伤也有积极的作用。

7. 有氧训练 有氧训练（aerobic training）指可以提高机体运动时氧化代谢能力的训练方法，又称为耐力性运动。耐力为运动强度与运动时间或重复次数的乘积。有氧训练是冠心病康复治疗的主要方法。

心肺及骨骼肌功能是决定身体有氧能力的主要因素。有氧训练一般为中等强度，每次运动持续时间在15~60min左右，每周训练3次以上，运动方式均为大肌群（上、下肢大肌群）、周期性（即肢体往返式运动，如走路等）的动力性运动。参与运动的肌群越多越大，训练效应就越显著。非周期性动力性运动(如各种球类运动)如果达到一定的运动强度和持续时间,也属于耐力运动。耐力训练的主要作用为:消除制动或不运动所导致的不利影响,增强心肺功能和体力活动能力,提高体质,改善机体代谢状态和心理状态,减少心血管风险因素和心血管疾病发作,提高生活质量等。

运动方式:步行、慢跑、游泳、骑车、登山、滑雪、划船、郊游、登楼、各种舞蹈(中、快节奏)以及各种娱乐体育活动,如网球、保龄球、门球、桌球、排球、乒乓球等。气功中的动功也属于此列。

(1)步行 步行(walking)是最常用的有氧训练方式,其主要优点是容易控制运动强度和运动量,训练方法简单易学,运动损伤较少。缺点是训练过程相对比较单调和枯燥,不易激发患者的训练兴趣。此外运动强度相对较小,训练耗时较长,对于需要较高强度训练者往往不能达到训练目标。步行的运动强度一般较低,可以作为各种运动训练的准备和/或结束活动。较高强度的步行也可作为训练的基本部分。对于体弱者或心肺功能衰竭者,缓慢步行即可达到良好的训练效果。快速行走可达到相当高的训练强度,在步行中增加一定的坡度有助于增加训练强度。

步行训练可以在室内采用活动平板训练,其优点是运动强度和时间可以精确地控制,运动中可以进行心电和血压监测,因此安全性好,工作人员易于操作;缺点是活动比较枯燥,需要一定的设备,费用较高。室外步行简便易行,不需要特殊设备,在风景优美的地方步行可以大大增加患者的兴趣,提高继续训练的积极性;缺点是运动强度相对不易掌握,监测较困难。此外室外运动时容易受外界环境(气温、风、湿度、空气污染、噪音、地面条件等)的影响,实际运动强度有可能发生改变,在制定运动处方和操作实施时必须加以注意。

步行强度现多采用 METs 来表示(表 12 - 18)。可以根据靶 METs 来选择合适的运动速度和/或坡度。运动速度和坡度的选择需要因人和因地制宜。因人制宜是指根据患者的病情、最大运动能力、运动时的监测条件和患者对运动的理解程度选择合适的靶运动强度。因地制宜是指根据患者实际可训练的场地选择合适的坡度或速度。

表 12 - 18 不同坡度和速度步行时能量消耗(METs)

坡度 %	步 行 速 度					
	1.7	2.0	2.5	3.0	3.4	3.75(英哩/h)
	46.5	53.7	67.0	80.5	91.2	100.5(米/min)
0	2.3	2.5	2.9	3.3	3.6	3.9
2.5	2.9	3.2	3.8	4.3	4.8	5.2
5.0	3.5	3.9	4.6	5.4	5.9	6.5
7.5	4.1	4.6	5.5	6.4	7.1	7.8
10.0	4.6	5.3	6.3	7.4	8.3	9.1
12.5	5.2	6.0	7.2	8.5	9.5	10.4
15.0	5.8	6.6	8.1	9.5	10.6	11.7
17.5	6.4	7.3	8.9	10.5	11.8	12.9
20.0	7.0	8.0	9.8	11.6	13.0	14.2
22.5	7.6	8.7	10.6	12.6	14.2	15.5
25.0	8.2	9.4	11.5	13.6	15.3	16.8

坡度:1% ≈ 1.75°

(2)健身跑 健身跑(jogging)是指以提高身体健康程度为主要目的的跑步活动,需要持续一定的时间,一般在10~30min/次。任何跑均有双足腾空的动作,能耗较大,因此均属于高强度运动,一般可达到8~16METs。健身跑的优点是运动强度较大,训练耗时较短,适用于体质较好的患者。跑时要求全身放松,呼吸匀称,先足后跟着地,然后前脚掌着地,速度和坡度选择原则与步行相似(表12-19)。健身跑训练前后必须要有适当的准备和结束活动(例如步行)。健身跑在足跟着地时由于重力作用,对下肢关节(特别是膝、踝关节)和相关的肌肉及韧带的负荷明显增大,因此属于高损伤性运动,容易发生骨关节并发症,所以近年来应用明显减少。对于老年人、关节病变、肥胖和病情较重者尤其应该慎用。由于健身跑属于高强度运动,因此建议40岁以上患者在参加训练之前,应该常规进行心电运动试验,以确定患者的心血管状态,选择恰当的运动强度。活动场地可以在室内(活动平板)或室外进行,其优缺点类似于步行训练。

表12-19 不同坡度和速度健身跑时能量消耗(METs)

坡度 %	跑步速度							
	5	6	7	7.5	8	9	10	(英哩/h)
	134	161	188	201	215	241	268	(米/min)
室外								
0	8.6	10.2	11.7	12.5	13.3	14.8	16.3	
2.5	10.3	12.3	14.1	15.1	16.1	17.9	19.7	
5.0	12.0	14.3	16.5	17.7	18.8			
7.5	13.8	16.4	18.9					
10.0	15.5	18.5						
活动平板								
0	8.6	10.2	11.7	12.5	13.3	14.8	16.3	
2.5	9.5	11.2	12.9	13.8	14.7	16.3	18.0	
5.0	10.3	12.3	14.1	15.1	16.1	17.9	18.0	
7.5	11.2	13.3	15.3	16.4	17.4	19.4	19.7	
10.0	12.0	14.3	16.5	17.7	18.8			
12.5	12.9	15.4	17.7	19.0				
15.0	13.8	16.4	18.9					

坡度:1%≈1.75°

(3)骑车 骑车(cycling)可以分为室内和室外两大类。室内骑车主要是采用固定功率自行车方式,骑车的负荷可以通过电煞车或机械煞车的方式调节。室外骑车包括无负重和负重骑车。室内骑功率自行车的主要优点是不受气候和外界环境影响,运动时可以方便地监测心电和血压,安全性好,运动负荷容易掌握和控制(表12-20)。缺点是比较单调和枯燥,兴趣性差。室外骑车的兴趣性较好,特别是在风景优美的区域骑车可以带来良好的心理和生理享受。缺点是负荷强度不易准确控制,容易受外界环境的影响或干扰,发生训练损伤或意外的概率较高,运动中难以进行监测。室外无负重骑车的强度较低,往往不能达到耐力训练的要求,所以往往需要在自行车上增加必要的负重,即负重骑车,以增加运动强度。对于下肢功能障碍者,可以采用手臂功率车的方式进行上肢耐力性锻炼。也可将上下肢训练结合进行,效果更好。训练时踏板转速40~60周/min肢体的机械工作效率最高, 因此建议作为骑车训练对于踏板转速的基本要求。

表 12-20 骑车运动时能量消耗(METs)

体重(kg)	运动负荷							
	50	75	100	125	150	175	200	(瓦特)
	300	450	600	750	900	1050	1200	(kg 米)
50	5.1	6.9	8.6	10.3	12.0	13.7	15.4	
60	4.3	5.7	7.1	8.6	10.0	11.4	12.9	
70	3.7	4.9	6.1	7.3	8.6	9.8	11.0	
80	3.2	4.3	5.4	6.4	7.5	8.6	9.6	
90	2.9	3.8	4.8	5.7	6.7	7.6	8.6	
100	2.6	3.4	4.3	5.1	6.0	6.9	7.7	

(4)游泳 游泳(swimming)是最好的训练方式之一,其主要优点在于:① 运动时由于水的浮力,对皮肤、肌肉和关节有很好的安抚作用,对关节和脊柱也没有任何重力,所以可以用于骨关节疾病患者和脊柱病患者的运动锻炼,运动损伤也很少;② 由于运动时水对胸腔的压力,有助于增强心肺训练的效果;③水温一般低于体温,所以在运动时体温的散发高于陆上运动,有助于肥胖患者进行减肥训练时消耗额外的能量;④ 温水游泳池的水温及水压对于有肢体痉挛者有良好的解痉作用,因此这类患者尽管在陆上无法训练,但在水中仍然有可能进行耐力训练。缺点是需要一定的运动条件(包括场地和技术),运动强度变异较大,所以运动时要特别注意观察患者的反应。游泳运动前应该在陆上有充分的准备活动,以使肌肉、骨关节及心血管系统充分适应。

(5)动气功 气功(Qigong)根据有无形体动作分为静气功和动气功两大类。动气功的形体动作在达到一定强度水平并持续足够时间时,可以列入耐力运动训练范围内。

(6)有氧舞蹈 有氧舞蹈(aerobic dancing)指中、快节奏的交谊舞(中、快三步或四步等)、迪士科、韵律健身操等,运动时的活动强度可以达到 3~5METs。有氧舞蹈作为耐力训练的优点是兴趣性好,患者容易接受并坚持。缺点是由于情绪因素较明显,所以运动强度有时难以控制,对于心血管患者必须加强监护。

8. 力量训练 力量训练(strength training)是最常用的运动员训练方法之一,在冠心病康复中的应用起始于 1986 年。目前投入实用的主要为循环力量训练(Circuit Weight Training,CWT)。CWT 是指一系列中等负荷、持续、缓慢、大肌群、多次重复的抗阻力量训练,以增加肌力,并可能增强心血管素质。代谢的主要途径介于有氧和无氧代谢之间。

CWT 方法:运动强度为 40%~50% 最大一次收缩,每节在 10~30s 内重复 8~15 次收缩,各节运动间休息 15~30s,10~15 节为一循环,每次训练 2~3 个循环(20~25min),每周训练 3 次。逐步适应后可按 5% 的增量逐渐增加运动量。训练应以大肌群为主,如髋关节肌群,大腿和小腿肌群、躯干肌群、肩关节和肘关节肌群。强调单侧缓慢的全关节范围的抗阻运动。避免两侧肢体同时运动,以减少过分的心血管反应。采用单侧肢体轮流进行抗阻运动还可以有效地使运动后的肌肉得到充分恢复,避免乳酸积累,从而有利于进一步运动。运动训练时主张自然呼吸,不要憋气。训练后可以有一定程度的肌肉酸胀,但必须在次日清晨全部恢复。

临床研究已经证实CWT对冠心病患者安全,对增强肌力和有氧运动能力均有一定效果。在国际上逐步成为全面冠心病康复的基本组成部分。

单纯等长收缩运动目前尚未正式在冠心病康复临床应用,但是基础研究提示其运动反应在安全范围之内,有可能成为今后的研究方向。

9. 作业治疗 作业治疗(occupational therapy)的核心是通过各种有意义的日常生活、工作和娱乐活动,使患者得到功能训练,并逐步恢复合理的生活自理能力和社会自立能力。在活动训练时的注意事项与运动治疗相似,在方式上强调采用日常生活、工作和娱乐设备而不是专用的体力锻炼设备。

以下是一套作业治疗方案。

用具:重物——吸尘器、垃圾桶、打字机、砖头、椅或凳、桌子、不同重量的沙袋、重杆(500g~6kg)。容器——篮子、盒子、购物袋、手推车、手提箱。四层搁架,每层长2米,高1/2米。组合台阶。

(1)第一阶段——轻度活动(各活动开始时均为1min)

1)室内单臂提篮步行两周(第二周时换手),共计55米。

2)双手捧一容器按上述距离步行两周,每周将容器放在地上再拿起反复4次。

3)坐位双手握重杆,然后站起,将重杆前举至肩水平,手臂伸直,再收回手臂,坐下,如此反复。

4)在桌子上将重物移向左侧,再移向右侧,反复进行。

5)在桌子上将重物移向地下,再搬回桌上,反复进行。

6)站立,双手握重杆,将杆前举至头上,手臂伸直,再放下手臂,如此反复。

7)上下台阶。

(2)第二阶段——重度活动(各活动开始时均为1min)

1)室内单臂提装载重物的篮子步行两周(第二周时换手),并上下楼梯。

2)双手捧装载重物的容器按上述距离步行两周,每周将容器放在地上再拿起反复4次。

3)坐位双手握重杆,然后站起,将重杆前举至肩水平,手臂伸直,再收回手臂,坐下,如此反复。

4)在桌子上将重物移向左侧,再移向右侧,反复进行。

5)在桌子上将重物移向地下,再搬回桌上,反复进行。

6)站立,双手握重杆,将杆前举至头上,手臂伸直,再放下手臂,如此反复。

7)将装载重物的容器放进搁架的最低一层,然后拿出移至较高的一层,直至最高一层,再按相反顺序将重物移至最低一层。

8)提垃圾箱靠在一侧腿上,沿室内步行。

9)在桌面上以对角线的方向推拉重物(重量是提物重量的2倍)。

10)提一重物通过弹簧门。

11)上下楼梯。

(3)注意事项

1)所进行的活动尽可能与日常活动接近。

2)所持重物从1kg开始,在无不良反应后可逐步增加重量,每次增加的重量不可超过1kg。

3)有骨关节疾病者活动时应以无痛为原则。

4)最终训练目标的活动量以患者在日常生活中可能遇到的最大量为度。

5)其他注意事项与有氧训练相同。

6)恢复工作的时机:文职工作心肌梗死后4~6周。劳工或心理应激强烈的工作为心肌梗死后8~12周。

10. 应激治疗

(1)定义 应激(stress)指身体或情绪劳累(strain)对生理或心理的刺激,包括:生理应激——噪音、灰尘、欢快、光线、极端的温度、孤独、工作条件不良;心理应激——时间压力、对其他人的责任心、与上司或同事关系不好、家庭压力、过于自尊、矛盾未决、对自己的能力缺乏自信心等。

(2)应激症状 头痛、躁动、失眠、持续性疲倦、情绪波动、气愤、皮肤损害、注意力不集中、皮肤冷、口干、姿势不良、便秘或腹泻、溃疡。

(3)应激与心脏 应激可以造成心率加快、血压升高、肌肉张力增加、呼吸加快、凝血时间延长、血糖增高。长时间处于应激状态可以造成器官(包括心脏)损害。

(4)应激与个性 应激反应与个性有关。Friedman 和 Rosenman(1974)提出将行为类型分为 A、B 两类:

A 行为类型:易激惹(无端的敌意)、情绪易波动、主动、有进取心和雄心、富于挑战性和竞争性、缺乏耐心、同一时间往往想做两件以上的事(时间紧迫感)、做事严格按时间表完成。A 行为类型应激反应较强烈,心血管发病的危险性较大。

B 行为类型:平易尽人、耐心、充分利用业余时间放松自己,不受时间驱使、无过度的竞争性。

(5)常用应激治疗技术

1)Jacobson 技术:患者取舒适的坐位或卧位,宽松衣服,去除眼镜,全身放松,肢体对称;闭上眼睛,注意呼吸,于呼气时放松,并默念"放松";逐渐将注意力集中于身体的不同部位,并逐渐放松全身的肌肉,一般从头开始,然后由颈至肩、臂、手、躯干、臀、腿和足;在患者呼气时可以重复单字、短语或声音以帮助患者排除杂念,或集中注意力于某一颜色、场地或物体(如烛光),也可以默念从 10 至 1,反复进行。在治疗结束时缓慢睁开眼睛,休息数分钟,然后缓慢起身。

2)对比放松技术:其生理依据是肌肉强力收缩后,通过诱导的原理,可以使同一肌肉产生相同程度的松弛。通常从远端肌群开始,逐步引向近端;从一侧肢体开始,再至对侧。如用力握拳、放松;用力屈或伸肘、放松;用力外展或外旋肩关节、放松;以后整个上肢一起用力、再放松。下肢和躯干也同此。此时最好同时配合深呼吸,即用力时吸气,放松时呼气。对有高血压患者则在用力时呼气,放松时吸气。

3)暗示放松技术:要求有一温暖、通风良好的房间,非常舒适的床位,轻软的被褥,柔和的光线。治疗者用平静、催眠似的语调,要求患者思想集中于身体某一部位。如要使某一肢体放松,先要想到它"很重",并重复数次,直至该部显示松弛,此时即令患者抬起该肢体,但患者已无法移动它,似感觉它在漂浮一样,也即已达松弛的目的。

4)气功:气功流派颇多,各具特色,但基本锻炼方法和要领有其共同之处,例如调身——调整体态,放松自然;调息——调整呼吸,柔和匀畅,以横膈呼吸为主;调心——调整神经、精神状态以诱导入静。在练功过程中还要求意念,以提高练功效果。气功锻炼中均要求精、气、神的统一。据认为"精"指生长信息,"气"指功能信息,"神"指思维信息。经久锻炼有利于这些信息的互相促进、调整和提高,从而有利于强身、治病。适用于减轻精神应激的功法通常为静松功,常取卧位或坐位,呼吸采用自然呼吸法,意念即把思想寄托在身体的某一部分,若有若无地想着它,以排除杂念。可沿着身体各部位进行依次思念。例如,从头、颈、肩、臂、手、胸、腹、背、腰、大腿、小腿至足。与此同时,相应地使该部的肌肉放松,如此反复。吸气时意念静,呼气时放松相应部位肌肉,以至完全放松。以后可意守丹田穴或膻中穴、命门穴、涌泉穴等。每次30min 左右,每天 1~2 次。

11. 康复治疗与药物治疗的关系　康复训练和临床药物治疗是心脏病康复中相辅相成的两个主要方面。适当的药物治疗可以相对增强患者的运动能力,提高训练水平和效果。同时运动训练的有益效应有助于逐步减少用药量,有的患者甚至可以基本停止用药。药物可对患者运动时的心血管反应产生影响。因此,在制定运动处方的时侯,必须慎重考虑药物的作用(表 12-21)。

表 12-21　药物对心率、血压、心电图及运动能力的影响

药物	HR		血压		运动心电图	运动能力
	安静	运动	安静	运动		
β-受体阻滞剂	↓	↓	↓	↓	心肌缺血↓	心绞痛病人增强 无心绞痛病人不变
硝酸甘油	↑	↑或 不变	↓	↓或 不变	心肌缺血↓	心绞痛病人增强 无心绞痛病人不变 心衰病人增强或不变
钙拮抗剂	↑或 不变	↑或 不变	↓	↑或 不变	心肌缺血↓	心绞痛病人增强 无心绞痛病人不变
ACEI	不变	不变	↓	不变	无作用	心衰者提高或不变
地高辛	↓	↓	不变	不变	非特异性 ST-T 改变	有房颤或心衰者提高
利尿剂	不变	不变	不变 或↓	不变	可导致室早,有高血钾时可导致假阳性	有房颤或心衰者提高

(1)硝酸甘油　代表药品为硝酸甘油和消心痛。这一类药物有较强的扩张血管的作用,通过降低心脏的前后负荷,降低心肌耗氧量,从而提高患者的运动能力。在使用此类药物时应注意少数患者可产生过分的血管扩张,导致体位性低血压。运动训练的准备和结束活动要充分。扩张性头痛是常见的副作用。

(2)β受体阻滞剂　β受体阻滞剂包括:心得安、美多心安、氨酰心安等,其药理作用主要是通过减慢心率和降低心肌收缩力,降低心肌耗氧量,从而提高运动能力。在运动训练时,患者的心率增加可明显减小,因而所能达到的靶心率可能低于不用药时。在制定运动处方时可以参考患者在用药状态下心电运动试验的结果,或以 RPE 来作为尺度。在调整药物剂量时,应

相应地改变靶心率或运动强度。在必须停止用药或降低药物剂量时应注意防止撤药综合征。一般应在两周左右的时间逐渐减少并停止用药。

(3) 钙拮抗剂　钙拮抗剂包括心痛定、异搏停和硫氮唑酮。其主要作用为降低外周血管阻力和抑制心肌的收缩力，从而降低心肌耗氧量，增强运动能力。使用硫氮唑酮可轻度减慢心率，而在使用心痛定期间，心率可有所加快，因此训练时应注意病人的心率反应。这类药物的典型副作用与血管扩张有关，包括头痛、颜面潮红以及头晕。踝部水肿和心悸也是常见的副作用，应与心源性症状鉴别。

(4) 肾素-血管紧张素转换酶抑制剂　肾素-血管紧张素转换酶(ACE)抑制剂目前在高血压、心衰和冠心病人的应用日趋广泛。其主要的副作用是体位性低血压。在运动时要密切注意患者的血压反应，特别是在合并使用血管扩张剂或β受体阻滞剂时，要有适当和充分的准备和结束活动。该药的另一副作用是干咳，原因目前尚不明了。

12. 性功能障碍及康复　患者遭受心脏意外事件后的康复治疗中，恢复正常性功能常是其目标之一。有两项间接试验，可以了解患者有无能力：一是上二层楼试验（尽可能快地上二层楼梯，可同时作心电监测）。通常性生活中心脏排血量约比安静时提高50%，这和快速上二层楼梯的反应性相似。二是观察患者能否完成5~6METs的活动，因为性生活时最高能量消耗约相当于4~5METs，事实上在日常生活中，看一场精彩球赛电视转播时的心率，已可能超过性生活中的最高心率。但应注意大量进食后不宜做爱，并劝导应至少在AMI 6周后。良好的康复治疗效应可降低性生活时最高心率5.5%。

（励建安）

第十三章 呼吸功能障碍的康复

呼吸系统的主要功能是通过人体与外界进行气体交换,保证机体摄入氧气和排出二氧化碳。呼吸功能包括通气功能和换气功能。参与通气功能的结构包括呼吸道(鼻、咽、喉、气管、支气管、终末细支气管、肺泡)、胸廓(脊柱、肋骨、胸骨、肋间肌、膈肌)以及呼吸调节中枢。换气功能主要是由循环系统来完成的。这些器官发生病变都将影响正常呼吸功能,严重时导致呼吸功能障碍。呼吸功能障碍的主要临床表现是呼吸困难,并直接影响患者的日常生活活动能力和社会活动能力。

根据世界卫生组织关于损伤、残疾、残障的分类(ICIDH)来定义呼吸功能受损的状态如下:

呼吸损伤:呼吸损伤是由于呼吸系统疾病导致的心理、生理、解剖结构或功能的异常或丧失。损伤是一个病理阶段,通常要经过实验室检查来确定。损伤的实验室指标主要是肺功能检查发现第一秒用力呼气容量(FEV1)的减少,肺通气功能减退,以股四头肌肌力减退为代表的外周肌力减退。

呼吸残疾:呼吸残疾是指因呼吸疾病而无力完成在正常范围内的活动,包括活动减少,职业活动和体力活动受限。呼吸残疾是通过分钟步行试验、基线或运动的呼吸困难指数来确定的。

呼吸残障:呼吸残障是指在患者有能力完成的社会角色中由于损伤和残疾而导致其处于不利的地位。例如:步行能力减少是残疾,因而导致的不能维持职业是残障,日常生活活动能力下降则介于残疾和残障之间。

虽然神经、肌肉疾病等也可导致呼吸功能障碍,但是发生呼吸功能障碍的原因在大多数情况下是由于呼吸系统疾病所导致的,最常见的是慢性阻塞性肺病(chronic obstructive pulmonary disease COPD),所以,呼吸康复(或称肺康复)的主要对象是COPD患者。

2001年,根据世界卫生组织关于功能残疾与障碍分类(ICF),对呼吸功能受损状态进行了更加明确的评定。

第一节 呼吸功能障碍的临床诊断

一、呼吸功能障碍的分类诊断(表13-1)

(一)按病因分类

1. 肺疾病 慢性阻塞性肺病(COPD)、支气管哮喘、支气管扩张、囊性肺纤维化、间质性肺纤维化、肺结核。

2. **胸膜病变** 胸膜粘连、钙化。

3. **胸廓疾病** 脊柱侧凸后凸、鸡胸、漏斗胸。

4. **神经肌肉疾病** 肌萎缩性侧索硬化、肌营养不良、吉兰-巴雷综合征、脊髓灰质炎后遗症、脊髓损伤。

5. **阻塞性睡眠呼吸暂停综合征**。

表 13-1 肺功能异常的特征

肺功能	阻塞性通气障碍	限制性通气障碍
VC	减低或正常	减低
RV	增加	减低
TLC	正常或增加	减低
RV/TLC	明显增加	正常或略增
FEV_1/FVC	减低	正常或增加
MMFR	减低	正常或减低

VC:肺活量;RV:残气量;TLC:肺总量;FEV_1/FVC:第一秒用力呼气量/用力肺活量;MMFR:最大呼气中段流量。

(二)按肺功能异常分类(表 13-1)

1. **阻塞性通气功能障碍** 主要见于 COPD、支气管哮喘、支气管扩张。

2. **限制性通气功能障碍** 主要见于胸膜疾病、胸廓疾病、神经肌肉疾病。

3. **弥散功能障碍** 主要见于肺间质性病变、肺血管疾病。

二、慢性阻塞性肺病的临床治疗原则(参考中华医学会慢性阻塞性肺病诊治规范)

(一)定义

COPD 是一种具有气流受限特征的疾病,气流受限不完全可逆,病情呈进行性发展,与肺部对有害气体或有害颗粒的异常炎症反应有关。

(二)诊断

COPD 的诊断应根据病史、危险因素接触史、体征及实验室检查等资料综合分析确定。存在不完全可逆性气流受限是诊断 COPD 的必备条件,肺功能检查是诊断 COPD 的金标准。用支气管舒张剂后 FEV1 < 80% 预计值及 FEV1/FVC < 70% 可确定为不完全可逆性气流受限。胸部 X 线检查有助于确定肺过度充气的程度及与其他肺部疾病鉴别。

(三)严重程度分级

见表 13-2。

(四)病程分期

急性加重期:COPD 急性加重期是指在疾病过程中,患者短期内咳嗽、咳痰、气短和(或)喘息加重,痰量增多,呈脓性或黏液脓性,可伴发热等炎症明显加重的表现。

稳定期:患者咳嗽、咳痰、气短等症状稳定或症状轻微。

表 13-2 临床严重度分级

级别	分级标准
0级(高危)	具有罹患 COPD 的危险因素 肺功能在正常范围 有慢性咳嗽、咳痰症状
Ⅰ级(轻度)	$FEV_1/FVC < 70\%$ $FEV_1 \geqslant 80\%$ 预计值 有或无慢性咳嗽、咳痰症状
Ⅱ级(中度)	$FEV_1/FVC < 70\%$ $30\% \leqslant FEV_1 < 80\%$ 预计值 (ⅡA级:$50\% \leqslant FEV_1 < 80\%$ 预计值 ⅡB级 $30\% \leqslant FEV_1 < 50\%$ 预计值) 有或无慢性咳嗽、咳痰、呼吸困难症状
Ⅲ级(重度)	$FEV_1/FVC < 70\%$ $FEV_1 < 30\%$ 预计值或 $FEV_1 < 30\%$ 预计值 伴呼吸衰竭或右心衰竭的临床征象

(五)稳定期治疗

1. 治疗目的

(1)减轻症状,阻止病情发展。

(2)缓解或阻止肺功能下降。

(3)改善生活能力,提高生活质量。

(4)降低病死率。

2. 治疗原则

(1)教育与管理 教育与督促患者戒烟;使患者了解 COPD 的病理生理与临床基础知识;掌握一般和某些特殊的治疗方法;学会自我控制病情的技巧,如呼吸方法训练;了解赴医院就诊的时机;社区医生定期随访管理。

(2)控制职业性或环境污染 避免或防治粉尘、烟雾及有害气体吸入。

(3)药物治疗 用于预防和控制症状,减少急性加重的频率和严重程度,提高运动耐力和生活质量。

1)支气管舒张剂:β_2 受体激动剂、抗胆碱药和茶碱类药。

2)糖皮质激素:稳定期不推荐长期口服糖皮质激素治疗。临床可进行 6 周~3 个月的激素吸入试验性治疗,根据治疗效果确定是否进行激素吸入治疗。

3)其他药物:祛痰药,抗氧化剂,免疫调节剂,疫苗,中医中药。

(4)氧疗(LTOT) 在Ⅲ级重度 COPD 患者应用。指征是:①$PaO_2 < 55mmHg$ 或动脉血氧饱和度$(SaO_2) \leqslant 88\%$,有或没有高碳酸血症。②$PaO_2 55 \sim 70mmHg$,或 $SaO_2 < 89\%$,并有肺动脉高压、心力衰竭性水肿或红细胞增多症(红细胞比积 $> 55\%$)。方法:经鼻导管吸入氧气,流量 $1 \sim 2L/min$,每天大于 15 小时。长期氧疗的目的是使患者在海平面水平的静息状态下达到 $PaO_2 \geqslant 60mmHg$ 和(或)使 SaO_2 升至 90%,以维持重要器官功能,保证周围组织氧供。

(5) 康复治疗　康复治疗可以使进行性气流受阻、严重呼吸困难而很少活动的患者改善运动耐力和日常生活活动能力,提高生活质量。包括呼吸生理治疗、肌肉训练、营养支持、精神心理治疗与教育等多方面的措施。

(6) 外科治疗　包括肺大疱切除术、肺减容术、肺移植术。

(六) 加重期的治疗

1. 控制性氧疗　经鼻导管或 Venturi 面罩,氧疗 30 分钟后复查动脉血气以确认氧合满意而未引起 CO_2 潴留或酸中毒。

2. 使用抗生素。

3. 支气管舒张剂　应用短效 β_2 受体激动剂,如效果不满意加用抗胆碱药物。较为严重者可加用静脉滴注茶碱类药物。

4. 糖皮质激素　泼尼松龙 30～40mg/d,连续 10～14 天,也可静脉给药。

5. 机械通气

(1) 无创机械通气(NIPPV)选用和排除的标准

1) 选用标准(至少符合其中 2 项):①中至重度呼吸困难,伴辅助呼吸肌参与呼吸并出现胸腹矛盾运动。②中至重度酸中毒(pH7.30～7.35)和高碳酸血症($PaCO_2$45～60mmHg)。③呼吸频率 > 25 次/min。

2) 排除标准(符合下列条件之一):①呼吸抑制或停止。②心血管系统功能不稳定(低血压、心律失常、心肌梗死)。③嗜睡、神智不清及不合作者。④易误吸者(吞咽反射异常、严重上消化道出血)。⑤痰液黏稠或有大量气道分泌物者。⑥近期曾行面部或胃食管手术者。⑦头面部外伤、固有的鼻咽部异常。⑧极度肥胖。⑨严重的胃肠胀气。

(2) 有创机械通气的应用指征　①严重呼吸困难,辅助呼吸肌参与呼吸,并出现胸腹矛盾呼吸。②呼吸频率 > 35/min。③危及生命的低氧血症(PaO_2 < 40mmHg 或 PaO_2/FiO_2 < 200mmHg)。④严重的呼吸性酸中毒(pH < 7.25)及高碳酸血症。⑤呼吸抑制或停止。⑥嗜睡、神智障碍。⑦严重心血管系统并发症(低血压、休克、心力衰竭)。⑧其他并发症(代谢紊乱、脓毒血症、肺炎、肺血栓栓塞症、气压伤、大量胸腔积液)。⑨NIPPV 失败或存在 NIPPV 的排除指征。

6. 其他治疗措施　水、电介质平衡,补充营养;对长期卧床、红细胞增多症或脱水患者,无论是否有血栓栓塞性疾病史均需考虑使用肝素或低分子肝素;排痰治疗和治疗并发症(休克、弥漫性血管内凝血、上消化道出血、肾功能不全等)伴随疾病(糖尿病、冠心病)。

第二节　呼吸功能障碍的临床康复

一、病人的选择标准

慢性呼吸损伤的病人尽管使用了最好的治疗方案,仍然存在呼吸困难、运动量减少、活动受限就提示病人需要康复。在选择需要康复的病人时,是以存在症状,功能残疾和障碍为标准,而不是依据肺的生理性损伤,也没有特定的肺功能指标来提示需要康复。

1. 常见需要康复的情况有 ①活动时喘息;②活动时焦虑;③社会活动、业余生活、户内和户外活动受限制;④每日生活基本活动受限;⑤独立性丧失。

2. 应排除下列情况 ①病情妨碍患者进行康复;②患者由于并存的疾病在运动中可能有危险,像进展性关节炎、严重的肺动脉高压、不稳定心绞痛、近期发生的心肌梗死、行为紊乱、无学习能力等。以上情况虽然不能完全参与运动程序,但是可以进行教育、心理、社会、营养指导的介入。

二、康复评定

(一)问诊

现病史:咳嗽、痰、喘(呼吸困难)胸痛及其他(食欲、二便、睡眠、体重)。

既往史:特殊的心脏和呼吸疾病史和手术史。

个人史:生活环境、职业史、吸烟史。

(二)视诊

呼吸频率(成人高于24次/分,低于11次/分为异常)节律、深度;吸气呼气时间之比约为1:2,吸气与呼气之间有休止期;上气道有阻塞时吸气延长,吸气时出现剑突下、肋间隙、锁骨上窝凹陷(三凹征);呼气延长是COPD的特点,提示小气道阻塞,此时吸气与呼气时间之比约为1:4并伴有呼吸节律不整。注意呼吸模式(上胸部式、下胸部式、横膈膜式);是否使用辅助呼吸肌;是否有呼吸方式异常(反常呼吸、周期性呼吸、鼻翼煽动、缩唇呼吸、下颌呼吸、交替性呼吸等)。如果使用呼吸机,要观察左右胸腹部扩张是否一致,自主呼吸与机器是否协调,术后胸腔引流的情况,腹带对呼吸的影响,病变部位的胸廓运动是否受限,有无膈神经麻痹,气管套管的位置。胸廓、脊柱有无畸形;咳嗽的频率、强度、状态;痰量、颜色、性状、气味。其他:紫绀、杵状指、颈静脉怒张、腹部胀满、外周水肿、精神心理状态、姿势和步态。

(三)触诊

胸腹部的活动度,包括横膈;胸廓的扩张性;呼吸肌的肌力和耐力;气管的位置;语音震颤;胸部软组织有无肿瘤和压痛;肋骨扩张度;肋间隙有无缩小和扩大;有无皮下气肿;心脏搏动最强点的位置。

(四)叩诊

叩诊音反响增强提示肺气肿,反响减弱可能存在肺不张或胸水、血胸。发生气胸时叩诊呈鼓音。

(五)听诊

1. 正常呼吸音

(1)气管呼吸音 正常在颈部气管处可以听到,在其他部位听到提示肺不张或浸润性病变。

(2)支气管呼吸音 正常在前胸部、背部肩胛间区听到,如在肺野听到提示异常,可能该部位有胸水、间质性肺水肿、肺不张、肺萎陷、巨大空洞、肺叶切除、肺炎等肺含气减少的情况。

(3)肺泡呼吸音 除胸壁正中部和肺尖部以外肺野可以听到。肺泡呼吸音减弱或消失提示肺炎、肺气肿、胸水、胸膜肥厚、气胸等通气减少的情况,而在支气管炎、肺炎时呼吸音变粗。

2. 啰音

(1) 干啰音 ①喘鸣音：较末梢的气道闭塞，出现 400HZ 以上的高调音，伴呼气延长，一般在呼气相听到，如在吸气相听到提示重度气道痉挛，同时气道内有器质性病变（分泌物贮留、水肿、狭窄、异物、肿瘤）。②鼾音：气道异物、痰阻塞、肺癌等较大气道阻塞产生 200HZ 以下低调的声音，呼气吸气都可听到，随咳嗽变化。

(2) 湿啰音 呼气性湿啰音意味着气道存在分泌物，吸气性湿啰音为吸气时气管开放音，根据时相分为：吸气早期出现反映主气道；吸气早、中期出现反映主支气管（而在吸气末逐渐消失），在支气管扩张症常可听到；吸气晚期出现反映终末细支气管的开放，以吸气末期逐渐增强为特征，常见间质性病变；全吸气期湿啰音为吸气全程均可听到，提示肺炎等肺泡病变。

3. 胸膜摩擦音 系胸膜脏层与壁层由于炎症而引起，要与捻发音区别，发生时间不规则，声音较粗，呼气吸气都可听到。

4. 听诊注意事项 注意是正常呼吸音还是啰音，是在吸气相还是呼气相，从上至下，左右对称，在同一部位听诊呼气相和吸气相，啰音与体位的关系和咳嗽的关系。使用呼吸机时听诊啰音与气管插管漏气、胸腔引流管、胃管吸引的声音容易混淆。使用呼吸机时上肺呼吸音较下肺低，间歇指令通气（SIMV）模式下，当患者自主呼吸不足时，机器强制性通气，此时听诊较容易。

(六) 机械通气评价

机械通气的监测包括物理检查、影像学检查、氧合指数评价。氧合指数（PaO_2/FiO_2）正常值 450~500，低于 250 时要检查原因，特别是气道是否通畅。因此要认真进行肺部听诊，听诊要包括左右上叶、中叶、下叶以及肺底部。在 ICU 的患者中最多见肺炎引起的肺不张。呼吸模式是矩形波时，通过最高气道内压（PIP）、气道内平台压（EIP）每次通气量（Vt）、吸气流速、呼气末正压（PEEP），计算肺机械 C_{ST}（静息顺应性）、CDYN（动态顺应性）与 RAW（气道阻力）。

$C_{ST}(ml/cmH_2O) = VT/(EIP - PEEP)$

$CDYN(ml/cmH_2O) = VT/(PIP - PEEP)$

$RAW(cmH_2O/l/sec) = (PIP - EIP)/吸气流量$

C_{ST} 正常值 50~70ml/cmH$_2$O，若小于 25ml/cmH$_2$O 是重度呼吸功能不全，病人脱机困难。C_{NDY} 的正常值比 C_{ST} 为小，在 35~50ml/cmH$_2$O。R_{AW} 正常值 2~3cmH$_2$O/l/s，若在 10 以上提示气道阻力升高。体位排痰可使 C_{ST}、C_{DYN} 变化，与痰量无关。C_{ST} 反映周围气道，R_{AW} 反映中央气道。PIP 和 R_{AW} 下降反映气道分泌物从中央气道排出，EIP 下降和 C_{ST} 升高表示周围气道分泌物排出。一般情况下 C_{ST} 变化而 R_{AW} 不变。

反映呼吸循环稳定的参数有：①通气指标：$PaCO_2$、V_D/V_T（死腔通气率）；②氧合指标：PaO_2、PaO_2/FiO_2；③通气功能储备指标：FVC（肺活量）MIP（最大吸气压）MVV（最大通气量）。FVC 反映肺内病变，MVV 和 MIP 反映呼吸肌力量。

综合反映呼吸肌功能的参数：①呼吸频率 < 30 次/分；②每次通气量（V_T）< 5ml/kg 体重或 > 300ml；③f/V_T（呼吸深度的指标）< 100b/min/l；④肺活量（VC）> 15ml/kg 体重；⑤分钟通气量（MV）< 10L/min；⑥最大通气量（MVV）> 2 × MV；⑦最大吸气压（MIP）> 20cmH$_2$O；

⑧跨膈压/最大跨膈压(Pi/Pimax) < 0.3~0.4；⑨ 吸气呼气时间与吸气时间之比(Ti/T_{TOT}) > 0.1；⑩瞬时时间指数 = Pi/PimaxTi/T_{TOT} < 0.15；⑪呼吸功率 < 0.8J/l；⑫R_{AW} < 15cmH_2O/l/sec；⑬C_{ST} > 25ml/cmH_2O；⑭自动 PEEP < 3cmH_2O；⑮V_D/V_T < 0.6；⑯一次通气时食道内压变化 < 15cmH_2O。

(七)营养评价

预后营养指数(PNI) = 158 - 16.6g/dl(白蛋白 g/dl) - 0.78mm(腕部皮下脂肪厚度) - 0.2mg/dl(游离铁) - 5.8(淋巴细胞记分)；

淋巴细胞小于1000是0分，1000~2000是1分，大于2000是2分；

肌酐/身高指数(CHI) = 尿肌酐(mg/24小时)/理想体重；

80%以上：体内蛋白轻度耗竭；60%~79%：中度耗竭；59%以下：高度耗竭。

营养状态对进行运动疗法具有指导意义，PNI、CHI和IBW(理想体重)恶化时，应中止运动疗法。PNI恶化，CHI正常，应同时进行营养疗法。PNI正常，CHI恶化，可以继续进行运动疗法。PNI和CHI都恶化，应中止运动疗法。IBW在80%以下时应给予营养指导。

(八)影像学评定

在进行呼吸康复时所需要的影像学的评定内容主要包括

1. 前后位胸片检查　例如慢性阻塞性肺病的X线表现：胸廓呈桶状，前后径增加，肋间隙增宽，侧位胸片可见胸骨后间隙增宽。两膈位置低下，膈顶变平，呼吸运动显著减弱，附着于肋骨的肌肉带表现为弧形阴影。肺叶的透过度增加，容积增大，表现为肺气肿，可以出现肺大疱。狭长的垂直型心脏。肺纹理稀疏可以有较长的一段变细、变直，失去正常时逐渐变细的形态，肺野中外带纹理可消失，而近肺门处的纹理反而增强。

2. 胸部CT　横断面观察肺、气管、纵隔情况，较之胸部平片观察更为全面和细致。

(九)肺功能评定

1. 肺容积　肺容积是指肺内容纳的气体量。包括：

(1)潮气量(VT)　平静呼吸时，每次呼出或吸入的气量。

(2)补吸气量(IRV)　平静吸气后所能吸入的最大气量。

(3)补呼气量(ERV)　平静呼气后所能呼出的最大气量。

(4)残气量(RV)　最大呼气后肺内所含的气量。

(5)深吸气量(IC)　平静呼气后所能吸入的最大气量，由潮气量和补吸气量组成。

(6)肺活量(VC)　最大吸气后所能呼出的最大气量，由深吸气量与补呼气量组成。

(7)功能残气量(FRC)　平静呼气后肺内所含的气量，由补呼气量与残气量组成。

(8)肺总量(TLC)　最大吸气后肺内所含的气量，由肺活量和残气量组成。

2. 通气功能

(1)静息通气量　基础代谢情况下所测得的每分钟通气量。潮气量乘以每分钟呼吸次数 = 静息通气量。由于通气功能有极大的储备，除非有严重通气障碍，一般静息通气量不会出现异常。

(2)最大通气量(MVV)　是单位时间内的最大呼吸量，反映呼吸动态功能，是测定通气功能中较有意义的指标。

(3) 用力肺活量(FVC)　深吸气后用最快速度所能呼出的最大气量。测定结果有时间因素，一般以第一秒用力呼气量占用力肺活量的百分率(FEV_1)来表示。FEV_1 减小说明气道阻塞，最常见的是 COPD。在支气管哮喘患者，FEV_1 的减少在应用支气管扩张剂后能够得到改善。

(4) 用力呼气中段流量(FEF15%~75%)　将用力肺活量分成四等分，测量中间部分呼气量与时间的关系即可求得。其意义与用力肺活量及最大通气量相似。

(5) 通气功能的评定　通气功能障碍有阻塞性和限制性两种基本类型，兼有两种类型特点者属于混合型。(参考表13-1)

3. 闭合容积　指平静呼气至接近残气位时，肺下垂部气道开始闭合时所能再呼出的气体量。闭合容积是小气道功能的一种检查方法。

4. 最大呼气流量-容积曲线(MEFV 简称流量-容积曲线)　指受试者在做最大用力呼气过程中，将其呼出的气体容积与相应的呼气流量所描记的曲线。流量-容积曲线中"用力有关"部分，是指在大于75%肺活量时，胸内压增加使呼气流量也相应增加，即流量和"用力有关"受到呼气肌收缩和意志的影响。在小于75%肺活量时，每一肺容积均有一最大流量点，到达此点后，即使胸内压继续增加，呼气流量也会变成与"用力无关"而仍保持不变。当肺容积减少时，最大流量也相应减少。

5. 等流量容积　指呼吸不同密度气体，当用力肺活量与呼气流量相等时所能呼出的气体容积。等流量容积临床上主要用于测定小气道阻塞。该测定方法还可以推测哮喘患者气道阻塞部位和鉴别上气道阻塞和外周气道阻塞。

6. 肺顺应性

(1) 静态肺顺应性　在呼吸周期中，气量暂时阻断时测得的肺顺应性。相应于肺组织的弹性。

(2) 动态顺应性　在呼吸周期中，气流未阻塞时测得的肺顺应性。除了肺组织的弹性，还受气道阻力的影响。

7. 气道阻力　气道阻力为单位流量所需要的压力差。一般以每分钟内通气量为1升时的压力差。

8. 通气与血流灌注比值　在静息状况下，健康成人每分钟全部肺泡通气量约为5升，血流量约为6升，因此全肺平均通气与血流灌注比值(VA/Q)约等于0.8。

9. 弥散功能　肺泡内气体与肺泡壁毛细血管内血液的氧与二氧化碳进行交换遵照弥散的原则，即气体分子由高分压通过肺泡壁毛细血管膜弥散至低分压，一直达到气体压力平衡为止。

10. 血液气体分析

(1) 动脉血氧分压(PaO_2)　在血液中 N_2、O_2、CO_2、Ar、H_2O 的混合气体中，各种溶解状态气体分子运动所产生的压力称为分压，各气体分压的总和则与混合气体的总压力相等，即等于大气压。健康人动脉血氧分压受年龄和体位的影响，坐位：$PaO_2 = 104.2 - 0.27 \times$ 年龄；仰卧位：$PaO_2 = 103.5 - 0.42 \times$ 年龄。

(2) 氧饱和度(SO_2)　动脉血氧合血红蛋白占总血红蛋白量的百分数称为动脉血氧饱和

度。氧饱和度随氧分压而改变,二者之间呈 S 型血红蛋白氧解离曲线。氧分压在 8kPa (60mmHg),氧饱和度即可达到 90%,所以在反映缺氧的程度时,氧分压比氧饱和度更为敏感。

(3) 血氧含量(CaO_2)　100ml 血液中的含氧 ml 数,包括血红蛋白结合氧和血浆中物理溶解氧的总和。$CaO_2 = 0.003 \times PaO_2 + 1.34 \times SaO_2 \times Hb$。健康人 CaO_2 的参考值为 20ml/dl。

(4) 动脉血二氧化碳分压($PaCO_2$)　血液中溶解的 CO_2 分子活动产生的压力。由于 CO_2 弥散能力是 O_2 分子的 20 余倍,因此不存在弥散障碍,加上静动脉血 PCO_2 仅仅相差 0.8kPa (6mmHg),静动脉分流量对 $PaCO_2$ 的影响微小,因此 $PaCO_2$ 是衡量肺泡通气量的最直接的指标。

(十)运动心肺功能

1. 基本概念

(1) 运动时的心血管反应　立位时,运动开始后心率与每搏输出量增加,因而心排血量明显增加,当运动进一步增加时,心率继续增快,而每搏输出量相对稳定。仰卧位时,心搏出量于休息时已接近最大值,因而运动后增加有限。心率增加与氧耗量以及功率增加成正相关。在 80%～90% 的最大耗氧量下,心率与最大耗氧量呈线性相关,在正常人,如果运动负荷每分钟每公斤体重增加 1ml 的耗氧量,心率相应增加 2.3～3.4 次/min,相当于在达到 50% 最大耗氧量时,其心率应达到 65% 的最大心率。心率在进行定量负荷运动试验达到稳定时提示摄入的氧量和消耗的氧量达到了平衡。在经过一定强度的运动训练后,在同样的运动强度下,心率较训练前变缓慢,提示机体运动耐力增加。运动时平均血压亦升高,主要是收缩压升高,而舒张压改变较少或无改变。运动负荷增加 1METs,收缩压增高 0.67～1.60kPa(5～12mmHg),运动时平均血压与收缩压随年龄增加而更明显,可能由于动脉硬化所致。

(2) 肺泡通气与死腔通气　潮气量(VT)包括肺泡通气(VA)与死腔通气(VD)。死腔通气包括解剖死腔与肺泡死腔(生理死腔)。VD/VT 在休息时约 1:3,运动时下降至 0.15～0.25。肺泡灌注不良的患者,如肺血管病或肺气肿,VD/VT 在休息与运动时均升高。

(3) 运动时二氧化碳排出与通气反应　运动时每分钟二氧化碳排出量(VCO_2)与每分通气量(VE)呈密切关系。一般最大通气能力用最大通气量(MVV)表示,运动时最大通气需要量用 VEmax 表示,作为呼吸困难客观指标的呼吸困难指数是 VEmax/MVV。运动增加过程中机体发生无氧代谢,乳酸产生增加,因而二氧化碳排出增加,为了保持血碳酸正常,每分通气量(VE)的增加快于每分摄氧量(VO_2)。在负荷递增运动过程中,血乳酸急速增加的起点所对应的运动强度称为无氧阈(AT)。超过无氧阈时,继续增加运动强度将导致代谢性酸中毒、酸血症并兴奋外周化学感受器,使每分通气量的增加大于每分二氧化碳排出量的增加,导致动脉血二氧化碳分压代偿性下降。

(4) 运动时氧摄取量(VO_2)　运动时氧摄取量与所作功成正比,在正常非运动员运动时,氧摄取量可较休息时增加 10 倍,而运动员可增加 15～20 倍。由于此时心排血量增加明显少于氧摄取量,故剧烈运动时肺泡气与动脉血氧含量差由休息时的 4ml/100ml 心排血量增加至 14ml/100ml 心排血量或更多。每搏氧量即每一次心脏搏动的氧摄取量,可以作为气体交换与心血管反应的一项有用的指标。

最大摄氧量(VO_2max)即每分钟最大摄氧量,又称最大耗氧量,是反映人体在极量负荷时心肺功能的一个主要指标,在正常人负荷递增运动中表现为一个平台。它可以用 Vo2maxL/min、Vo2maxml/kg/min、Vo2maxml/HR/min 来表示。Vo2max 有别于无氧阈时的氧摄取量,前者不考虑血乳酸值,后者是指刚达到无氧阈值而尚未伴有乳酸中毒时的氧摄取量。

(5)运动负荷

用功率表示,即单位时间内的作功量。单位为 kilogram·meter/min(kg·m/min)或 watt(W),1W = 6.12kg·m/min。决定功率大小的因素有阻力、转速、每转一周的距离。功率(kg·m/min) = 阻力(kg) × 转速(/分) × 距离(m/周)

(6)代谢当量(MET)　1MET 相当于 1min、1kg 体重、3.5ml 的摄氧量,它是衡量运动强度的指标。

(7)功效(work efficiency)　在运动试验时所作的递增功率与递增的每分摄氧量之比。在使用功率自行车运动试验时,功效用下列公式表示:

功效(%) = 0.3(G - H)/(J - K)

上式中:G = 接近无氧阈(AT)时所作的功(W),H = 低水平运动时所作的功(W);J 和 K 则分别是 G 和 H 时的每分氧摄取(VO_2L/min),0.3 为 W 与 VO_2 的换算系数。

2. 呼吸障碍患者运动的影响因素

(1)通气受限　最大运动时的通气量(VEmax)和最大通气量(MVV)之比在健康人为 0.6~0.7,在呼吸障碍患者可达到 1.0。

(2)气体交换障碍　呼吸疾病的患者在休息时可无异常,运动时伴有显著的低氧血症。这种运动时的低氧血症使通气血流比例(V/Q)失调加重,混合静脉血氧分压(PVO_2)降低,结果导致过度通气和四肢肌肉、呼吸肌乳酸产生增加,疲劳感加重,大脑疲劳感加重,右心负荷增加,运动受限。

(3)呼吸肌疲劳　为使通气量加大,呼吸肌作功增加,使得呼吸肌处于疲劳状态,收缩力减小。特别是在 COPD 患者,原来已经存在肺过度膨胀,呼吸肌增加作功容易使呼吸肌疲劳加重。伴有呼吸障碍的神经肌肉疾病患者也存在呼吸肌疲劳,主要是由于低氧血症和营养不良导致的。

(4)右心负荷加重　呼吸系疾病患者,由于肺血管床减少,低氧血症使肺血管收缩,阻力加大。运动使肺动脉压显著升高,结果导致右心负荷增加,运动时心搏出量增加受限。

(5)废用性体力降低　呼吸疾病患者因为呼吸功能减低,运动时感到呼吸困难,使得日常生活活动能力减低,导致废用性体力下降。

3. 运动负荷试验的方法

(1)运动平板试验　该试验在固定的跑台上进行,所以是全身性的运动方式,接近日常生理状况,可以测得最大运动强度,并可以根据试验目的、患者病情调整设定的速度、坡度。但是,该试验不能用功、功率来表示运动强度,一般采用能量代谢当量(Metabolic Equivalent of Eneugy METs)来表示运动强度。在运动同时加上气体分析器,提供运动时的氧耗量、二氧化碳排出量、呼吸商、通气量、功率负荷、心率血压,达到综合评定运动心肺功能的目的。在呼吸康复评定中常采用症状限制性运动试验。临床经常采用 Bruce 方案(表 13 - 3),也可以根据不同对象,采用自定方案。

表 13-3 Bruce 方案

时间(min)	速度(km/h)	倾斜(%)
1	1	0
2	2	0
3	3	0
4	3	2
5	3	4
6	4	8
7	4	12
8	5	12

(2)踏车功量计　运动强度以功率表示。由于受试者是坐在踏车上进行原地踏车运动的，躯干及上肢相对固定，对血压测量和心电图记录的干扰小，对于不能适应跑台的患者更为合适。操作时通过增加阻力来增加运动负荷。WHO 推荐方案见表 13-4、5。

表 13-4 踏车运动方案

| 分级 | 运动负荷(kg·m/min) | | 时间 |
	男	女	分钟
1	300	200	3
2	600	400	3
3	900	600	3
4	1200	800	3
5	1500	1000	3
6	1800	1200	3
7	2100	1400	3

表 13-5 踏车运动的代谢当量

| 体重 | 功率(kg·m/min) | | | | | | | | | | | |
	75	150	300	450	600	750	900	1050	1200	1350	1500	1650	1800
20	4.0	6.0	10.0	14.0	18.0	22.0							
30	3.4	4.7	7.3	10.0	12.7	15.3	17.9	20.7	23.3				
40	3.0	4.0	6.0	8.0	20.0	23.0	14.0	16.0	18.0	20.0	22.0		
50	2.8	3.6	5.2	6.8	8.4	10.0	11.5	13.2	14.8	16.3	18.0	19.6	21.1
60	2.7	3.3	4.7	6.0	7.3	8.7	10.0	11.3	12.7	14.0	15.3	16.7	18.0
70	2.6	3.1	4.3	5.4	6.6	7.7	8.8	10.0	11.1	12.2	13.4	14.0	15.7
80	2.5	3.0	4.0	5.0	6.0	7.0	8.0	9.0	10.0	11.0	12.0	13.0	14.0
90	2.4	2.9	3.8	4.7	5.5	6.4	7.3	8.2	9.1	10.0	10.9	11.8	12.6
100	2.4	2.8	3.6	4.4	5.2	6.0	6.8	7.6	8.4	9.2	10.0	10.8	11.6
110	2.4	2.7	3.4	4.2	4.9	5.6	6.3	7.1	7.8	8.5	9.3	10.0	10.7
120	2.3	2.7	3.3	4.0	4.7	5.3	6.0	6.7	7.3	8.0	8.7	9.3	10.0

(3)上肢功量计(CYBEX 仪)　适用于下肢功能障碍的残疾患者。原理与踏车功量计相

似,但是运动试验的最高负荷低于踏车功量计。在进行相同功率的运动时,引起的心血管反应(心率、血压变化)高于踏车功量计。上肢功量计所能达到的最大功率及耗氧量均低于踏车功量计。其最大耗氧量相当于运动平板试验的 70±15%。

（4）分钟步行距离　嘱患者尽最大努力步行10分钟（或6分钟或12分钟）的距离,同时监测心电图、血氧饱和度。参考日本10分钟步行距离正常值:男性 = 1435米 − 7.4×年龄 ± 39.3（米）;女性 = 1450米 − 8.4×年龄 ± 41.7（米）。参考美国心血管健康研究结果在大于68岁的老年人6分钟步行距离344米±88米。此试验不需特殊设备,简便易行,但是重复性较差。有人建议在6分钟步行试验中最小的有意义的增加距离是54米。

4. 运动负荷试验的评定

运动能力的评定:最大摄氧量（peak VO_2）最大负荷量。

症状评定:呼吸困难和下肢疲劳感的评分刻度尺（表13 − 6）。

表 13 − 6　呼吸困难和下肢疲劳感的评分刻度尺

Borg scale	
0	很舒适,没有一点呼吸困难的感觉
0.5	非常非常轻的呼吸困难感
1	非常轻的呼吸困难感
2	很轻的呼吸困难感
3	中等程度呼吸困难感
4	稍微严重一些的呼吸困难感
5	严重的呼吸困难感
6	
7	非常严重的呼吸困难感
8	
9	非常非常严重的呼吸困难感
10	最严重的呼吸困难感

呼吸困难评分除使用 Borg scale 评分外,还可使用视觉比拟刻度尺 VAS（Visal Analogue Scale）基线呼吸困难指数 BDI（baseline dyspnea index）动态的呼吸困难指数 TDI（transitional dyspnea index）,除在症状评定时采用外,在 ADL、运动时均可使用。

（十一）呼吸肌功能

呼吸肌是肺通气功能的动力泵,主要由膈肌、肋间肌和腹肌组成,此外还有辅助呼吸肌。膈肌、肋间外肌和胸锁乳突肌等为吸气肌,肋间内肌和部分腹肌为呼气肌。呼吸肌功能测定在呼吸衰竭诊治中具有重要的作用,也可作为评价呼吸肌训练和药物治疗对呼吸肌功能影响的客观指标。

1. 呼吸肌力量（RMS）　指呼吸肌最大收缩能力。测定的指标有:

（1）最大吸气压（MIP）和最大呼气压（MEP）　指受试者在残气位和肺总量位时,通过口器与其相连管道作最大用力吸气和呼气时所测得的最大并维持至少1秒的口腔压,它是对全部吸气肌和呼气肌的强度的测定。MIP 和 MEP 受性别、年龄和受试者主观因素的影响,但该设备较简单、重复性好,临床应用较多。COPD 患者 MIP 较同性别、年龄的正常人为低,主要因为 COPD 多伴有肺气肿,在高容积条件下可使 MIP 减低,部分患者与营养不良有关。MEP 测定可无明显改变。一般认为 MIP 不能达到 -1.96kPa(-20mmHg)时需要机械通气帮助,对已经采用机械通气者,如不能达到上述指标,则脱机困难,但也需结合其他肺功能指标综合考虑。

(2)跨膈压(Pdi)和最大跨膈压(Pdimax) 跨膈压是指胸内压与腹内压之差,通常取潮气呼吸吸气末的数值。最大跨膈压是指在功能残气位时,气道阻断后受试者作最大用力吸气所产生的压力。当膈肌疲劳时,二者均明显下降。膈肌功能运动试验是在递增运动负荷的条件下,动态观察膈肌功能的变化,如跨膈压,也可作为膈肌疲劳的一项指标。

2. 呼吸肌耐力(REM)和呼吸肌疲劳 呼吸肌耐力指呼吸肌维持一定通气水平的能力。呼吸肌耐力下降和呼吸肌疲劳是指在呼吸过程中,呼吸肌不能维持或产生需要的或预定的力量。测定的方法有:

(1)最大自主通气(MVV)和最大维持通气量(MSVC) 最大自主通气是受试者作最大最深呼吸 12 秒或 15 秒所计算出每分钟最大通气量。正常人最大自主通气动作可以维持 15~30 秒。最大维持通气量是达到 60% 最大通气量时维持 15 分钟的通气量。

(2)膈肌张力-时间指数(TTdi) 指在外加吸气阻力负荷下,膈肌收缩产生的跨膈压(Pdi)与最大跨膈压(Pdimax)的比值,反映收缩强度。吸气时间(Ti)与呼吸周期总时间(Ttot)的比值反映膈肌收缩持续时间,二者的乘积为膈肌所作的功(TTdi),可以用公式表示:$TTdi = Pdi/Pdimax \times Ti/Ttot$

(3)膈肌肌电图(EMGdi) 是研究膈肌疲劳的一种方法,膈肌肌电的改变能反映早期膈肌疲劳。

(4)膈神经电刺激法 受试者于功能残气位屏气时以 10~100HZ 不同频率对颈部膈神经进行超强电刺激,迫使膈肌收缩,同时测定跨膈压(Pdi),变换不同的电刺激脉冲频率,从而描绘出未疲劳条件下刺激频率-跨膈压曲线,然后用阻力呼吸器诱发膈肌疲劳。当膈肌疲劳时,应用各个频率刺激所得到的 Pdi 均较未疲劳时下降,休息后,各个刺激频率的 Pdi 均有回升,但是高频率刺激 Pdi 恢复快,低频率刺激 Pdi 恢复慢。该试验方法由于跨膈压是由电脉冲激产生,不受受试者主观因素影响,而有较好的客观性,但检查方法复杂,受试者有一定痛苦。

(5)呼吸形态监测 平静呼吸时,膈肌是最主要的吸气肌,膈肌的收缩使横膈位置下移,引起腹压的升高,从而导致腹壁外移,同时胸廓也向上向前运动,使胸径增加。当膈肌疲劳时,吸气时膈肌不能产生足够的收缩力去增加腹压,同时由于吸气时肋间肌参与吸气,使胸内负压增加,造成横膈被动上移,结果腹压下降,腹壁回缩,称腹部矛盾呼吸(反常呼吸)。此外,胸式呼吸与腹式呼吸频繁交替,称胸腹交替呼吸,均为膈肌疲劳的标志。

COPD 患者呼吸肌耐力减低的主要原因是:①膈肌和肋间肌基础能量储备减低;②由于低氧血症使能量产生障碍,以致呼吸肌能量的需求超过能量的供给;③由于气道阻力增加,而使呼吸功增加,以及在高容积条件下呼吸,呼吸功效减低,使得呼吸肌氧耗量增加。所以,在 COPD 患者呼吸肌耐力减低较呼吸肌肌力减低更明显。

(十二)周围肌肉肌力测定

1. 分钟步行距离 指受试者用所能达到的最快速度在平地行走6或12分钟所能达到的最长距离。它是一项简便易行的运动耐力指标。该指标与功率自行车测定的 VO_2max 和 VE 有非常明显相关（$P<0.01$），与 FVC 有明显相关（$P<0.05$），但与 FEV_1 无关。该试验受多种因素影响，如心肺、神经肌肉功能，以及受试者的主观努力程度等。

2. 股四头肌肌力测定 采用股四头肌肌力测定仪进行。

(十三)日常生活活动能力测定

1. 评定内容 详见其他章节日常生活活动能力评定表内容。包括：
(1)基础动作 着装、洗澡、梳头、洗脸、入厕、平路步行、吃饭。
(2)中级的动作 叠被、做饭、洗衣、洗碗、倒垃圾、使用机器打扫卫生、上坡道等。
(3)高级的动作 娱乐活动、书法绘画、做体操、读书看报、日常木工、社会性活动购物等。

2. 说明 评定采用呼吸困难刻度尺（Borg scale BS）和 ADL 级别相结合的方法。例如：
ADL Ⅰ 级：完全靠自己完成。
ADL Ⅱ 级：部分需要他人帮助才能完成。
ADL Ⅲ 级：完全需要他人帮助才能完成。
应记录当患者 ADL 处于不同级别时的呼吸困难评分。

(十四)健康相关生活质量(HQOL、QOL)

可以采用多种问卷来评定，常用的有 CRQ(chronic respiratory disease questionaire) SGRQ (St. George's respiratory questionaire) BPQ(Breathing problems questionaire)家庭氧疗调查表、心理调查表、CMI(cornell medical index) SDS(self-rating depression scale) STAI(state-trate anxiety inventory) POMS(profile of mood state)。

(十五)认知功能

认知障碍有可能妨碍康复作用。认知障碍可能由于年龄、痴呆、低氧血症、药物滥用引起。一般采用 MMSE 问卷来判断。

(十六)其他

肺血流扫描、心电图、心音图、肺动脉导管检查、血常规、血生化、激素水平测定、外科手术前后评定（术前适应证和功能评定，术后运动能力评定）气管镜所见、呼吸机使用模式、胸腔积液的检查等。

评定在综合肺康复方案中是非常重要的，以上列出的评定内容很多，在康复前后评定中必须包括的内容是：①呼吸困难；②运动能力；③健康状况；④日常生活活动水平。呼吸损伤主要依靠递增运动试验和亚最大运动试验来确定。呼吸残疾的确定除运动试验外还需要进行步行试验和健康状况问卷、基线的呼吸困难指数(BDI)和动态的呼吸困难指数(TDI)。呼吸残障的判断主要通过健康状况问卷来确定。

三、康复治疗

(一)呼吸训练

1. 缩唇呼吸 COPD 患者因为肺的弹性回缩力减低，小气道阻力升高，等压点向末梢小气道移动,呼气时小气道提早闭合,致使气体滞留在肺内,加重通气/血流比例失调,缩唇呼吸可以增加气道外口段阻力,使等压点移向中央大气道,这样防止气道过早闭合,达到减少残气量的目的,同时减少呼吸频率、分钟通气量,降低二氧化碳水平,增加潮气量,升高动脉血氧分压和氧饱和度。这种方法经常被 COPD 患者在无意识地使用,以减轻呼吸困难(图 13-1)。

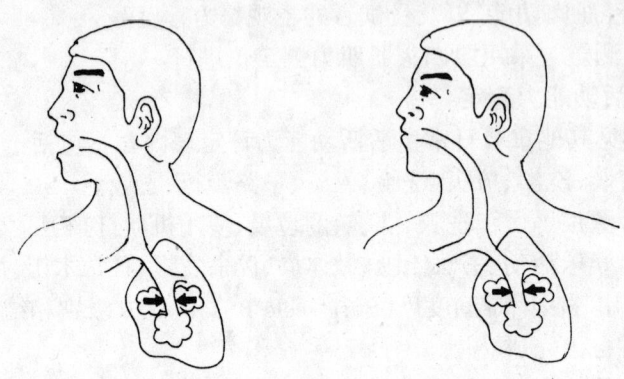

图 13-1 缩唇呼气的机制

2. 膈肌呼吸(腹式呼吸)　COPD 患者呼吸浅快,呼吸效率差,肺气肿使横膈活动减弱或固定,通气量减少,死腔量增加。深而缓的膈肌呼吸可以使呼吸阻力下降,潮气量加大,死腔通气比例减少,气体分布均匀,使得通气/血流比例失调得到改善(图 13-2)。方法:患者平卧,腹部置一沙袋(0.5~3.0kg),平静呼吸,吸气时令腹部膨起,持续 2 秒,呼气时令腹部下陷,持续 4 秒,如此往复,持续进行 10~15 分钟,每日 2~3 次。注意双肩不要移动(图 13-3)。坐位或立位或步行也可训练,基本方法同卧位,吸呼时间比为 2:4。但是已经有研究显示膈肌呼吸发生时胸部运动不同步,腹部的矛盾运动减少了胸部机械运动效果,增加了呼吸作功,不能

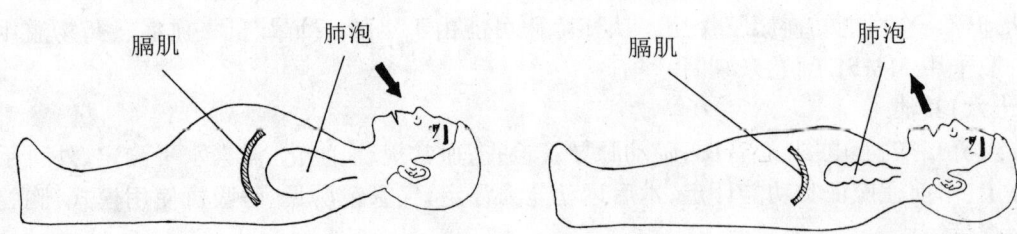

图 13-2 腹式呼吸的机制

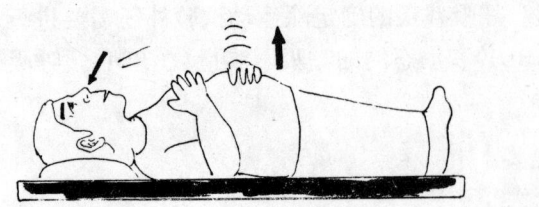 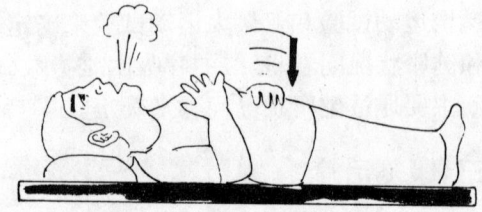

图 13-3 腹式呼吸的方法

改善肺的通气分布,不能减少呼吸困难的症状。因此,在病例的选择上应注意较重的COPD患者不宜进行膈肌呼吸训练。

(二)呼吸肌训练

1. 吸气抵抗负荷法　使用P-FLEX仪,该仪器有6个吸气刻度,6个刻度代表吸气阻力变化,但是吸气流速也随吸气阻力变化。吸气阻力15分钟增加最大吸气压的30%。只有当伴有足够的抗阻力运动时最大吸气压增大,才能使运动能力增大。

2. 过度通气法　采用可以测定潮气量的呼吸训练器训练。多用于胸腹部外科手术后呼吸训练、高位截瘫患者的呼吸训练。此种方法需要监测,一般不用于COPD和其他肺疾病。

3. 死腔呼吸法　增加死腔和呼气压。该训练器底部的刻度盘有3个呼气阻力可供选择。

注意事项:呼吸训练和呼吸肌训练要防止出现过度通气和呼吸肌疲劳,如果症状恶化应先行内科治疗。

(三)放松训练和胸廓活动度训练

1. 训练目的

(1)放松训练　呼吸功能障碍的患者由于长期经受呼吸困难的痛苦,所以患者在进行活动时全身呈紧张状态,且出现不协调动作。紧张的肌肉的耗氧量是松弛的肌肉的耗氧量的数倍。如果减轻身体的紧张,呼吸困难就会减轻,因此需要教会患者全身放松,缓解颈部及躯干的紧张(图13-4)。

(2)胸廓关节活动度训练　呼吸肌伸展(包括肋间肌、胸大肌、胸小肌、前锯肌、腰方形肌、斜角肌、胸锁乳突肌、脊柱旁肌群)。采用徒手胸廓扩张法:①肋骨扭转法;②胸廓扭转法;③背肌过伸展法;④胸廓侧屈法。

(3)关节运动　运动肋椎关节、椎间关节、胸肋关节、胸锁关节。

2. 训练方法

(1)肋间肌伸展　为了改善胸廓的柔软性,需要进行肋间肌的伸展训练。首先要确定胸廓的活动性和有无疼痛,如有疼痛应拍X光片除外骨折。肋间肌运动的方法是用双手除拇指外的手指指尖平行于肋骨逐个肋间按压肋间肌,呼气时向下压,吸气时放松。运动上方的肋间肌(2~5肋)时上肢保持上举外旋位,相应的背部位置应垫一硬枕,拇指置于肋间,呼气时肋骨拇指与肋间肌对抗(图13-5)。运动下方的肋间肌(5~12肋)时患者取侧卧位,在侧胸廓下方置一硬枕,拇指压在肋间肌上。如有疼痛,则要从疼痛的远端开始逐渐向近端移动(图13-6)。开胸术一般切断第5、6肋骨,应避免从开胸处直接压迫。

(2)腰方肌伸展　胸部、腹部手术后和呼吸功能不全加重时,腰方肌紧张,则加重。伸展的方法:患者取侧卧位,尽可能使髋关节和膝关节屈曲,操作者将一手置于肋骨和髂骨间腹部,另一手置于腰方肌上,呼气时向垂直方向压迫腰方肌(图13-7)。

(3)胸大肌伸展　当患者呼吸困难加重时,胸式呼吸和向前倾的姿势使胸大肌紧张。患者取仰卧位,膝关节屈曲,肩胛骨间置一枕头,双上肢外展(120度)外旋位,呼气时将双上肢向下压(图13-7)。

3. 适应证　外科手术后、ICU重症患者、限制性呼吸障碍、胸廓扩张度低下的COPD患者哮喘发作后、睡眠呼吸障碍者。

4. 禁忌证 气胸、胸壁不稳定、胸骨正中切开的手术、COPD 患者骨密度低，皮肤薄弱，应避免向胸椎方向的操作。其他如转移癌、放射治疗的部位、骨髓炎、高度骨质疏松、长期口服糖皮质激素、老年性关节炎、椎间盘突出等均为禁忌。运动时的疼痛、发热、炎症、血沉增快为相对禁忌。

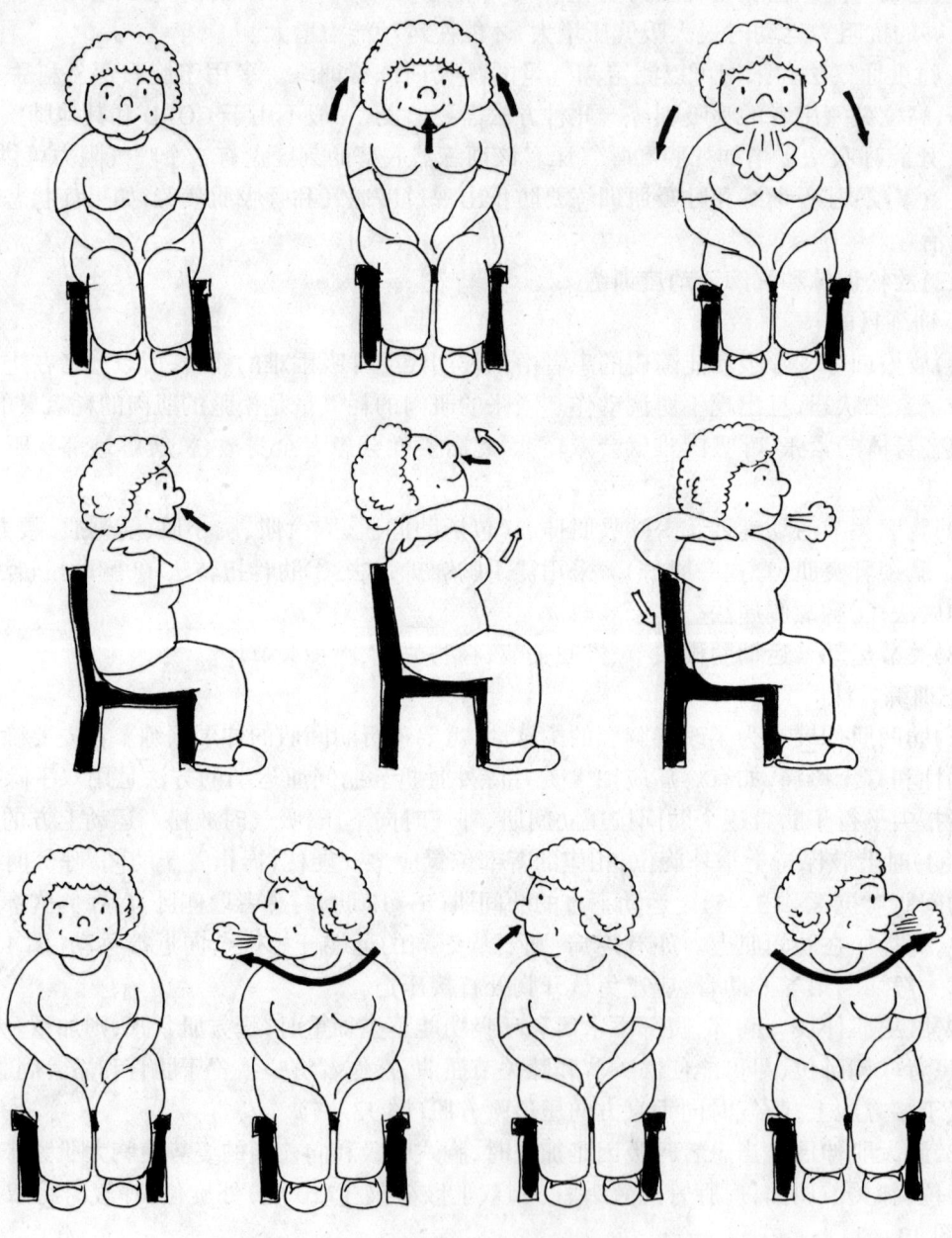

图 13-4 放松训练的方法

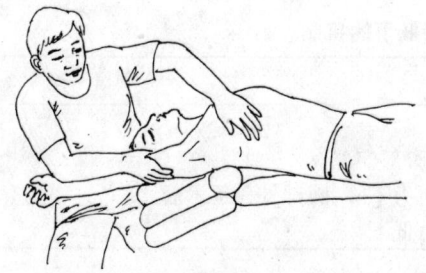

图 13-5 上部肋骨的牵拉方法

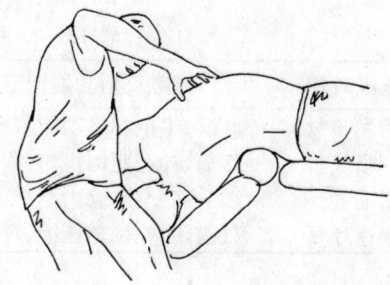

图 13-6 下部肋骨的牵拉方法

(四)排痰法

有效的排痰可以使气道内的分泌物排出。气管和支气管黏膜表面有纤毛细胞和分泌细胞,纤毛的主动运动向外排出过多的分泌物。纤毛的运动受多种因素影响,如年龄、麻醉、镇痛剂、吸烟、气管切开术后、脱水和电解质紊乱等。咳嗽是起到排痰作用的主要反射,咳嗽促进终末小支气管分泌的黏液向主气管移动,咳嗽反射的机制见图13-8。

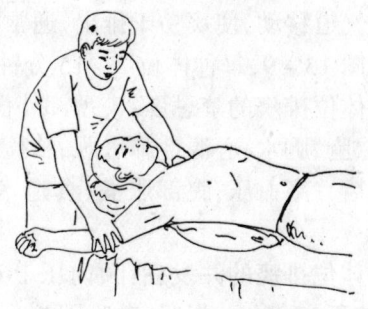

图 13-7 胸大肌伸展手法

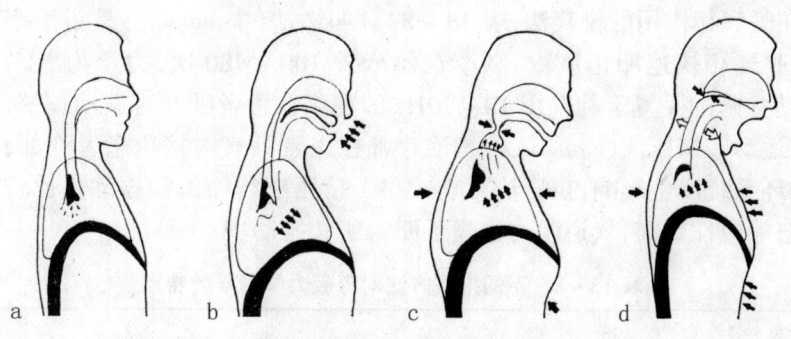

图 13-8 咳嗽反射的机制

a.分泌物刺激诱发咳嗽;b.深吸气;c.尾气气道压缩;d.快速呼出,气道扩张,痰被咳出。

在这个机制中最重要的是第3和第4相的压缩和快速呼气。咳嗽反射功能低下的原因见表13-7。

1. 排痰法的适应证　①分泌物多,每天 25ml 以上;②急性呼吸功能不全,有分泌物过多的表现(异常呼吸音、血气异常、胸部 X 线证实);③肺不张;④肺脓疡;⑤支气管扩张症、囊性肺纤维化。

2. 排痰法的禁忌证　①COPD 急性加重;②临床分泌物不多的肺炎;③胸水、脓胸。以上情况排痰法可能引起低氧血症使症状恶化。前两种情况应当先做雾化治疗,然后排痰。

表 13-7 咳嗽反射功能低下的机制

咳嗽时相	咳嗽反射功能低下的原因
诱发咳嗽	麻醉、中枢神经功能障碍、镇静剂
深吸气	疼痛、神经肌肉疾病、限制性肺疾患、腹部疾患
压缩	喉头病变、气管内插管、呼气辅助肌肌力下降、腹部外科手术后
快速呼气	气道闭塞、气道压缩、呼气辅助肌肌力低下

3．具体方法

(1)体位排痰法(图13-9)　根据分泌物的部位,通过重力吸引的作用,使小气道的分泌物向大气道移动,使痰易于排出,通常配合手法排痰和促进咳嗽反射。不同部位分泌物引流的体位见图13-9,每种体位3～15分钟。有循环障碍患者应避免头低位,可采用修正体位。

1)体位排痰的禁忌证:头颈部外伤后、术后不稳定期;出血倾向伴循环系统不稳定;颅内压增高;脓胸、胸水;心源性肺水肿;肺栓塞。头低位禁忌证:颅内压增高(脑外科术后、脑动脉瘤、眼手术后);高血压;腹部胀满;食道术后;咳血;有误吸可能(胃管营养、进食后1.5～2小时内)。

2)体位排痰的并发症:颅内压上升;血压下降;低氧血症;肺出血;疼痛不适感;支气管痉挛;心律不齐;呕吐、误吸;呼吸困难。

(2)手法排痰　治疗者通过手法促使患者气道内的分泌物移动,便于排出。

(3)主要在呼气相作用的排痰法(表13-8)　叩击法(percussion)是指治疗师的手与手腕平行成杯状在呼气相快速叩击胸壁,频率在每分钟100～480次,力量为58～65N。振动法(vibration)是治疗师的手置于胸壁用12～20Hz的频率在患者呼气时振动胸壁,这种振动次数可以促进纤毛运动。挤压法(squeezing)是治疗师在患者呼气时挤压患者胸部,促进排痰。叩击法容易对循环系统产生影响,挤压法影响较小。挤压法与叩击和振动法比较,每次通气量、呼气流速、动态顺应性更高,气道阻力也高于叩击法和振动法。

表 13-8 不同排痰方法对呼吸力学影响的特点

方　法	特　点
挤压(squeezing)	通气量增加
	呼气相呼气流速增加
	吸气流速增加
	呼气时胸腔内压增加
	吸气初期胸腔内负压增加
	肺的顺应性改善
叩击(percussion)	在呼气初期叩击,胸腔内压和呼气流速增加
振动(vibration)	振动时伴有呼气流速的改变
弹跳(springing)	通气量增加
	吸气流速增加
	吸气初期胸腔内负压增加

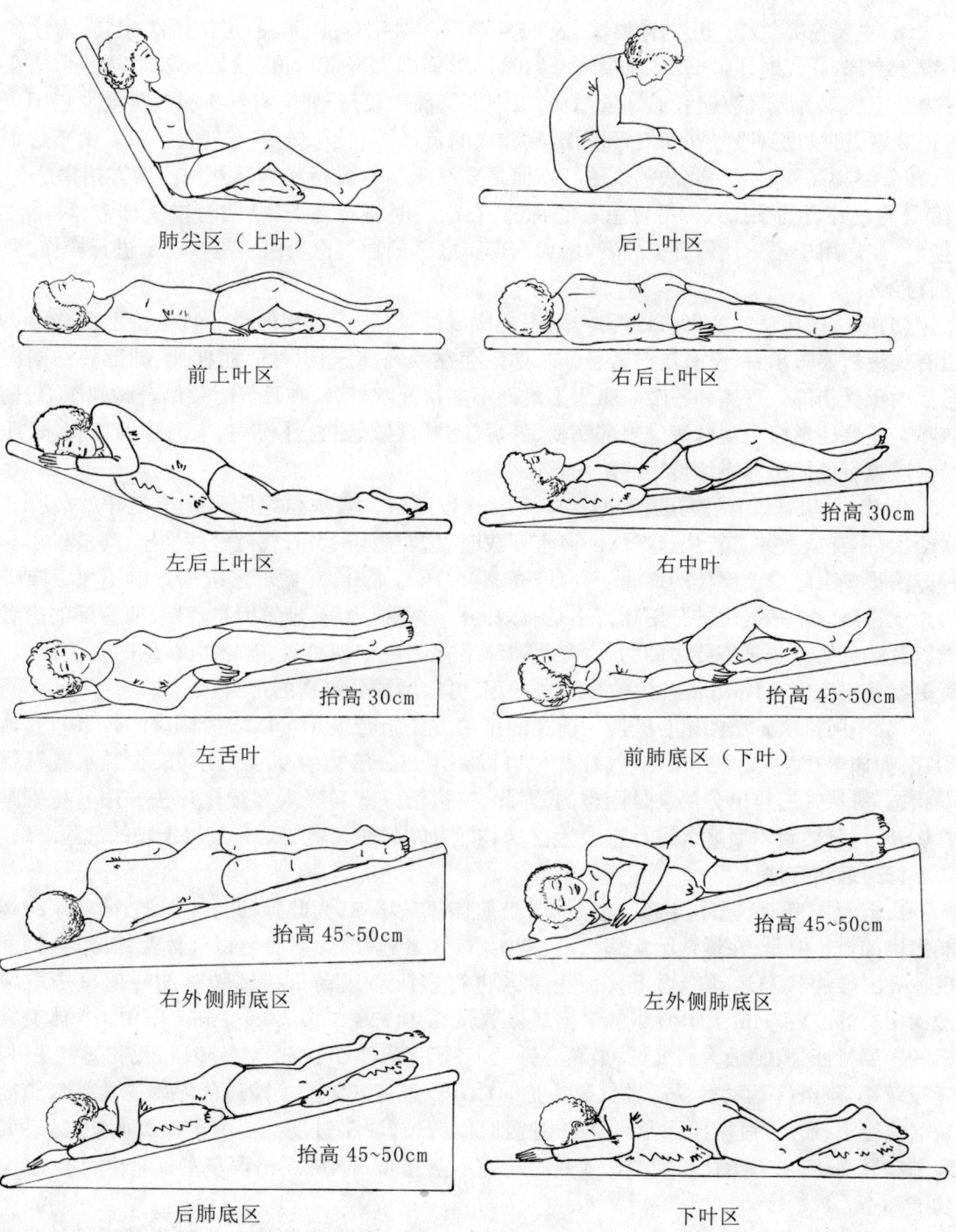

图 13-9 体位排痰的姿势

(4)主要在吸气相作用的排痰法(表13-8) 弹跳法(springing)与挤压法相同,治疗者的手置于胸部,呼气时压迫胸部,在吸气开始时仍对胸部有轻度压迫,然后放松。这种手法在呼气力学上表现为吸气流速和通气量增加,吸气期胸腔内负压增加,有利于吸气量增加。用支气管镜观察,可以见到吸气初期气管扩张,胸腔内的负压有利于此时的支气管扩张。由于这个特点,在分泌物黏稠时应用此法效果更好。但是要注意肋骨骨折和胸部外伤。后方抬举法(post lift)是将治疗者的手插入仰卧位患者的背部,在吸气时将背部上举,同时推头部,这种手法促进吸气。适用于强迫性仰卧位患者,增加背部肺底部的通气量。由于是在背部进行操作,要注意脊椎骨折。

(5)咳嗽排痰法 如果患者合作,采用坐位或仰卧位,下肢屈曲位。咳嗽特别适合中央气道有痰液需要咳出者,没有绝对禁忌证。如果存在颅内高压、急性心肌梗死、肺部外伤则应禁忌。由于受伤部位疼痛和呼吸肌肌力不足而不能快速呼气者,在呼气时要结合胸廓压迫,辅助咳嗽。还要注意腹主动脉瘤等腹部病变、妊娠、呕吐误吸、出血性疾病、未治疗的气胸、骨质疏松。咳嗽有可能引起飞沫传染的院内感染。

Huffing(喘息式)是腹式呼吸时从中度吸气位到最大吸气位之间时让声门开放,发出"哈次哈次"声音数次并进行快速呼气。声带开放时,胸腔内压上升,气道轻度受压,痰被排出。这种方法很少引起受伤部位的疼痛、颅压增高、胸腔压力上升,对循环系统的影响不大。咳嗽与喘息式排痰对末梢气道的分泌物排出是有效的。对意识障碍、理解困难、呼吸肌麻痹的患者咳嗽以及喘息的方法是需要协助的。囊性肺纤维化的稳定期患者,咳嗽和喘息的方法比较,后者更易使痰排出。Huffing与体位排痰法并用,可以增加分泌物的排出。

(6)不同排痰方法的组合应用 前述的排痰方法组合应用可以增加排痰的效果。其他的治疗,如加湿疗法、雾化疗法、氧气疗法也可以并用。分泌物的90%是水分,在脱水或气道干燥状态下,从气道排出分泌物是困难的,因此,排痰治疗要与吸入和湿化疗法并用。特别是气管切开、气管插管术后病人进行排痰治疗,如果不加湿,通气增加则有气道干燥的危险。

(五)运动疗法

1. 运动与呼吸、循环功能 运动时骨骼肌需氧量增加,为此肺的通气加强,循环系统运氧能力也加强。但是,在慢性肺疾病患者,肺实质、气道、胸廓的病变使得气体交换障碍,因而出现呼吸困难症状和运动能力下降。正常人进行多阶段运动负荷试验时的峰值氧摄取量为 $22.4 \pm 3.8 ml/kg/min$,COPD组的最高氧摄取量在 $14.2 \pm 3.6 ml/kg/min$。COPD气体交换障碍的主要特征是:①最大通气量、最高分钟通气量下降;②O_2、CO_2交换障碍、死腔通气量升高,呼吸效率降低;③运动容易诱发低氧血症。COPD患者气体交换障碍的原因主要是气道闭塞致气流受限,通气/血流比例失调加重,呼吸肌疲劳,肺膨胀过度等。由于低氧血症,运动时导致肺动脉高压,右心负荷长期增加致右心功能不全、肺心病,随之出现左室收缩功能不全,全心功能不全。

2. 运动与骨骼肌功能、营养状态 慢性肺疾病患者,肺的气体交换障碍是原发性功能障碍,由于体力活动减少导致的废用综合征是继发性功能障碍。靠运动疗法不能改善休息状态下的肺功能和动脉血气,但是外周肌肉组织的运动能力可以得到改善。弥散功能、$FEV_{1.0}$等肺功能、股四头肌肌力与VO_2max具有有意义的相关性。骨骼肌的代谢与运动能力有关。

COPD患者骨骼肌氧化能力下降。通过耐力训练可以使下肢肌肉氧化酶活性加强。营养同样影响运动能力。下肢骨骼肌力量和VO_2max、无氧酵解阈值相关。在慢性肺疾病患者运动受限的原因中,肺气体交换障碍是始动因素,随之导致心功能低下、四肢肌力下降、骨骼肌代谢能力下降、营养障碍和心理障碍等一系列不良结果。

3. 运动疗法的方法论

(1)适应证 ①慢性呼吸功能不全患者;②依靠人工呼吸器的患者的病情稳定期;③有慢性呼吸困难症状者。

(2)禁忌证 ①明确的右心功能不全;②肺部感染、支气管的痉挛;③高度疲劳;④安静时心率在110次/分以上;⑤吸氧条件下氧分压<55mmHg,氧饱和度<88%。

(3)运动疗法的内容 肢体伸展运动、胸廓活动度训练、肌力增强训练、步行等全身运动负荷训练。①肢体伸展运动可以采用伸展弹力带。②肌力增强训练即为运动训练(上肢肌肉、下肢肌肉),慢性肺部疾病患者发生无力、运动功能减退,为使运动功能恢复,肌力增强训练是十分重要的。对于呼吸功能不全的患者,通常采用等张收缩运动-哑铃负荷运动一组8~10次,重复1~3组(图13-10);还要采用上下肢的大肌群和腹肌、背肌等躯干肌有节奏的训练。在由于气道阻塞引起呼吸困难的情况下,运动训练应与呼气动作协调。③运动负荷训练为全身运动,包括步行、功量踏车、跑步机等都可使用。

(4)运动强度 一般达到最大耗氧量的60%~85%,但是有高强度训练(达到最大氧耗量)和低强度训练(达到最大氧耗量的60%)有效的报告,所以最适运动强度还没有定论。

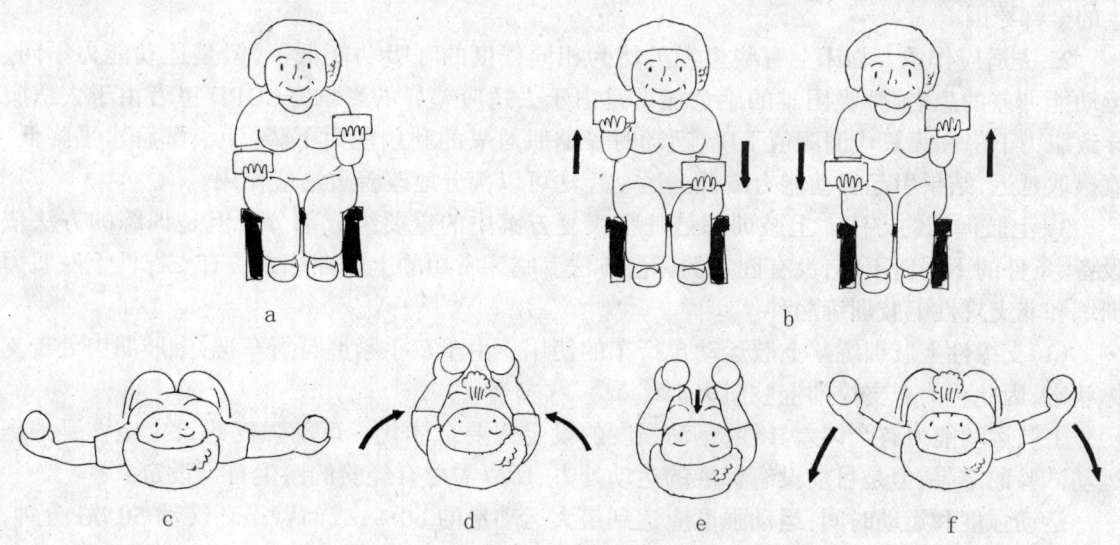

图13-10 上肢肌肉训练

a.静息姿势;b.双上肢交替上举至肩部;c.仰卧位,双膝屈曲,吸气;d.呼气时双手平行上举;e.吸气时双上肢停止动作;f.呼气时双上肢平衡放下。

运动强度的指标是峰值摄氧量(%peak VO_2)无氧阈(%AT)最大心率(%HRmax 实际心搏数/预计最大心搏数)等。峰值摄氧量和无氧阈是良好的生理学指标,但是对测定仪器和操作技术要求高,临床使用有难度。最大心率(HRmax)简便,不需要肺功能检查,在使用β_2支气管扩张剂的情况下,安静时心率快也不影响临床使用。

在没有特殊仪器时可以使用往返步行试验的最大步行距离推算峰值氧耗量。

重症患者在很多场合对运动有不安和恐惧感,这种情况下可以采用以没有不快感为负荷强度的运动,如自由步行和舒适步行。

(5) 运动持续时间、频率、周期　全身运动应持续20分钟以上。在不能达到目标时间的情况下,可以采用多次休息的方法以延长运动时间。高强度、低强度运动间断反复进行每次30～90分钟,每周3～5次,持续6～12周后进行效果评定。

(6) 注意事项　运动中应该注意心率和血氧饱和度,血氧饱和度不能低于90%。运动诱发低氧血症的患者必须吸氧。对呼吸困难症状应使用Borg和VAS评定表。对运动中出现紫绀、四肢发冷、呼吸增快、颈、肩部肌肉紧张、出汗要密切注意。

(六) 上肢肌肉训练法

1. 呼吸系统疾病与上肢有关的基础知识、上肢运动与呼吸肌　COPD患者步行和上楼等日常生活动作中使用上肢时常感呼吸困难加重。这些患者在做如刷牙、梳头等上肢动作时,呼吸动作浅而快,并且出现胸廓腹壁的非同步呼吸模式。COPD患者胸廓过度膨胀、横膈功能下降,运动中的通气需要增加,辅助呼吸肌(胸锁乳突肌、锁骨下肌、胸大肌、胸小肌、前锯肌和背扩肌等)的运动是重要的。在上肢活动中,肩带肌起到固定上肢的运动并参与呼吸运动。横膈的负荷增加和早期疲劳是胸廓腹壁非同步呼吸和呼吸困难的原因,但不是运动中呼吸困难产生的全部原因。

2. 去适应作用　临床上有些患者虽然为相同程度的呼吸功能低下,但是运动能力不同。运动能力差的患者,呼吸困难的感觉加重是由于去适应差异的影响。COPD患者由于去适应导致肌力下降和无氧代谢阈值下降(运动时骨骼肌对氧的利用能力下降)无氧酵解水平降低,氧摄取延迟,结果引起运动能力减低。运动疗法可以部分地改善去适应作用。

3. 上肢训练的方法　上肢训练是呼吸康复方案中的重要组成部分。但是训练的方法依设备、条件的不同而不同,没有固定的标准方法。临床常用的上肢训练方法有支撑性上肢肌力训练和非支撑性上肢训练两种。

(1) 支撑性上肢训练　上肢运动自行车的使用。由于双手紧握自行车把,上肢肌肉处于支撑状态,因此称为有支撑的上肢肌肉训练。

上肢运动能力有个体差异性,运动强度的设定需要个体化。运动强度的设定应该是根据运动试验的结果,但是目前没有标准的运动处方,所以需由有经验的医生自行设定。

运动强度和运动时间:运动强度应达到最大运动量的60%;或前臂循环转动50次/分钟,从无阻力开始,然后间隔5W增加负荷,直至可耐受的最高强度后坚持20～30分钟。运动的反应是上肢疲劳和呼吸困难,因此也可以根据Borg scale确定,一般达到呼吸困难评分3分,每周5次以上,每次持续20～30分钟。

评定内容:脉搏、氧饱和度、呼吸困难评分。

(2) 无支撑性上肢运动训练　采用自行车进行的支撑性上肢运动训练的运动处方具有客观运动功能评定的指标,但是一些日常生活和活动需要运动耐力,例如日常劳动(木工、计算机操作)、体育(足球、剑术、空手道等)、旅游(钓鱼等)、日常生活动作(吃饭、穿衣、梳妆等),在这些情况下需要无支撑性上肢肌肉运动。COPD 患者无支撑性上肢肌肉运动受限,而无支撑上肢运动训练缺少标准,只能根据患者自身感觉上肢运动障碍的程度,用慢性呼吸病问卷(CRDQ)的形式来评定。无支撑性上肢运动训练更符合日常生活活动的需要。例如,男性患者可以进行用耙子扫落叶或清理公共场所的活动,这个动作是重要的日常生活动作;女性患者梳头的动作也是一样,应反复训练上肢举起做梳头动作。也可以双手持重物(重量可以根据个人情况自定)做上举、屈肘、屈腕等动作,每 10 次为一组,每次 3 组。在相似的作功水平,无支撑的前臂运动较支撑性前臂运动作功能力改善,氧摄取减少,二氧化碳产生减少,最大通气量下降。进行上肢运动训练时由于辅助呼吸肌的运动增加,横膈运动增加,应避免更强的腹式呼吸。重要的是注意呼吸模式和通气量的一致性,用缩唇呼吸来控制呼吸并保持通气量。在运动训练中要注意训练效果的可逆性,在医院的康复训练结束后,应为患者制定长期坚持在家运动训练的处方来维持肺康复的效果,否则通过运动训练所改善的运动耐力的效果将逐渐消失。

(七) 教育

1. 呼吸康复的教育内容　肺的解剖和生理学、肺疾病的病理、气道管理、能量保持和工作简单化技术、药物疗法、无创机械通气的使用和自我配合、运动的益处和安全性指南、氧疗、避免环境刺激、呼吸和胸部治疗技术、症状管理、心理支持-应对能力、焦虑和惊恐的控制、生命终末期计划、戒烟、旅行、业余生活及性生活指导、营养指导。一般情况下,在初期评定时就确定了参与呼吸康复的患者中需要教育干预的病人和应进行教育的主要内容。

2. 能量保持和工作简单化　能量保持和工作简单化的原则是帮助患者维持日常生活活动能力和完成职业相关任务。方法主要采用步行调节呼吸,以减少呼吸作功。在进行身体活动时计算呼吸频率,尽量地减少呼吸频率,有效地利用体能,优先安排必须的活动,使用辅助的装置。这些技术可以帮助患者有效地利用体能,保证从事基本日常生活,其次是业余生活和职业活动。

3. 药物疗法和其他疗法　药物疗法在教育方面的内容包括药物的类型、作用、副作用、剂量、服药的频率、口服和吸入药物的合理使用。特别是定量吸入药物的方法和吸入器的使用,不但要有使用的说明,还要训练患者掌握使用技术,以达到最佳疗效。

4. 氧疗　对于需要氧疗和由于疾病发展而最终将需要氧疗的患者要说明氧疗的目的和如何使用氧气。目前对于慢性呼吸障碍患者何时开始氧疗尚没有统一的标准。我国《COPD 诊治指南》指出:"在 COPD 稳定期进行长期家庭氧疗对于具有慢性呼吸衰竭患者可以提高生存率。对于血流动力学、血液学特征、运动能力、肺生理和精神状态都会产生有益的影响。"同时提出了必须进行长期家庭氧疗的标准为Ⅲ级重度 COPD 患者,具体指征:①$PaCO_2$ < 55mmHg 或动脉血氧饱和度 SaO_2 < 88%,有或没有高碳酸血症。②PaO_2 55~70mmHg,或 SaO_2 < 89%,并有肺动脉高压、心力衰竭水肿或红细胞增多症(红细胞比积 > 55%)。方法:径鼻导管吸氧,流量 1.0~2.0L/min,吸氧持续时间 > 15h/d。长期家庭氧疗的目的是使患者在海平面水平静息状态下,达到 $PaO_2 \geq$ 60mmHg 和(或)使 SaO_2 升至 90%,这样才可以维持重要器官的功能,保证周围组织的氧供,也才有可能进行日常生活活动。对于病情严重程度尚未达到以上指征者,间断或持续低流量吸氧也有助于改善运动耐力以尽可能完成日常生活活动和参与社会活动。

5. 机械通气指导　无创正压通气(NIPPV)在临床的使用正在增加,双水平正压通气常用于慢性呼吸衰竭患者和神经肌肉疾病患者,持续正压通气常用于睡眠呼吸暂停综合征的治疗。康复医生必须掌握机械通气指征、机器参数设定及调整,并需向患者说明机械通气的目的以及需要患者配合的内容。

6. 生命终末期教育　生命终末期指由于病情需要进行气管插管和有创性机械通气以维持生命,这将提供保全生命的支持,治疗呼吸衰竭的急性加重或延长疾病终末期的死亡过程。在肺康复的阶段生命终末期教育为患者提供了一个理解生命维持干预和预先计划的机会。

7. 心理社会和行为干预　心理和行为问题,像焦虑、抑郁会使患者对与慢性肺疾病抗争感到困难,与疾病抗争能量的下降是进展性呼吸疾病发生呼吸障碍的原因。呼吸困难明显受到情绪的影响,而呼吸困难产生的主观恐惧又进一步限制了患者参与日常生活活动的能力。心理治疗有助于使患者放松紧张情绪,减轻呼吸困难症状,增强呼吸肌的运动能力。

四、呼吸康复的应用范围

呼吸康复在临床最常用于 COPD 患者,但是在其他慢性肺疾病像支气管哮喘、囊性肺纤维化、支气管扩张症等疾病中使用呼吸康复方案也取得了改善呼吸困难症状、增加运动耐力和 ADL 的效果。随着肺减容手术的开展,术前术后的康复介入为手术成功、提高术后生活质量提供了手段。对于神经肌肉疾病造成的呼吸障碍,呼吸康复使患者减少肺部感染,减缓肌肉萎缩,配合机械通气治疗,可以提高生存率,延长生存期。在高危截瘫患者,特别是颈髓损伤时,良好的呼吸肌训练、排痰训练使患者渡过急性期,为肢体康复提供必要的支持。在针对不同疾病时,呼吸康复的处方是不同的,要坚持个体化的原则和有效性的原则,使患者在最大程度上受益。

(孟　申)

第十四章 糖尿病的康复

糖尿病(diabetes mellitus)是一组常见的代谢内分泌疾病,其特征为高血糖、糖尿、葡萄糖耐量减低及胰岛素释放试验异常。久病者常伴发心脑血管、肾、眼及神经等病变。如能及早防治,严格和持久控制血糖,可明显减少慢性并发症,降低致残率和病死率。

第一节 糖尿病的临床诊治

糖尿病是由遗传因素和环境因素相互作用所致的、以持续性血糖升高为特征的代谢障碍。由于胰岛素分泌或作用缺陷,或者两者同时存在而引起高血糖,同时伴有蛋白质和脂肪代谢异常。临床表现可有口渴、多尿、体重减轻等,多数情况下症状较轻或无症状。若无及时有效的治疗,重者会出现昏迷甚至死亡。除遗传因素外,饮食、运动等生活习惯因素和心理社会应激等各种环境因素均导致了本病的高发病率,近年来随着人民生活水平的提高、人口老龄化、生活方式改变以及诊断技术的进步而迅速增加。1996年对全国11省市20~75岁42751人进行流行病学调查发现,糖尿病患病率3.21%,糖耐量异常(IGT)患病率4.76%。美国和日本成年人2型糖尿病的患病率高达10%。WHO1997年报告,全世界约有1.35亿糖尿病患者,预测2025年将上升到3亿。糖尿病已成为发达国家继心血管和肿瘤之后的第三大非传染病,是严重威胁人类健康的世界性公共卫生问题。

一、诊断

糖尿病在诊断上缺乏疾病的特异性标志,在出现代谢紊乱前不易发现,目前仍以血糖异常升高作为诊断依据。单纯空腹血糖正常不能排除糖尿病的可能性,应加验餐后血糖,必要时作葡萄糖负荷试验(表14-1)。

1. 静脉血葡萄糖测定 诊断时主张用静脉血浆测定。空腹血糖(FPG)<6.0mmol/L(110mg/dl)为正常,6.0~7.0 mmol/L(110~126mg/dl)为空腹血糖过高(IFG),≥7.0mmol/L(126mg/dl)为糖尿病(需另一天再次证实)。空腹的定义是8小时没有热量摄入。

2. 葡萄糖耐量试验 当血糖高于正常范围而未达到诊断糖尿病标准时,进行口服葡萄糖耐量试验(OGTT)。OGTT应在清晨进行,将75克葡萄糖溶于250~300ml水中,5分钟饮完,2小时后再测静脉血糖。<7.8mmol/L(140mg/dl)为正常,7.8~11.1 mmol/L(140~200mg/dl)为糖耐量减低(IGT),≥11.1mmol/L(200mg/dl)为糖尿病(需另一天再次证实)。

1997年美国糖尿病协会提出修改糖尿病诊断标准:症状+随机血糖≥11.1mmol/L(200mg/dl),或FPG≥7.0mmol/L(126mg/dl),或OGTT中2小时血浆葡萄糖≥11.1mmol/L

(200mg/dl)。症状不典型者,需另一天再次证实。不主张作第三次 OGTT。随机是指一天当中的任意时间而不管上次进餐的时间。

3. 尿糖 一般情况下是与血糖量平行的,可作为诊断糖尿病的重要线索,也是疗效判定的指标之一。每日4次尿糖定性检查(三餐前和晚上9~10时或分段检查),和24小时尿糖定量可作判断疗效的指标,并供调整降糖药物剂量的参考。

4. 血清C肽的测定 β细胞分泌胰岛素和相等分子数的C肽,由于C肽清除慢,肝对C肽摄取率低,周围血中C肽/胰岛素比例常大于5,且不受外来胰岛素注射量的影响,能较正确地反映β细胞的功能。正常人基础血浆C肽水平约为0.4nmol/L。

5. 胰岛素释放试验 OGTT 时与血糖同步测血清胰岛素,根据测值曲线可了解胰岛β细胞的储备功能及内源胰岛素生理效应发挥的优劣。正常人的释放高峰在食糖后1小时,高峰值是基础值的3~5倍,并可使血糖保持在正常范围内。血清胰岛素值(mU/L)与血糖(mg/dL)的比值应小于或等于0.3,如果大于0.32,而血糖值高于正常水平,则提示体内存在胰岛素抵抗因素;如果血糖低于2.78mmol/L,则说明患者胰岛素释放不被低血糖抑制,可能患有胰岛素分泌瘤。

6. 糖基化蛋白 其增高与微血管病变的发生相关。测值反映最近一段时期内的血糖水平,帮助了解糖尿病病情的控制情况,也可作为轻型糖尿病的诊断指标。糖基化血浆蛋白(主要为白蛋白)反映2~3周内血糖的水平;糖基化血红蛋白(以 GHbA1c 为主)反映4~8周前内的血糖情况。

表14-1 WHO(1998)糖尿病诊断暂行标准

	血糖浓度,mmol/L(mg/dl)		
	全血		血浆
	静脉	毛细血管	静脉
1. 糖尿病			
空腹	≥6.1 (110)	≥6.1 (110)	≥7.0 (126)
糖负荷后2h	≥10 (180)	≥11.1 (200)	≥11.1 (200)
2. 糖耐量减低(IGT)			
空腹	<6.1 (110)	<6.1 (110)	≥7.0 (126)
糖负荷后2h	6.7(120)~10.0(180)	7.8(140)~11.1(200)	7.8(140)~11.1(200)
3. 空腹血糖过高(IFG)	5.6(100)~6.1(110)	5.6(100)~6.1(110)	6.1(110)~7.0(126)
糖负荷后2h	<6.7 (120)	<7.8 (140)	<7.8 (140)

二、分型

1. 1型糖尿病(胰岛素依赖型,IDDM) 发病较急骤,主要是由于胰岛β细胞被异常的自身免疫反应选择性地破坏,体内胰岛素缺乏,必须终身接受胰岛素治疗。

2. 2型糖尿病(非胰岛素依赖型,NIDDM) 起病较缓慢,主要由于肥胖等原因所致的体内胰岛素分泌相对不足,或由于骨骼肌、脂肪和肝脏等体内胰岛素的靶细胞出现胰岛素受体或受体后异常或缺陷,造成这些组织对胰岛素的抵抗,使靶细胞摄取与利用葡萄糖减少,导致血糖升高。不一定需要接受胰岛素治疗。

3. 糖耐量减低(IGT)　IGT是2型糖尿病发病前期阶段，经干预后可以逆转。IGT患者在遗传易感性的基础上易产生胰岛素抵抗，出现糖耐量异常，经过若干年后一部分患者将发展为2型糖尿病(发生率约1%~5%/年)。

三、治疗

治疗原则强调早期治疗、长期治疗、综合治疗、治疗措施个体化。

治疗的目标是使血糖达到或接近正常水平，纠正代谢紊乱，消除糖尿病症状，防止或延缓并发症的发生，维持较好的健康和劳动(学习)能力，保障儿童生长发育，延长寿命，降低病死率和致残率。

治疗方法包括饮食、运动、药物、糖尿病教育及血糖自我检测五项内容，即以饮食治疗和运动治疗为基础，根据不同的病情予以药物(口服降糖药、胰岛素)治疗。糖尿病教育及血糖自我检测是保证治疗实施的必要手段。对病人及其家属进行糖尿病宣传教育，使他们了解糖尿病的特点、治疗和预防并发症的重要性和相应措施。通过血糖和尿糖的监测可以进行自我饮食调整，并使医生了解降糖药物的使用及病情变化的情况，及时采取应对措施。

(一)饮食治疗

饮食疗法是糖尿病的基本治疗措施之一。不论是1型糖尿病还是2型糖尿病都应重视饮食治疗。糖尿病饮食疗法的目的是控制热卡的摄入，减轻胰岛的负担，控制血糖升高以减轻症状和减缓并发症的发生与发展；维持合理的体重，特别是使儿童得到正常的生长和发育；保持患者基本营养素的需求，使患者身心处于最佳状态。

1. 糖尿病饮食疗法的原则

(1)严格控制每日的总热量　以能维持标准体重为宜。对肥胖者宜控制总热量以减肥，对消瘦者宜保证热量摄入以增加体重。

(2)合理搭配三大营养素　①碳水化合物的控制要合理，适量的糖类有利于提高胰岛素的敏感性和改善葡萄糖耐量，因此糖类可占总热量的50%~60%，即进食量以200~350g/d为宜。对使用胰岛素和口服降糖药者可适当放宽；②蛋白质摄入量宜接近正常人，约占总热量的15%~20%，并应以肉、蛋、乳、豆等优质蛋白为主；③减少脂肪摄入，使脂肪摄入量占总热量的25%~30%，其中胆固醇宜低于300mg/d。

(3)充足的食物纤维素　适量的无机盐及维生素，以保证维生素和电解质的摄取量。

(4)保持有规律的饮食时间　按时、定量吃饭，杜绝零食，生活习惯规律化。同时合理安排进餐，一般早、中、晚三餐热量的分布以1/5、2/5、2/5为宜，并可按生活习惯、用药情况及病情控制情况调整。

(5)以上习惯终身维持　这一点较难做到，但是必须做到。否则，就会前功尽弃，功亏一篑。因为糖尿病是终身性疾病，目前无治愈可言，只有靠恒心、靠毅力。

2. 饮食疗法注意事项

(1)糖尿病的饮食疗法因不同类型的糖尿病而有所不同　对肥胖的2型糖尿病患者的重点是控制热量的摄入，以减轻体重；对1型糖尿病患者及用胰岛素或口服降糖药的2型糖尿病尤其是同时在进行运动疗法的患者,在降低血糖的同时防止低血糖。因此,饮食管理的要求更为严格,必须做到定时定量,增加餐次,并注意根据活动量或运动量的变化调整饮食量。

(2)制定饮食处方前首先应对患者进行饮食营养调查,结合患者平时的食量、心理特点、平日活动量等确定饮食摄入量,不宜单纯应用理论计算的数据而不考虑个体差异。要充分尊重患者个人的饮食习惯、经济条件和市场条件,尽量争取患者能与家属一起进餐。

(3)对有并发症的患者在饮食上要特别加以个别的指导,以阻止或减轻相应脏器的功能损害。合并糖尿病肾病时,饮食疗法指导的原则是低蛋白高热卡饮食。对合并高脂血症患者的饮食疗法指导原则是:高胆固醇血症者以低胆固醇饮食为主;高甘油三酯血症者以限制糖类为主。

(二)运动疗法

单纯靠限制饮食对糖尿病患者的血糖控制并不理想,尤其是 2 型糖尿病患者由于存在着胰岛素抵抗,节制饮食并不能改善胰岛素的敏感性,必须配合运动锻炼才能发挥理想的治疗效果(表 14 - 2)。

表 14 - 2　饮食运动疗法前后糖耐量和胰岛素敏感性的变化

	饮食限制 + 运动	饮食限制
体重	下降	下降
体脂	减少	不变
除脂肪体重(肌肉、骨骼等)	不变	下降
胰岛素敏感性	增高	降低
葡萄糖耐量	改善	不变

有关运动疗法的具体操作方法参见本章第二节。

(三)药物治疗

1. 口服降糖药　并不是对所有 2 型糖尿病患者都有效。而且服用较长时期后可能失效,需改换药物。此类药可配合胰岛素使用。

(1)磺酰脲类　作用机理是促使胰岛 β 细胞释放胰岛素,使血糖下降,其降糖作用有赖于尚存在相当数量(30%以上)有功能的胰岛 β 细胞。另外,还可增高胰岛素与受体的结合率,增进靶组织细胞对胰岛素的敏感性,具有胰外降血糖作用。副作用是低血糖,致畸胎作用,少数患者肝功能受损或胃肠反应。常用的第 2 代磺脲类药物有:达美康 80mg 每日 1~2 次,克糖利 12.5~75mg/24 小时,优降糖 2.5~20mg/d 等。

(2)双胍类　作用机理是抑制肠吸收葡萄糖和氨基酸,增加外周组织(如肌肉)对葡萄糖的摄取和利用,抑制糖原异生及糖原分解,对正常人不降低血糖,但可减少食欲,增加糖的无氧酵解。肝肾功能不良者,此药可在体内蓄积,引致乳酸性酸中毒;还可能使肺动脉压升高,对肺心病患者不利。与磺脲类共用可增加疗效。苯乙双胍(降糖灵)25mg 每日 3 次。二甲双胍 0.5g 每日 3 次。此药可用于 1 和 2 型患者,单纯用或与他药合用。对于肥胖的 2 型糖尿病患者尚有减肥作用,作为第一线药物。

(3)α 葡萄糖苷酶抑制剂　作用机理是通过抑制小肠黏膜上皮细胞表面的 α 葡萄糖苷酶

(如麦芽糖酶、淀粉酶、蔗糖酶)而延缓碳水化合物的吸收,降低餐后高血糖。可作为2型糖尿病的第一线药物。阿卡波糖25mg,每日3次。

(4)噻唑烷二酮(TZD) 主要作用是增强靶组织对胰岛素的敏感性,减轻胰岛素抵抗。此类药物有曲格列酮(TRG)、罗格列酮(RSG)、帕格列酮(PIO)等。

2．胰岛素治疗

(1)制剂类型 按起效作用快慢和维持作用时间,分为速效、中效和长效三类。国内目前常用的有:普通胰岛素(RI),其作用快,持续时间短,是惟一可经静脉注射的胰岛素,可用于抢救糖尿病酮症酸中毒;中效胰岛素有低精蛋白胰岛素(NPH)和慢胰岛素锌混悬液;长效胰岛素有鱼精蛋白锌胰岛素(PZI)。短效胰岛素主要控制1餐后高血糖;中效胰岛素主要控制2餐后高血糖,以第二餐饭为主;长效胰岛素主要提供基础水平胰岛素。

(2)适应证 1型糖尿病或2型糖尿病明显消瘦或单纯饮食或加药疗效不尽满意者;糖尿病伴严重并发症或交杂症,例如糖尿病性肾病或合并感染性疾病,合并妊娠等。

(四)治疗效果的评价

糖尿病患者的治疗是否有效可从五个方面来进行评价:

1．血糖水平 空腹血糖<7.8mmol/L,餐后血糖<10mmol/L。

2．糖化血红蛋白浓度<7.0%。

3．低血糖发生频度 发生频率高提示血糖波动大、控制不佳。

4．体重和血压 体重和血压维持在相对稳定的范围,说明血糖控制较理想。

5．生活习惯 原有的不健康的生活习惯的改变提示糖尿病控制在较好的状态。

四、并发症防治

(一)急性并发症

1．酮症酸中毒 由于感染、胰岛素治疗中断或不适当减量、饮食不当、创伤、手术、妊娠和分娩等诱因,加重糖代谢紊乱,大量脂肪酸在肝脏经β氧化产生大量的乙酰乙酸、β羟丁酸和丙酮,三者通称为酮体。当血酮体增高超过机体的处理能力时,便发生代谢性酸中毒。导致机体严重的失水和电解质紊乱,引起循环衰竭和中枢神经功能障碍,严重者发生脑水肿,出现昏迷。应予以积极治疗。

2．非酮症高渗性昏迷 由于感染、急性胃肠炎、脑血管意外、严重肾疾患、不合理的限制水分、以及某些药物等因素,导致血液浓缩、继发性醛固酮分泌增多加重高血钠,使得血浆渗透压增高,脑细胞脱水,导致本症突出的精神神经症状。多见于老年人,好发于50~70岁。本症病情危重,并发症多,病死率可达40%,故强调早期诊断和治疗。

3．低血糖昏迷 由于胰岛素过多、糖皮质激素等升糖激素不足、迷走神经过度兴奋、糖摄入严重不足、组织能量消耗过多等因素,导致血糖低于正常2.8mmol/L(50mg/dl),临床表现为出汗、心悸、饥饿、面色苍白、头昏、视物模糊、躁动乃至昏迷。若不及时抢救会危及生命。

4．感染 糖尿病患者由于存在内分泌代谢紊乱和并发症;机体防御能力显著降低,易发生各种感染,如皮肤化脓性感染、真菌感染、尿路感染等,据统计继发感染率为32.7%~90.5%。感染可使血糖增高,加重糖尿病,甚至诱发酮症酸中毒。高血糖又使血浆渗透压升高，抑制白细胞的吞噬能力，机体抵抗力下降，有利于细菌生长繁殖。糖尿病患者蛋白质代谢紊乱未得到及时控制，体内蛋白质进行性消耗，影响了体液和细胞免疫功能。只有严格地控制血糖，才能有效地防止糖尿病病情发展及并发症的发生。

(二) 慢性并发症

1. 大血管病变　动脉粥样硬化的发生率高，发病年龄轻，病情进展也较快。大、中动脉粥样硬化主要侵犯主动脉、冠状动脉、脑动脉、肾动脉和肢体外周动脉等，引起冠心病、脑血管疾病、肾动脉硬化、肢体动脉硬化等。肢体外周动脉粥样硬化常以下肢动脉病变为主，表现为下肢疼痛、感觉异常和间歇性跛行，严重供血不足可导致肢体坏疽。

2. 微血管病变　主要表现在视网膜、肾、神经、心肌组织，尤其是以糖尿病肾病和视网膜病为重要，导致慢性肾衰和失明。糖尿病心疾病可诱发心力衰竭、心律失常、心源性休克和猝死。

3. 神经病变　神经系统病变可以涉及感觉神经、运动神经、自主神经，引起感觉麻木、肌肉麻痹、脏器功能障碍等相应的临床表现。

有资料显示糖尿病患病10年以上者其并发症的发病率明显增高，近年来糖尿病已成为失明和尿毒症的主要原因。

第二节　糖尿病的临床康复

糖尿病未出现并发症以前，患者的脏器功能无障碍，日常生活活动不受任何影响，其主要问题是控制血糖，如低血糖症、高血糖症、酮症等，预防或延缓并发症的出现。一旦出现慢性并发症则会伴有相应脏器的功能障碍，影响患者的日常生活活动和社会活动(表14-3)，这时的主要问题是控制血糖的同时治疗并发症，降低致残率，提高生活质量。

糖尿病迄今为止尚无根治方法，为了达到糖尿病康复治疗目标，单靠一种治疗方法是不够的，必须采取饮食疗法、运动疗法、药物治疗、糖尿病教育和血糖监测的综合治疗方法。综合治疗方法适用于各种类型的糖尿病患者，是目前治疗糖尿病最有效的方法。运动锻炼、饮食控制及糖尿病教育是糖尿病康复治疗的重点。康复治疗可有效地改善周围组织对胰岛素的敏感性，增高靶细胞胰岛素受体数量及受体后功能，降低血糖，同时还能提高糖尿病患者的心肺功能和体力活动能力，改善生活质量，与临床药物治疗相互配合，可达到控制血糖，缓解症状的目的。

在实施糖尿病综合疗法中，不同类型的糖尿病其康复治疗方法的侧重点又略有不同。

1. 1型糖尿病　以胰岛素治疗为主，同时配合饮食疗法，适当运动锻炼。运动锻炼的目的主要是维持运动能力，改善生活质量，提高健康水平。因为对1型糖尿病来说，运动能在多大程度上控制血糖，目前还没有一致的意见。

2. 2型糖尿病　对此型糖尿病的治疗，首先应侧重于改善患者的生活方式，实施饮食控制和运动疗法，有效地控制血糖。如果该治疗方案经认真实施无效，则应考虑使用口服降糖药或胰岛素增敏剂。出现并发症者，则应考虑加用胰岛素治疗。

3. 糖耐量减低　给予有效的康复治疗可减少或阻断部分糖耐量减低患者进展为糖尿病。

糖耐量减低康复治疗方法包括饮食控制、运动锻炼和生活方式的调整等措施。

表 14-3 糖尿病的康复问题

康复问题	康复措施
视力障碍	合并白内障、青光眼及视网膜病变时出现视力减低,严重者失明。需要使用辅助具(导盲杖)移动,给日常生活活动和职业活动带来困难。
肾功能障碍	出现蛋白尿,慢性肾功能衰竭,严重危害生命,影响生活质量。接受透析治疗的同时,正确指导患者运动和日常生活活动对提高生存质量具有非常重要的意义。
ADL 障碍	合并自主神经损害时有感觉异常、体位性低血压或排尿障碍、消化道症状等,导致日常生活能力的降低;合并外周神经损害时,出现末梢感觉障碍和肌肉萎缩,影响日常生活动作的完成和职业活动的参与。需要进行肌力训练和作业治疗,改善ADL能力。
心血管功能障碍	糖尿病常合并高血压、冠心病、心血管功能减退。尤其是冠心病发病后,患者往往减少体力活动,其结果会降低心血管系统的适应能力,导致循环功能降低。运动缺乏导致的心血管功能衰退,只有通过恢复适当的活动才能够解决。
步行障碍	合并外周血管病变和糖尿病坏疽足,影响患者的步行能力,因此而行截肢者更会造成步行障碍,需要穿戴矫形支具,并进行步行训练,矫正异常步态,改善步行能力。
自我管理能力降低	合并视力障碍、外周神经病变或脑血管障碍患者自行注射胰岛素和自我检测血糖能力降低,需要通过康复教育和方法指导来提高患者的自我管理能力。
心理障碍	患者往往伴有不良生活习惯、心理障碍等,也是影响患者日常生活和治疗的重要因素。适时的心理疏导和行为治疗对控制血糖、延缓并发症的发生非常重要。

一、运动疗法

运动疗法是康复干预的基本方法之一,糖尿病运动疗法有其适应证和禁忌证,运动处方直接影响到血糖的控制,正确的运动指导可以避免一些心血管意外事件的发生。

1. 治疗原理

(1)运动锻炼可增加肌细胞和脂肪细胞膜上葡萄糖运载体的数量,促进肌细胞和脂肪细胞对葡萄糖的转运和利用,通过提高肌细胞和脂肪细胞的胰岛素受体后功能,增强外周组织对胰岛素的敏感性,减轻胰岛素抵抗,从而改善糖代谢异常,降低血糖;还可以提高肌细胞、脂肪细胞和肝细胞膜上胰岛素受体的数量和受体的结合力,通过胰岛素受体水平,改善机体对胰岛素的利用能力。

(2)运动锻炼能加速脂肪组织分解,促进游离脂肪酸和胆固醇的利用,降低血胆固醇和低密度脂蛋白浓度,提升高密度脂蛋白浓度,纠正脂代谢功能紊乱;能选择性地减少腹腔内脂肪,而除脂肪体重(LBM)则无明显变化,减轻体重,改善胰岛素敏感性。此外,运动通过缩小脂肪细胞体积,导致 TNF-α 分泌减少,后者与胰岛素敏感性的增高有关。

(3)运动锻炼通过改善糖代谢,控制血糖,来预防和减少糖尿病慢性并发症,降低糖尿病的致残率,减少病死率。

2. 适应证与禁忌证

(1)适应证 ①糖耐量异常者、无显著高血糖和并发症的 2 型糖尿病患者是饮食控制和运动治疗的绝对适应证;②有微量白蛋白尿、无眼底出血的单纯性视网膜病、无明显自主神经障碍的糖尿病外周神经病等轻度合并症的患者是相对适应证,对这些患者饮食指导的同时,药物控制血糖后,再进行运动疗法;③无酮症酸中毒的 1 型糖尿病患者,在调整好饮食和胰岛素用量的基础上进行运动治疗,能有效地控制血糖在良好的水平。

(2)禁忌证 ①酮症酸中毒;②空腹血糖大于 16.8mmol/L;③增殖性视网膜病;④肾病($Cr > 2mg/dl$);⑤严重心脑血管疾病(不稳定性心绞痛、严重心律失常、一过性脑缺血发作);⑥合并急性感染的患者。这些患者日常生活活动以外的运动应列为禁忌。

对糖尿病患者的运动疗法适应证掌握不恰当如有合并症的患者,或运动处方和运动指导不规范如运动种类和强度不当、饮食或药物的指导不到位,均可导致病情加重。糖尿病运动疗法中最可能出现的危险有:运动中和运动后低血糖、运动中和运动后高血糖、酮症酸中毒、诱发心血管并发症(心肌梗死、心律失常、猝死)、骨关节软组织损伤、加重原有的并发症(视网膜病、肾病、神经病),必须加以注意。

3. 运动治疗的有效性

(1)运动预防 2 型糖尿病 研究表明每周进行一次以上的运动,如散步、慢跑、骑自行车至出汗程度,2 型糖尿病的发病率明显减少。定期进行运动锻炼,同时配合饮食、运动等生活方式教育指导,胰岛素抵抗减轻,冠心病的危险因子和糖代谢异常有明显改善。

(2)运动预防并发症的出现 饮食控制和运动疗法可以使血糖正常化,使 2 型糖尿病患者的自主神经功能得以恢复,肾病及动脉硬化性血管障碍减轻,并可以预防增殖性视网膜病的发生。在早期肾病模型动物,中等强度的有氧运动,肾功能未见恶化,血糖维持在良好水平。

4. 运动处方

(1)运动处方的原则 每个人的生活方式和习惯各有差异,运动量也不相同,运动处方必须体现个性化的原则。首先要询问和调查患者的日常生活活动方式,掌握日常活动的类型,参考日常饮食摄入量,决定运动种类和运动量,制定出相应的运动处方。对于日常工作较忙的上班族,无法挤出特定的运动时间,可指导患者尽量骑自行车上班,或在目的站的前一站下公交车后步行上班,并尽量少乘电梯,鼓励徒步上下楼。

(2)运动强度 长期的运动锻炼可以明显改善 2 型糖尿病患者的胰岛素敏感性,但是高强度运动一方面促使胰岛素拮抗激素的分泌而导致血糖的进一步升高,另一方面促使血浆过氧化脂质的增多而使机体处于氧化应激状态会加重原有并发症脏器的损害。中等强度以下的运动使得肌肉能有效地利用葡萄糖和游离脂肪酸。随着运动强度的增高肌肉对葡萄糖利用的比例逐渐增多,继而血中乳酸堆积,其结果抑制了脂肪酸的分解,使得血中游离脂肪酸浓度降低。由于糖尿病运动疗法不仅仅是促进肌肉的能量代谢作用,还能改善脂肪组织的代谢,提高脂肪的利用率,因此提倡中等强度以下的运动也有利于体内脂肪的燃烧。

一般认为只有当运动强度达到 40%~60% 最大摄氧量时才能改善代谢和心血管功能,如果运动强度过低就达不到治疗效果。如果运动强度过大,无氧代谢的比重增加,治疗作用降低,且可引起心血管负荷过度,应予避免。由于在有效的运动锻炼范围内,运动强度的大小与心率的快慢呈线性相关，因此常以运动中的心率作为评定运动强度大小的指标。靶心率的确定最好通过运动试验获得，即取运动试验中最高心率的60%～80%作为靶心率。开始时宜用低运动强度进行运动。如果无条件作运动试验，可选用公式计算靶心率：靶心率 = 安静心率 + 安静心率×50%。有条件者可考虑使用 METs 和 RPE 来计算运动强度。

(3) 运动的种类　以有氧运动为主，有氧运动有利于葡萄糖的代谢和脂肪的燃烧。比较适合糖尿病患者的运动方式有步行、慢跑、游泳、划船、阻力自行车、有氧体操等。进行适当的球类活动、太极拳、木兰拳、原地跑或登楼梯等也是一些简单可用的运动锻炼方法，可根据患者的兴趣爱好和环境条件加以选择。最近有研究指出力量运动如举重可以增加肌肉的重量，减少体脂量，改善胰岛素的敏感性。因此，鼓励在有氧运动处方中适当加入肌肉力量训练的内容，但必须考虑不要加重心血管和骨关节系统的负荷，以保证运动处方的安全性。

(4) 运动时间　根据肌肉能量代谢特点，肌肉收缩的早期主要以肌糖原供能为主，要燃烧脂肪作为能源，每次运动时间推荐在10min以上。通常每次运动的时间可自10min开始，逐步延长至30～40min。因为运动时间过短达不到体内代谢效应，而如果运动时间过长，再加上运动强度过大，则易产生疲劳、加重病情。

此外，还应指导患者一天中何时运动较为适宜。因为糖尿病的运动锻炼是一种治疗性运动，而非健身运动，空腹晨练显然是不适宜的。一天中较适宜运动的时间，应根据患者的实际情况决定，并注意与饮食、药物等治疗相互协调，相互配合。通常糖尿病患者应避免空腹运动，而以餐后运动为宜。餐后因摄入食物，加上餐前使用了降糖药物或胰岛素，能阻止肝糖原的分解，又能促进肌肉利用外源性葡萄糖，达到糖代谢平衡。在餐后进行运动时，应注意避开药物作用的高峰期，以免发生低血糖。

(5) 运动频率　一般认为每周运动锻炼3～4次较为合理，可根据每次运动的运动量大小而定。如果每次运动量较大，间歇宜稍长。但运动间歇超过3～4d，则运动锻炼的效果及运动蓄积效应将减少，难以产生疗效；有资料表明终止运动锻炼3d，已获得改善的胰岛素敏感性会随之消失。故运动疗法实施每周必须在3次以上，运动锻炼不应间断。如果每次运动量较小，且身体条件较好，每次运动后不觉疲劳，可坚持每天运动一次。

5. 1型糖尿病患者的运动疗法　1型糖尿病的治疗原则与2型糖尿病治疗原则不同，一旦确诊首先实施胰岛素治疗和饮食控制，待血糖得到较好控制后再实施运动疗法；1型糖尿病在儿童和青少年中的发病率较高，运动是儿童正常生长发育所需要的一个促进因素。运动锻炼对Ⅰ型糖尿病患者有双重意义：一方面可促进患儿生长发育，增强心血管功能，维持正常的运动能力；另一方面可增强胰岛素在外周组织的作用，有助于血糖的控制。经常参加运动的1型糖尿病患者其糖代谢控制较好，并发症的发生率和病死率均明显减少。

运动的种类和运动强度可根据1型糖尿病患者的年龄、病情、兴趣爱好和运动能力而制定，如选择步行、慢跑、踢球、跳绳、游泳、舞蹈等均可。开始时运动强度以最高心率的50%～60%为宜，运动时间从20 min开始，逐渐延长，每周运动3～4次，随着运动能力的提高，可逐渐增加运动的时间和运动次数。每次运动应适度，不要过度劳累，以免加重病情。在制定Ⅰ型糖尿病患者运动方案时，因多为儿童或青少年，应多注意运动的兴趣性和直观性，不断变换运动的方法和内容，使运动能长期坚持，达到促进生长发育的目的。

6. 运动疗法实施中的注意事项

(1) 必须在严格控制饮食的基础上进行，可以达到最佳的运动疗效，较满意地控制血糖水平。

(2) 运动实施前后要有准备运动和放松运动，以避免心脑血管意外或肌肉骨关节损伤的发生。

(3) 运动疗法的指导以集体教育指导效果为佳，根据各人的病情及体力，循序渐进，指导患者从较低强度的运动逐渐过渡到较高强度的运动；同时强调运动锻炼应持之以恒，养成终身运动的习惯。

(4) 定期测量体重、体脂量、肌力，检测血糖和血脂等代谢指标，评定运动疗法的效果。

7. 运动中特殊情况的处理

(1) 运动性低血糖　运动时发生低血糖的原因：①运动前血糖水平偏低；②胰岛素用量较大、运动时间恰在胰岛素作用的高峰期；③运动强度过大或持续时间过长；④运动前摄入糖类食品过少或不摄取。运动中要避免低血糖发生，最好在餐后 1～3h 内实施运动锻炼，运动前胰岛素或口服降糖药减量，运动中注意补充糖分如糖水或甜饮料等。1 型糖尿病患者在调整好饮食、胰岛素量、稳定血糖的基础上，也能参加运动竞技类活动。胰岛素注射部位原则上以腹壁脐旁为好，避开运动肌群，以免加快该部位的胰岛素吸收，诱发低血糖。

(2) 有并发症患者的运动安排　当糖尿病患者并发轻度视网膜病变、外周血管病变及周围神经病变时，只要在适应证范围内，仍可根据并发症的情况适当选择运动方式（表 14-4）。

表 14-4　糖尿病并发症患者的康复运动方式的选择

并发症	运动方式的选择
外周血管病（跛行）	上肢运动，结合步行和游泳
周围神经病变	游泳，上肢运动，低阻力功率车
下肢及足部溃疡	上肢运动，腹肌训练，避免压迫或负重
截肢后康复	上肢运动
视网膜病变	步行或低阻力功率车
视网膜治疗术后	避免等长运动和上肢运动

二、糖尿病足的康复

糖尿病足（diabetic food）是指糖尿病患者踝关节以下部位的皮肤溃疡、肢端坏疽或感染，是糖尿病患者长期神经和血管病变的结果，可严重影响患者的生活与工作能力。

(一) 临床表现

1. 症状　本病初期，患者多有皮肤瘙痒、肢端发凉、感觉迟钝、浮肿。继之出现双足袜套式的持续麻木。多数可出现痛觉减退或消失，少数出现患处针刺样、刀割样、烧灼样疼痛，夜间或遇热时加重，鸭步行走或倚杖而行。有些老年患者伴有严重肢体缺血史，如间歇性跛行、静息痛等。

2. 体征　患者下肢及足部皮肤干燥、光滑、浮肿，汗毛脱落。下肢及足部变小。皮肤可见大小不等的散在性水疱、瘀点、瘀斑、色素沉着,肢端发凉。抬高下肢时,双足发白;下垂时,则呈紫红色。趾甲变形、增厚、易脆、脱落等。肌肉萎缩、肌张力差。常见足畸形、跖骨头下陷、跖趾关节弯曲,呈弓形足、杵状趾。足趾过伸如爪状。足背动脉闭塞时,双足皮色青紫,搏动极微弱或消失,有时于血管狭窄处可听到血管杂音。肢端感觉迟钝或消失,音叉震动感消失,跟腱反射极弱或消失。

足部慢性溃疡时,足跖部、跖骨头处形成圆形的贯通性溃疡。有时出现韧带撕裂,小骨折,骨质破坏,并有夏科(charcot)关节。干性坏疽时,全足、足趾干枯、变小。皮肤光亮、变薄,呈淡红紫色。趾尖边区可见为数不等的黑点、黑斑。湿性坏疽时,足部发红、肿胀、皮肤破溃,形成大小、形态、深度不等的溃疡或脓肿。皮肤、血管、神经、骨组织坏死。

(二)临床诊断

1. 临床分型

(1)湿性坏疽 多发生于年轻的糖尿病患者。由于肢端动脉和静脉血流同时受阻及微循环障碍、皮肤创伤、感染而致病。病变多在足底胼胝区、跖骨头或足跟处。病变程度不一,由浅表溃疡至严重坏疽。局部皮肤充血、肿胀、疼痛。严重时伴有全身症状,体温升高、食欲不振、恶心、腹胀、心悸、尿少等菌血症或毒血症表现。

(2)干性坏疽 多见于老年糖尿病患者。下肢中小动脉粥样硬化,肢端小动脉硬化,管腔狭窄,血栓形成、闭塞,但静脉血流未受阻。局部表现足部皮肤苍白、发凉,足趾部位有大小与形状不等的黑色区,提示趾端微小动脉栓塞,足趾疼痛。干性坏疽常发生在足及趾的背侧,有时整个足趾或足变黑、变干、变小。

(3)混合性坏疽 同一肢端的不同部位同时呈现干性坏疽和湿性坏疽。坏疽范围较大,累及足的大部或全足,病情较重。

2. 临床分级

0级:无开放性病灶。常表现为肢端供血不足,皮肤发凉,皮色紫褐,有麻木、刺痛、灼痛感。皮肤感觉迟钝或消失。足及足趾畸形。

Ⅰ级:肢端皮肤有开放性病灶,水疱、血疱、鸡眼、胼胝、冻伤、烫伤及其他皮肤损伤所致的皮肤浅表溃疡,但病变尚未累及深部组织。

Ⅱ级:病灶已侵及深部肌肉等软组织,常并有蜂窝织炎、多发性脓性灶、窦道形成,感染沿肌间隙扩大,形成足底-足背贯通性深部溃疡,脓性分泌物较多,但肌腱、韧带尚未被破坏。

Ⅲ级:足的肌腱、韧带等组织破坏。蜂窝织炎融合形成大脓腔,脓性分泌物及坏死组织多,但骨质破坏尚不明显。

Ⅳ级:严重坏疽已造成骨质破坏,骨质缺损,骨髓炎,骨关节破坏,或已形成假关节;部分趾及足严重湿性或干性坏疽。

Ⅴ级:足的大部或全部感染、缺血,致严重湿性或干性坏疽。肢端发黑,干尸样表现,常可累及踝关节及小腿。多需高位截肢。

(三)康复治疗

1. 全身性治疗 积极控制糖尿病,纠正代谢紊乱,改善神经和血管功能,增强体质,控制感染。

(1) 控制糖尿病　采用饮食管理，口服降糖药或应用胰岛素尽快降低血糖至正常水平。伴高脂血症者加服调脂药物；高血压者用降压药物；低蛋白血症、营养不良的患者，可输注血浆或白蛋白、多种水解氨基酸。适当应用能量合剂：ATP、辅酶 A、辅酶 Q_{10}，增强细胞代谢，促进新生组织生长。

(2) 抗生素控制感染　肢端坏疽时，及早应用抗生素以控制感染。可根据局部溃疡或坏疽分泌物的细菌学检查及抗生素药敏试验确定。

(3) 改善循环功能　应用活血化瘀、扩张血管药物改善循环功能，其中最为重要的是微循环功能。如低分子右旋糖酐、山莨菪碱、川芎嗪、精制蝮蛇抗栓酶等。也可采用自体血紫外线辐射加氧回输疗法，充氧血可刺激胰岛素分泌，增强组织细胞代谢，增强糖原合成，有一定降糖、降脂效果。1次/2～5d，5～7次为1疗程。

(4) 改善神经功能　可应用维生素 B 制剂，并应用神经营养药物改善神经功能。如神经络素、前列腺素 E 等治疗糖尿病周围神经炎。

2．局部性治疗　根据糖尿病足的临床分型进行局部治疗。

(1) 干性坏疽　老年患者通常采用保守疗法，坏疽趾可自行皱缩、脱落。或者在常规消毒下切除坏死组织。待局部病变炎症消退，可用活血化瘀、去腐生肌、消炎止痛的药粉、药膜、药膏，促进坏死组织脱落，生长肉芽组织，促进创面愈合。

(2) 湿性或混合性坏疽　应每日换药，分期清创，切开排脓，保持深部窦道引流通畅。不宜过度冲洗，以防炎症沿肌腱、肌膜间隙扩散。可采用：①高压氧疗法，促进溃疡区氧的大量吸收，改善局部循环，降低组织缺氧状态，促进肉芽组织和上皮生长，有助于溃疡愈合。细菌生长受抑制，炎症消退，分泌物减少。也可改善皮肤代谢，改善皮肤营养。②红外线、氦氖激光照射足部溃疡面，每次 15min，1次/d，10次为1疗程。③溃疡、坏疽创面的治疗，先用双氧水清除脓性分泌物。庆大霉素、甲硝唑、山莨菪碱、胰岛素湿敷，4次/d。也可用生理盐水清洗创面，在创面上涂以庆大霉素和大仓丁钠药粉。大仓丁钠能刺激纤维母细胞生长和增殖，促进胶原合成和肉芽组织生长，加速创面愈合及缓解疼痛。最近有报道应用外源性表皮生长因子（EGF）治疗糖尿病足坏疽，促进细胞 DNA 合成而使皮肤快速生长。

3．手术治疗　动脉明显狭窄及闭塞时，可行血管重建术、血管搭桥术、人工血管置换术、经股动脉行内旋切术，以及动脉内置入支架术，以维持动脉血供，使组织缺血减轻或缓解。如动脉闭塞，且有严重而未能缓解的静息痛，或坏疽迅速发展累及足近端或足趾近端，宜行截肢术或截趾术。

（四）康复预防和护理

糖尿病足的早期发现，并采取积极的治疗措施，可减少截肢（趾）率和病死率。对病程 5 年以上、血糖控制不佳的糖尿病患者，初诊时应详细询问有无糖尿病足的症状，并检查其足背动脉，如动脉搏动减弱，或具有肢体缺血、感觉迟钝、麻木，应行双下肢血流图检查，力求早期确诊和早期预防。对拟诊者及已确诊者应采取全身性治疗并注意足部康复护理。

1．保持足的清洁、温暖　每日以温水和中性肥皂洗净双足。切不可用热水、烫水洗脚。洗后仔细擦干（趾间亦应一一擦干），再涂上保养乳液，待趾甲较软时方可修剪趾甲，应平剪，切勿剪得太短而靠近皮肤边缘。

2. 穿鞋袜应合适　选择宽头、松软舒适的鞋袜，切忌穿尖头皮鞋，以免鞋袜过紧，足及趾受挤压、磨损，选择帆布鞋为佳。对已有皮肤开放性病灶者应选用定制的糖尿病患者应用的专用鞋。

3. 防止烫伤　双足及足趾发凉时，切不可用热水烫脚，电热器烘脚。如果用电褥，切记在睡前关掉开关，以免烧伤皮肤。

4. 脚底胼胝的变厚，可能由于穿鞋过紧压迫所致。脚底长出的厚茧、鸡眼，最好请医护人员修剪，切不可自己修剪，不要涂擦腐蚀性强的膏、药，以免造成皮肤溃疡。如果足趾处出现水疱、血疱，切忌自行处理，应找医护人员妥善处理，以免酿成皮肤溃疡或坏疽。足部创伤时，用清水、肥皂洗净，涂以抗生素药粉及药膏，适当包扎，及时换药。

5. 每天坚持小腿及足部运动，如提脚跟、脚尖运动，弯膝、下蹲运动，甩腿运动等，可以改善下肢血液循环，缓解休息疼痛和间歇性跛行的症状。

（江钟立）

第十五章　老年病的康复

老年康复学(geriatric rehabilitation)是最大限度地保持老年患者功能水平的医学专业,既是老年医学的一部分,也是康复医学的一部分,或者说是老年医学和康复医学交叉的学科。世界人口老龄化的进程正在加快,而据 WHO 估计老年人口约有半数需要康复照顾,因此,老年康复医学正在成为医学发展的一个新热点。

第一节　老年病的临床特点

一、老年期的相关问题

(一)老年期年龄划分界限

1. 世界卫生组织的老年期划分标准　人的时序年龄又称历法年龄,是以年为单位表示人自出生以后所经历的时间过程。每个人除历法年龄以外,还有从生物、心理、社会等方面划分的年龄,这样就可以从不同的角度反映一个人的生命状态。老年期的年龄标准应根据上述各项相关的指标综合地进行界定,但是目前世界上尚无统一的标准,通常许多国家将退休年龄作为老年期的开始。

世界卫生组织的标准是:44岁以下人群称为青年人;45~59岁的人群称为中年人;60~74岁人群称为年轻老年人;75岁以上的人群称为老年人;90岁以上的人群称为长寿老年人。

2. 我国的老年期划分标准　我国的老年期年龄划分标准是根据1980年国际老年学会亚太地区第一次会议规定的60岁为老年期的开始年龄。分为3个具体的年龄层次:45~59岁为老年前期(中老年人);60~89岁为老年期(老年人);90岁以上为长寿期(长寿老人)。

人口老龄化是以一定年龄的老年人口在总人口中所占比例进行确定的。联合国规定的老龄化社会年龄构成标准是:65岁以上老年人占总人口比例7%以上;60岁以上老年人占总人口比例10%以上。

2000年我国60岁以上老年人口已占人口总数的11.0%,这表明我国已经进入老龄化社会。维护老年人的健康,预防功能减退,提高生活质量,实现健康的老龄化是康复医疗的重要目标。

(二)衰老

1. 衰老的概念　衰老是生物体在其生命过程中,当生长发育达到成熟期以后,随着年龄的增长,形态结构和生理功能两方面出现一系列不利于自身的退行性变化。这些变化的发生和发展是在衰老表现出现前开始的,不同的个体衰老速度、状态存在着较为明显的差异。

衰老是涉及多个环节的、复杂的生物学过程,细胞分子水平的衰老可以直接或间接导致机体各器官的衰老,并影响DNA的转录、修复和合成。目前国内外的许多学科对衰老的机理进行了大量的探索性研究。

2.衰老的特征

(1)衰老具有普遍性　衰老是自然界的生物学法则,随着年龄的增加,在生物、遗传、环境、社会经济等诸多因素的影响下,每一个机体在形态结构和生理功能方面都会出现一系列不利于自身的退行性变化,体内细胞数目减少,组织与器官萎缩,机体的生理功能下降,对内外环境的适应能力、储备能力降低等。

(2)衰老具有渐进性和不可逆性　衰老不是突然发生的,在诸多因素的影响下有一个循序渐进的、不断发展的过程,而且这一过程是不可逆的,即使不同个体的衰老速度不同,但其衰老加重的趋势是一致的。

(3)生理性与病理性衰老过程相互作用　在医学领域一般将衰老分为生理性衰老和病理性衰老两大类。生理性衰老是机体在生长过程中必然发生的正常的退行性变化;病理性衰老是由于各种病症导致的机体组织、器官的形态、结构及功能的退行性变化。许多老年人生理性衰老和病理性衰老两者往往同时存在,相互作用,形成一系列的复杂变化,很难严格区分。

3.衰老的相关概念

(1)老化　老化是随着年龄的增长而发生的一系列人体解剖和生理学方面的退行性变化,致使机体对内外环境的适应能力逐渐下降。老化是机体的老年期变化,衰老的含义包含在老化的过程中,通常老化与衰老并提,因此老化也有生理性的老化和病理性的老化,这两种老化过程往往交织在一起,有时很难严格区分,疾病可加重老化的进程。

(2)增龄　增龄的含义比衰老与老化更为广泛,增龄又称加龄,是指成熟期以后,随着年龄的增加所致的衰老表现。

(3)老征　老征是指机体在衰老的过程中所出现的一系列老年期变化的表现。如头发变白、视力减退、皮肤松弛、色素沉着、脊柱弯曲等。老征是评价老年机体衰老程度的指标之一。

4.衰老的形态变化

(1)身高的变化　人体的身高在20岁左右达到顶点。35岁以后,由于椎间盘结构的改变、椎骨扁平化、脊柱弯曲以及下肢弯曲等因素使得人体的身高开始下降,平均每10年下降1cm左右。

(2)体重的变化　由于机体细胞、组织、器官萎缩、脱水以及钙、磷代谢的异常变化等,老年人的体重呈逐渐下降趋势。有些老年人并非如此,由于40~50岁以后皮下脂肪的堆积会逐渐发胖。老年男性可出现明显的腹部脂肪堆积;老年女性腰部、臀部脂肪堆积较明显。

(3)容貌的变化　随着年龄的增长,人体合成黑色素所需要的多巴过氧化酶以及酪氨酸酶逐渐减少,自40岁以后白发逐渐增多。进入老年期以后头发、眉毛变白且较为稀疏。由于皮肤皮下脂肪及弹性组织减少、水分丢失、肌肉的牵拉作用,老年人面部皱纹增多,因而构成老年面容。

(三)老年人的生理、心理变化

1.老年人机体各系统生理功能的变化

(1)循环系统　随着年龄的增长,老年人的心血管系统出现较为明显的生理变化。心脏纤维组织增多，心肌有大量脂褐素沉积。有功能的心肌细胞逐渐减少，增大的心肌细胞完成代偿功能；心肌线粒体中酶的活性降低、ATP 酶活性也降低；钙离子的泵出率降低，导致心肌的兴奋性、传导性和收缩力减弱，因而老年人的心输出量下降，65 岁的老年人心输出量较年轻人平均减少 30%～40%；心肌间质的胶原和弹性硬蛋白随着年龄的增加而发生质和量的改变，使心内膜出现局部或弥漫性纤维化，瓣膜与心内膜增厚。老年人的心脏储备能力逐年下降；心脏对颈动脉窦的敏感度随增龄而增加；窦房结内的自律细胞减少，常使老年人心跳过慢，易出现早搏、心房颤动及传导功能的变化。

由于老年人动脉粥样硬化的程度逐渐加重，动脉管壁的弹性蛋白和胶原质有质和量的变化，加之钙的沉积，管壁变硬，弹性变差，在血循环过程中使周围血管的阻力增加。当冠状动脉粥样硬化时，血管腔变得狭窄，斑块易破溃脱落，因此老年人易发生心肌梗死。

血压有随增龄上升的趋势。由于老年人自主神经功能不稳定，调节血压和血容量的压力感受器的生理功能下降，容易发生体位性低血压。

(2) 呼吸系统　老年人的肺通气量大约为年轻人的 50%～60%，对缺氧和酸碱失衡的调节活动都降低。造成这种情况的原因是呼吸肌、膈肌以及韧带萎缩，肋软骨钙化，使肺及气管弹性减弱，通气和换气功能减退；肺泡数量及支持肺泡的弹性纤维网减少或变粗，使功能残气量增加。

老年人的胸廓弹性减低、胸壁顺应性减低，因此胸式呼吸减弱，相对腹式呼吸增强。

由于呼吸道黏膜因萎缩而变薄，润化气体的功能减弱，老年人的反射性咳嗽功能降低，气管内的分泌物不易咳出。加之免疫功能降低，易发生肺部感染、肺气肿、阻塞性肺疾病，病情严重时易发生呼吸衰竭。

老年人气道肌力减弱，熟睡时容易出现腭脱垂、舌后坠，形成局部狭窄，出现打鼾或阻塞性睡眠呼吸暂停综合征。

(3) 消化系统　老年人的牙龈萎缩，使牙齿渐长，易松动、脱落；口腔黏膜萎缩，唾液分泌减少，味蕾萎缩；张口幅度减小，咀嚼功能降低，导致食欲减退，影响食物在口腔内的消化。老年人的胃肠肌运动减弱，食道、胃及肠道蠕动减慢，胃排空延缓。消化管壁上皮细胞腺体分泌减弱，胃黏膜萎缩，胃酸分泌减少，影响消化、吸收功能。大肠肌张力降低是导致老年人便秘的主要原因。

由于肝细胞数量减少，肝血流量随增龄也逐渐减少，肝脏的贮备能力降低，肝细胞合成蛋白质的功能减退，使血浆中的白蛋白降低，同时各种代谢酶的活性也降低，因而肝脏对药物、毒物的分解和代谢功能减退。胆道系统黏膜萎缩，胆囊壁张力降低，奥狄氏括约肌张力减退。胆汁分泌随增龄减少。

伴随着机体的衰老过程，支配吞咽的神经和肌肉功能逐渐减退、失调，因此，老年人常有误吸危险。

(4) 泌尿系统　进入 40 岁以后肾单位的数量开始减少，80 岁老人肾脏的重量和体积大约可减少 30%。肾血流量减少与肾血管床减少以及老年人心排血量减少等因素有关。由于肾小球数目减少，近曲小管基底膜增厚，肾血管硬化，管腔缩小，肾小球滤过率下降；肾小管对葡萄糖的重吸收功能和浓缩功能均减退，对水电解质调节功能降低。由于储备能力降低，肾脏易受药物、毒素作用的损伤。

随着年龄的增长，老年人膀胱肌萎缩、容量逐渐减少、排尿时膀胱收缩能力减弱，残余尿量增多。膀胱括约肌萎缩、肌张力减低，老年人常出现尿急、尿频以及尿失禁等。

老年男性激素分泌减少，前列腺结缔组织增多，严重的前列腺肥大可导致尿潴留。

(5)神经系统　随着年龄的增加，脑内神经细胞的数目减少，大脑萎缩程度逐渐加快，70岁以上的老年人神经元数目仅为青年人的60%~80%。脑内某些中枢神经递质减少，功能紊乱；细胞内有脂褐素和淀粉样物质沉积；大脑皮质的综合分析能力下降，EEG中慢波增多，外周神经传导速度下降，感觉减退、触觉和温觉阈值下降，反射延缓。大脑血流量及耗氧量随增龄逐渐减少，老年人出现记忆和认知功能的减退，反应迟钝；由于儿茶酚胺含量减少，老年人睡眠时间减少、睡眠质量欠佳，也可出现精神抑郁、动作缓慢等症状。

(6)内分泌系统　腺体的重量减轻，下丘脑-垂体轴的反馈受体敏感性降低。肾上腺皮质出现退行性改变。甲状腺重量减轻，摄取碘、分泌激素的功能减退，基础代谢率降低，机体的应激能力明显减弱，老年人常出现怕冷、皮肤干燥、心率减慢、倦怠等症状。胰岛功能减退，葡萄糖耐量降低，胰岛不能释放足够数量的胰岛素。

老年人性腺功能降低，男性睾丸萎缩，50岁以后睾丸间质细胞的睾酮分泌减少，血中游离睾酮水平降低。女性进入更年期以后雌激素水平逐渐下降，老年骨质疏松症、老年性阴道炎等疾病多见。

(7)免疫系统　随着增龄，老年机体免疫系统可表现为异常的免疫增强，产生许多种自家抗体，如抗甲状腺抗体、抗核抗体等，同时老年个体也可以出现免疫功能缺陷。如：胸腺素分泌减少，致使T细胞补给不足，分辨新抗原的能力减弱；干细胞分裂能力下降；B细胞对抗原应答反应能力下降等。由于免疫细胞的功能改变，体内特异性抗体的生成能力也明显降低，接种某些疫苗后可能不发生免疫应答反应。

(8)感觉系统

1)视觉：老年人的视力敏度随增龄而减低，同时出现瞳孔缩小、晶体逐渐变黄；眼底血管硬化、视网膜变薄、眼睑下垂、泪液分泌减少等；光感阈值上升，在光亮度较差或视物时目标与背景对比度较低时出现视物模糊不清；视觉的立体感减退，迅速调节远、近的能力下降；色觉减退，分辨有色物体的能力下降；视野逐渐缩小，易患青光眼、白内障、视网膜病等。

2)听觉：随着增龄老年人耳蜗和听神经变性，耳蜗内神经上皮、小血管萎缩；内耳骨质硬化、增生，妨碍声波的传导。老年人双耳听力阈值低，很少超过10分贝，对高频声波不敏感，老年人易发生神经性耳聋。

3)皮肤：老年人皮肤老化现象出现较早，在组织结构上朗格汉斯细胞数量减少、真皮层厚度降低、弹性蛋白纤维退化；皮肤色素沉着；皮下脂肪、汗腺及皮下毛细血管减少。由于皮肤功能减退，对冷、热、痛的感觉迟钝；免疫应答能力降低，对外界各种刺激的耐受力和伤口的愈合能力都下降，易出现皮肤损伤和压疮。

4)味觉：随年龄增长，老年人舌黏膜上的舌乳头逐渐消失；60岁以上的老年人约有50%味蕾萎缩，味阈升高，有时会出现味觉障碍，加之唾液分泌减少，味觉降低，影响食欲。

5)嗅觉：人在20~50岁时是嗅觉的敏感阶段。50岁以后嗅黏膜逐渐萎缩，嗅觉随之开始表现迟钝。

(9)运动系统　运动系统生理功能的减退与骨骼、关节、肌肉等组织、器官的老化密切相关,也与中枢神经系统和心、肺等器官的变化有关。进入老年后,内分泌和代谢功能的改变使骨骼中的有机物质含量逐渐减少,骨皮质变薄、骨髓质增宽、骨小梁数目减少、骨密度降低,使骨质疏松,故易发生骨折。老年人关节软骨因滑膜钙化和纤维化而失去弹性;毛细血管硬化,使关节供血不足,逐步发生关节软骨变性。韧带、腱膜、关节囊也因钙化和纤维化而僵硬,使关节的灵活性和活动度降低。骨关节软骨发生退行性变化,其边缘出现骨质增生,如出现骨刺、肌腱附着部骨化等。

随着年龄的增长,肌纤维逐渐萎缩变细;肌肉的胶原积聚,使肌肉的兴奋性和传导性减退,肌纤维的伸展性、弹性变差,易出现肌肉疲劳,腰酸腿疼。由于肌肉和韧带萎缩、耗氧量减少,双手的握力、拉力、扭转力、腿部的肌张力减弱。长期卧床的老年人如果不进行主动或被动的活动训练,将会出现肌肉萎缩、无力等废用综合征。

2. 老年人的心理变化

(1)心理功能随增龄而发生变化　心理活动的产生不仅具有一定的生理条件,同时是在生存条件、社会文化、生活方式、自我意识等多种因素的影响下逐渐发展变化的。心理活动的变化过程、活动水平、趋向性与机体生理功能的变化有着紧密的联系。老年期的心理变化与生理功能的衰老过程密切相关,由于生理功能的变化可使某些心理功能减退,如随着脑细胞的老化、脑的萎缩,记忆能力下降,有意识记忆为主,无意识记忆为辅;机械记忆、回忆能力降低;思维的敏捷性、操作速度和注意力衰退较早。

(2)情绪、性格变化明显　随着机体的老化过程,老年人在社会、家庭中角色的改变,疾病、经济、代际关系等诸多因素使老年人出现不同的心理变化,主要表现在情绪、性格、意志、认知等方面。如有些老年人对机体的客观状态、环境变化,不能很快适应,产生失落感、恐惧感等,出现明显的情绪变化,如沉默寡言、表情淡漠、焦虑、抑郁、急躁易怒等;在性格特征方面有些老年人会出现任性,有时自控力降低,表现固执与偏执、爱发牢骚等;一些心理功能趋于稳定的老年人则表现为良好的适应状态,能够乐观面对现实。

(3)心理发展具有潜能和可塑性　老年人的智力随增龄出现变化,如记忆能力、反应速度等液态智力减退,在限定的时间内学习新知识的能力下降,学习容易受外界客观条件的影响。老年人后天获得的与文化、知识及长期的经验积累有关的晶态智力呈现稳定状态,有时会有所提高。因此,为老年人创造良好的活动、学习和生活环境,满足老年人的各种需要是非常必要的。需要是个体内部环境和外部生活条件的稳定的需求在人脑中的反映,是人心理活动与行为的基本动力,是人心理活动的源泉。心理学家马斯洛在研究人的需要层次结构方面做了较细致的划分。老年人的需要是随不同阶段的个人能力与生活需要的改变而产生波动的,当机体的生理功能不能满足自身需要时,老年期潜在的危机和应激因素增多,缓解和控制这些危机,源于对需要的满足。如衰老可造成老年人沟通障碍,出现情绪变化,如果社会、单位、家庭共同建立广泛的社会支持网络,合理安排老年人接触社会的机会,增加信息来源;通过治疗、康复和护理等手段,提高老年人的自我保健能力和健康水平,老年人可以顺利度过心理活动的这一复杂过程。

(4) 心理问题是诱发心身疾病的潜在危险因素　心理和机体健康有着十分显著的联系,心理与生理平衡受神经系统多环路复杂的反馈性调解所控制。老年时期是生活事件的多发阶段,由于机体衰老出现的生理障碍,生活能力的部分或全部丧失,疾病的困扰等因素的影响,老年人心理会产生复杂的活动过程,导致心理与生理平衡状态出现紊乱,因而机体的神经、心血管、内分泌等系统发生功能变化。老年人必须保持心境平衡并具备应付各种应激的能力;家庭、社会的支持系统给予老年人精神与物质的支持,不断缓冲生活事件所引起的心理冲击,增进老年人的心身健康。

二、老年病的临床特点

(一) 老年病的类型

随着增龄,老年机体的储备能力、适应能力及抵御疾病的能力明显下降,对药物毒副作用的敏感性增加,因此,老年人存在诸多的潜在危险因素,可发生不同类型的各种疾病。

1. 急性疾病　虽然目前疾病谱发生了明显的改变,一些急性感染性、传染性疾病已明显减少,但是由于老年机体免疫功能的减退,一些急性感染性疾病严重威胁着老年人的健康,而且病死率高、并发症多,如肺部感染。肺炎已成为高龄老人患病后的第一位死因。

2. 慢性疾病　社会经济的发展使人的平均寿命延长,慢性、非感染性疾病已成为影响老年人健康的主要问题。常见的老年人心脑血管系统疾病、癌症、慢性退行性疾病等常具多种特征及不可逆的病理变化,也可急性发病,需要长时间的治疗、护理和特殊的保健、康复照顾。

3. 特有的健康问题　由于衰老以及多种因素的影响,可出现一些老年人特有的病症,如老年痴呆、老年跌倒、卧床不起、尿失禁等。这些病症的发生与组织、器官的退行性改变有着非常密切的关系,但是发病机制、预防、治疗方法尚需进行深入探索与研究。

(二) 老年病的特点

1. 衰老与老年疾病的发生有着密切联系　衰老会出现生物学和心理学方面的变化,衰老所致的组织器官变化为老年病提供了发病的基础。虽然目前有些老年疾病的发病机制尚不十分清楚,但是几乎所有的老年疾病都与衰老有直接或者间接的联系。例如胃癌、前列腺癌等恶性肿瘤,在老年人群中患病率比成年人高,这可能是由于长期生活中受到某些致癌因素较长时间的影响,随着增龄机体的免疫功能降低,细胞突变率增加所导致的;又如老年白内障问题也是由于增龄,晶状体逐渐变性、硬化,严重影响老年人的视觉功能;随着增龄,动脉内膜逐渐增厚、管腔变窄,有关资料显示,70岁以上的老年人几乎都存在冠状动脉粥样硬化的病理表现,如果在生活中长期采纳不良的生活方式和行为方式,如高钠、高脂膳食、吸烟、饮酒等,极易发生冠心病、脑卒中等。

2. 老年机体可同时患多种疾病　由于老年机体的应激能力逐渐降低,基础条件下的生理平衡状态易受外界各种因素的影响而出现紊乱,加之储备能力逐渐下降,超出机体负荷时导致病症出现。在某些情况下全身各器官受累,出现明显的生理功能减退,如血糖、血浆电解质、血氧分压、免疫功能等都可以出现异常。特别是随着年龄的增加,各种疾病、损伤的累积效应对生理功能的影响逐渐明显,病症的表现形式可以是多种疾病并存,疾病之间相互联系,如高血压、动脉硬化、冠心病、糖尿病、骨关节病等可发生在同一老年患者身上;也可能是机体的某一个器官同时出现多种病变,如患有冠心病的老年人同时有传导系统和瓣膜的退行性病变。

3. **症状和体征不典型** 由于老年机体出现的疾病常常是衰老、病症、病残交织在一起的,再加上老年人的感受性降低,而使相当一部分老年人疾病的症状和体征不典型,疾病的特异性症状常会被非特异性症状所掩盖。有时常见的发热、感染性疾病等仅表现为食欲减退、乏力;由于痛觉功能减退,对疼痛不能准确定位,有时心前区的明显疼痛、腹部的疼痛仅表述轻微的不适等。特别是一些身患多种疾病的老年人,由于症状的不典型致使误诊的几率增加。

4. **发病过程缓慢** 许多老年人都患有慢性疾病,如果不加入人为的干预措施,疾病的发展有一个自然过程。在致病因素的作用下,有些老年疾病起病隐匿,自然经过缓慢,症状表现不明显,如老年骨质疏松症、糖尿病等,当然也有些疾病是经过急性期后转为慢性疾病的。在三级防治的水平上(定期体检、早诊断、早治疗、康复训练等)做好老年疾病的防治工作是非常必要的。

5. **老年慢性疾病同时伴有功能障碍** 随着年龄的增长,机体发生一系列人体解剖和生理学方面的退行性变化。疾病可加重老化的进程。由于老年慢性疾病发展过程缓慢,如退行性骨关节病、帕金森病、骨质疏松症等,会使得老年患者运动功能逐渐发生严重障碍。循环、呼吸等系统的慢性疾病也会导致心、肺功能及相关系统出现功能障碍,影响老年人的生活质量。

由老年疾病和老化过程——衰老引起的功能障碍(残疾)主要包括以下一些问题:

(1)神经、精神和心理障碍

1)感觉-运动障碍:如视力(最常见的是老年白内障、青光眼等)、听力(老年耳聋等)、深浅感觉丧失(如偏瘫、截瘫时)等。"耳聋眼花、行动不便",是老年人最常见的功能障碍。脑卒中所致的偏瘫是最常见的运动能力障碍。

2)语言交流障碍:主要包括失语症、构音障碍等。许多老年脑卒中患者最容易出现大脑言语皮质中枢的损害而导致失语,特别是对言语的理解和表达能力障碍。构音障碍则是皮质下支配构音肌肉的运动中枢受损而导致的"咬字不清",但通常没有理解和表达的障碍。老年人有较严重精神或神经心理学方面的功能障碍时,也会有言语的交流障碍。

3)老年精神障碍:随着增龄,老年人不仅会有记忆、理解、逻辑推理、计算、抽象思维等方面功能的减退,而且会有人格、情感、情绪等精神方面的功能障碍。在患有脑卒中、老年痴呆等疾患时这些功能障碍表现更加明显。

4)老年心理障碍:由于老年机体的健康状态、心理过程、社会与环境等各种因素可导致老年心理障碍发生,精神抑郁在老年人中十分常见。

(2)**内脏功能障碍** 在老年疾病中,心、肺功能障碍(冠心病心肌梗死、慢性阻塞性肺疾患等)十分常见。即使没有严重的心肺疾患,老年人的心、肺功能也是随增龄而降低的。

(3)**骨关节、肌肉和运动功能障碍** 如脑卒中的偏瘫和椎管狭窄时的截瘫、退行性骨关节病、帕金森病、骨质疏松症和骨折等,会使得老年患者运动功能发生严重障碍。

(4)**活动能力受限** 如老年人智力减退所致的学习和应用知识(如解决问题)的能力受限、解决一般任务和要求的能力受限、交流活动能力受限、移动能力受限、生活自理能力(如盥洗、护理自身、入厕、穿着、吃喝和照顾个人健康等)的障碍。

(5)**老年人社会参与能力的局限性** 由于老年人自身角色的改变,不能像年轻人那样读书、学习或参与职业活动,但应当逐渐适应老年的社会活动范围与活动内容,积极参与家庭的生活活动和社区的活动。有些老年人可能由于身体状况、活动能力、性格特点等原因,不能参与家庭生活(如购物、准备膳食、做家务等),人际交往或人际关系障碍(如与邻居相处不好等),不能参与职业活动和经济活动,经济上不能自给,不乐于或难以参与家庭、社会和公民的一般生活活动等。

6．病情变化迅速且易出现并发症 由于衰老和一些慢性疾病的长期困扰,在机体处于应激状态时会出现明显的症状或病情变化。例如,由于老年机体参与代谢的组织、细胞减少,一些看似轻微的原因,即可出现水和电解质的紊乱(如精神异常或由于对口渴的反应不敏感而饮水不足),严重的脱水和电解质紊乱又可引发意识障碍。老年冠心病患者合并肺部感染时,可诱发急性左心衰竭,这种应激状态可以导致原来勉强维持机体代偿状态的器官出现功能衰竭,病情恶化。因此,应详细了解、综合分析老年患者的主诉、症状、体征,以便早期发现问题,早期治疗与预防。

老年人患病的临床症状复杂,其临床表现的轻重不仅给诊断、治疗带来一定的困难,很多因素的早期影响可导致并发症出现。老年疾病的并发症一般多为感染,如并发呼吸道、泌尿系感染,水电解质紊乱(如失水、低钾血症、高钾血症等),多器官的衰竭。由于老年机体的储备能力降低,某一个器官功能的衰竭便可由于缺血、灌注量低等引起其他器官功能的衰竭,此时将会给治疗抢救带来相当大的困难,这也是造成老年人死亡的主要因素。

7．应用多种药物可致医源性疾病发生 老年机体潜在的危机和应激因素较多,特别是许多慢性、致残性疾病尚不能被有效地预防和控制。为了减轻病痛,有些老年患者长期依赖多种药物治疗,如患骨关节病伴有睡眠不好的老年人为了改善症状长期应用止痛剂、镇静剂等;由于老年机体的许多器官、组织及细胞的功能发生改变,影响药物的吸收、代谢和排泄。如肝脏血流量的减少、功能性肝细胞数量的减少、肝脏合成蛋白质的能力降低、肝细胞微粒体药物代谢酶的活性降低等均可影响药物的代谢;肾脏组织形态学和肾的血流量、肾小球滤过率、肾小管的排泄功能降低,使药物经过肾脏排泄的过程改变。另外老年机体靶组织和受体量和质的改变,可导致对药物反应性的改变,如果用药不合理,不仅影响疗效而且易发生蓄积、中毒等不良反应。通过各种康复治疗手段,如物理治疗、康复训练等措施可以更加明显地改善老年机体状况,对于减少医源性疾病的发生有积极意义。

第二节　老年病的康复

国际范围的老龄化加上老年康复所涉及的问题十分广泛,使得老年康复逐渐成为一个热门的学科,包括机构康复、康复工程、康复医疗等方面。本章主要介绍几种常见老年疾病的康复问题。

一、老年神经系统疾病的康复

(一)老年脑血管病的康复

脑血管病(cerebral vascular disease,CVD)又称脑卒中(stroke),俗称脑中风。是指起病急

剧、由脑血管病变引起的、有局限性脑功能缺损持续24小时以上或引起死亡的临床综合征（WHO）。它可以是出血性的，如高血压脑出血、蛛网膜下腔出血；也可以是缺血性的，如脑血栓形成、脑栓塞等。老年人患脑卒中较多见。脑卒中后约有75%的患者会留下不同程度的脑功能障碍（残疾），如感觉和运动功能障碍（偏瘫）、言语或交流障碍（如失语或构音障碍等）、认识和知觉功能障碍（如记忆障碍、失认、忽略、体象障碍等）、情感和心理障碍（如强迫症、抑郁、焦虑等）、吞咽障碍、二便控制障碍、交感和副交感神经功能障碍等。再加上原来的基础疾患（如高血压、冠心病、糖尿病、血脂过高症等）、合并症（吸入性肺炎、泌尿系感染、下肢深静脉血栓形成等）和并发症（如肾动脉硬化、心肌梗死等）和由于早期处理不当引起的"废用综合征"、"误用综合征"、"过用综合征"等，会使脑卒中成为临床情况十分复杂的一大类疾病过程（有关脑卒中的临床诊治请参考本书有关章节）。

1. 老年脑卒中的康复医疗目的　老年脑卒中患者的康复医疗目的是通过医学的手段、采取以功能训练为主的各种综合措施，预防残疾的发生和减轻残疾的影响，使患者的功能不断提高，获得最大程度的生活自理能力和社会参与能力，提高生活质量。

2. 老年脑卒中患者的康复医疗原则　脑卒中是较为常见的老年性疾病，老年脑卒中患者的康复原则与一般脑卒中患者的康复原则基本一致。

（1）注重脑卒中后的预防性康复　成功地预防残疾的发生比残疾发生后再去"治疗"要容易得多，而有些严重残疾一旦发生后很难改善，甚至是无法挽回的。因此，二级预防（残疾的预防）是老年脑卒中患者康复的重要内容之一。通过康复尽可能地预防残疾的发生，如果已经发生，则尽可能地减轻残疾的影响。如早期正确肢体位置的保持、避免发生"废用"和"误用"、预防和早期正确地处理合并症和并发症等。老年脑卒中后往往因为年龄大、体质弱而被医生和家人嘱咐"好好卧床休息"，免得活动引起"再发"或"病情加重"，因此预防"废用"十分重要。反之，现在人们普遍知道应当"早活动"，却并不了解康复是技术性很强的治疗活动，盲目地训练上肢的拉力与握力、下肢的直腿抬高，早早地架着下地走，会造成严重的"偏瘫步态"，使本来可以恢复的运动功能变得不可恢复或状态极差。因此，在一定意义上说，预防"误用"更为重要。事实上，在运动功能的恢复上，除非年龄过大（例如超过80岁的高龄老年人或称老老年患者），年龄并不是影响康复后果的重要因素。

（2）康复医疗应在疾病早期开始实施　老年脑卒中患者偏瘫后的康复医疗涉及偏瘫、失语、认知功能、情感、心理、吞咽、二便功能等诸多方面。应在恰当的时机、及早地（病情稳定48~72小时后）开始进行康复治疗（即康复措施介入临床治疗）。一般卧床超过两周，出现"废用"后再"康复"，困难就大了。这在老年脑卒中的康复中显得十分重要。当然，对高龄、体弱的老年患者康复训练的时机还是要适当推迟，康复训练的时间、强度应酌情减量。

（3）依照疾病的不同阶段严格按程序完成康复训练内容　老年脑卒中患者在软瘫期，痉挛期，恢复早、中、晚期，后遗症期的不同阶段其临床表现不同，需要采用的康复训练方法也不同。应用一些前人总结的行之有效的康复程序可以避免发生"废用综合征"、"误用综合征"和"过用综合征"，使运动功能得到最大程度的恢复。如床上正确的姿势摆放、向患侧或健侧翻身、关节的被动活动、肌痉挛的处理等具体方法，就是按照这些原则进行的。应用这些方法，目前已有可能使80%以上的偏瘫患者恢复步行能力（约40%~60%恢复独立步行，20%~30%恢复持杖或扶持下的步行)。但上肢功能的恢复要差得多,手功能恢复到实用程度者不过 30% 左右。失语症和认知功能障碍的康复医疗,则需要言语治疗师和作业治疗师等的精心评定和训练,而且需要更长的时间。在前面的章节中已经介绍了脑卒中康复的基本方法和程序,这里不再赘述。只是应当针对老年人的实际情况随时调整康复的方案。

(4) 脑卒中需要全面的康复　由于脑卒中的康复涉及的问题相当广泛,可能在相当一部分患者身上是终生性的,所以康复机构、社区和家庭的康复都是十分重要的。

病情复杂的脑卒中患者,要到正规的康复机构进行正规的康复治疗。脑卒中后功能的恢复是一个长期的过程:急性期需要在综合医院的神经科和康复科住院进行强化康复;恢复早期需要到专业化的康复机构(如康复中心、康复医院等)进行专业康复医疗(如言语或认知功能障碍)。在那里,组成了以康复医师为中心的康复医疗小组,其中包括物理治疗师(PT)、作业治疗师(OT)、言语治疗师(ST)、矫形支具师、心理医师、康复护士等,一起协调,共同工作,因此,能够很好地实施和完成康复计划。在恢复的中、晚期应实施社区和家庭的康复;对病情较重已无康复价值的、不能生活自理又无家庭照顾的患者,则应送到长期照顾单位(如福利院、养老院等)。由于我国目前的条件和政策,脑卒中的社区康复具有重要的意义。

为了使脑卒中患者能在早期得到更全面的正确处理,目前国际上普遍提倡建立中风病房(stroke unit),将及时的抢救、早期的治疗和早期的康复密切地结合成一个整体。已有相当多的随机对照研究,结果证明,在中风病房(stroke unite)里,脑卒中患者恢复的功能后果是最佳的。图 15-1 是美国脑卒中患者选择康复设施的示意图:

3. 老年脑卒中患者的康复医疗　脑卒中的康复医疗是一个复杂的系统工程。它在管理、评定、训练等方面具有一定的复杂性和科学性。老年脑卒中的康复需要一个完整的脑卒中康复服务网络,连续地依照正确的康复评定,因人而异地实施康复计划。对于老年脑卒中患者来说,完成康复治疗最重要的评定指标是生活的自理能力以及生活质量。老年脑卒中患者的康复医疗评定与训练方法详见本书脑卒中一章。

(二) 老年痴呆的康复

痴呆(dementia)是一种大脑多方面高级心理功能减退的综合征,是老年人常患的神经疾患。临床表现为一种获得性、持续性的智能障碍。即在患者无意识障碍的情况下,其多项功能中(认知、记忆、语言、视空间功能、情感和人格等)有认知和记忆功能障碍以及在语言、视空间功能、情感和人格等方面至少一项功能缺损,而且影响了患者的社会、生活或职业功能。早期发现依靠痴呆的筛查和进一步的智力、认知功能检查。痴呆可以由阿尔茨海默病(AD)或脑血管疾病(VD)引起,前者称为变性性痴呆,后者称为脑血管病性痴呆;老年痴呆也可以继发于代谢性或其他疾患,如帕金森病、感染、中毒、酒精依赖等。

由于老年痴呆是一种弥漫性、慢性、进展性的全脑功能障碍,患病以后表现最为突出的是记忆力障碍,疾病早期近记忆减退明显,远记忆保持尚好,病情严重时远记忆也出现障碍。由于患者的定向力、思维能力、情感、人格、情绪等方面也出现相应的功能障碍,经常表现神志迷乱。由于目前老年痴呆患病率增加,预防、治疗的医疗效果不显著,此病很有可能成为本世纪威胁老年人健康的最为严重的疾病。因此,早期发现和开展积极的康复治疗有重要意义。

1. 痴呆的临床诊断与治疗

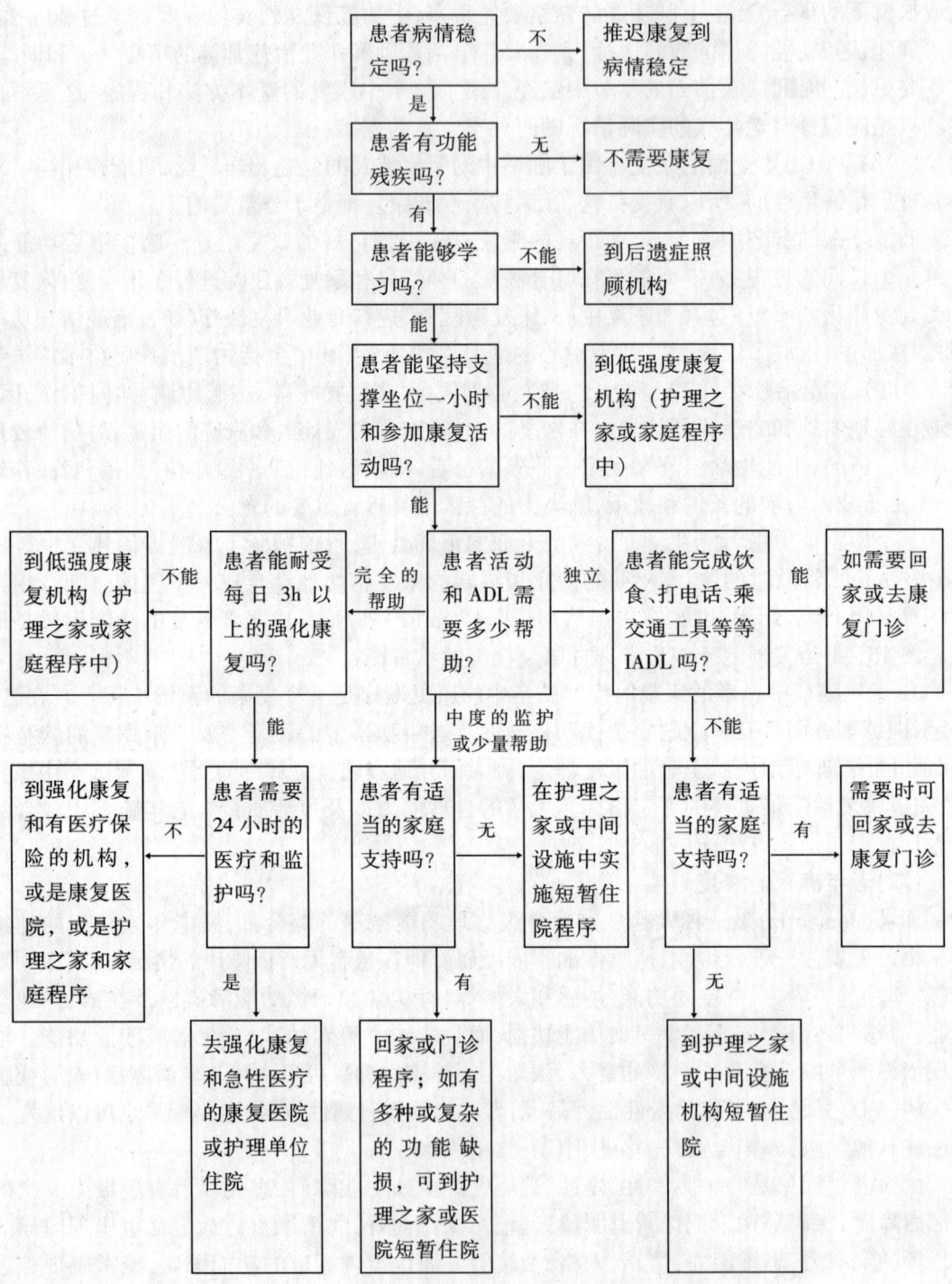

图 15-1 美国急性脑卒中康复程序实施的流程

(1) 老年痴呆的特征

1) 有近期和远期记忆受损。

2) 有下列 3 种情况之一：①判断能力受损；②抽象思维能力受损；③高级皮质功能受损。

3) 对出现的两件事物混淆不清，对生活、工作、社会活动和人际关系造成影响。

4) 必须除外器质性病变或精神障碍（如抑郁症）等因素的影响。

(2) 临床诊断方法

1) 一般临床上常用一些简单的精神状态或智力评定量表进行筛查，如简明智能精神状态量表 (Mini Mintal Status Examination, MMSE) 和长谷川智力量表，然后再用 Hachinski 量表区分是血管性还是 Alzheimer 性的痴呆（简明智能精神状态量表 (MMSE) 见老年疾病相关教材）。

Hachinski 量表在鉴别诊断方面有一定的准确性，量表中确定了每一项临床特征的分数，筛检结果积分在 7 以上者符合血管性痴呆的诊断；筛检结果积分在 4 以下者符合老年性痴呆的诊断。Hachinski 缺血量表见表 15-1。

表 15-1 Hachinski 缺血量表

临床特征	分数	临床特征	分数
突然起病	2	情感脆弱	1
阶梯或恶化	1	高血压病史	1
波动性病程	2	卒中史	1
夜间意识混乱	1	合并动脉粥样硬化症	1
人格相对保留	1	局限性神经系统症状	1
抑郁症状	1	局限性神经系统体征	2

2) Alzheimer 性痴呆的诊断依据主要包括如下几个方面：①发病年龄为 60 岁以后；②起病隐缓，某些认知功能障碍进行性加重，如出现失语（言语障碍）、失用（运动功能障碍）；③有痴呆的临床表现，日常生活能力减退并伴有行为异常表现；④有家族遗传病史；⑤实验室检查：包括脑脊液检查、气脑检查、CT 检查等。神经系统病变以脑萎缩为主，脑 CT 检查可发现脑室扩大、弥漫性脑沟增宽。

3) 血管性痴呆是由于各种脑血管病导致脑循环障碍后引起脑功能降低的综合征。对于血管性痴呆，除依据典型临床表现（认知和记忆功能障碍、生活自理能力下降、精神行为异常表现等）外，应该进行头颅的 CT 或 MRI 检查，有条件的还可以进行单光子发射断层扫描 (SPECT) 和正电子发射断层扫描 (PET)。排除各种症状性痴呆。

(3) 治疗 临床的治疗因病因的不同而异。如对于脑血管性痴呆，尤其是缺血性引起的，治疗脑血管病是预防的关键。可以给予脑血管循环改善剂、脑血管扩张剂、抗凝剂等。一些内科疾病也会加重痴呆，如心肺肾功能差、水电解质紊乱、贫血等，必须及时纠正。在对症治疗方面，目前疗效没有肯定的结论。脑功能促进剂包括脑细胞代谢剂（如脑复康、阿尼西坦）、尼麦角林、氢麦角碱、都可喜、脑活素等；增加胆碱能药物包括氨基丫啶、石杉碱甲等；脑循环改善剂包括尼莫地平、银杏叶提取剂等；对伴发精神症状者可使用 5-羟色胺再摄取抑制剂、安定类及抗精神病药物。

2. 痴呆的康复治疗

(1) 预防性康复　痴呆的康复治疗首先是康复性一级、二级预防，如对脑血管病性痴呆患者，通过宣传教育预防各种危险因素如高血压、动脉硬化、高血脂、糖尿病、心脏病等以及吸烟、不良生活方式等。积极治疗暂时性脑缺血发作(TIA)和腔隙性脑梗塞，防止脑卒中反复发作。长期服用小剂量的肠溶阿司匹林被认为是有效的预防方法之一。在适当应用胆碱能药物、改善脑代谢的赋活剂、神经肽、兴奋性氨基酸、受体拮抗剂的同时，利用中枢神经系统的可塑性理论，采用尽可能多的刺激方式(视觉的、听觉的、皮肤浅-深感觉的，甚至嗅觉、味觉的……)，调动患者的主观积极性(兴趣、爱好、集体活动等)，利用一切可以利用的形式(音乐、舞蹈、书写绘画、体育活动、庆祝活动、户外活动、旅游等)，使患者的身体和大脑都活动起来，从而达到预防和减少高级心理功能减退的目的。在国外的许多"痴呆病房"中，经常把患者组织起来进行集体活动，避免老人的"孤独"。

(2) 康复训练　对于有记忆、情感、心理和行为障碍的老人，应有物理治疗师(PT)、作业治疗师(OT)、文体治疗师(RT)等治疗人员专门从事老年痴呆患者的康复训练。对于有严重记忆障碍的老人，可运用环境影响其行为。如保持恒定的常规环境，多次的重复性刺激、采用背诵、帮助分析、联系概念、联系自身、听说读写并用、编故事、记日记、看图片、看电视等方法训练记忆力。对于严重的痴呆老人，则需要长期的、持续的生活护理照顾(long term care)。

(3) 康复护理　将患有痴呆症的老年人安置在良好的生活环境和保护环境中是非常重要的。不论是在养老机构或社区家庭中，康复护理都起着重要的作用，当然最好也常有康复治疗师的介入，使康复服务保持连续的过程。康复护理是患者改善功能状态，维持良好的日常生活活动必不可少的。例如在洗澡时，监视重症患者的安全是很重要的。又如，饮食和营养的合理安排对所有痴呆老人来说都是需要仔细考虑的：患者常有便秘，应当养成良好的排便习惯，进行力所能及的身体活动，适当安排富含纤维素的食品和蔬菜水果，恰当地使用缓泻药物等。有二便失禁的患者，频繁排便时每2小时一次的护理不仅会减少对衣物和被褥的污染，还可增加患者的舒适程度，减少皮肤感染、压疮等并发症的发生。

(三)帕金森病的康复

帕金森病(Parkinson's disease, PD)又称震颤麻痹，是一种慢性、进行性的中枢神经变性疾病。它以静止性震颤、肌强直、运动缓慢、姿势反应异常为主要特征。根据病因，可分为原发性帕金森病和继发性帕金森病，后者也称帕金森综合征，主要包括脑血管性帕金森综合征和感染性帕金森综合征、药物性帕金森综合征、中毒性帕金森综合征等。

病因主要与机体的老化、遗传、环境中的工业污染、病毒感染等因素有关。其发病机理主要是由于中脑黑质的多巴胺神经元退化、变性，致使作用于纹状体的神经递质多巴胺减少，结果乙酰胆碱增加，过度兴奋的输出导致骨骼肌和梭内肌的活性普遍升高，导致肌强直和运动缓慢。

患者大多从单肢或一侧肢体开始出现动作减少和动作缓慢，久坐后起立困难，也会出现翻身、起步、行走困难。行走时直步缓慢，上肢协同摆动减少，可呈现越走越快的特有的慌张步态。精细动作困难使得日常生活受到影响，如书写困难、吃饭用筷不利等。随着病情的加重会出现构音和吞咽困难。

患者的肌强直呈僵直状态,机体被动活动时肌张力增高。由于面颊肌强直导致面部呆板。全身肌肉的强直可出现头稍前倾、躯干俯屈前臂内收、肘关节屈曲的帕金森病的特有姿势。

在帕金森病的患者中大约有 1/3 以震颤为首发症状。由于机体的肌群收缩不协调,导致交替收缩使得肢体出现有节律的震颤(4~6次/秒),一般早期一侧手的震颤最为明显,随着病情的进展震颤可扩展到下肢和对侧肢体,病情严重时出现头部、唇、舌以及下颌的震颤。

1. 帕金森病的临床诊治

(1)诊断　凡中年以上发病,有静止性震颤、肌强直、运动缓慢、姿势反应异常(如"慌张步态")四大基本症状中的两种以上,又找不到确切病因者,即可诊断为帕金森病。有些患者还有便秘、流涎、皮脂溢出、多汗、怕热、排尿不畅、体位性低血压、皮肤网状青斑、下肢浮肿和精神症状。实验室和神经影像学诊断几乎没有特异性。

(2)治疗　帕金森病的临床治疗包括药物治疗、手术治疗。

药物治疗包括抗胆碱能药(如安坦、丙环定等)、多巴胺替代药(如左旋多巴、美多巴、帕金宁等)、多巴胺受体激动剂(如溴隐亭、硫丙麦角林、泰舒达等)、金刚烷胺、托卡朋等。

外科手术治疗包括丘脑式苍白球切断术、电极深部脑慢性刺激术、胎脑和干细胞移植等。

2. 帕金森病的康复治疗

(1)康复评定　帕金森病在损伤水平的评定主要根据临床表现:静息震颤、肌肉强直、动作缓慢和体位反射受损及帕金森慌张步态等。病情严重的患者不能运动,肌力和耐力丧失,生活不能自理。康复的评定应围绕损伤、活动、参与三个水平进行,主要评定个体的活动能力和社会参与能力。

(2)帕金森病的康复措施　在进行药物治疗、定位损毁等治疗的同时,康复性运动治疗常可取得一定效果。首先是患者的主动性放松训练,即缓慢的、刻板的肢体和躯干的放松运动训练。例如对于轻、中度病情的患者,训练中应反复要求在站立、行走时放松、缓慢"正步走",即抬头挺胸、伸直并高抬腿、一步一口令地慢走。对上肢和躯干也应采取缓慢、持续的刻板运动训练。有些康复机构编制了帕金森病的运动体操,也是基本遵循这个原则的。其次,进行放松的呼吸训练。在灯光较暗的安静场所,让患者微闭双眼,全身尽可能地放松,然后进行缓慢的腹式呼吸运动。

关节活动度范围内的主动和被动训练应是患者每天必不可少的康复训练项目。对于痉挛的肌肉使用神经生理学方法进行治疗,如应用本体感觉神经肌肉促进技术(PNF)有时会取得良好的肌肉松弛效果。

在日常生活中,鼓励患者做自己力所能及的日常生活活动。如进行身体移动和转移的训练、平衡功能的训练、步态的训练、日常生活活动能力的训练等。并根据患者的实际情况,把日常生活活动的某些内容简化,如衣服要宽大、易穿脱,尽量不穿套头衫,衣裤扣子改为尼龙搭扣或松紧带,尽量不穿需系鞋带的鞋或软橡胶底的鞋子……长期的康复训练,可以使患者的症状稳定,甚至可以在一定程度上出现逆转,从而提高患者的生活自理能力和生活质量。

二、老年心脏病的康复

随着心脏康复医学的发展,目前心脏康复的对象已经扩大到几乎涉及所有心脏疾病的病种。其中,冠状动脉硬化性心脏病(冠心病)是我国老年人最常见和危害最大的心脏疾患,也是发达国家康复医学中研究最多的心脏疾患。

心脏的康复训练、心脏康复的教育咨询和健康生活行为方式的建立是心脏康复的三个支柱。其中,康复训练是心脏康复的最重要手段。几乎所有心脏病患者在参加康复训练后都会诉说自我感觉良好、减少了疲劳、精神好转、抑郁减轻、睡眠变好、心绞痛发作减少等。虽然真正的原因和客观的指标还不十分明了,但是康复训练对机体的某些系统确实具有重要的影响。

(一)心脏病康复训练机理

1. 康复训练对心血管系统的作用

(1)外周效应 ①运动使动静脉的氧分压差增大,提高骨骼肌对氧的摄取能力,减少心脏对外周肌群的供氧量,客观上减轻了心脏的作功量。②运动使机体的最大摄氧量(VO_2max)提高;外周骨骼肌的氧利用能力改善。③康复训练后,在安静时心率减慢、血压平稳,这意味着心肌耗氧减少,对缺血性心脏病患者来说,即是减少心绞痛的发作。

(2)心脏本身的中央性效应 ①适当的运动可促使冠状动脉侧支循环的形成,并有可能使冠状动脉的主干扩张。②可能使冠状动脉对腺苷类扩血管物质的敏感性增高、微血管的基底膜变薄,有利于氧的交换。③运动不仅可增加心搏出量和冠状动脉的血流量,缩小心肌缺血范围;还可增加心脏的射血分数,改善心脏收缩功能,增加心肌生物电的稳定性,提高室颤的阈值。

2. 康复训练对心脏疾病危险因素的影响

(1)降低血脂并提高高密度脂蛋白的水平。

(2)改善糖代谢及对胰岛素的敏感性。

(3)使升高的血压有一定程度的下降,或控制原发性高血压的进展。

(4)降低血小板的聚集,减少心血管疾病的危险性。

(二)老年心脏病的康复治疗

心脏病不仅会造成心脏本身功能和形态的明显异常,而且严重地影响患者的活动能力和社会参与能力,例如急性心肌梗死(AMI)患者的病死率、致残率都很高。大部分得以生存的患者遗有心功能障碍,生活质量一般是很低的。心脏康复可以明显地改善患者的功能、活动能力和社会参与能力,生活质量会明显地提高。老年心脏病患者同样可以从中获益。

老年心脏病患者康复功能评定应根据WHO对疾病后果描述的模式,在损伤、活动能力和社会参与能力三个不同水平进行。心脏康复训练方法同冠心病康复(具体评定方法与康复措施详见本书冠心病一章)。

由于老年心脏病患者常伴有不同类型的其他疾病,使得老年心脏康复变得更加复杂。下面仅对伴有不同类型疾病的老年心脏病患者的康复问题进行重点介绍。

1. 伴有糖尿病的老年心脏病患者的康复 糖尿病是在遗传因素与环境因素长期共同作用下以血糖水平升高为特征的一组代谢综合征,有胰岛素的相对和绝对缺乏以及代谢和内分泌的紊乱。冠心病合并糖尿病时,患者冠状动脉受累较为广泛,病死率和无症状缺血的发生率都比较高。伴有糖尿病的老年心脏病患者康复的主要目的是控制血糖、保持理想体重、控制血压、预防心脏病的发作、改善心脏功能。

(1)患者对运动反应的特点 进行运动训练可以改善老年机体的周围组织(特别是肌肉组织)对胰岛素的敏感性,促进血中脂质的利用,对于有心绞痛伴有或不伴有跛行的患者,通过康复训练可增加其功能容量(VO_2max),降低次极限量运动时的心率和收缩期血压,部分患者可改善左心室功能,并且可以降低总病死率达20%。

在进行运动训练之前,必须仔细地询问病史,进行严格的体检,特别应注意与下肢溃疡有关的问题,如感觉异常、足部畸形等,在有条件的情况下应进行运动耐受性评测。

(2)患者的运动试验 美国运动医学会和美国心肺康复学会曾在1997年就心脏病合并糖尿病时的运动试验提出了有关建议,其要点见表15-2。

表15-2 心脏病合并糖尿病时的运动试验

方 法	监测内容	终 点	说 明
需氧能力			
运动平板 (1~2METs/阶段)	12导联心电图心率	严重的心率失常;>2mm的ST段压低或抬高;达到缺血的阈值伴ST段变化的T波倒置	
功率自行车	血压	收缩压>260mmHg或舒张压>115mmHg	
	RPE	出现末梢性疼痛	
肌力			
等张/等动	最高重复次峰值力距		如有微血管合并症则血压可有过度升高
柔韧性			
神经肌肉的评定			
步态分析			仅对外周神经疾患和/或使用辅助设施者
平衡			
神经传导			

注:对老年心脏病患者,应做症状限制性运动试验。

(3)心脏病合并糖尿病时的运动试验程序 对于老年人来说,康复的主要目的是提高生活自理能力,减少对他人的依赖程度,增强自信心,提高生活质量。美国运动医学会和美国心肺康复学会在1997年就心脏病合并糖尿病时的运动试验程序也提出了相关的一些建议,其要点见表15-3。

我们应参考这些建议以个体化的程序对患者进行康复训练。运动训练所涉及的运动方式、强度、持续时间都应考虑到合并症的问题。随着增龄,老年患者需氧运动应相应地降低强度并减少持续时间;适当增加柔韧性、协调性训练以及自理能力的训练。

表 15-3 心脏病合并糖尿病时的运动试验程序

方　法	目　的	强度/频度/持续时间	达到目的所需要的时间
需氧的运动			
大肌肉组的活动	增加需氧能力,延长达到疲劳的时间;增加工作容量;改善对运动的心血管反应;减轻心血管危险因素的作用	50%~90%的最大心率,50%~85%的峰值氧耗;RPE监测 4~7d/周 20~60min/次	4~6个月
肌力/不需氧的运动			
等张/等动或介于二者之间	增加最高重复次数,通过比赛来增加患者的兴趣(但不是竞争性对抗)		4~6个月
柔韧性			
牵拉/柔软体操	保持/增加柔韧性和关节活动范围;改善步态,平衡和协调性;增加日常生活活动		4~6个月
功能性运动			
特殊的活动	增加职业性潜力;增强对自己身体的自信心		

注:运动处方应以症状限制性运动试验的结果作为最主要的依据。

目前国际上普遍主张用功能容量(VO_2max)的较低百分比计算次极限量的运动。运动中的心率和血压反应相对较低,自我感觉用力程度(Borg计分)的要求也相对降低。

运动方案的恰当实施可以使患者对胰岛素的敏感性增加,减少胰岛素的用量达 20%。适当的有氧训练可以改善患者肌肉需氧代谢的氧化活性和组织对氧的摄取与利用,通常患者的步行耐受能力可提高 4~6 倍。

运动的强度应根据患者的实际情况个体化地确定。对左心室功能较好和未发生心肌梗死的患者,运动强度可达最近一次症状限制性运动实验所获得的最大耗氧量的 57%~78%,或者最大心率的 70%~85%。如果没有条件或者由于患者下肢有矫形外科情况而不能做运动试验时,则心率应保持在比运动心绞痛阈值少 10 次/min 的水平,运动包括了上下肢的共同运动,根据危险性分层,有条件的情况下可用心电图监测。

(4)注意事项　对伴有糖尿病的老年心脏病患者必须注意活动时的安全问题。为了减少由于运动而造成的损伤,应注意以下几个问题:在安排运动程序时首先对患者进行全面检查,确认机体状态适于运动后再设定运动方案。运动前检查血糖水平,血糖 < 80mg/dl 或 > 300mg/dl、尿酮体阳性或血酮浓度升高时不能参加运动。血糖 > 300mg/dl 或有酮体时,相对或者绝对缺乏的胰岛素会在运动中变得更低,使肝糖原分解增加、酮体生成。低血糖是运动最常见的并发症,其影响因素有:运动开始时的血糖水平;胰岛素的用量、使用时间和种类;运动的持续时间和强度;运动前的食物摄入情况等。由于机体利用储备的糖原转化为血糖的时间可达运动后 24 小时,这样低血糖可以发生在运动期间或运动后数小时。因此,运动应在餐后进行,避开注射胰岛素之后的作用高峰时间。运动需要有关人员或家属、朋友参加;准备一份快餐食品,运动前后服用一些无糖型饮品;增加碳水化合物的摄入,如在运动前 30～60min 进食 15～30g 碳水化合物或者在中、高强度运动中每隔 30min 增加 15～30g 碳水化合物;穿戴保护下肢的护具如护膝等。

2. 伴有帕金森病的老年心脏病患者的康复　帕金森病是老年人常见的慢性、进行性神经退行性疾病,起病年龄平均 55 岁,患病率随着年龄的增高而上升。机体的老化、遗传、环境等因素是主要致病原因。临床表现为静息震颤、肌肉强直、体位反射受损及帕金森慌张步态等。病情严重的患者不能运动,肌力和耐力丧失,生活不能自理。伴有帕金森病的老年心脏病患者康复的目标是延迟或减轻病情的进展和疾病症状的影响,改善功能水平,提高日常生活的功能独立性。

(1)患者对运动反应的特点　帕金森病的症状波动很大,由于自主神经的功能发生障碍,相当一部分患者会出现运动时体温调节(主要是排汗)功能障碍和血流动力学反应异常(主要表现在心率和血压的调节上),康复训练时应对这些指标进行监测。另外,由于运动的失调和肌肉的僵直,患者的运动效率降低,表现为次极限量运动中的心率和耗氧量比非帕金森病的老年患者为高。运动开始时的冻结和踌躇使活动的启动发生困难;而活动结束后,患者的驼背现象也更为明显。由于下肢的帕金森步态,老年患者很难做下肢运动实验,在下肢运动实验时可造成严重摔伤。

(2)患者的运动试验　合并帕金森病的老年心脏病患者,不大可能,也不应该做平板运动试验,而且即使做固定式功率自行车有时也很困难。因此一个合适的上肢功率车运动负荷实验常是可选择的方法。在气体代谢测定时,使用面罩比使用内置口器更好一些。通常早期合并帕金森病的老年心脏病患者,其有氧代谢能力与正常人差别不大,但在重症患者,其有氧代谢能力会明显降低。伴有帕金森病的老年心脏病患者的运动试验见表 15-4。

(3)康复训练程序的实施　对合并帕金森病的老年心脏病患者康复训练程序必须同时考虑下面五个要点:柔韧性训练、有氧训练、功能性训练、肌力训练和运动控制能力的训练。由于帕金森病症状复杂,因此,很难用一个统一的方法对结果进行评测。通常包括的项目有:姿势和步态分析,运动心肺功能评定和合并症的诊断和评定。直接性评定如震颤、僵直等。间接性评定如需氧代谢能力的评定、ROM 评定以及中枢神经系统的某些综合性变化,如轴向转动和平衡反应等。

运动训练对帕金森病的过程影响不大,但是对心肺功能的变化却可以产生良好的影响,增加患者的心脏储备能力、提高老年心脏病患者的生活自理能力,改善其生活质量。帕金森病为一慢性进行性疾患,运动的康复性作用也不是短期可以见效的,因此老年患者恰当的运动性活动应当成为一种生活方式。由于老年患者大多会与外界隔离或难以坚持运动程序,应采取小组活动方式,在各种活动中反复通过听、说、写、看等加强刺激。

帕金森病患者极易在站立位或步行训练时摔倒,而心脏病又可能在进行活动中发生意外(心肌缺血加重、心绞痛、心率失常等)。医护人员的监护是保证患者安全的重要环节。

合并帕金森病的老年心脏病患者的运动训练程序见表 15-5。

表 15-4 伴有帕金森病的老年心脏病患者的运动试验

方法	监测内容	终点	说明
需氧运动			
上肢及下肢功率计	12 导联心电图	严重的心律失常；>2mm 的 ST 段压低或抬高达到缺血的阈值；伴 ST 段变化的 T 波倒置	常见心律失常 常见心电图表现加重
	血压	收缩压 > 260mmHg 或舒张压 > 115mmHg；出现低血压反应	
	心率		可用心率反应确定药物的作用
	RPE		
	峰值氧耗量或 METs	感到很疲劳	对开运动处方十分重要
次极限量耐力	测量步行距离		需氧性训练可提高运动速度
6~12min 步行		时间	
肌力（重力计）	最大随意收缩		可使用肌电图确定肌力的不足
柔韧性（角度计）	关节角度		对颈、腰、肩、髋和膝部最重要
神经肌肉的检查			
步态和平衡分析、反应时间	推拉平衡试验 360°转动 功能性转动		步态分析对步态训练和运动控制训练是必要的 对残疾分类、定量

注：对老年心脏患者，应做症状限制性运动试验。

表 15-5 伴有帕金森病的老年心脏病患者的运动训练程序

方法	目的	强度/频度/持续时间	达到目的所需要的时间
需氧的运动			
上肢或下肢功率自行车 划船器	保持和提高工作容量	60%~85%峰值心率 3 天/周 逐渐延长到每次 60min	3 个月
耐力			
完全监护下行走 20~30m	提高工作容量	步行速度要个体化 4~6 次/天	
肌力			
抗重力训练	保持上肢肌力和下肢肌力	重量宜轻 每个活动可重复 8~12 次,3 天/周	
柔韧性			
牵拉	保持和增加 ROM	3 天/周	
功能性活动			
ADL 训练 姿势训练	保持尽可能多的日常生活活动能力		

3. 伴有骨质疏松症的老年心脏病患者的康复　骨质疏松症是老年人常见的健康问题。特别是进入更年期后的妇女随着雌激素水平的降低,机体各项生理功能出现相应的变化,骨质

疏松症在老年妇女中更为多见。

骨质疏松症一般分为两种类型：1型好发于50~75岁，主要表现为脊椎和腕骨的骨小梁减少。2型好发于70岁以上的老年人，主要表现为脊椎和髋骨的骨小梁和骨皮质的丢失。老年心脏病患者由于营养差，日常活动量小，造成骨质疏松症症状更为明显，危害也更大。

(1) 患者对运动反应的特点　低强度缓慢增量的运动训练可以最大程度地预防废用，减轻骨质疏松症的进展。虽然目前尚缺乏对活动能否逆转骨质疏松或使骨钙质增加的相关资料，但是已经有许多研究资料表明：适当的运动可以延缓随年龄增加的骨质脱钙过程，因而可以使临床症状出现的时间推迟。运动也不能改善与骨质疏松有关的激素代谢。许多老年人由于担心跌倒而减少身体的活动，这进一步增加了冠心病的危险因素，使废用现象更趋严重，骨质疏松程度加剧，患者跌倒后更容易发生骨折。适当的身体活动对患有心脏病和骨质疏松症的老年人都是十分有益的。

(2) 患者的运动试验　各种运动试验适合于合并骨质疏松症的老年心脏病患者，但是应注意平板运动试验时的跌倒问题，以防发生骨折和对机体其他部位的损害。一些严重驼背的患者不适宜做平板运动试验，因活动时重心可能会出现转移，影响平衡，可能使老年心脏病患者呼吸功能受限，坐位自行车踏车运动试验可能比较适合老年驼背患者。合并骨质疏松症的老年心脏病患者进行运动试验时的主要问题见表15-6。

表15-6　合并骨质疏松症的老年心脏病患者的运动试验

方法	监测内容	终点	说明
需氧能力 　运动平板 　(1~2METs/等级) 　功率自行车 　(5~20W/min 或 10~25W/3min)	12导联心电图	严重的心律失常；>2mm的ST段压低或抬高，达到缺血的阈值伴ST段变化的T波倒置	多数患者有冠心病的危险因素
	血压	收缩压>260mmHg或舒张压>115mmHg	确定高血压
	RPE 心率 METs	感到疲劳	尤其是难测心率者对安排康复训练程序很有用
肌力 　抗重力训练	重复1次最大量，对于比较虚弱者应重复3次最大量		为确定抗阻训练强度 肌力低下常见于绝经期妇女和老年男性
神经肌肉的检查 　步态分析 　平衡			对症状严重的患者十分有用
功能能力测定 6m步行 模特步 坐—站转换	距离 速度 不用手帮助		坐—站转换是评定肌力的很好指标。髋伸展时可能需要手的帮助

(3)康复训练程序的实施 对骨质疏松的老年心脏病患者无论是需氧运动还是肌力训练,都要求安排有良好平衡状态的训练,要充分地估计安全状态。肌力训练有助于骨质的保留和改善动态平衡。运动强度可逐渐增加到能重复一次75%以上最大强度的活动和重复几次较小强度的活动。可以采纳上、下肢和躯干运动的任何方式。但是在活动中应注意避免过度用力(特别是做关节活动度较大的体操或做推举性运动时)和脊柱弯曲过多,尤其应防止弯腰加屈髋的过度活动以减少由于脊柱过度受压而发生骨折的危险。选择游泳、水中步行等活动可能更适合于患有心脏病合并骨质疏松症的老年人。肌力训练虽然对骨质的影响不大,但对心脏是有益的。合并骨质疏松症的老年心脏病患者的运动程序的安排见表15-7。

表15-7 合并骨质疏松症的老年心脏病患者的运动训练程序

方法	目的	强度/频度/持续时间	达到目的所需要的时间
需氧的运动			
步行、自行车、游泳等	改善和保持工作容量	40%~70%峰值心率和METs 3~5d/周,20~30min/d	2~3个月
肌力训练			
哑铃、抗重力训练、柔软体操等	改善上肢肌力和下肢肌力,特别是屈伸髋和躯干伸展的肌力	重复1次最大量的50%或70%	2~3个月
柔韧性			
牵拉	增加和保持关节活动范围,特别是涉及胸部肌肉时		
椅上训练			
功能性训练	提高和维持日常生活活动能力		

4. 伴有骨关节炎的老年心脏病患者的康复 骨关节炎是一种由于关节软骨的退行性改变和继发性骨质增生所致的慢性、不对称的非炎症性疾病。原发性骨关节炎易发生的部位依次为:膝关节、手关节、髋关节、颈椎、腰椎。一般不涉及肘及肩(除非是外伤、骨折或职业性的继发性退行性关节炎)。类风湿性关节炎易侵犯腕、手、膝、足及颈椎等部位。老年人常患的关节炎主要侵犯手、脊柱、髋、膝等部位。骨关节炎病程缓慢而多样,累及大的负重关节,对功能影响较大。

患骨关节炎后的异常表现是:关节活动度减小、肌肉萎缩或肌力减退、关节腔有渗出液,同时伴有疼痛;关节僵硬,活动受限,行走时出现费能型的步行模式,限制了日常的生活活动。不同的病患部位功能受损表现不同,有些患者以髋痛发病开始至严重的运动功能丧失;老年患者中多见的膝骨关节炎较髋关节的炎症更为严重,畸形和早期疼痛是影响老年人活动的因素。

(1)患者对运动反应的特点 伴有关节炎的老年心脏病患者,大多可以通过运动性康复训练来改善心、肺功能,增加肌肉的营养,提高柔韧性和改善机体的一般健康状况。通过运动训练增加有氧代谢能力、耐力和肌力,从而改善个体的功能(如生活自理能力)。减轻关节肿胀和疼痛。提高个体在活动水平和社会参与水平的能力。调整患者的心理状态,通过活动减少抑郁和紧张情绪。在运动训练时必须经过全面评定再开出运动处方,在实施过程中进行监护和随访。

(2)患者的运动试验 由于患者有主要的关节疼痛和功能障碍,所以许多这类患者不能做类似运动平板或功率自行车这样的需要关节大范围活动的运动试验,即使能够勉强做也不安全。这类患者可采用行走试验,但步行常常因为肌肉无力而达不到一定的运动量,以致得不到有关心、肺功能的足够信息,如耗氧量或METs数值上升很少,心率达不到较高的峰值。因此,肌力、耐力和柔韧性的评测可能更有价值。关节功能很差的患者,ROM和步态分析是可以选用的评测办法,但是这对于心脏功能的评定几乎没有什么价值。伴有骨关节炎的老年心脏病患者的运动试验方法见表15-8。

表15-8 伴有骨关节炎的老年心脏病患者的运动试验

方　法	监测内容	终　点	说　明
肌力评测			
等动肌力		伸膝能超过体重20%	方法取决于涉及的关节
(90°~120°/秒)		~30%	及有无疼痛
等张伸膝肌力		根据年龄和病情	
		(通常<70kg)	
耐力评测			
6min步行	步行时的心率		取决于涉及的关节及有
	RPE	6min	无疼痛
等动训练重复所达	75%最大随意收缩与峰	疲劳	
最长时间	值力矩之比		
柔韧性	两侧对称性		PT/OT有利于分析解释其目的
神经肌肉的检查			
步态分析			
平衡			
功能容量			
50m行走	步行观察两侧对称性		评定日常生活活动能力
坐-站转换			
站立时间	如患者感觉无力或/和不		
特定评测量表	稳定,可测评站立时间		

(3)康复训练程序的实施 由于关节炎引起的疼痛和功能障碍,患者必须选择低冲撞性的活动。特别是对于有膝、髋关节炎的患者,应避免上、下楼和跑步等类运动。在运动处方中,应强调足够的准备性活动,并且把柔韧性和ROM训练作为关键性的运动成分。对于病情较重的患者要特别注意避免被动性过度用力和过大范围的关节活动。为了减少关节的负荷,可以选择水中运动或使用拐杖;在行走或进行负重性活动时要选择好鞋和鞋垫。应特别注意老年患者的安全,必要时可使用比较坚硬的支具或辅助具,提高老年心脏病患者的生活自理能力,改善其生活质量。伴有骨关节炎的老年心脏病患者的运动训练程序安排见表15-9。

表 15-9 伴有骨关节炎的老年心脏病患者的运动训练程序安排

方法	目的	强度/频度/持续时间	达到目的所需要的时间
有氧运动			
大肌肉组的活动（如步行、自行车、划船、游泳跳舞等）	增加最大耗氧量、峰值工作量和耐力	60%~80%峰值心率或 40%~60%最大耗氧量 RPE11~16 3~5d/周 从 5min/次逐渐增加到 30min/次 强调延长时间,不强调增加强度	4~6个月
肌力训练			
徒手或抗重力的等张收缩训练	增加最大随意收缩、最大力矩和最大功率	达到能忍受住疼痛的最大限度 从重复 2~3 次逐渐增加到 10~12 次 2~3 天/周 1~2 次/天	
柔韧性 牵拉	增加和保持无痛的活动范围,减轻关节僵硬		
神经肌肉训练	改善步态及平衡		
功能性训练	提高和维持日常生活活动能力；提高生活质量		

5. 伴有脑卒中的老年心脏病患者的康复　通常老年心脏病患者伴有脑卒中可见于下列三种情况：①慢性冠心病伴有脑卒中；②脑卒中发病的同时有心绞痛的发作；③脑卒中与心肌梗死同时发生,较少见。

(1)患者对运动反应的特点　慢性冠心病伴有脑卒中的患者,由于偏瘫而制动(长期卧床或活动受限)使得心脏的功能、容量等进一步减退。偏瘫和恢复后的肢体存在一定程度的抗重力肌的痉挛,使得患者在进行活动时采用一些异常的运动模式,导致他们在完成许多日常生活的功能性活动时能量的消耗远远超过正常人(这种现象在运动试验时很容易得到证实,即出现功率与代谢当量的明显不平衡)。

恰当的活动(运动训练、自主的体操运动、家务劳动等)可以改善心脏的工作容量和身体状况,有利于日常生活活动能力的恢复和心理状态、社会适应能力的改善(自尊、自理、良好的生活质量)。因此,脑卒中后偏瘫不应成为老年心脏病患者限制自身活动的理由。

(2)患者的运动试验　脑卒中偏瘫患者在有条件的情况下,可以使用特殊设备。进行由患者健侧手或腿操作的运动试验可能会比双侧肢体操作的运动试验更有价值些,只是代价比较高。在没有特殊设备时,也可以利用运动平板、功率自行车和上肢功率计等进行运动试验。在半身有明显运动障碍时,应在使用功率自行车或上肢功率计时将瘫痪侧肢体固定好或者置于适当位置,以防运动中损伤。

伴有脑卒中的老年心脏病患者同样可以从一个组织良好的运动训练方案中改善其心血管的功能状态。运动处方应很好地考虑患者的运动能力和兴趣，以及监护和自我监护的能力。

运动处方的内容：①每周运动训练 3～5 天。②训练强度为最大心率的 60%～70% 或者最大耗氧量的 40%～60%（注意：比单纯有心脏病的老年患者低些）。③根据运动的强度，每次的训练时间为 15～60min，中间可以间断。④适当延长准备活动与整理活动的时间。

(3)康复训练程序的实施　伴有脑卒中偏瘫的老年心脏病患者，活动时会出现不恰当的用力，有些动作其实看起来并不费力，但也会使心脏的负荷急剧增加。因此，运动训练中应特别注意监护问题，有条件时可以通过遥测心电图进行监测，无特殊条件者必须在训练过程中通过检测脉搏进行监护。由于患者存在偏瘫，在选择运动方式时常常会出现以健侧用力为主的活动方式，如在加快行走速度时的偏瘫步态，以健腿用力为主踏功率自行车，以健手为主进行拉力、握力训练（如拉动墙拉力器）。这种以健侧抗重力肌群收缩为主的抗阻性训练，常常会通过一种原始的且加强了的脊髓反应（联合反应或共同运动）而加重患侧肢体抗重力肌的痉挛。在偏瘫恢复的 Brunnstrom 分期的 Ⅲ－Ⅳ 期内，应当禁止从事这类运动。这种运动由于加重了患侧肢体抗重力肌的痉挛程度，不但严重影响患肢随意运动的恢复，同时也会极大地增加心脏的负担。在看似功率很小的运动中，患者会消耗比较多的氧，代谢当量明显升高，因而患者所用力的作功率与代谢当量不再平行。伴有脑卒中偏瘫的老年心脏病患者进行运动训练时应在患肢比较放松的情况下进行，运动训练既要考虑到心脏功能又要考虑到偏瘫侧肢体运动功能的恢复。

6. 伴有下腰痛症的老年心脏病患者的康复　患有椎间盘脱出症或其他退行性脊柱病变的老年人常会感觉腰腿痛。单纯的下腰痛本身不会影响心肺对运动的反应，但是老年心脏病患者伴有下腰痛症时情况就不同了。

(1)患者对运动反应的特点　通常在患者出现下腰痛症的急性期不论采取站立或坐位时都会感觉腰痛加重，因此在此时应注意卧床休息，避免做较多的运动及用力性活动，同时对于心脏的问题给予特别的注意，一般至少需要休息 7 天（有心脏发作性症状者除外）。在病情较为稳定后，常进行 ROM 训练。有研究表明：出现下腰痛症的患者在急性期休息的时间一定不要超过 7 周。长时间的卧床休息不仅对老年人下腰痛的恢复不利，同时会使心肺的适应性明显降低。最初开始的肌力和耐力训练多在 7 天后开始进行。为避免下腰痛症状加剧，对于合并下腰痛症的老年心脏病患者不应在 4 周内做运动试验。

(2)患者的运动试验　下腰痛症的患者在急性期后经过适应性训练和 ROM 训练可在 4～7 周内进行运动试验。这些患者应首先选择卧位运动试验的方法，因为采取立位的平板运动和坐位的固定功率自行车进行运动试验都有可能加重患者的腰痛症状。运动试验应从低强度开始，运动终点可以取决于心脏的改变，但是也应考虑到患者对腰痛的承受能力，尽量不做极限量和次极限量的运动试验，应做症状限制性运动试验。有些患者此时并没有必要做运动试验，可以先进行肌力和柔韧性评定，待下腰痛病症稳定后再考虑进行运动试验。

(3)康复训练程序的实施　在急性期后患者进行低强度有氧运动不仅有利于心脏功能的恢复，也有利于下腰痛的恢复。在急性期（7 天内）不应做运动训练。在开始进行训练前应根据患者出现下腰痛的原因、病情的严重程度，安排个体化的康复训练计划。

最初开始运动时患者会感觉腰痛,应控制疼痛在自身可以耐受但是又不会发生危险的程度。训练时绝对不要使患者感觉到疼痛加剧到了难以忍受的程度。出现剧烈疼痛不但对下腰痛的恢复不利,而且也对心脏疾患造成不利影响。

在康复训练中运动训练强度和持续时间的增加应根据个体特点确定,避免患者过度疲劳和爆发性用力。这需要训练者和患者之间经常沟通训练中的有关信息,以便于调整对运动训练的安排。为了使患者能够在训练中达到出现最少疲劳、最轻的疼痛、良好的训练效果这样的目的,可以选择步行、固定自行车(特别是卧位时)、游泳、慢跑等运动处方。每次训练的热身准备运动和最后的整理运动时间应适当延长。

低强度有氧运动对高水平的身体功能(包括心肺功能)的恢复是有利的。老年心脏病伴下腰痛患者在监护下进行较高强度的运动剂量比较小剂量的训练效果更为显著,这一点已被很多资料所证实。运动方式可以是等动的,也可以是等张的,应强调适当剂量下的多次重复,而避免运动过量(不论是爆发性用力还是持续性用力)。

对于老年心脏病伴有下腰痛的患者,在实施运动性康复训练程序时,既不可长期卧床休息,又不可过早地急于进行运动性康复训练;既要尽可能进行有氧训练,又要避免无支撑的站立、负重或者做需要弯腰的动作;既要考虑心脏的影响,又要考虑减轻下腰痛。要针对老年个体存在的问题随时调整康复计划。

三、老年呼吸系统疾病的康复

由于疾病谱的改变,在老年人群中呼吸系统的急性、感染性疾患逐步得到控制,而不可逆性的,以慢性气道的阻塞、呼吸气流的减少为特征的(如肺气肿、慢性气管炎、肺心病等)慢性阻塞性肺疾患(COPD 主要造成老年人呼吸功能的损害)已成为威胁老年人健康的最常见的致残性疾病。

吸烟是 COPD 最重要的危险因素,其次为大气污染、职业粉尘、气象条件等。由于病变主要累及气道,造成不可逆的呼吸气流受限,最终会使患者发生咳嗽、咳痰、气短和组织氧合不充分,呼吸困难表现突出,从而严重影响患者的日常生活活动或职业、文化娱乐活动,大大降低患者的生活质量。

康复训练能减轻患者呼吸困难的感觉,明显减轻症状,减少损害,提高参与体力活动和社会活动的能力,改善患者的生活质量。

(一)康复评定

1. COPD 损伤水平的分级　COPD 损伤水平的分级如表 15 - 10 所示。

运动试验:运动肺功能试验对于评定运动耐力和运动引起的血气变化有很大的价值,同时对了解心脏的功能和心脏合并症有重大作用。

2. 个体活动能力(残疾)和社会参与能力(残障)水平的评定　主要包括基本日常生活活动能力(BADL)和使用工具的日常生活活动能力(IADL),QOL 的评定。但目前建议使用 WHO 公布的 ICF 中的活动和参与功能的评定量表(请查看相应文献)。

表 15-10 COPD 的残损分级

病情严重程度	FEV_1(%预计值)	症 状 和 体 征
轻度	60~80	没有异常体征;吸烟时咳嗽;很少或没有呼吸困难
中度	40~59	呼吸困难伴有或不伴有喘息;咳嗽、有痰或无痰;不同程度的异常体征
重度	40	任何程度的劳累和休息时发生呼吸困难、喘息和咳嗽明显;肺气肿常见;晚期出现紫绀和肢体水肿

(二)慢性阻塞性肺疾患的康复措施

1. 胸部物理疗法

(1)控制性呼吸技术(呼吸训练) 包括缩唇呼吸、腹式呼吸及用力吸气、呼气技术。

1)目的:通过呼吸训练以恢复膈肌较正常的位置和功能,建立有效的呼吸类型;控制呼吸频率和呼吸方式以减少气道陷闭;提高呼吸肌的工作效率,调动通气潜力;减轻呼吸困难和焦虑。

2)方法:训练时应使患者全身肌肉尽量放松,特别应放松肩部和颈部的肌肉,以提高呼吸训练的效率。缩唇呼吸是提高支气管内压最简单的方法之一,训练时患者闭嘴,经鼻吸气,呼气时将口收拢为吹口哨状,使气体缓慢地通过缩窄的口形呼出,吸气与呼气的时间比为1:2。呼气时缩唇的大小范围可由患者自己调整,呼气量以呼出的气流能使距口唇15~20cm的蜡烛火苗倒向对侧但不吹灭为准。这种训练方法可以提高支气管内压2~5mmHg。由于口腔内压和支气管内压升高,呼气时支气管仍处于开通状态,通气功能改善,动脉血二氧化碳可明显降低。

• 用力吸气及四段呼气技术:用力吸气技术:患者平静吸气后再做一次速度略快的深吸气,然后做缓慢而长的呼气动作。四段呼气技术:患者深吸气后,采用四段呼气法呼气(图15-2)。用力吸气使横膈充分下降,用力呼气使横膈充分上升,加深呼吸幅度,增加通气量,有利于肺内残气的排出,从而改善通气功能。

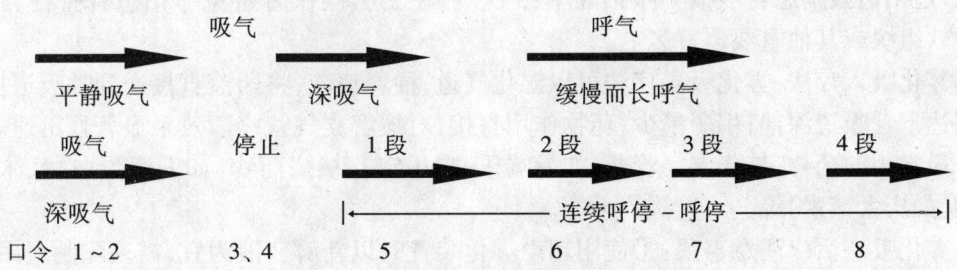

图 15-2 用力吸气技术和四段呼气技术

• 腹式呼吸训练(膈呼吸训练):腹式呼吸较胸式呼吸缓慢而深长,相同通气量下的快速与缓慢呼吸,有效通气量的数值不同。当患者出现肺气肿时横膈呈下降趋势,致使活动受限,如果横膈上下活动范围1cm,增加的通气量为250ml。通过腹式呼吸训练可使横膈活动范围增加2~3cm,此时可增加通气量500ml,进行呼吸训练时用腹式加重法(即用5~10kg沙袋置于患者下腹部,每次30min,2次/日)可减少功能残气量150~300ml,使生理死腔大大减少。

3)说明:经过一段时间的呼吸训练,应使患者形成一种不自觉的呼吸习惯方式。呼吸时患者闭嘴经鼻深而慢地吸气,使腹部对抗手的压力徐徐隆起,该压力既可吸引患者的注意力,同时又可诱导呼吸时腹部的运动方向。缓慢呼气,呼气末时腹部下沉,此时该手再稍稍加压用力,以便进一步增高腹内压,上抬横膈。呼吸频率为每分钟7~8次左右,吸气与呼气的时间比为1:2。每日训练两次,每次训练时间为10~15min。

患者掌握了仰卧位的腹式呼吸后,可采用坐位或立位的腹式呼吸训练。

COPD患者因膈肌无力,可以在A~D的腹式呼吸训练时于下腹部放置2~3kg重量沙袋或包裹腹带以训练腹肌用力。

(2)气道分泌物廓清技术

1)咳嗽训练:无论是有意的还是反射性的咳嗽,都可以将大气道内过多的分泌物有效清除。咳嗽训练的目的是控制无效咳嗽,学会有效咳嗽,促进气道分泌物的排出。

训练时患者取坐位或立位,上身略前倾,缓慢深吸气,屏气几秒钟,然后张口连咳3声,咳嗽时收缩腹肌,腹壁内缩,或用自己的手按压在上腹部,帮助咳嗽。停止咳嗽,缩唇将余气尽量呼出。再缓慢深吸气,连续重复以上动作2~3次,待休息和正常呼吸几分钟后再重复进行。训练患者用力呼气,可降低疲劳,减少支气管痉挛,提高咳嗽、咳痰的有效性,尤其对黏液分泌物多的COPD患者非常必要。

2)体位引流:依据支气管肺段解剖位置,利用重力原理,使肺部的病患部位自高位沿引流的支气管开口向下将支气管内分泌物顺体位方向引流至气管而被咳出。

体位引流应在饭前、晨起进行,引流的时间通常为每日30~45分钟(分2~4次进行)。有支气管痉挛的患者,引流前应先吸入支气管舒张剂;分泌物黏稠的患者应进行气道雾化疗法。引流期间应让患者咳嗽或助咳以排痰。

3)拍背与胸壁震荡:长期卧床、排痰无力的老年患者可通过拍背与胸壁震荡协助排痰。患者取侧卧位,操作者指关节微屈、手呈空碗状,轻拍胸壁。排背顺序:自肺底开始由外向内、由下向上,边拍边鼓励患者咳嗽。叩拍频率:5次/秒左右。操作时避免叩拍患者脊柱、胸骨、肾脏处的软组织或其他重要器官区。

4)雾化吸入疗法:雾化吸入疗法可以湿化气道,稀释痰液,将药液直接送到呼吸道局部,甚至可到达下呼吸道深部;用药量少,药物作用直接,对缓解支气管痉挛效果显著且迅速。

• 最常用的药物:扩张支气管药(如爱喘乐、喘乐宁)、祛痰药物(如α糜蛋白酶、沐舒痰)、抗生素(如庆大霉素)等。

• 雾化吸入治疗注意事项:①使用超声雾化装置时以新鲜药液为宜,需现配制现用。雾量较大患者不能耐受时应将雾量调小或暂停使用。②雾化吸入治疗宜在饭前进行,治疗前让患者尽力将痰液咳出;治疗过程中患者应较慢而深地呼吸,使雾滴较好地发挥作用。③治疗后应及时协助患者翻身、拍背,鼓励咳嗽,促进排痰。④治疗结束时将雾化罐、口含嘴或面罩、螺旋管及时用含氯消毒剂浸泡15~30分钟,清洗后备用。

2.体力的恢复与运动康复训练

(1)体力的恢复　体力恢复训练是肺康复的主要内容。它包括:上肢耐力训练、下肢耐力训练、力量训练和呼吸肌肉训练。训练强度因人而异。对于 COPD 患者,一般认为由于通气功能障碍限制了其进行有氧运动的运动量,但近年来的一些研究显示,进行比较大运动量(最大运动功率的 60%,无氧阈以上)训练的患者比进行小运动量(最大运动功率的 30%)训练的患者的康复效果好。大部分肺康复计划强调耐力训练,一般每周 2~5 次,每次持续运动 20~30 分钟(运动量为 60% 的最大运动负荷),对于不能耐受连续大运动量的患者,可以采取大运动量(60% 的最大运动负荷)运动 2~3 分钟,休息 2~3 分钟,交替进行的训练方法。

(2)运动康复训练 慢性肺部疾病的患者在缓解期应进行可以耐受的、符合自身条件的适当锻炼,如呼吸操、太极拳、散步、耐寒锻炼等,以增强体质,提高抗病能力,减少疾病发作次数及减轻发作程度。

1)呼吸体操:主要包括呼吸与扩胸、弯腰、下蹲和四肢活动在内的各种体操活动。体操分为卧位体操、坐位体操、立位体操,原则上通常从卧位体操开始,熟练掌握后按顺序转移为坐位和立位体操。

2)散步:散步不受年龄、性别、体质及场地的限制,适应范围广,施行起来也较方便。散步的要领在于全身放松,呼吸均匀,平静和缓,步履从容。对年老体弱者及慢性支气管炎患者尤其适合。

3)太极拳:太极拳是一种意识、呼吸、动作密切结合的运动,通过呼吸协同动作,"以意领气,以气运身",可以活动筋骨,疏通脉络,行气活血,协调呼吸动作,使患者的周身肌肉、关节均得到锻炼。

3. 心理康复 不少疾病的发生与发展常与不良的心理状态及生活压力过重有关。COPD 为慢性疾病,病程长。随着病情逐年加重、反复的住院治疗等,患者会出现不同的心理问题,有些人自我感觉预后严重,常表现为悲观失望,对治疗失去信心,对生活失去希望。当严重缺氧、呼吸困难症状持续不能缓解时,会产生忧郁和焦虑等不良情绪。因此,对 COPD 患者的心理康复应加以关注,加强人际交往,家庭和社会多加关心,使他们从容面对现实,增强战胜疾病的信心。鼓励患者参加运动锻炼,通过某些释放压力的活动形式,如老年合唱、老年秧歌等"行为处方"调整患者的心理状态,减轻身心压力。

心理康复措施是解除 COPD 患者精神和心理负担的有效方法之一,有效的康复治疗和护理,不仅可以使患者保持稳定、乐观的情绪,从容面对现实,增强战胜疾病的勇气,还可以极大程度地改善机体功能,提高对此种慢性疾病的适应能力,延长生命。

4. 预防性康复措施

(1)COPD 的预防要点首先是应用特意性的保护手段,如接种疫苗提高老年人的免疫水平,预防流感和肺炎的发生。

(2)戒烟教育 50% 的长期吸烟者会发生慢性阻塞性肺疾病。典型的 COPD 病人在症状出现之前吸烟量每年多超过 20 包。其他原因在疾病的发生学上也可作为独立的危险因素,但与吸烟的作用相比显得小些。应当强调戒烟问题,戒烟是针对吸烟的老年人的预防措施中最重要的部分。虽然多数老年人已经认识到吸烟是危险的,但他们似乎不清楚其真正的含义。应当通过宣传教育普及相关的知识,并注意戒烟的方法。如一般吸烟的老年人都可以采用的尼古丁替代疗法:①嚼胶:咀嚼胶释放的尼古丁,可透过口腔黏膜直接进入体内,迅速舒缓烟瘾,同时带来吸烟时的满足感。如果咀嚼过快,会出现不适症状如恶心等,十分钟左右会自然缓慢消失。②贴剂:贴剂释放的尼古丁可经由皮肤被人体吸收,及时舒缓尼古丁戒断引起的不适症状,从而集中精神戒掉吸烟嗜好。

(3)经常参加户外锻炼,增强体质及呼吸道的抗病能力。

(4)保持良好心态,消除抑郁、焦虑,提高生活质量。

5.氧疗　COPD的病理基础是缺氧和低氧血症,通过长时间、低流量的氧气吸入,可以改善缺氧和低氧血症引起的症状,增加患者的运动耐力。长期氧疗应注意适应证和正确的氧疗方法,避免高浓度吸氧导致的氧中毒、高碳酸血症和吸收性肺不张等并发症的发生。

氧疗适应证是:$PaO_2 \leq 55mmHg$ 或 $SaO_2 \leq 88\%$(吸室内空气时);$PaO_2 \leq 59mmHg$ 伴肺动脉高压(Ⅱ,Ⅲ 或 aVF 导联 P 波 > 3mm)、肺心病(下垂部水肿)或红细胞增多症(红细胞压积 > 56%)。

氧疗方法是:通过气管导管、鼻塞套管或面罩每天 12 小时以上(可持续 24 小时)、低流量(1~2L/min)连续吸氧,持续数月到数年。疗效指标需要用动脉血气分析或用耳、指血氧测定,以 PaO_2 达到 55~80mmHg 为最佳疗效。

四、老年骨质疏松症的康复

骨质疏松症是一个渐进的发生过程,病因迄今仍不十分清楚,目前认为激素的调控、营养状态、物理因素、免疫功能和遗传因素与骨质疏松的发生均有关连。原发性骨质疏松症与年龄的增长有关;继发性骨质疏松症是由于患某些疾病后所致。疼痛、驼背、骨折等是骨质疏松症最常见的临床症状和体征。骨质疏松症患者的康复可减轻症状、改善功能。

(一)康复评定

对骨质疏松患者的康复评定应从患者的损伤水平、活动水平和参与水平三个层面进行。

老年骨质疏松症最常见的症状、体征是:①疼痛:以腰背痛多见,占疼痛患者的 70%~80%;②身长缩短:多在疼痛后出现。老年人骨质疏松时椎体压缩,每节椎体缩短 2mm 左右,身长平均缩短 3~6cm;③骨折:是最常见、最严重的并发症,我国老年人骨折发生率为 6.3%~24.4%,尤以高龄(80 岁以上)女性老人为显著;④呼吸功能下降:胸腰椎压缩性骨折,脊椎后弯、胸廓畸形,可使肺活量和最大换气量显著减少,肺气肿发生率可高达 40%,患者往往出现胸闷、气短、呼吸困难等症状。

由于老年人存在上述问题,因此会影响他们的活动能力、参与社会生活的能力。康复目标应使老年骨质疏松症患者改善功能状况,提高自身的生活质量。

(二)康复原则

骨质疏松症的发生是一个渐进的过程,原发性骨质疏松症是随着年龄的增长而发生的,继发性骨质疏松症是由于某些疾病后某些原因所致,无论是哪种类型的骨质疏松症,其康复预防、治疗的原则应是共同的。

1.康复预防　骨质疏松症的预防是在三级预防的水平上实施的。

(1)一级预防　应自儿童青少年时开始做起,保证每天的合理膳食结构,膳食种类要丰富,摄入富含充分钙和磷的食品,如小麦、乳制品、绿色蔬菜、鱼、肉等。适量的维生素 D 和乳糖

(可增加小肠吸收钙的速度),充分的蛋白质和氨基酸(可增加肠钙的吸收,也是骨形成的来源)以及维生素 C(羟辅氨酸合成中必需的物质)。由于偏酸的介质(如酸奶)利于钙吸收,应适当饮用。控制脂肪摄入量,因食用过多脂肪或脂肪吸收不良,可使游离脂肪酸增加并与钙结合形成钙皂排出体外。

生活中采纳科学的生活方式,坚持日常活动与体育锻炼。每天运动 25min 比不作此运动的人全身骨盐量 1 年增加 5%。在神经系统调控下的肌肉质量(包括肌块的质量和肌力)是决定骨强度的重要因素。这种由肌肉所产生的作用力(机械性因素)对骨强度的控制作用大于各种骨相关激素、维生素、钙以及其他矿物质、氨基酸、脂肪、骨相关的细胞因子等(非机械因素)。

(2)二级预防 人步入中年后,尤其是更年期妇女绝经以后,骨量丢失的速度加快,在有条件的情况下应每年坚持进行一次骨密度检测,发现骨量快速减少者,应早期采取防治措施。女性在 35 岁以前为骨量增长期,此后为逐渐丢失,50 岁以后呈快速丢失。女性绝经前,应延缓其骨量丢失;在女性绝经后快速丢失时,应采用相应的治疗和预防措施。目前应用雌激素替代疗法是单独使用雌激素或合并使用孕激素,用以预防及治疗绝经后骨丢失。其机理是:降低甲状旁腺素对骨吸收的促进作用,抑制骨吸收;促进降钙素分泌;增强肾脏 Lα-羟化酶活性,增加 $1,25(OH)_2D_3$ 的产生,增加肠钙吸收,作用于成骨细胞雌激素受体,促进骨胶原和 β 转移生长因子的生成等。女性 35 岁以后,男性 40 岁以后,应尽量延缓其骨量丢失,健康成人每日需摄钙 500~800mg,以维持多系统的功能,而绝经后妇女所需钙量较前约增加 1.5 倍。注意补充富钙的饮食,并辅以钙剂,如活性钙、碳酸钙等。以上 70 岁的老年人要想通过治疗来延缓骨量丢失是很困难的。

二级预防还包括积极开展对骨质疏松症相关疾病(如糖尿病、类风湿性关节炎、脂肪泻、慢性肾炎等)的早期治疗。

(3)三级预防 对老年骨质疏松症患者,应积极进行抑制骨吸收和促进骨形成的药物治疗,单独补充钙治疗骨质疏松症效果欠佳,应配合 HRT、维生素 D 及降钙素等。生活中注意老年人的安全问题,科学地用力、避免举重物和弯腰;行走时可借助拐杖保持身体的稳定,预防摔倒。运动疗法对于促进骨质代谢、增强肌力与耐力、维持和改善关节活动度、改善症状、改善老年人的步态和平衡能力,都有重要作用。

2. 对症治疗 疼痛、驼背、骨折等是骨质疏松症最常见的临床症状和体征。对此,可采取矫形器具和背带等矫正脊柱后凸、侧凸,除采用矫形器具外根据患者的病情应用止痛药、理疗、体疗等措施。

3. 运动治疗 康复医疗的原则是:在提倡适当用药(包括钙制剂)的同时,强调运动治疗。每天运动 25min 比不作此运动的人全身骨盐量 1 年间增加 5%。

由肌肉所产生的作用力对骨强度的控制作用远大于其他因素的作用(包括各种骨相关激素、维生素、钙制剂以及其他矿物质、氨基酸、脂肪、骨相关的细胞因子等)。两者的效应可以相互强化,但不能相互取代。例如骨相关激素、钙制剂、维生素 D 可以决定 3%~10% 的骨强度,而肌肉产生的牵引力的影响可高达 40%。而且,在承重和接受应力的部位骨质生长,非承重和非应力部位骨质吸收。可见,运动疗法对于促进骨质代谢、增强肌力、耐力、维持和改善关节活动度、改善症状都具有重要作用,并且可以改善老年人的步态和平衡能力,从而减少跌倒的危险。

运动疗法可根据患者的健康情况、心血管或运动器官的功能状态、年龄、性别及运动爱好作用针对性的选择。主要包括：①被动运动：适用于各种原因引起的肢体功能障碍，能起到放松挛缩肌肉，牵伸挛缩肌腱及关节囊，恢复和维持关节活动度的作用。被动运动顺序是：从远端开始至近端；肢体应放松，置于舒适体位；治疗时，固定关节近端、活动关节远端，在运动中，稍加牵引并对关节稍加挤压；手法应缓慢、轻柔、有节律，避免创伤性动作；在无痛范围内运动。②助动运动：适用于无力肌肉或不全麻痹肌肉的功能训练及体弱的老年患者，由治疗师或患者自己或利用器械提供力量来完成运动。助动运动应以主动为主、助动为辅。助动应与主动配合一致，避免以助动代替主动运动。③主动运动：根据患者需要进行单关节或多关节联合运动，如单方向或多方向运动，不同速度的运动等。主动运动应用最广泛，可用于恢复肌肉的控制能力，增强关节活动度，改善肌肉协调性、平衡性、灵巧性及耐力的目的。④抗阻运动：是增加肌肉收缩力量、耐力、爆发力的有效方法。

4. 骨折的康复　骨质疏松后易于发生骨折。骨折治疗应遵循准确复位、牢固固定及功能锻炼的基本原则。根据老年患者骨折部位与类型采用相应的治疗方法。除股骨颈骨折外，Colles 骨折是老年人最常见的问题，一般骨折多为横断，老年人骨质疏松，骨折常粉碎甚至可波及关节面。骨折移位明显者腕呈典型的餐叉畸形。大多数 Colles 骨折可经手法复位，石膏夹板固定腕关节掌屈尺偏位 4~6 周。骨折严重粉碎，桡骨下端关节面下陷，外固定不能维持桡骨的长度及桡骨下关节面的掌侧、尺侧倾斜度者，可在骨折复位后行经皮穿针固定 6~8 周，陈旧性 Colles 骨折对工作生活无大影响者，尤其是老年人可不做处理。

胸腰椎压缩骨折亦较多见。椎体前方压缩骨折系指上方椎间盘压其下方椎体上缘骨折。压缩多因承重在椎体的前后缘不同而成楔性。处理一般需复位后打过伸胸腰石膏背心，固定 2 个月，然后，带胸腰椎支具起床活动 1 个月。石膏固定期可行背伸肌锻炼。重度压缩骨折需手术切开，选用钢板固定治疗。数月后方可进行康复性训练，恢复起来比较困难。因此对于老年骨质疏松症患者预防骨折的发生十分重要。发生骨折的老年人应积极采取内固定或手术治疗，早期进行适当活动。给予心理支持、加强营养、适量补钙，以促进骨生长，抑制骨丢失，提高机体免疫功能，有利于早期康复。

五、老年骨关节病的康复

(一)常见老年骨关节病

1. 颈椎病　颈椎病是由于颈椎间盘退变导致颈脊神经、颈髓、椎动脉和交感神经受到刺激或压迫而出现的一系列临床症状和体征。它是中老年人常见病、多发病，发病率约占老年人总数的 10%。颈椎间盘退行性变是本病发生和发展的最基本原因，颈椎病的临床表现复杂多样，分型至今未统一。颈椎病主要采用非手术治疗，康复治疗适合于各种类型的颈椎病患者。症状严重、非手术治疗久治无效者，可考虑手术，术后也应及早开始康复治疗。由于颈椎病病情、分类复杂，症状表现不同，治疗时应根据患者的具体病情选择适宜的方法，主要包括休息、药物、颈椎牵引、推拿、关节松动术、理疗、运动治疗等。颈椎病的康复评定、颈椎病的康复医疗详见颈椎病康复一章。

2. 腰椎间盘突出症　腰椎间盘突出症是因椎间盘变性，纤维环破裂，髓核突出刺激或压迫神经根、马尾神经所表现的一种综合征,是导致下腰痛的主要原因之一。

腰椎间盘突出症的康复医疗见本书有关章节。

3. 骨关节炎　骨关节炎是一种由于关节软骨的退行性改变和继发性骨质增生所致的慢性、不对称的非炎症性疾病。原发性骨关节炎易发生的部位依次为:膝关节、手关节、髋关节、颈椎、腰椎。一般不涉及肘及肩(除非是外伤、骨折或职业性的继发性退行性关节炎)。骨关节炎病程缓慢而多样,大多累及大的负重关节,对功能影响较大,造成疼痛和活动受限。

老年人患骨关节炎后的异常表现是:关节活动度减小、肌肉萎缩或肌力减退、关节腔有渗出液,同时伴有疼痛;行走时出现费能型的步行模式,限制了日常的生活活动。不同的病患部位功能受损表现不同,部分患者以髋痛发病开始至严重的运动功能丧失;而有些患者,发病后病情稳定,不再继续发展。临床中膝骨关节炎较髋关节的炎症更为严重,畸形和早期疼痛是致残的因素。非常严重的第一腕掌关节炎会造成较大的日常活动能力障碍。

(二)康复治疗的实施

预防性康复:预防关节功能障碍的发生,注意适当的休息;不要长时间地站立、走路,保持舒适坐位;肥胖的老年人应注意减轻体重,尽量减少受累关节负重。参加适宜的户外活动,避免运动性创伤。随时注意天气的冷暖变化,注意防寒、防湿、保暖。每天摄入平衡膳食,适量补充钙剂。出现关节活动受限者早期进行康复训练(参见有关章节),学会使用助行器、拐杖等矫形器具。

六、老年白内障的康复

在老年视力障碍中,除青光眼、视网膜变性等外,白内障是老年人致盲的最主要原因。老年白内障由多种因素所致,晶状体出现退行性的变化,如晶状体核硬化、弹性降低、皮质或核发生不同程度的浑浊、调节功能减退等,使视力下降。有关资料显示,70岁以上患有白内障的老年人可高达70%,而且有些老年患者是双眼均受损,先后发病。

老年白内障目前尚无有效的预防措施和特效的治疗药物。在保守性药物治疗无效且视力已下降到不能生活自理后,常需要实施白内障晶体摘除术和移植人工晶体。大多数患者可在手术后提高视力。

(一)康复评定

白内障患者的康复评定,首先应进行视力残疾的评定,方法同一般的视力检查。其他方面的评定内容可依据个体情况,参阅活动和参与的评定量表进行。

(二)康复措施

白内障患者的康复目标是通过各种措施改善机体在损伤、活动与参与方面的功能。

维护老年机体健康应实施综合措施。老年白内障的预防应注意饮食营养,多吃绿橙色蔬菜,适量补充维生素。日常生活中避免强光、紫外线照射;长期应用类固醇类的药物是潜在的危险因素,注意合理用药,避免引起晶状体浑浊。

1. 预防性康复　白内障的康复预防应在白内障初期和膨胀期进行,这时康复工作人员必须提出建议。在白内障没有"成熟"而不能手术或有其他问题(如眼底及视神经病变)使患者的视力"模糊",看不清东西时,可通过增加外环境物体的对比度来提高患者视觉的分辨能力,如在楼梯的台阶上漆个"白边"。对家庭的改造,如去掉台阶、门槛,增加必要的扶手等。对严重的视力丧失的老年人,应像对待盲人一样,在社区中为他们准备便于行走的盲道;利用听力和其他感官(如触觉)实现必要的交流和获取新的知识,如在电话键盘的"5"上加个突起,老人就容易找到其他几个数字。

2．手术后的康复(略)

七、老年聋的康复

老年人听力减退是极为常见的问题。大多数老年人双耳听力呈对称性、进行性下降。衰老的耳蜗呈对称性损害,听功能宽谱纯音阈值增高而对语言、声响的识别能力降低。老年人的听力减退是以高频听力下降为主的神经性耳聋。其听力的评定可用一般的听力测定仪判定。

听力的减退会给老年人造成生活的许多不便:首先是交流的困难,听不到别人或别处的声音。另外活动常受到限制,如听不到汽车、火车的笛声,甚至自行车的铃声,因而不能及时躲避,容易发生意外。

(一)康复评定

老年聋患者的康复评定,首先应进行听力残疾的评定,方法同一般的听力检查。其他方面的评定内容可依据个体情况,参阅活动和参与的评定量表进行。

(二)康复措施

1．康复预防 采取积极有益的措施对于防止或减慢老年性聋的发生有一定作用。如避免应用耳毒性药物和环境噪音;早期预防和治疗高血压、糖尿病等老年性疾病以及耳部的感染、听神经疾患;适量补充锌等微量元素等。

2．助听器与听力语言训练 出现耳聋的老年人,除了应用必要的药物(如能量合剂、维生素类、锌制剂、钙制剂等)外,正确地配用助听器和进行辅助的听力语言训练对中重度耳聋常常是比较有效的。现在市场上有多种数码或半数码助听器,能对各种不同的声音信号进行处理,并且抗噪音的能力也大大增强了。初戴助听器的老人可能很不适应,需要一段时间的适应性训练。例如先听钟表的"滴答"声,自来水的流水声等,慢慢过渡到一般的语言交流,最后达到能在嘈杂的环境中交流。一般说来,助听器要终生佩戴。近些年来,对重度老年聋患者可考虑装配电子耳蜗。只是目前价格还很高。为了重度老年聋患者的独立生活,可在患者家中利用灯光、屏幕等视觉信号和其他方式来实现信息的交流。如声音门铃改为灯光闪烁,将声音"闹钟"改为"震荡闹钟"和"灯光闹钟"。

八、老年常见健康问题的康复

(一)慢性疼痛的康复

慢性疼痛是指与临床慢性病理过程有关的,持续时间超过一个月的疼痛;有些是经过数月或数年的间隔时间复发且临床症状与自主神经功能表现相关的疼痛表现。疼痛可严重影响老年患者的生活质量,有关资料显示,大约半数以上老年人有疼痛的经历。

1．康复评定

(1)视觉模拟尺(VAS) 临床上通常采用中华医学会疼痛学会监制的 VAS 卡。此卡为刻有数字的 10cm 长线，中心有可滑动的游标，两端分别表示"无痛"(0)和"最剧烈的疼痛"(10)。评定时患者面对无刻度的一面，自己将游标放在最能代表其疼痛程度的部位；检查者在有刻度的一面记录患者疼痛的程度。

VAS　无痛 |—|—|—|—|—|—|—|—|—|—| 最剧烈的痛
　　　　　0　1　2　3　4　5　6　7　8　9　10

(2) 评定量表

1) 语言评定量表(VRS)：将疼痛用"无痛"(0)、"轻微痛"、(1)"中度痛"、(2)"重度痛"(3)和"极其重度痛"(4)表示。其中极重度痛为不可忍受的痛

2) 数字评定量表(NRS)：将疼痛程度分为 0 到 10 共 11 个数字等级。0 表示无痛，10 表示最痛。被测者根据个人疼痛感受在量表中作出一个数字记号。

3) 疼痛缓解度：在上述评定方法的基础上进行镇痛疗效的评定。

$$疼痛缓解度 = \frac{接受治疗前疼痛程度 - 治疗后疼痛程度}{接受治疗前疼痛程度}$$

0 为未缓解；1 为轻度缓解(疼痛程度下降 25%)；2 为中度缓解(疼痛程度下降 50%)；3 为明显缓解(疼痛程度下降 75%)；4 为完全缓解(疼痛消失)。

4) 疼痛问卷表(pain questionnaires)：此问卷表是根据患者疼痛的生理感受、情感因素以及知识成分等多种因素设计的，能准确地评定疼痛的强度和性质。

如：简化的 McGill 疼痛问卷表(SF-MPQ)由 11 个感觉类和 4 个情感类对疼痛的描述词以及现时疼痛强度(PPI)和 VAS 组成。所有描述词均用 0～3 表示"无痛"、"轻度痛"、"中度痛"和"重度痛"(表 15-11)然后求出 PRI 或总的 PRI。

表 15-11　简化的 McGill 疼痛问卷表的组成

疼痛描述词	无痛	轻度痛	中度痛	重度痛
跳痛	0)___	1)___	2)___	3)___
反射痛	0)___	1)___	2)___	3)___
刺痛	0)___	1)___	2)___	3)___
锐痛	0)___	1)___	2)___	3)___
夹痛	0)___	1)___	2)___	3)___
咬痛	0)___	1)___	2)___	3)___
烧灼痛	0)___	1)___	2)___	3)___
创伤痛	0)___	1)___	2)___	3)___
剧烈痛	0)___	1)___	2)___	3)___
触痛	0)___	1)___	2)___	3)___
割裂痛	0)___	1)___	2)___	3)___
疲劳	0)___	1)___	2)___	3)___
不适感	0)___	1)___	2)___	3)___
恐惧感	0)___	1)___	2)___	3)___
折磨感	0)___	1)___	2)___	3)___

VAS 无痛 |—|—|—|—|—|—|—|—|—|—| 最剧烈的痛
　　　　　0　1　2　3　4　5　6　7　8　9　10

PPI　0(无痛);1(微痛);2(疼痛不适);3(痛苦);4(可怕);5(极度痛)

(3)综合评定方法　主要包括对生理功能影响的评定:如睡眠、食欲、二便及骨关节运动情况等。慢性疼痛可致失眠,患者的睡眠质量和时间是观察疼痛强度和镇痛药物疗效的一项指标。睡眠质量:非常差(小于2小时),疼痛不缓解;差(2～3小时),疼痛轻度缓解;一般(3～6小时),疼痛中度缓解;好(大于6小时),疼痛明显缓解。

综合评定也包括日常生活活动的评定以及心理、情绪的评估:如患者穿衣、洗漱、进食等日常生活活动能力;心理、情绪变化等。

除上述评定内容外由于疼痛的侵扰,不少慢性疼痛患者最后形成伤残综合征,对家庭和社会有显著影响。社会活动、家庭困难的评估对慢性疼痛的治疗有一定影响。

2．慢性疼痛的康复措施

(1)缓解疼痛　通过神经阻滞疗法、神经肌肉电刺激疗法、正弦调制中频电疗法、超短波疗法等物理治疗方法可不同程度地减轻疼痛。吲哚类消炎镇痛药,如消炎痛栓;苯丙酸类非类固醇抗炎镇痛药,芬必得、氨糖敏辛、双芬酸钠等以及神经妥乐平,弥可保,维生素B族等神经营养药对慢性疼痛有一定疗效。

(2)改善关节活动度

1)运动疗法:疼痛患者身体或肢体的某一部分不能或不允许做主动运动时,应在病情允许的情况下尽早进行运动训练,减少由于制动引起的并发症,如肌肉萎缩、肌腱挛缩等,减轻或抑制疼痛,利于疾病早日康复。

不同疼痛患者运动方式、负荷程度不同,应避免癌症骨转移病人在进行康复治疗时,随着运动负荷的增加而出现病理性骨折,加重疼痛。

2)增强肌力:在关节疼痛和关节不允许活动的情况下应采用等长性肌力训练,允许活动时再做等张性肌力训练,并逐渐进行速度和控制能力的训练。

(3)辅助措施　应用针灸、按摩、推拿等传统中医疗法减轻疼痛;开展心理康复,解释病情,增强患者战胜疾病的信心,消除焦虑情绪。进行增强患者日常生活活动能力和参与能力的训练,如穿衣、持物、文娱活动等,减轻患者疼痛。

(二)老年人尿失禁与尿潴留的康复

随着年龄的增长老年人膀胱肌萎缩、容量逐渐减少、排尿时膀胱收缩能力减弱,残余尿量增多,易导致泌尿系感染。另外,老年人的膀胱括约肌萎缩、肌张力减低,因而常出现尿急、尿频以及尿失禁等。尿失禁是又一个老年人常见的功能障碍。据统计,约70%的65岁以上的老年人有不同程度的尿失禁现象。在老年男性尿失禁患者中,多表现为尿淋漓,即小便完后,膀胱括约肌不能有力地完全关闭,致使尿液滴滴答答不能完全中断。在老年女性,多表现为腹压一增高(如用力憋气举重物、大笑时等),膀胱括约肌即松弛,不能自主控制地使一股尿流排出,即间断性尿失控。特别是老年人在患有神经系统疾病时尿失禁尤易发生,如脑卒中、痴呆等疾病。老年人尿失禁不仅影响个人卫生,而且使老年人的社会参与受到一定的限制。

老年男性激素分泌减少,前列腺结缔组织增多,严重的前列腺肥大可出现尿潴留;在脑卒中或其他脑损伤时尿潴留也可以出现。由于膀胱括约肌的痉挛，尿液潴留在膀胱内排不出来，膀胱过度充盈扩张，产生剧烈的下腹痛，甚至可使患者晕厥。患者不得不保留导尿管或进行间歇性导尿。

1. 康复评定　在康复性处理中，首先是对尿失禁以及尿潴留的性质和程度进行评定。例如尿失禁：评定内容之一是尿失禁形式的定性，是尿淋漓还是间断性尿失控；之二是每天发生的次数，是每次小便后都存在还是不定时出现，每天平均有几次。根据这些评定结果判定老年尿失禁的严重程度。在有条件的情况下应当进行尿动力学的检查，以确定是否有神经系统损害造成的神经性膀胱，并确定膀胱逼尿肌和膀胱括约肌的功能，这样可以更科学地为尿失禁患者做出量化的功能评定。

2. 康复训练　在康复训练中，膀胱括约肌的控制训练是最重要的手段。反复进行提肛和提高腹压（如用力憋气）的训练，使患者有意识地控制排尿是最重要的训练内容。配合中医的治疗方法，如针灸、按摩等可能更为有效。对于尿失禁严重的老年患者，可能需要进行手术以克服膀胱括约肌的松弛状态。

除针对疾病做相应处理外，心理康复也非常必要，注意消除老年人紧张和忧虑情绪。夜间要在床边放置便器，以减少排尿顾虑，排尿时，等候者不要催促，以免影响排尿。对于老年尿潴留患者，首先采用诱导、热敷等方法解决，尽量避免留置导尿管，以预防泌尿道感染。特殊情况下，必要时可通过手术安置自控排尿装置。

老年人尿失禁的康复性预防应特别注意大腿内侧、臀部、外阴部及肛周皮肤的保护，应及时更换尿垫，清洗后擦干皮肤，保持局部的清洁干燥，必要时使用一些油膏或消炎药膏擦拭肛周皮肤，防止压疮发生。

（三）老年人跌倒的康复

1. 预防性康复的必要性　由于老年人反应速度减退、平衡能力低下、肌肉力量不足，所以易于跌倒。疾病更会严重地影响肌肉力量、平衡能力和反应速度，如脑卒中偏瘫后，即使患者可以独立行走，也极易发生跌倒；又如帕金森病的前冲步态，也很容易跌倒。身体比较健康的老人，也多数有过跌倒的经历。由于老年人易发生骨质疏松，跌倒后极易出现骨折，致使老年人不得不卧床，极大地影响活动能力和参与能力，必将降低生活质量。因此预防老年人跌倒有很大的临床意义。

2. 预防性康复措施　倡导老年人积极地参加身体的运动性活动，提高和保持身体的灵活性、反应能力、平衡能力、肌肉力量等。如参加太极拳、五禽戏、交际舞、老年迪斯科、老年保健操、门球、高尔夫球、登山、慢跑等。对于有跌倒危险的老人，要加强活动时的监护和保护。必要时提供拐杖或步行器、轮椅等。在一些老老年人的居住或活动环境中，地面应做防滑处理，或铺上地毯，或安装扶手。在康复专业人员的指导下，对患有疾病的老年人进行康复性运动训练，常常会有相当的帮助。康复专业人员可以首先了解和评定这些老年人的平衡能力、肌肉力量、关节活动度等情况，然后制订适合每个人的康复训练计划，科学地、逐步地提高老年患者的活动能力，以确保老年人的安全。

（王茂斌）

第十六章 烧伤的康复

烧伤是热力(火焰、灼热气体、液体或固体等)、电能、化学物质、放射线等引起的组织损伤。我国烧伤年发生率为总人口的5‰~10‰,美国烧伤年发生率为1.5~2/百万,其中7%~10%需要住院治疗,3.5%~5%有暂时或永久的功能损害。烧伤中以热烧伤最常见,占85%~90%以上。烧伤发生的男女比例为3:1,夏季多发,中、小面积烧伤占多数,头颈、四肢等部位居多。

在烧伤治疗的发展过程中有三大飞跃:第一、补液公式的应用大大降低了病死率。第二、用抗生素控制感染,使感染局限化,降低了病死率,但大面积烧伤的致残率极高。第三、康复治疗使患者的生活质量和社会价值大大提高,因此烧伤康复成为康复医学的重要内容。

第一节 临床诊治

一、诊断

烧伤的严重程度与烧伤的面积和深度密切相关。正确评定烧伤的面积和深度,是判断病情和确定治疗方案的重要依据。

1. 烧伤面积

(1)中国新九分法 是我国创建的、适用于判断国人烧伤面积的评估方法。该方法将人体全身体表面积划分为若干9%的等份,主要用于成人,对儿童应加以修改(表16-1)。

表16-1 烧伤面积评估表(中国新九分法)

部位			占成人体表%	占儿童体表%
头颈部	面部	3	9(1×9)	1×9+(12-年龄)
	发部	3		
	颈部	3		
躯干	躯干前面	13	27(3×9)	3×9
	躯干后面	13		
	会阴	1		
双上肢	双上臂	7	18(2×9)	2×9
	双前臂	6		
	双手	5		
双下肢、臀部	双臀	5	46(5×9+1)	5×9+1-(12-年龄)
	双大腿	21		
	双小腿	13		
	双足	7		

(2)手掌法　是将伤者本人一个手掌(指并拢)的面积视为体表面积的1%,来估计烧伤面积的方法。一般用于面积较小的烧伤。

2. 烧伤深度　目前普遍采用三度四分法。即根据烧伤的深度分为Ⅰ°、浅Ⅱ°、深Ⅱ°、Ⅲ°,各度的临床表现、鉴别方法和转归见表16-2。

表16-2　烧伤深度的表现和转归

深度	损伤深度	外观特点	感觉	皮温	拔毛试验	创面愈合过程
Ⅰ°(红斑性烧伤)	伤及表皮,生发层大部健在	局部似红斑,轻度红肿,表面干燥	疼痛和烧灼感	稍高	痛	3~5日可痊愈,脱屑,不留瘢痕
浅Ⅱ°(水疱性烧伤)	伤及生发层,甚至真皮乳头层	水疱较大,渗出较多,去表皮后创面红肿、湿润	剧痛,感觉过敏	温度增高	痛	不合并感染者2周可痊愈,不留瘢痕
深Ⅱ°(水疱性烧伤)	伤及真皮深层,尚存留皮肤附件	水疱较小,去表皮后创面微湿,浅红或红白相间,可见网状栓塞血管	感觉较迟钝	局部温度略低	微痛	不合并感染者3~4周可痊愈,愈后留有瘢痕,基本保存了皮肤功能
Ⅲ°(焦痂性烧伤)	伤及皮肤全层,甚至皮下、肌肉、骨骼	创面无水疱,蜡白或焦黄,干燥,皮革样,可见树枝状栓塞血管	感觉消失	局部发凉	不痛,易拔除	愈合缓慢,创面修复依靠植皮或周围健康皮肤长入,愈后遗留瘢痕或畸形

3. 烧伤严重程度

(1)轻度烧伤　总面积在9%以下的Ⅱ°烧伤。

(2)中度烧伤　总面积在10%~29%之间,或Ⅲ°烧伤面积在10%以下。

(3)重度烧伤　总面积在30%~49%之间,或Ⅲ°烧伤面积在10%~19%之间;或烧伤面积不足30%,但有下列情况之一者:全身情况较重或已有休克;复合伤;中~重度吸入性损伤。

(4)特重烧伤　总面积在50%以上,或Ⅲ°烧伤面积在20%以上。

二、早期处理

烧伤后局部和全身变化与热源强度、接触时间、接触部位等因素相关。伤后即刻局部组胺释放,引起强烈的血管收缩,数小时后血管舒张,血管通透性增高,血浆渗透到伤口周围,受损细胞肿胀,血小板和白细胞聚集,导致局部栓塞缺血和进一步损伤。烧伤后机体抗感染能力降低,开放的伤口损失大量体液,导致急性血容量不足,随之发生休克。创面易被细菌污染,导致败血症,此期一直延续到伤后3~4周,待健康肉芽屏障形成后,感染机会才逐渐减少。上呼吸道阻塞的高发生率与吸入有害气体造成的直接损伤相关,并可能因此导致肺炎。患者血液黏稠度增高,血小板黏附性增高。早期处理方法包括:

1. 抗休克　烧伤后迅速出现体液渗出,导致静脉内血容量不足和烧伤及未烧伤组织严重水肿。因此,在烧伤后要立即粗略估计烧伤面积,以判断是否需要静脉补液来预防或治疗烧伤后休克。如果治疗不充分,可引起急性肾功能衰竭、脑水肿、肺水肿、急性肺功能不全等并发症,严重者可导致病人死亡。有很多公式可以计算补液量(如 Brooke, Evans, Baxter 等),但这只是一般原则,还要根据患者的实际情况加以调整,需要注意的是所补液体必须含钠盐和液体置换在48小时内结束。维持良好的呼吸功能也是防治休克的重要措施。如果呼吸道损伤严重,应给予气管插管,通过呼吸机维持呼吸。

2. 焦痂切开　焦痂切开术是切开烧伤组织以减轻组织压力。由于烧伤后肢体严重水肿,导致焦痂下组织压力增高,影响外周血液循环,造成神经血管损害,甚至需要截肢。当组织压超过 40mmHg 时提示需进行焦痂切除术,切口应跨越创面,越过受累关节,深度应达到完全切开焦痂和浅筋膜,使切缘分开,但又不损伤未烧伤的组织。由于水肿造成的胸壁运动受限并影响通气也是焦痂切开的指征。为预防间隔综合征,可实施筋膜切开术。持续抬高烧伤部位以及每小时主动活动 5min 可以减少筋膜切开的几率。

3. 抗感染　全身性感染是烧伤后较常见的并发症,也是当前大面积烧伤死亡的主要原因,感染的主要来源是烧伤创面。当病人复苏,伤口处理干净,坏死组织去除后,可以开始局部应用抗生素。有很多有效抗生素可以预防局部感染,有甲磺灭脓、磺胺嘧啶等,但至今尚无一种普遍有效药物。在局部用药的同时,应注意全身性抗菌药物的应用。小面积烧伤一般可不用或短期使用抗生素,大面积深度烧伤,应及早和较长时期应用抗菌药物,但应避免无休止的用药。

4. 创面处理　烧伤后需要去除坏死组织(如焦痂),提供有活性的组织面以进行伤口包扎,还可预防细菌增生,有助于愈合。方法包括:在水疗中或水疗后进行机械性清创;使用湿-干敷料软化焦痂,当敷料去除时,焦痂也随之去除;使用清创药物如枯草菌酶等,可以不伤害有活力的组织而选择性溶解坏死的组织,但这种清创下体液流失增多,只用于烧伤面积在 20% 以下的患者;对较深的烧伤还可采用外科手术清创,将无活性组织和一些有活性组织切除,暴露筋膜,因为皮肤移植物在筋膜上黏附生长比在脂肪上生长更好,但脂肪切除过多会遗留严重的畸形。烧伤后 1~10 天可以在切线位下清除焦痂,刮除焦痂的薄层,直到有活性的组织显露出来。早期切除和移植与传统非手术治疗相比,可以缩短住院日,减少病死率。

清创后的创面应用生物移植物覆盖。移植物包括自体皮肤、同种异体皮肤、异种异体皮肤、人造皮肤等,以上移植物均可减少创面体液丢失,消除创面的炎性反应,减轻疼痛,促进肉芽组织生长,但只有自体皮肤因具有组织相容性而不被排斥,其他均为暂时性,最终必须代之以自体皮肤移植。在烧伤面积较大,无足够自体正常皮肤供应时,可暂时用其他移植物覆盖创面,以作准备,但这些移植物需每隔数天更换一次,不能间隔过长,以防移植物变干,妨碍关节活动。

一般Ⅲ°烧伤均需要皮肤移植,深Ⅱ°烧伤因为伤口愈合缓慢,也需要皮肤移植。有人认为给深Ⅱ°烧伤进行皮肤移植有助于预防严重的瘢痕形成。常用的植皮方法包括:大张中厚(薄)自体皮片,小片或邮票状自体皮,网状自体皮,自、异体皮相间混植,以及大张异体皮开洞嵌植小片自体皮、微粒植皮、真皮耕耘、自体表皮、异体真皮微粒混植法等。邮票状植皮是用正方或长方形皮片均匀地铺在伤口上。这种移植后外观较差,因为未覆盖处皮肤会出现严重的瘢痕增生。大张植皮是用一整张部分厚度皮片进行移植,这种方法用于较小的伤口,如面部、颈部和手,以利于愈后获得较佳的外观。移植后受术部位最少要制动 3 天。

三、并发症

烧伤后由于组织器官的损害、长期制动带来的影响、心理状态的改变等,常会带来一系列的并发症,严重影响患者的功能恢复。

1. 水肿　烧伤后迅速出现体液渗出,约12小时之后,富含蛋白的水肿液形成凝胶状,阻塞局部淋巴管,引起肢体水肿,并影响水肿清除。尤其是手烧伤的患者,伤后因为水肿而导致典型爪状损伤手,表现为掌指关节过伸,近端和远端指间关节屈曲,拇指内收和外旋。水肿可以通过主动活动减轻,也可对肿胀肢体应用压力治疗,改善局部情况。

2. 骨和关节改变　烧伤后当皮肤损害深达真皮深层乃至皮下组织、肌肉时,必须通过肉芽组织形成的方式修复创面。在肉芽组织中,除大量新形成的毛细血管外,还存在丰富的成纤维细胞和细胞外基质成分,胶原纤维增生,排列紊乱,产生大量瘢痕,导致皮肤延展性下降,影响关节活动。此外,当全层皮肤损伤的组织缺损深于皮肤附件时,伤口收缩是创伤愈合的重要步骤,最大可使伤口缩小达40%,更进一步导致皮肤张力增高,关节活动受限。在伤后的卧床阶段,患者由于疼痛的原因通常会不自主地采取舒适体位,即像胎儿样的屈曲体位:两腿屈曲,双上肢交叉置于胸前,颈前屈,躯干屈曲。一些严重烧伤的病人由于创面需要植皮,植皮部位及其远、近端一个关节不可避免地要进行制动,而长期维持舒适体位或制动时间过长,均会出现关节内外纤维组织的挛缩或瘢痕粘连,进一步加重肢体活动障碍。

在儿童中,烧伤后部分或整个骨骺早期融合,导致骨生长迟滞,骨短小,也可因瘢痕组织通过关节造成关节活动障碍。给儿童戴压力面罩和穿压力衣时,因长时间压力的作用,导致颜面和胸廓发育畸形,表现为下颌生长缓慢,胸廓变为圆形。

皮肤全层烧伤及面积超过20%的患者,在制动或重复性小损伤后,易出现异位骨化,也会导致关节活动受限。骨化现象最早在伤后5~6周出现,但通常发生在伤后3~4个月。异位骨化发生率大约在0.1%~3.1%之间,其早期征象之一就是关节活动范围减小,以肘关节多见,其次在儿童是髋关节、成人为肩关节。确诊后,要避免肢体的大力被动活动,只能在主动活动允许的范围内进行轻柔活动。骨成熟后可行手术治疗。

3. 肌肉萎缩和肌力下降　烧伤患者的肌萎缩多为失用性肌萎缩,主要是因为烧伤后患者全身情况差、意识障碍、惧怕疼痛、应植皮的要求等原因,以及长期卧床或制动未进行肢体活动所引起。部分患者因为深度烧伤后,周围神经亦有损伤,导致所支配的肌肉失去神经营养作用,出现神经源性肌萎缩。也可因肌肉烧伤后不能再生,导致肌肉丢失,肌力下降。

4. 压疮　大面积严重烧伤后,患者长时间处于卧床状态,如护理不当,将导致皮肤持续或反复受压,造成皮肤缺血,组织坏死,继而出现压疮。对于一些为控制体位、防治瘢痕挛缩而使用矫形器的患者,如果矫形器过紧或过度摩擦,也会在损伤部位出现压疮。这些患者全身营养状况不佳,皮肤破损面积大,加上失神经支配后感觉障碍,对压力的耐受性下降,更容易导致压疮的发生。

5. 心肺功能障碍　患者伤后长期卧床,缺少主动活动,回心血量减少,导致安静心率增快,每搏量减少,心肌收缩作功效率降低。患者长期处于仰卧位,膈肌活动减少,呼吸量不足,大量呼吸道分泌物也不易排出,易并发坠积性肺炎。患者在受伤过程中,由于吸入烟雾和其他一些不全燃烧的刺激性物质,导致吸入性损伤,表现为会厌水肿、气道阻塞,患者出现气短、气促等阻塞性通气障碍的表现。胸部环行烧伤的患者,由于焦痂收缩和水肿,可造成限制性通气障碍。

6.瘢痕　瘢痕组织在病理学上是一种血液循环不良、结构异常、神经分布错乱的不健全组织。其表层为菲薄的上皮结构,无毛囊和腺体等皮肤附属结构和真皮乳头,下方相当于真皮部位有大量胶原纤维沉积,无弹力纤维。深度烧伤后创面形成大量肉芽组织,其中包括丰富的毛细血管、成纤维细胞、胶原和弹性蛋白等,随着病程发展,肉芽组织内毛细血管网消退,Ⅰ型胶原含量显著增加,胶原纤维交联增加,上皮细胞等分泌胶原酶降解多余的胶原纤维,逐渐形成瘢痕组织,这一阶段要延续到伤后数月甚至两年。

7.日常生活活动和职业能力障碍　较大面积或深度烧伤可严重影响患者的肢体功能,出现关节活动障碍、肌力下降,并伴有心肺功能下降和心理障碍,导致患者的日常生活活动能力和职业能力障碍。

8.心理障碍　烧伤后,患者由于疼痛、隔离、不能自理、身体毁容和畸形、损伤时的惊恐场面、经济上的压力等原因感到极度痛苦,产生强烈的情绪反应。患者早期处于急性心理应激状态,起初为冲击阶段,表现为焦虑,这是一种忧虑、恐惧、焦灼兼而有之的情绪反应,患者出现交感或副交感神经系统功能亢进、失眠、头痛等。随后进入安定阶段,患者努力想恢复心理平衡,控制情绪紊乱。第三个阶段为解决阶段,患者将自己的注意力转向应激源(烧伤),并努力设法处理它,通过各种行为来缓和烧伤对自己的影响。烧伤患者后期的注意力多集中于创面瘢痕对个人容貌的影响,以及烧伤对肢体功能、生活能力和工作、社交能力的影响。由于存在不同程度的躯体和精神创伤,患者自尊心、自信心都会受到一定的损害,常会对生活丧失信心,有很强的依赖心理,无法坚持日常生活和工作。

第二节　康复治疗

一、早期康复

康复治疗应从烧伤早期即开始,不仅可以减轻疼痛,预防和控制感染,促进创面愈合,更有利于预防关节挛缩畸形和瘢痕增生,促进肢体功能恢复。

1.伤口处理　要想获得较好的功能和较佳的外观,伤口护理、清创和以后的皮肤护理非常重要,在移植前保护和促进新鲜肉芽组织生长,促进烧伤的愈合,缩短愈合时间及减轻瘢痕程度,从而最大程度地为康复训练创造条件。伤口护理的目的是预防或控制感染;尽可能保存更多的组织;为使创面尽早自然愈合或为移植后愈合准备条件。

在清创前伤口必须完全暴露,将干的敷料和黏附的坏死组织去除,清洁局部,除去伤口上的药物,并注意尽可能少地损伤创面和肉芽组织。可以在水疗中或水疗后进行机械性清创,采用 35~36℃ 漩涡浴有利于创面焦痂脱落,对局部烧伤进行治疗时水温可稍高,约 37.7~38.8℃,每次 30min,患者可在水中浸泡 5~10min 后清理创面。湿-干敷料也是非常有效的去除焦痂和渗出物的办法。将粗网眼纱布浸透温暖的抗生素溶液或生理盐水后敷在伤口上,直到敷料变干后取下。这种方法可以软化焦痂并使其黏附在敷料上,焦痂随敷料取下时一同去除。采用枯草菌酶等清创药物时,注意清创区域不能用六氯酚或碘消毒,因为酶活性可能因此而被破坏。其他副作用包括出血、体温增高、疼痛等。

当创面脓性分泌物或坏死组织多,肉芽生长不良时,可进行紫外线治疗,用中或强红斑量照射;分泌物较少或脱痂露出新鲜肉芽组织时,减至阈红斑量;浅而新鲜的创面可用亚红斑量照射,直至创面愈合。大面积烧伤可用全身电光浴,温度30~33℃或更高些,每日1次,每次20~30min。小创面可用红外线照射或超短波治疗。

2. 体位摆放 是指将身体的受累部分安置在恰当位置,并进行适当固定。在急性期,通过恰当的体位摆放,可限制水肿的形成,维持关节活动度,防止挛缩和畸形,以及使受损伤的功能获得代偿。烧伤患者常常感觉非常不适,通过移动肢体至放松位,使烧伤组织不再受牵拉,从而减轻不适感。患者多采取长期屈曲和内收的舒适体位,极易导致肢体挛缩畸形,必须马上采取抗挛缩体位。抗挛缩体位原则上取伸展和外展位,但不同的烧伤部位体位摆放也有差异。为减轻水肿,减少疼痛,可将烧伤部位抬高,一般采用枕头、泡沫垫等将肢体维持在伸展和抗重力位置,也可采用矫形器帮助体位摆放。大面积烧伤患者应每隔2h变换体位一次,需要时可用翻身床、气-水床、波浪床、沙床等,以减轻压力,防止压疮,减少肺部感染。

3. 矫形器治疗 当患者不能自觉维持正确体位或必须制动时,矫形器是用以固定体位的有效措施,它可以帮助体位摆放,保持已有的关节活动度,尽管瘢痕仍可继续挛缩,但不至产生严重畸形。此外,应用矫形器可阻止意外活动,使非限制肢体的主动活动增加,还可使矫形器下面的组织变得温暖和湿润,伸展时更加舒适。肌腱暴露者需要使用矫形器固定在肌腱松弛位,防治肌腱断裂。关节暴露者使用矫形器是为了保护关节。对儿童和不合作的成人也可使用系列夹板,依靠夹板达到最大张力和适当的压力,当挛缩改善时,夹板也随之改变。儿童手烧伤时,由于手小,很难制造出与之相配的矫形器,且儿童难以正确地表达疼痛的感觉,手屈曲挛缩的倾向很明显,致使矫形器容易移动并造成压疮。对不合作的儿童,系列夹板比较有效,并且要进行关节被动活动,进行主动的游戏也是训练的重要内容。

自体植皮后,植皮部位及其远端和近端一个关节需在短期内停止活动。在此期间,可利用矫形器进行上述部位的固定,直至移植皮肤着床为止。在体位固定和矫形器应用期间,每日须两次除去矫形器,观察创面愈合情况,并进行运动治疗,每日锻炼时间一般不超过4h,还需要经常评定患者的关节活动度。体位摆放和矫形器应用类型如表16-3。

4. 运动治疗 宜少量多次进行。自体植皮后矫形器一般应持续固定5~7天,术后7~9天可在辅助下主动活动,9~12天可被动伸展活动,并逐步增加活动范围。每日须检查植皮区,注意有无意外损伤。其余非制动肢体的活动不受影响。焦痂切开术、异种移植、切线位手术切痂后也不是运动治疗的禁忌证。对肌腱暴露的患者,暴露处必须用湿润的敷料覆盖,防止肌腱干燥、脱水变性。在伤口缝合前,必须借助支具使肌腱保持在松弛位。肌腱破裂后须制动6周,这样瘢痕组织才可以跨越并连接破裂肌腱,随后可开始主动活动。如果关节囊暴露但未暴露关节面,仍可以在支具保护下进行温和的主动活动。但如关节面暴露,可能会有关节感染和挛缩畸形的危险,要鼓励患者摆放功能位。

表 16-3 烧伤后体位摆放和矫形器应用

部位	体位摆放	矫形器
颈部	颈前烧伤时,去枕头部充分后仰;颈后或两侧烧伤时,取颈部中立位,口部闭合	软的颈围,或内加塑胶海绵的低温热塑颈围
肩部	上肢外展 60°~90°,腋下烧伤时,肩外展 90°~100°和外旋	上肢牵引或腋部矫形器,两肩胛骨间垫枕,肩部轻度旋后
肘部	上肢屈侧烧伤时取肘伸展位,背侧烧伤允许肘屈 20°,前臂中立位	肘伸展位矫形器
手部	腕关节背伸 20°~30°,掌指关节屈曲 90°,拇指外展对指位,指间关节伸直,手指单独包扎	手功能位矫形器,必要时可作间断固定,白天取下活动
脊柱	保持脊柱成一条直线,以预防脊柱侧弯,尤其是身体一侧烧伤者	
髋部	髋关节中立伸展位,大腿内侧烧伤,髋外展 15°~30°	两膝间加棒的髋外展矫形器
膝部	伸直位	夜间用膝伸直位矫形器
踝部	踝关节背屈位,防止跟腱挛缩	足下垂矫形器

(1) 关节活动度训练　预防烧伤后组织粘连和关节囊的紧缩,有助于保持关节活动范围,对已有挛缩的肢体,通过牵张训练可逐步延长挛缩和粘连的纤维组织,增加关节活动度。在病情许可的情况下,由患者自己经常性地进行未受伤的肢体的主动活动,以及受累肢体的小范围主动活动,有利于改善血液循环,减少水肿,对预防关节僵硬、减轻肢体水肿和保持肌肉力量尤为重要。患者各关节全范围被动活动训练,每天至少 3~4 次,有条件者,上午一次在水中进行,下午在床上进行,每一关节活动至少 10 次,要求达到全关节活动范围。睡前也应进行一次活动。此外,最好在患者感觉较舒服时进行训练,患者常较好地配合。

(2) 牵张运动　预防烧伤后常见的肢体挛缩畸形。温和持久的牵张比多次重复牵张烧伤组织更为有效。在开始训练前,必须将牵张部位清洁后检查,以免损伤有活性的组织。手烧伤时可以通过手掌活动进行手内部肌牵张。躯干前部烧伤可导致肩部前缩和胸部下陷,限制躯干活动,需要加强躯干屈伸和旋转训练,以及双肩水平外展牵张训练。

(3) 肌力练习　对病情不同的烧伤患者进行不同的肌力训练,可防治因长期卧床、肢体制动所引起的失用性肌萎缩,增强肌肉力量,加强关节的动态稳定性。特别是进行肩关节周围肌群和股四头肌的肌力训练,可提高患者的上肢活动范围和下肢支撑能力,对患者早日下床、达到生活自理有重要意义。不论下肢烧伤与否,都必须进行下肢主动活动,以预防血栓性静脉炎。能自行活动的患者可进行主动活动和助力活动,除增加关节活动度外,还可改善血液循环、减轻水肿。对瘢痕部位关节进行牵引治疗,可以有效地预防瘢痕挛缩。鼓励身体情况允许的患者早期下床和进行最大范围的主动活动,必要时给予辅助具,如助行器、踝矫形器等。还可进行等长、等张和抗阻训练,着重提高肩关节周围肌群和股四头肌的肌力,训练时要注意肌腱是否完整。温水浴时因为有水的浮力和温度,患肢运动时的疼痛较轻,所以可利用水的浮力辅助患者的运动,使患者心理状态良好,并使患肢得到训练。当肢体运动方向与浮力方向相反时,水就形成一种阻力,使患者所进行的活动类似抗阻运动,可增强肌力。在水中利用水浪的冲击,可训练患者的平衡协调能力。患者可在水中先浸泡 5~10min,清理创面后开始主动运动,从小关节开始至大关节逐步进行,然后由治疗师对患者每个关节进行被动活动,活动至最大范围,每次治疗 30~60min。水浴的禁忌症或中止水浴的指征为:体温低于 36.7℃或高于 38.3℃;有严重电解质失衡者;在水浴中血压、心率、体温等突然改变者。

(4)耐力训练　对病情稳定的患者进行有氧训练,可提高患者的心、肺功能与代谢功能,增强体质,避免因长期不动或少动引起的失健,在患者重回家庭和社会时,有足够的能力达到生活自理和完成工作。

(5)呼吸训练　对长期卧床尤其是有呼吸道损伤的患者,应指导患者进行呼吸训练。通过胸廓的活动,协调各种呼吸肌的功能,增大肺活量,增加吸氧量,改善全身情况,配合体位引流,促进排痰,达到保持肺活量,提高呼吸的有效性,预防或减少呼吸系统并发症的目的。重点训练腹式呼吸,一日多次,或仅是每小时数次的深呼吸,配合体位引流,胸部颤摩和拍击,躯干的伸屈、旋转训练等,可促进排痰,减少肺部并发症。

5. 理疗　对烧伤创面除进行清创、去痂、抗生素应用外,配合适当的理疗,有助于促进创面愈合,防治感染。超短波治疗可使局部血管扩张,单核-巨噬细胞系统功能增强,白细胞和抗体增加,抑制细菌繁殖,加速结缔组织再生,因而能促使坏死组织分离脱落,控制炎症。但是,有瘢痕增生倾向者不能使用超短波治疗,以免促进瘢痕生长。音频电疗法可止痒、止痛、软化瘢痕。紫外线照射可加快局部组织的血循环,抑制细菌生长,刺激结缔组织和上皮细胞生长,可消肿止痛、预防感染、促进坏死组织脱落。电光浴、红外线疗法能促进创面干燥结痂,减少渗出,防治感染,并有一定的保温作用。蜡疗法具有较强而持久的热透入作用,可用于治疗烧伤后的肢体挛缩。采用水疗法,水的温热作用于人体,可以减轻疼痛,清除创面分泌物,减轻感染,促进坏死组织脱落,利于创面愈合。对中、小面积和较浅的烧伤进行冷水浸泡、冲洗或冷敷,能减少组织中的热量,收缩周围血管,减轻热对组织的进一步损害,并能减轻疼痛。温度以 5°~10℃为宜,持续 30min 以上,以去除冷疗后创面不痛或稍痛为准。磁疗法可改善血循环,促进致痛物质转化和分解,减少渗出,因此能止痒止痛、消除水肿。

6. 压力治疗　以弹性织物对伤口愈合部位持续压迫而达到预防和治疗瘢痕增生的方法,称为压力治疗。目的在于软化和消除瘢痕,预防或控制瘢痕增生。常用环形弹力套、弹力绷带直接加压,或用片状弹力材料根据加压部位量体裁剪。作用机理可能为一定压力下瘢痕组织中增生的毛细血管栓塞,数量减少,造成瘢痕组织缺氧,使成纤维细胞合成胶原的速度下降,胶原降解过程加速并接近正常皮肤胶原排列样式。对水肿肢体应用压力治疗,还可促进体液回流,减轻水肿。对于面部烧伤患者,可在面部用石膏取模后制作透明面罩,用于新移植和新愈合的皮肤上,可预防严重的颜面畸形。优点在于和面部外形一致,因为透明所以可看见皮肤以确保适当的压力分布。

7. 作业治疗　进行功能性的作业活动可以维持关节活动度与灵活性,保持一定的肌肉力量与耐力,减轻肢体水肿。日常生活能力的训练有助于提高患者的生活自理能力,对于完成活动有困难者,可提供改良或辅助用具并训练其正确使用,鼓励患者早日实现日常生活活动的全面独立。职业训练可根据患者就业方面的现有和潜在功能,判断患者有无重回原工作岗位的可能,以及帮助患者重新选择适当职业,进行针对性的职业训练,并模拟实际工作环境,使患者成功回归社会。

8. 心理治疗　由于突然的不良刺激，使患者产生焦虑、恐惧等不良心理，进行及时的心理治疗，可改善患者的心理状态，树立对康复治疗的信心，充分配合治疗，促进功能恢复。烧伤后由于瘢痕增生、肢体畸形、功能障碍等，患者易产生悲观、厌世等情绪，进行安抚、疏导、行为矫正等治疗，使其达到最佳心理状态，早日重返家庭和社会。安慰开导患者稳定情绪，克服急躁心理，向患者及家人介绍烧伤康复的有关知识，鼓励患者积极配合治疗。

二、后期康复

烧伤后期通过积极的康复治疗，控制瘢痕增生，恢复肢体功能，促进患者重返家庭和社会。深Ⅱ°和Ⅲ°烧伤后常出现严重的瘢痕增生，引起疼痛、瘙痒等不适症状，妨碍美观，影响关节活动度、排汗功能等，因此要对瘢痕进行适当的处理。

1. 瘢痕评估　记录患者的受伤时间，通过肉眼观察和照相比较增生性瘢痕的面积、厚度、色泽、弹性、质地，询问患者是否有瘙痒、疼痛等症状。可采用 Vancouver 烧伤瘢痕评估表（表16-4）。也可采用一些辅助检查。

表16-4　Vancouver 烧伤瘢痕评估表

项目			评分标准		
色素沉着	M	0	正常：与身体其他部分颜色相似	1	较浅色素
		2	混合色泽	3	色素沉着
血供	V	0	正常：与身体其他部分颜色相似	1	粉红色
		2	红色	3	紫色
柔顺性	P	0	正常		
		1	柔软：很小外力作用即变形		
		2	较软：压力作用下即变形		
		3	坚硬：外力作用下不变形，不易被推动或呈块状移动		
		4	带状：绳索样，伸展瘢痕时，组织变白		
		5	挛缩：瘢痕永久性缩短，导致畸形		
瘢痕厚度	H	0	正常：平坦		
		1	0mm < H ≤ 1mm　　2　1mm < H ≤ 2mm		
		3	2mm < H ≤ 4mm　　4　H > 4mm		

(1) 超声波测量　由于超声波可以在人体各种组织界面上进行反射，而瘢痕和下方正常组织之间存在界面，因此可用于测量瘢痕的厚度。用超声波测量的同时，在体外施加动态压力，系统连续记录多个压力和厚度的数据，经分析得到压力与变形的关系，作为瘢痕硬度的量化指标。

(2) 激光多普勒　可测定组织的血流量，反映增生性瘢痕的进程。增生性瘢痕的血流指数明显高于正常瘢痕和皮肤。

(3) 血氧测量计　经皮氧分压（$TCPO_2$）反映组织代谢状况，增生性瘢痕的 $TCPO_2$ 明显高于正常瘢痕和皮肤，治疗后 $TCPO_2$ 明显下降。

(4)血、尿羟脯胺酸 反映胶原代谢的情况。增生性瘢痕面积与血、尿羟脯胺酸含量成正比,与病程无明显关系。

(5)瘢痕评估 可以应用spectrocolorimeter,一种本是工业用测定色彩的仪器,通过测定增生性瘢痕的亮度、色彩、饱和度等指标,反映瘢痕的血供、色素沉着等情况,判断瘢痕的进程,评价治疗效果。

2. 康复治疗

(1)压力治疗 压力治疗宜尽早进行,不同时期的瘢痕所需施加的压力不同,一般以 1.33～3.33kPa 为宜。治疗必须持续进行,除洗涤、进食(去手套和面具)外,每天宜加压治疗 23～24 小时,持续 6～18 个月,直至瘢痕成熟。这一疗法的局限性包括:①使用时有不适感,摩擦部位易产生水疱和皮肤破溃,个别患者出现皮疹或皮炎;②面、颈和会阴等特殊部位难以维持有效的压力;③仅适用于瘢痕未成熟前;④对儿童的生长发育有一定影响。

(2)硅凝胶治疗 硅凝胶用于瘢痕治疗虽应用较晚,但效果较确实。使用时将硅凝胶膜置于瘢痕上,与其直接接触,每日持续 12 小时以上,硅凝胶膜每日取下,清洗瘢痕及硅凝胶膜后再戴上。治疗几周后瘢痕质地变软,颜色和厚度的变化在 2～3 个月以后出现。硅凝胶膜的伸展性与人体皮肤的伸展性一致,不影响关节的活动。部分患者应用硅凝胶后感到局部瘙痒和汗疹样反应,不影响继续治疗。也可在硅凝胶膜中加入抗生素,在防治瘢痕的同时控制感染。其作用机理可能与硅凝胶下的皮肤水分蒸发速度降低,产生皮肤的水储存作用,以及硅凝胶膜可持续缓慢释放硅酮油,有助于分离坏死组织,加速肉芽组织增生以及上皮的形成相关。此外,硅凝胶还可抑制成纤维细胞胶原的合成及分泌,促使瘢痕组织结构向正常皮肤转化。

(3)运动治疗 鼓励患者进行最大程度的主动活动,可使用徒手体操、固定自行车、滑车重锤等,每日训练 1～2 次。用手法、重物或系列石膏对瘢痕作缓慢、持久的牵张,配合蜡疗、红外线治疗,可改善结缔组织的弹性,增强牵张的效果,恢复关节功能。根据患者的肌力选择不同的训练方法,肌力 2～3 级时可进行助力运动和主动运动,肌力在 4 级以上的患者可进行抗阻训练,以进一步增强肌肉力量。使用固定自行车、划船器等器械进行有氧训练,可以提高心肺功能,增加耐力。

(4)作业治疗 对大面积烧伤后创面愈合的患者进行日常生活活动能力的训练,包括翻身训练、离床活动、洗漱和吃饭训练、穿脱衣训练、用厕和洗澡训练等,对于完成活动有困难者,可以提供辅助具。如上肢烧伤的患者,烧伤创面愈合,肘屈曲达到 90°,即可开始吃饭训练,如患者握匙有困难,可将餐具用绷带等固定在手上练习吃饭。对于需要工作的患者,根据患者目前的职业能力评定,选择适宜的工作性质,进行针对性的职业训练,并提供模拟的工作环境,提高患者的职业能力。

(5)理疗 为止痒、止痛、松解粘连,软化瘢痕,可采用磁疗、音频、超声、蜡疗等方法。激光束能使直径小于 0.05mm 的血管闭塞,引起周围组织的微小坏死,从而治疗增生性瘢痕。超声波疗法的机械作用能使坚硬的结缔组织延长、变软,可软化和消除瘢痕。接触移动法用于体表较平的部位,肢体远端如手、足、腕、踝可用水下法,面部则用水囊法。直流电离子导入疗法可减轻早期瘢痕的痛、痒和水肿。冷冻治疗可用于治疗瘢痕。冷冻能引起细胞内冰晶形成,使瘢痕组织中水分结冰,细胞脱水,电解质浓缩,细胞死亡;低温(-196℃)可使细胞膜的主要成分脂蛋白复合物发生变性,导致细胞膜破裂,瘢痕组织及细胞坏死,使瘢痕变平、软化。

(6)药物治疗 常用药物包括:肾上腺皮质激素:常用的有去炎松、康宁克通、得宝松等。激素可结合到皮肤及能合成结缔组织的纤维母细胞上,抑制胶原α-肽链和脯氨酰羟化酶的合成,使胶原合成减少,同时诱导成纤维细胞产生胶原酶,使胶原降解增加。副作用包括皮下组织萎缩、色素沉着或减退、毛细血管扩张、生理功能失调等。秋水仙碱:是一种细胞有丝分裂的抑制剂,能抑制成纤维细胞的微管功能,阻止胶原蛋白分泌到细胞外,还可增加胶原酶的活性,促进胶原降解。苯海拉明:能去除肉芽组织中成纤维细胞的收缩性,抑制瘢痕组织增生过程中的免疫反应。胶原酶:胶原酶活性降低,胶原降解不足可能是增生性瘢痕形成的重要原因,因此可用胶原酶治疗瘢痕,治疗后可见瘢痕缩小,质地变软。积雪苷:从中药积雪草中提取出来的无色晶体,具有抑制成纤维细胞增殖的作用。维甲酸:维生素 A 的衍生物,能促进上皮细胞生长和分化,干扰胶原代谢,常用 0.05% 的维甲酸霜剂外用。也有人用抗肿瘤药、细胞因子治疗瘢痕获得良好效果。

(7)放射治疗 由于生物细胞被 X 线照射后会出现损害,尤其是正处于增殖、分裂状态的细胞对 X 线更为敏感,所以常用浅层 X 线照射来治疗瘢痕。也可用核素制备成敷贴器,产生 β 射线对瘢痕进行较长时间的照射,可抑制成纤维细胞的增殖分化,进而抑制瘢痕过度增生,还可破坏瘢痕内血管,使血管内皮细胞萎缩,阻断瘢痕内的血液供应,从而治疗瘢痕。此法不适用于大面积瘢痕,因其容易诱发恶性肿瘤及具有全身副作用。

(8)手法治疗 对新愈合的瘢痕组织进行按摩,可促使瘢痕软化。由于上皮较娇嫩,易起水疱,要求动作轻柔,用按压、摩揉等手法,治疗前局部涂羊脂膏。随着瘢痕组织的不断成熟,可适当加大按摩力度,增加推、提、拿、捏等手法。

(9)矫形器应用 由于运动或牵张后瘢痕仍要紧缩,应用矫形器可以保持已获得的活动度,并帮助挛缩关节重新获得活动功能。根据患者的具体情况设计适宜的矫形器,严重的挛缩畸形往往需要设计一系列的矫形器,定期予以更换。

(10)心理治疗 教育患者调整心理状态,正确面对伤残,坚持长期训练,使肢体功能获得最佳恢复,早日重返社会。

(11)手术 手术治疗常配合其他疗法进行,以减少复发。

(12)痛和痒的处理 创面上皮化后,可有周围神经末梢再生,有时可出现疼痛和瘙痒。必要时可给予止痛药、抗组胺药、抗抑郁药和抗炎药,不要用热水清洗皮肤,局部涂羊脂膏予以润滑和保护,冷敷、TENS 也有助于痛和痒的缓解。

(宋 凡)

第十七章 疼痛的康复

第一节 慢性疼痛的临床诊断

一、慢性疼痛理论

疼痛是医学的难题之一,疼痛研究处于现代科学前沿。

疼痛的发生是双刃剑:既以症状的形式出现,警告机体及时采取行为来避免伤害、寻找病因、减轻病痛;又可形成慢性疼痛综合征,给患者带来比疾病本身更严重的痛苦,影响进食、睡眠、活动等日常生活,造成焦虑抑郁的情绪,使其受尽折磨、产生药物依赖甚至痛不欲生,成为对患者、家属及医护人员的严重威胁和挑战。

随着社会经济的发展,人们对健康要求的提高,慢性疼痛日益引起人们的注意,消除疼痛成为医学上一个亟待解决的问题。目前慢性疼痛已列为康复医学的主要病种之一,在美、加、澳、日等发达国家及部分发展中国家中的医院、康复中心和社区,广泛建立了疼痛门诊,在解决患者痛苦方面卓有成效,大大提高了复工率,减轻了社会的负担。我国近年来也逐渐兴起了疼痛医学和疼痛门诊,出现了以现代康复治疗技术配合药物、调整感觉输入、心理疗法等综合疗法来解除慢性疼痛的发展趋势。

(一)疼痛的基本概念

1. 疼痛的定义 疼痛是与现存或潜在的组织损伤有关或可用损伤来描述的一种不愉快的感觉和情绪体验(IASP,1986)这一定义具有两个要点。

(1)疼痛与损伤 疼痛与损伤不是单纯的恒定不变的因果关系,而是具有高度的可变性和不可予测性的关系。疼痛通常由明显的外界的伤害性刺激或体内潜在的病损引起,但有时没有器质性病损也可自发出现;有时可被非伤害性刺激所诱发;有时身体广大面积严重损伤却没有疼痛出现;一些疼痛的强度与损伤的严重程度不成比例;有的损伤痊愈后慢性疼痛持续存在,严重者甚至致残。可见二者的关系不是单纯的因果关系。尽管有些疼痛不伴有损伤,但由于人们在生命早期多体验过损伤后的痛觉,因此患者往往"用损伤来描述"疼痛。

(2)疼痛是一种多维度的病理生理状态 疼痛不是单一的简单感觉,它涉及机体的感觉识别、情绪感受、认知评定、运动与自主性反应等多个方面,并常伴有一系列生理反应、心理活动和行为学改变;它比其他感觉更容易受情绪环境和过去经验的影响,有很大的个体差异性。伤害性感觉是指中枢神经系统对伤害性感受器激活而引起的传入信息的加工和反应,以提供组织损伤的信息,可发生在中枢神经系统的各个水平,从低等动物到人均有。而痛觉是指存在躯体某一部分的厌恶和不愉快的感觉,发生在脑的高级部位尤其是大脑皮质,是所特有的。两者密切相关但又有所不同。

2. 有关疼痛的基本概念

(1)痛阈　受试者首次报告引起痛觉的最小刺激量。

(2)痛耐受阈　受试者由于疼痛将刺激除掉或要求停止刺激时的最小刺激量。

(3)痛觉过敏(Hyperalyesia)　对伤害性刺激产生过强的疼痛反应。分为原发性与继发性。

原发性痛觉过敏:对来自损伤区机械刺激和热刺激的过强反应,为外周神经元敏感化的表现。

继发性痛觉过敏:对来自损伤区周围的非损伤区的机械刺激的过强反应,为中枢神经元敏感化的表现。

(4)痛觉超敏,或称痛性感觉异常(allodynia)　在非伤害性刺激作用下产生痛觉。

(5)诱发痛(evoked pain)　痛觉过敏和痛觉超敏,均由刺激所诱发,统称为诱发痛。

(6)自发痛(spontaneous pain)　在没有可见的刺激条件下产生的疼痛。

(7)神经源性疼痛(neuropathic pain or neurogenic pain)　由中枢或外周神经系统损伤或疾病引起的疼痛综合征,通常包括自发痛和诱发痛。

(8)中枢性疼痛(central pain, cp)　由于中枢神经系统本身伤病所造成的自发痛和对于外加刺激的过度疼痛反应,包括一种不愉快的触物感痛(dysaesthesia)。

(9)急性疼痛与慢性疼痛的区别　见表17-1。

表17-1　急性疼痛和慢性疼痛的区别

	急性疼痛	慢性疼痛
时程	诊治时间短	长期存在,反复发作
性质	是一个生物学症状	是一种疾病,为主要不适
情绪反应	疼痛伴随焦虑	疼痛伴随抑郁
药物使用	采用需要的药物	最好采用非麻醉性止痛药及抗抑郁药
药物成瘾	少见	多重成瘾
诊断	单纯	复杂
治愈	易于达到	通常很难达到

(二)疼痛的生物学基础及其调控

1. 痛感受器　游离神经末梢是主要的痛感受器,广泛分布于皮肤、角膜、血管壁。痛觉由Aδ(有髓鞘)和C(无髓鞘)纤维传导。牙髓、肌腱、关节、骨膜及内脏中的Aδ纤维的游离神经末梢,为高阈机械痛感受器(high threshold mechanociceptor),Aδ纤维传导速度快,兴奋阈较低,主要传导快痛;C纤维的游离神经末梢,可被各种高强度的机械、化学、温热刺激兴奋,称为"多型伤害性感受器"(polymodal nociceptor)。C纤维传导速度慢,兴奋阈较高,主要传导慢痛。疼痛感受器受邻近其他感受器状态的影响,受脑的下行性控制,其敏感性还受到局部血液供应和组织内理化变化的影响。

传统的观点认为,任何刺激(如温度、机械刺激、电刺激等物理因素,酸碱、高渗或低渗盐水等化学刺激)的强度达到一定的程度,就成为伤害性刺激,可以作用于相应的感受器,引起疼痛的感觉与反应。

林可胜提出"化学感受说"(1970):生理浓度的阳离子或带有阳离子成分的化学致痛物质,作用于游离神经末梢的阴离子受体部位,即可引起疼痛。这种带阳电的致痛因子,包括高渗与低渗盐水、酸或碱溶液、钠钾离子、乙酰胆碱、5-羟色胺、组胺、缓激肽、炎性渗出液等物质。这些化学物质引起的痛表现同各种伤害性刺激引起的痛完全一致,同时其刺激强度都是生理浓度,仅仅引起疼痛,并不损伤组织。因此,他提出,疼痛感受器是化学敏感的(chemosensitive),而不是伤害性敏感的(nocisensitive);由这些刺激所致的疼痛实验,可以在同一动物或组织反复进行,不伴有组织损伤。这一学说是在众多实验结果的基础上提出的,在疼痛与损伤的关系方面与 R. Melzeck 和 P. D. Wall 的观点不谋而合。

化学感受说还提出,致痛的阳离子可能是与神经膜上的带阴电的唾液酸残基结合,改变神经膜的分子结构而引起疼痛。推测疼痛感受器可能是位于紧挨着毛细血管和小静脉附近的结缔组织间隙中的游离神经末梢,即"傍血管感受神经"(paravascular sensory nerve)。虽然这一学说中的推测性成分尚未进一步证实,但很多专家认为,其提出很可能会对疼痛生理学、药理学的研究有所促进。

2. 疼痛传导通路

(1) 新脊髓丘脑束　传导快痛的 Aδ 纤维由脊神经后根进入脊髓后角顶端的胶状质区(后角板层 I)换元,其中一部分经前联合交叉至对侧,经脊髓丘脑侧束上行直达丘脑后腹核,然后经内囊投射到大脑皮质中央后回的第一感觉区,引起有定位特征的痛觉,这种长的直达纤维只在高等动物和人类的脊髓丘脑束中存在。

(2) 旧脊髓丘脑束　在新脊髓丘脑束内侧还有一些纤维经直接通路或网状结构的多突触通路上行,到达丘脑的髓板内核群,投射到大脑的边缘叶和第二感觉区,引起伴随痛觉的强烈情绪反应。这类纤维除人类外也见于低等动物,在种系上发生较早。

(3) 旁中央上行系统　来自 C 纤维的冲动进入脊髓板层 V 后,在脊髓灰质周围的固有束上行,经多次换元后到达网状结构和丘脑,这些短纤维多突触的通道,与慢痛和情绪反应有关。

(4) 背索多突触系统　粗纤维/脊髓/内侧丘系系统中有少量突触后纤维仅对伤害性刺激反应,终止于背柱核更靠近吻端部位,在痛知觉和痛行为中有一定作用。

(5) 内脏痛的传导通路　内脏痛由交感神经中的 C 类纤维由后根进入脊髓,此后与躯体痛觉的走行相同。但食道、气管、直肠、外阴部痛觉纤维与副交感神经一起走行。来自盆腔器官的疼痛冲动经盆神经传入中枢,脊髓内脏二级纤维上行到皮质的径路较分散,经脊髓丘脑侧束深部上行,再经网状结构多次中继经下丘脑投射到嗅皮质或额叶、脑岛等部皮质。

3. 疼痛调控　由新脊髓丘脑束构成的传导快痛的特异传导通路与由旧脊髓丘脑束构成的传导慢痛的非特异传导通路间的功能和作用是相辅相成的。

新旧脊髓丘脑束中不少纤维终止于中脑导水管中央灰质(PAG),后者与间脑的室周区和下丘脑边缘系统形成往返联系。目前认为,它可能是边缘叶脑活动与感觉信息的汇聚区,主要起以情感状态为基础的痛信息调制的作用。同时,富含脑啡肽和阿片受体的中脑中央灰质和间脑室周区,向下传导冲动到延髓中缝大核(NRM)、巨细胞旁网状核(Rmc)的五羟色胺能神经元、单胺能神经元，又通过下行纤维作用于后角胶状质的脑啡肽神经元，使其抑制初级传入纤维末梢，从而起到镇痛作用（图17-1）。这三个层次的下行性痛调制系统和内源性阿片样肽、神经递质的释放在痛情感、痛经验、痛行为方面起重要作用。另一方面，初级传入纤维所激活的痛传递细胞投射到延脑的网状巨细胞核（Rgc），对PAG和NRM的下行镇痛系统细胞起到负反馈的调节作用。

在中枢镇痛系统中还有很多化学物质调控着痛信息的传递。Terenius等（1978）发现机体内存在内源性阿片样肽类物质，如甲硫脑啡肽（met-enkephalin, M-ENK），亮脑啡肽（leucine-enkephalin, L-ENK），β-内啡肽（β-endorphin, β-EP），强啡肽（dynorphin, Dyn）等，具有强力镇痛作用；另外，P物质（Substance P）、胆囊

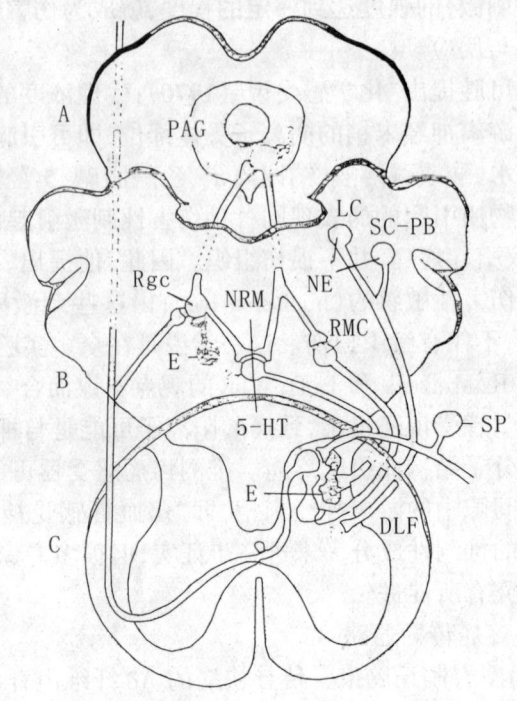

图17-1 Basbaum 和 Felds（1978）提出的内源性疼痛控制系统

收缩素（cholecystokinin, CCK）胃泌素（gastrin, G）等脑肠肽类，5-羟色胺、乙酰胆碱、r-氨基丁酸等神经递质也与疼痛或镇痛有关。

综上所述，疼痛的发生不仅与躯体某一个解剖部位的变化有关，不仅由神经系统的一条传导通路、神经核团和神经递质传递，也不仅由某一个中枢部位所调制，而是由神经系统内特异与非特异性传导系统等多重传导通路之间，以及大脑皮质和皮质下各结构之间多种往返联系相互调节的结果。后者为机体提供伤害性刺激的位置、强度等知觉信息，提出逃避的方向，并帮助神经系统结合过去的经验进行分析，对疼痛认知，从而产生痛行为学反应如运动等。在这一复杂的多重系统中，破坏任何一个环节都会引起整个系统一系列"雪崩式"的变化来代偿被破坏部位的原有功能，这是机体内部调节机制的作用所决定的。

因此，一般而言，在疼痛治疗中永久性地损毁某一神经结构（如传导通路）的方法是不可取的。它可能有短暂的止痛作用，但由于神经系统是可塑的，随之而来的是机体内部各系统间各种反馈作用的发生、调适和代偿，结局往往是疼痛复发或改换形式出现，程度多加剧，甚至成为顽固性疼痛。所以，在疼痛治疗中专家们提倡的"调节感觉的输入"，一般是"暂时地阻断"输入，不指永久性"切断"某些通路，这一基本点已为众多的临床及基础实验所证实。其治疗的原则应为发展那些不影响其他感觉功能、运动功能、全身状态的，不要求复杂的设备和昂贵药物的方法。选取随机信号、杂乱波形，或选择某些特定的频率的电刺激给以少量多次循环使用，以"调节感觉输入"，可以降低病人对治疗的耐受性，大大提高疗效，确实不失为一种切实有效

的治疗方法。

(三)痛觉学说

关于疼痛的发生,有"特异说"、"形式说"、"感觉相互作用学说"、"疼痛的情感学说"和"闸门学说"等多种学说。目前国内外多数学者同意 R·Melzack 和 P.D.Wall 提出的闸门控制学说。闸门学说认为,脊髓后角胶状质(SG)具有疼痛的闸门作用,它对传入神经纤维的感觉传入具有突触前抑制作用。外周传入神经末梢的传入既可直接作用于二级细胞(T 细胞),又可改变 SG 对 T 细胞的抑制作用;因此,闸门的开关,受外周感觉输入与中枢下行抑制相互作用结果的制约。

细纤维(C 类纤维)的输入,除作用于 T 细胞外,还抑制 SG 对 T 细胞的抑制而对后者起正反馈作用,使闸门开放,产生痛觉。

粗纤维(Aδ 类纤维)的输入,除作用于 T 细胞外,还兴奋 SG 对 T 细胞的抑制而对后者起负反馈作用,使闸门关闭,产生镇痛作用;同时它还通过上行纤维的传入,触发中枢的下行抑制过程(包括记忆、注意、传递经验等过程),以关闭闸门。

闸门控制系统与疼痛的感觉、情绪及中枢控制之间也具有多种相互联系,T 细胞输出主要投射到感觉-分辨系统(经新脊髓丘脑系)和动机-情感系统(旁中央上行系统)。粗纤维兴奋又可以触发中枢控制过程。以上三个系统相互作用并都投射到运动系统(图 17-2),引起一系列的痛反应:烦躁、焦虑、抑郁、恐惧等情绪反应;身体呈屈曲姿势(屈曲反射)、坐卧不安、姿势调整;呻吟、喊叫、叹气、咬牙;转动头、眼睛检视伤区,不停地抚摸、揉搓伤区;诉说疼痛体验,有的导致跛行;面红耳赤、大汗、心慌憋气、恶心呕吐、血压下降等各种自主神经性反应;联想既往经验、估计后果、增加服药频率;睡眠习惯的改变,如痛得难以入睡、夜间痛醒多次;发作时被迫停止活动及进餐等。

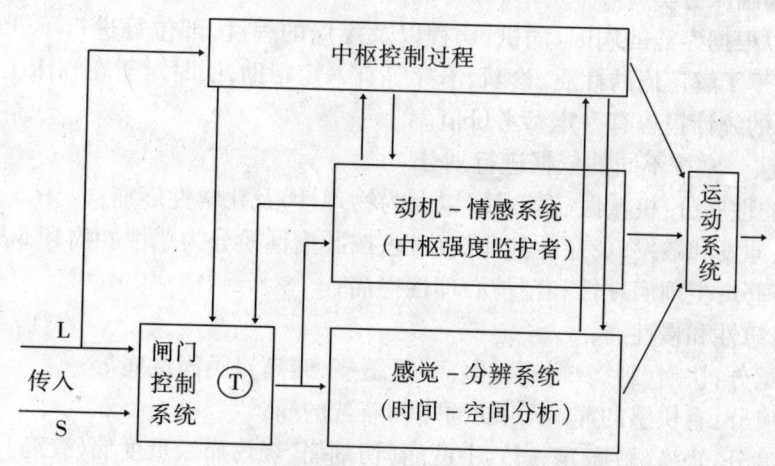

图 17-2 疼痛的感觉、动机和中枢控制决定因素模式图

闸门学说认为疼痛程度受多种因素的影响。T 细胞的输出模式取决于多方面因素对其作用的总和的结果(图 17-3)。这一概念具有重要的现实意义。

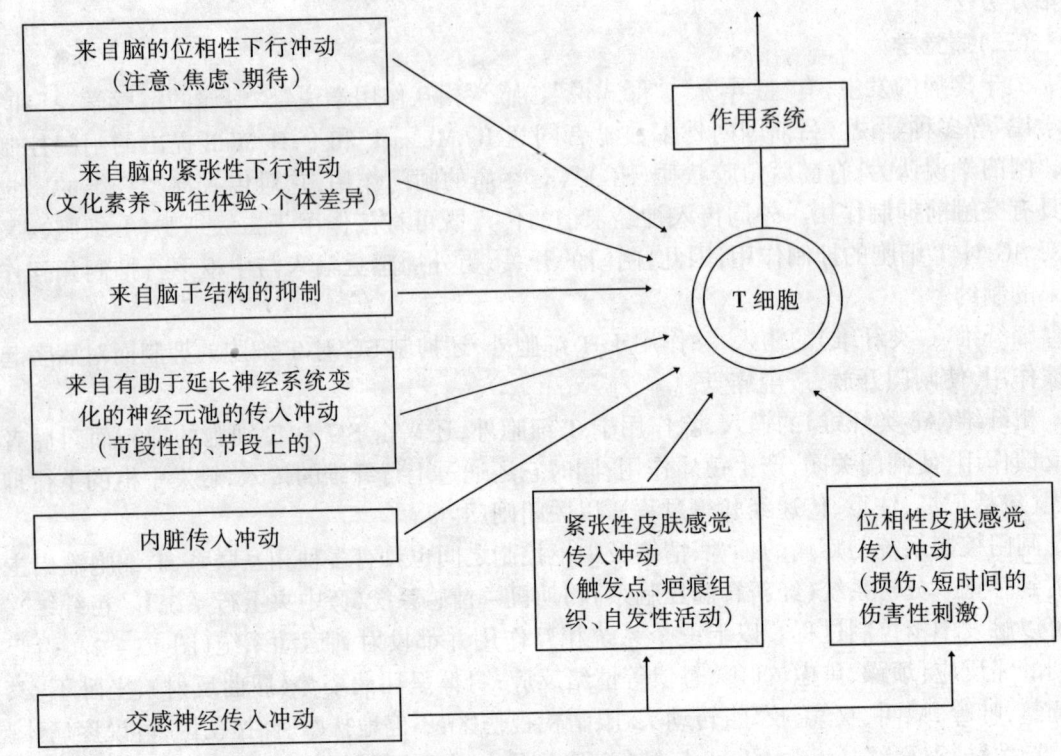

图 17-3 对中枢神经系统传递细胞(T 细胞)多源性影响的概念模式图
(概念认为同时采用数种治疗措施可以使 T 细胞输出模式发生改变)

(四)疼痛的临床分类

临床上可以根据疼痛的病因、病机、病程以及疼痛的程度、部位等进行不同的分类。临床疼痛的分类,对于了解疼痛的性质、诊断、治疗等有一定帮助,同时对于在临床工作中总结分析病例,治疗效果的统计报告有一定参考价值。

1. 分类方法　常按不同的依据进行划分。

按刺激源的性质分:机械性、温度性(以上为物理性)及化学性疼痛;

按病因分:原发和继发;炎症性和非炎症性;按肿瘤性质分为恶性肿瘤和非恶性肿瘤痛;

按发病机理分:生理病理性和精神心理性疼痛;

按病情分:急性和慢性痛;

按疼痛感觉分:快痛(刺痛、锐痛)、慢痛(延缓痛,钝痛)、顽固性痛等;

按情绪反应分:有快感的痛、不愉快的痛和痛苦的痛;

按疼痛程度分:轻痛(微痛、隐痛)、中度痛(切割痛、烧灼痛)、重度痛(绞痛)、极度痛(剧痛、惨痛);

按时间分:一过性、间断性、周期性、持续性等;

按机体部位分:躯体性痛(表面痛)、内脏痛(深部痛);

按神经系统分:中枢神经痛、周围神经痛、自主神经性痛;

按疼痛的表现形式分:原位痛、牵涉痛、反射痛、转移性痛。

由于疼痛包含多种因素,不是一种分类方式可以概括的,因此要结合具体病人,根据病因病情主要特点进行分类。

2. 疼痛分类索引 现将 Bonica 有关疼痛的分类索引摘引如下,供临床应用参考。

(1) 按部位分类

头部、口腔	000	下背部、腰部、骶尾部	500
颈部	100	下肢	600
肩、上肢	200	盆腔	700
胸部	300	肛门、会阴、外阴部	800
腹部	400	三个以上部位	900

(2) 按系统分类

神经系统(中枢、周围神经、自主神经)	00	皮肤、皮下组织及腺体	40
特殊感觉、生理障碍或功能异常		胃肠系统	50
精神系统(心理和社会)	10	生殖泌尿系统	60
呼吸及循环系统	20	其他组织器官或脏器	70
肌肉、骨骼和结缔组织	30	一个以上系统	80

(3) 按发病情况分类

无记录或不详	0	有规则地反复(如痛经)	5
意外突发性(如动脉瘤破裂)	1	暴发性(如三叉神经痛)	6
持续性或近似持续性、病情无波动(如腰痛)	2	暴发后持续	7
持续或近似持续性逐渐加重(如椎间盘突出症)	3	合并其他情况	8
有规则地反复(如混合型头痛)	4	除外以上情况	9

(4) 按病情及病程分类

无记录或不明	0	中度 1个月以内	4	重度 1个月以内	7
轻度 1个月以内	1	1~6个月	5	1~6个月	8
1~6个月	2	6个月以上	6	个月以上	9
6个月以上	3				

(5) 按病因分类

遗传或先天性障碍	00	中毒性、代谢性、辐射性	05
创伤、手术、烧伤	01	退行性变、机械性	06
感染、寄生虫	02	功能障碍(包括生理心理性)	07
炎症(不明感染物)免疫反应	03	原因不明或其他	08
新生物	04	精神心理因素	09

3. 慢性疼痛的常见病种 慢性腰腿痛、下背痛、颈肩痛;神经痛:如三叉神经痛、带状疱疹后痛、周围神经损伤后疼痛;偏头痛;灼痛;幻肢痛和截瘫幻觉痛;晚期癌痛等。

4. 慢性疼痛的特点(Martin, Grabois, 1997)

(1)以弥漫性剧痛为主诉。

(2)不良姿势和活动能力低下以及误用支具、围领、步行器等造成的功能障碍。

(3)误用、滥用或过量用药。

(4)对医院和家庭的过度依赖。
(5)其残疾程度大大超过了现实存在的病理情况。
(6)持续的疼痛主诉以获得同情和更多的医疗福利费用。

二、慢性疼痛的诊断步骤

(一)疼痛病史的采集

在诊断中占有重要位置。主要包括以下内容:

1. 疼痛起始的形式

(1)疼痛的起源 起源于某种疾病,是发生于意外事故或手术后,还是自发产生的。

(2)疼痛起始的确切情况 由于急性病引起的继发痛应明确是急性病起病时立刻出现、从未缓解过,还是以后缓慢出现的或曾间断出现。

2. 患者以前疾病的诊断 很关键,尤其是涉及顽固性疼痛的诊断时。应问清以前相关疾病的情况以及与慢性疼痛是否有因果关系。

3. 疼痛的初步诊断 作出诊断并问清其时程,加重和减轻因素。如偏头痛与饮食、重体力劳动与腰痛的关系等。

4. 疼痛的临床特征 疼痛的部位、性质和伴随情况。

5. 疼痛的治疗和效果 用过的药物、理疗、康复训练、心理和外科治疗史及其各自的疗学。

6. 对生活和社会职业的影响 是否由于疼痛发生生活习惯的改变、失眠、性格改变、文体活动停止、食欲下降甚至不能工作。还应了解患者是否有医疗保险、伤残证明、与领导的关系如何以及是否曾要求更换工作而被拒绝等情况。这些均与是否发展为顽固性痛有较大关系。

(二)临床检查

检查的目的是除外症状性疼痛,确定其慢性疼痛的特征;搞清发生原因(是感觉刺激过分引起还是非传入性的感觉过度引起);注意继发性功能障碍的情况(注意其不同体位时疼痛有无差别,活动是否受限等)。检查内容包括:

1. 神经系统的检查

(1)感觉的检查 感觉阈、痛阈、痛耐受阈等,注意身体双侧的对比。

(2)神经功能的实验室检查 对神经病损患者需检查,如肌电图、体感诱发电位、脑干诱发电位、视觉诱发电位等,以确定神经功能损害的程度。

2. 肌肉骨骼的检查 对肌肉骨骼相关的疼痛患者要进行详细检查。

3. 全身检查 以除外是否有内脏性疼痛等全身性问题。

4. 影像学检查。

(三)痛觉评测

见评定部分。

(四)行为阶梯量表

见评定部分。

(五)心理学检查

以便证实患者是否有焦虑与抑郁状态,鉴别疼痛是心理性的还是病理性的。见相关章节。

第二节 慢性疼痛的康复

一、康复评定

(一) 疼痛评测

疼痛引起的生物学变化特异性不强,故临床上很少用其评定疼痛程度。

1. 口述描绘评级法 包括3~6个级别的描绘词,在次序衡量上给以量化。
2. 视觉模拟评分法 最为简便,以VAS(Visual Analogue Scale)为代表。
3. 调查表法(问卷法) 有通用和专用两种。莫克吉尔疼痛问卷(McGill Pain Questionnaire,,MPQ)、威斯康辛疼痛简明问卷(Wisconsin Pain Index,WPI)等为通用问卷;专为某一种疼痛设计的问卷为专用问卷,如背痛功能障碍问卷、膝关节痛问卷等。
4. 痛行为的评测

(1) 评分法 上述方法以评测痛体验为主,主观色彩较浓。对于痛行为的评定则比较客观,也可以用评分法评定。如Richard等使用UAB评分法,将口述诉痛、非言语的发声诉痛、躺卧时间、愁眉苦脸、站立姿势、活动度、体态语言、器械的使用、静态时的活动和药物的应用等10个疼痛行为的严重程度和频率进行三级评分,比较可靠。

(2) 行为阶梯量表 患者对疼痛的反应常表现在日常生活中的行为方式。因此,人们设计了许多行为阶梯量表,有助于对疼痛的定量及其治疗。法国的Bourhi和Spitalier提出的阶梯表在癌性痛和慢性疼痛的评测中具有较大的实用价值(表17-2)。

表17-2 Bourhi行为阶梯表

A. 因疼痛而不断呻吟:
 (0)= 无呻吟,同样在门诊时也没有
 (1)= 仅询问病史时有呻吟
 (2)= 自发的疼痛呻吟,不频繁,仅在周围亲近的人面前
 (3)= 不断地呻吟,在所有人面前都因疼痛而呻吟,但在这期间能讲述其他事情
 (4)= 呻吟声不断,难以向人叙述其他事情
B. 自行活动减少:
 (0)= 活动正常,能照常工作
 (1)= 部分的外部活动受到限制,患者放弃一些工作,并且放弃习惯的娱乐活动
 (2)= 患者仅在住宅内活动
 (3)= 患者仅在卧室内活动
 (4)= 常躺在床上或长期卧床
C. 每天对镇痛药的要求:
 (0)= 毫无要求
 (1)= 低度要求或者患者自己在24小时内口服3次镇痛药
 (2)= 高度要求或者患者在24小时内应用3次口服镇痛药
 (3)= 低度要求或者在24小时内应用3次注射镇痛药
 (4)= 高度要求或者在24小时内应用3次注射镇痛药

还有从社会心理学角度去观察疼痛行为的一些方法,在此不一一列举。

(二)莫克吉尔疼痛问卷(MPQ)

自 20 世纪 70 年代以来,R. Melzack 创立了莫克吉尔疼痛问卷(MPQ),对疼痛进行量化评定(表 17-3)。该问卷除患者一般情况外,列出 20 组 78 条词汇供患者选择,以描述其自身疼痛的性质。由选出的词的分值之和可算出疼痛测定指数(pain rating index, PRI)总分,可按顺序值和强度值两种方法计分,简称为 PRI-T。20 组词又依痛感觉成分(pain rating index sensory qualities, PRI-S)、痛情绪成分(pain rating index affective qualities, PRI-A)、痛评定成分(pain rating index evaluative words qualities, PRI-E)分为三个亚组,其中 1-10、17-19 为感觉性的,11-15、20 为情感性的,16 为评定性的。还可算出选词个数(number of words chosen, NWC)和疼痛强度(present pain intensity, PPI)两个参数的值。后者分为 1~5 级,对"答卷即刻、疼痛最重及疼痛最轻时"的疼痛强度分别进行评测。此外还设有疼痛与时间的关系、影响因素、痛对生活的影响等栏目。目前多数学者认为,MPQ 具有评定全面、灵敏可靠、有量化标准、具有可重复性、便于进行统计学处理的优点,是目前英语国家最为广泛应用的评痛方法,在 Pain 杂志中有 70%~80% 的文章采用此法评定疼痛。作者自 1991 年以来,在临床用 MPQ 对数百名脊髓损伤中枢痛患者进行了评定,受到普遍欢迎。患者反映其词汇量大,能确切地表达他们的痛觉,解决了自己的痛感"难以用言语表述"的困难。在使用熟练情况下,评定可在 10~15 分钟内完成。评定中应注意采取一对一方式,最好没有第三者在场;询问时尽量避免主观导向(表 17-3)。

表 17-3 莫克吉尔疼痛问卷
(McGill Pain Questionnaire, MPQ)

患者姓名:_____ 年龄:_____ 病历号:_____ 问卷日期:_____

临床科室:_____ 临床诊断:_____

镇痛药:1. 曾用的镇痛药种类_____ 2. 剂量_____ 3. 最近一次给药时间_____

患者的智力:圈出表现最好时的评分: 1(低) 2 3 4 5(高)

本问卷是为了解您的疼痛情况而设计,主要问以下四个问题。

请按以下每部分的开始的问题来解答。

第一部分 你的疼痛在哪里?

请在以下人体图旁边标出你感觉疼痛的部位,外表痛请标"E",内部痛请标"I"。外部内部都痛,请标"EI"。

第二部分 你的疼痛情况怎样?

按照以下 20 个栏目的词汇描述你现在感到的疼痛。选出最恰当地描述你的痛的词所在栏目,跳过不适合栏目。在每一适合的栏目中,只圈出对于描述你的疼痛最准确的一个词:

1)A 闪烁痛	2)A 跳跃痛	D 戳伤痛
B 震颤痛	B 掠过痛	E 戳穿痛
C 搏动痛	C 枪击样痛	4)A 尖锐痛
D 拍击痛	3)A 刺破痛	B 切割痛
E 抽动痛	B 钻孔痛	C 割碎痛
F 猛击痛	C 钻通痛	5)A 捏夹痛

B 按压痛
C 啃咬痛
D 夹紧痛
E 压碎痛
6) A 拖拽痛
B 拽伤痛
C 扭伤痛
7) A 热痛
B 烧灼痛
C 烫痛
D 烧焦样痛
8) A 刺痛
B 痒痛
C 针扎痛
D 螫痛
9) A 钝痛
B 发炎样痛
C 受伤样痛
D 连续固定的痛
E 沉重痛

10) A 敏感痛
B 绷紧痛
C 挫伤样痛
D 裂开样痛
11) A 使人疲倦的痛
B 使人筋疲力尽的痛
12) A 使人恶心的痛
B 使人窒息的痛
13) A 使人害怕的痛
B 使人惊恐的痛
C 使人极度恐怖的痛
14) A 惩罚样痛
B 折磨人的痛
C 残酷的痛
D 恶性的痛
E 致死的痛
15) A 使人泻气的痛
B 把人弄糊涂的痛
16) A 使人烦恼的痛
B 使人讨厌的痛

C 使人难受的痛
D 剧烈的痛
E 使人无法忍受的痛
17) A 扩散痛
B 放射痛
C 贯穿痛
D 刺穿痛
18) A 勒紧痛
B 麻木痛
C 抽吸样痛
D 压榨痛
E 撕裂痛
19) A 凉痛
B 冷痛
C 冰冻样痛
20) A 使人不得安宁的痛
B 令人厌恶的痛
C 使人极度痛苦的痛
D 令人畏惧心焦的痛
E 受刑似的痛

第三部分 你的疼痛怎样随时间变化？

1. 以下哪个词可描述你的疼痛的模式？

1	2	3
A 持续的	A 有节律的	A 短暂的
B 稳定不变的	B 间歇的	B 瞬息间的
C 经常不断的	C 断断续续的	C 倏忽的

2. 在表中填出什么可以减轻你的疼痛？
3. 什么会加重你的疼痛？

请填出以下各项内容与疼痛的关系,减轻画"－",加重画"＋"。

	饮酒		睡眠、休息
	饮咖啡		躺卧
	进餐		转移注意力
	热		大小便
	冷		紧张
	潮湿		明亮光线
	天气变化		大声噪音
	按摩、振动		工作
	按压		性活动
	制动		适度活动
	活动		疲劳

4. 伴随症状及对日常生活的影响

1) 伴随症状

| 恶心 | 头痛 | 眩晕 | 排尿 |
| 便秘 | 腹泻 | 月经 | 其他 |

2) 睡眠　　A 良好　　B 不规律　　C 失眠
3) 食纳　　A 良　　B 可　　C 差　　D 无
4) 活动　　A 良　　B 可　　C 差　　D 无

第四部分　你的疼痛的强度如何？

以下五个词表示疼痛强度由弱到强的改变：

1. 轻痛　　2. 不适的痛　　3. 使人苦恼的痛　　4. 可怕的痛　　5. 难以忍受的痛

请回答以下每个问题，填出解答每一问题最适合词的号数

1. 哪个词描述你现在的疼痛？_____
2. 哪个词描述你最厉害的疼痛？_____
3. 哪个词描述你最轻的疼痛？_____
4. 哪个词描述你曾有过的最厉害的牙痛？_____
5. 哪个词描述你曾有过的最厉害的头痛？_____
6. 哪个词描述你曾有过的最厉害的胃痛？_____

MPQ 目前已有多种语言的版本，也有很多研究其信度和效度的报道。现在已有就简化 MPQ 中文版及 MPQ 全文中文版本信度效度的研究报道。

MPQ 的特点除便于量化外，还是对痛觉的多维评测，并对其三种成分详细分类：痛感觉方面，从痛觉的时间性、空间性、温度、钝锐性等多方面去评定；痛情绪方面，从造成疲劳感、自主性反应、恐惧受罚感等情绪反应等方面评定；痛评定则将痛引起的情绪、感知觉给以综合性总体评定。还附有简要病史，痛其他特性和填充痛部位的人体图，从而全方位地描述疼痛，是一个全面评定疼痛的实用性很强的量表。

（三）视觉模拟评分法（VAS）

视觉模拟评分法（VAS）是评定疼痛强度的较好方法。具体方法是在白纸上画一平直线段，长 10cm，左端点为 0，为"无痛"，右端点为 100，为"无法忍受的痛"（见图 17-4），中间无刻度，让患者根据自己感受的痛强度，在线段上点上一点，表示感知到的疼痛强度。从左端起点至点点处距离的长度为疼痛的强度。也可进行多方位的疼痛评定。其优点是简明易行，灵敏度高，可以表示出疼痛的细微变化，并有具体的量化指标，便于进行治疗前后的统计学处理。使用时线段下以不预先点点、注字为宜。

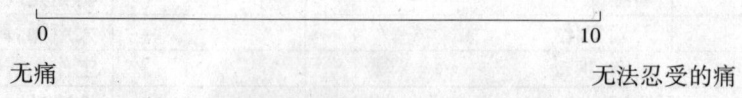

图 17-4　视觉模拟评分法（VAS）的评分尺

〔尺子分两面，一面无刻度（同上），让患者将其疼痛强度标记在上面；另一面有 10 个刻度。尺子既不会对患者有诱导作用，又可翻面读出强度的坐标，简便易行〕

二、康复治疗

(一) 药理学控制

在慢性疼痛的临床处理中可遇到两种患者。一种是由于慢性疾病造成的重复发生疼痛的患者，如风湿性关节炎、癌症和烧伤。基本治疗通常是直接指向疼痛原因。当对疾病的治疗成功时，疼痛一般也趋于缓解。另一种是没有器质性病变的慢性疼痛。慢性疼痛的治疗药物可分为三类：非类固醇抗炎药、麻醉止痛药和辅助药物。

非类固醇抗炎药包括阿司匹林（治疗慢性疼痛很好）、醋氨酚等，对皮肤、肌肉、关节和骨骼的疼痛疗效较好。是最好的间歇性使用药物。

在对没有器质性病变的慢性疼痛的治疗中，应避免使用麻醉类药物，长期使用麻醉类药物常常产生行为并发症，而后者比最初的疼痛问题更难处理。

阿片类药物如吗啡对慢性持续性疼痛和反复性痛有明显镇痛作用。要注意开始使用时在安全剂量范围内用足量，使其作用及早、有效地发挥，既可取得好的镇痛效果又可防止成瘾。其中盐酸吗啡片（morphine hydrochloride tablet）为阿片受体激动剂，有强大的镇痛作用，对持续性钝痛比间断性锐痛及内脏绞痛的效果更好。止痛维持时间 4～6 小时。口服一次 5～15mg，一日 15～60mg；极量一次 30mg，一日 100mg。一般疼痛使用药物的原则是先用非阿片类药物（非类固醇抗炎药），疗效不佳再采用阿片类药。

在对所有疼痛的治疗中，口服药物是最好的。对于疼痛药物，全天控制用量情况下的随时使用要比仅按常规应用要好得多。后者会导致药物依赖、成瘾和焦虑。在慢性疼痛的处理中，通常首选作用期长的药物。应按每个患者具体情况决定药的剂量。

在慢性疼痛综合征的治疗中多使用三环类抗抑郁药，例如阿密曲替林（elavil），多虑平（sinequan）和丙咪嗪（tofranil,）。三环类化合物阻止中枢神经系统内神经递质的重吸收，经由背外侧通道抑制疼痛。此外，阿密曲替林是一种有力的镇静药，可用于慢性疼痛患者催眠。这些药物有抗抑郁、加速皮质激素机制和改进睡眠的综合作用。

在处理影响中枢神经系统的疼痛综合征时使用抗惊厥药，例如苯妥英钠（dilantin,）和酰胺咪嗪（tegretol）。应用于三叉神经痛，术后神经痛，灼痛和幻痛综合征。可能有稳定易兴奋的细胞膜，从而减少和去传入二级神经元活动的作用。其他抗惊厥药有丙戊酸等，可增强突触前后系统 γ-氨基丁酸诱导的抑制的作用，对于治疗神经痛有作用。

解痉药可用 baclofen 和丙戊酸，也可用一些其他辅助类药物，如氯丙嗪、氟哌啶醇、抗组胺剂、泼尼松和地塞米松等。

对于慢性疼痛综合征应有恰当的诊断和治疗。研究的结果提示，治疗比不治疗或安慰剂治疗有效。

(二) 感觉性控制

自 R.Melzack 和 P.D.wall 发表闸门学说以来，对疼痛的研究和治疗产生了极大影响。闸门学说强调兴奋性和抑制性影响的动态平衡，包括脊髓和脑水平的相互作用，是治疗疼痛的新概念性措施的基础，并由此提出新的治疗方式——调节感觉输入。

1. 局部神经阻滞　采取喷雾、局部注射、硬膜外注射局麻药都可以消除疼痛一段时间。

我国已有埋藏导管后连续应用短效药物治疗术后及伤后剧痛、应用吗啡泵(PCA)治疗晚期癌痛的报道,均已取得显著疗效,但因为其往往阻断某区域内所有的神经传导,可引起该神经分布区域的完全麻木和运动麻痹,所以其应用受到一定的限制。

尽管如此,由于局麻药消除疼痛达一小时或一小时以上,人们还是努力研究延长局麻药的作用方式。为避免这类药的毒性作用和损伤神经的作用,现常采用埋藏导管连续应用短效局麻药的方法,可连续几天甚至几十天取得镇痛的效果,一旦发现并发症,须立即终止。

当患者需要参与物理治疗(尤其是腰部及以下部位的疼痛)来活动肌肉和关节时,参与前行神经阻滞是必要的。肩部不适、肩僵或其他病理性肩痛的患者,周围神经阻滞(例如肩胛上神经阻滞)也非常有效。

2．经皮神经电刺激(transcutaneous electric nerve stimulation, TENS) 以特定的低频脉冲电作用于皮肤,刺激感觉神经而达到镇痛,是 Melzack 等大力提倡的治疗慢性疼痛的有效方法。刺激电极可放于疼痛部位或邻近部位,或神经干、神经丛的投影区,刺激参数为波宽 100~500μs,频率 2~160Hz,波形常用单向或双向不对称方波,多用连续脉冲。

目前认为,不同频率可引起体内不同肽类物质的释放。高频刺激(100Hz 左右)使脑脊液中强啡肽释放增加,低频刺激(2Hz 左右)使脑脊液中脑啡肽释放增加,15Hz 刺激可使体内以上两种阿片肽都有轻度升高,刺激还可兴奋粗纤维传入,使闸门关闭而起到镇痛作用。TENS 的频率、波宽及电压均可调,可通过不同的刺激参数使体内粗纤维兴奋,并释放内源性阿片类物质,而避免耐受现象,取得较强且作用时间较长的镇痛效果。TENS 还具有扩张血管、促进血液循环的作用,可加速局部致痛物质的排除。

(1)常用类型

1)通用型 TENS 频率为 50~100Hz,波宽 40~75μs,电流强度 10~30mA,镇痛作用发生快,后作用较短,很舒适,使痛区获得有效镇痛效果,又不引起局部肌肉明显收缩。

2)针刺型 TENS 频率 1~4Hz,波宽 150~250μs,电流 30~80mA,缓解疼痛的后作用长,引起相应脊髓段的肌肉收缩,治疗部位为双侧"合谷"和脊柱背侧,有较好的镇痛及按摩作用。

(2)用法 将表面电极用导电胶黏合在触发点、有关穴位、运动点或病灶相应神经节段上,用不干胶固定,每次治疗半小时至 1 小时,每日 1~2 次,每周 3~6 次。对术后痛,在术后三天内可每次治疗 2 小时,休息 2 小时,反复进行;治疗骨折后骨不连接时电极在病灶外对置或交叉,有石膏时则应置于石膏的远近端,每日 3~4 次,每次 30~60 分钟,连续治数月。

刺激频率对风湿关节炎多采用 70~100Hz,平均痛缓解可持续 18 小时,对神经源性疼痛采用 2~15Hz 或低、高频率交替使用,可取较得满意疗效。戴红等在治疗脊髓损伤的中枢性疼痛中选用 15Hz、100Hz、150Hz 三种频率的刺激各连续治疗一周、休二天后再轮替进行,镇痛效果良好且不易产生耐受,不失为一种行之有效的选择。

(3)适应证 各种急慢性疼痛(如颈、肩、腰痛,幻觉痛,残肢痛,术后切口痛,产痛,关节痛,心绞痛,神经痛等),软组织损伤、关节炎、滑囊炎及骨不连者。国外报道,对于幻肢痛和周围神经受损有较显著疗效。

(4)禁忌证 带心脏起搏器者、妊娠、患皮肤病者禁用,颈动脉区慎用。副作用相对来说很少。主要是皮肤刺激,这是由于固定电极的胶布或胶带所产生的。目前,对于需要心脏起波器的患者使用 TENS 是一种失策。

3．其他电刺激

(1) 刺激脊髓白质后索 在后索埋藏刺激电极,病人自己控制刺激器,主要治疗灼痛。

(2) 刺激与镇痛相关的脑区 将刺激电极埋藏在中脑导水管周围灰质、丘脑腹后外侧核、尾状核等有关区域,患者自己控制刺激器,可以缓解晚期癌痛。

4．运动疗法和手法治疗 现代康复医学的基础——生物力学的基本观点之一是：一些骨骼肌肉疾患的慢性疼痛的发生主要是由于长期维持某一不良姿势或反复进行某一动作造成局部慢性劳损,致使骨骼肌肉的力量关系不平衡所引起。运动疗法(PT)中所用的体操及手法主要是纠正紊乱关系以止痛。

(1) 医疗体操 如颈椎病多发于办公室工作人员,由于长期低头工作,颈椎长期前屈,造成生理屈度变直,颈椎前端长期承受过大压力,造成劳损,而后方压力相对较小,椎间盘在这样情况下易于向后方位移、脱出,压迫硬脊膜、肩袖以至于颈神根经造成疼痛,采用 mckenzie 自我复位法可使上下颈椎间力学关系逐步恢复,促使椎间盘自动回位。如能注意颈后部保温,调整好枕头高度和摆法,配合物理治疗、生物反馈及药物治疗,可取得很好疗效。

(2) 关节松动术 对颈、肩、腰、腿痛的手法治疗主要是关节松动术,即在痛重时采用手法促进肌肉骨骼关节正常生物力学关系的恢复,待有一定恢复后教给患者专门的医疗体操,采用特定的体位、姿势进行主动训练达到镇痛的目的。康复治疗的特点是强调主动参与,在慢性疼痛的治疗中,一般也认为主动疗法的效果优于被动疗法(martin grabois,1997)。

(3) 治疗性锻炼 在骨骼肌肉系统的急性损伤中,由于对疼痛的保护性反射,肌肉可能缩短。常规采用固定,配合压迫和冷冻疗法。疼痛逐渐好转后,运动的灵活性逐渐恢复。如果不能达到运动的正常范围,肌肉可能变成慢性缩短而导致疼痛。治疗性锻炼的基本目标是帮助患者控制疼痛。可以通过恢复正常的肌肉色调、肌肉长度、肌力和最佳的关节活动度来控制疼痛。在正规的治疗结束后,应继续进行家庭治疗计划。

在疼痛的慢性治疗阶段,最佳的治疗方法是在理疗(冷敷、热敷)基础上的综合逐步拉伸运动和按摩。应该教育患者学习正确的机体力学,执行正规治疗的治疗性锻炼处方。

治疗性锻炼由被动运动、积极辅助运动、主动运动、拉伸和放松训练组成。要达到预期的效果,可以单独使用一种方式或综合使用。治疗性拉伸锻炼在治疗慢性下腰痛时很有效。

5．针刺、按摩、理疗 针刺能够兴奋神经释放肽类物质以镇痛,可针刺有关的穴位及痛区局部阿是穴,取得镇痛效果。按摩是用不同强度手法的按压刺激兴奋或抑制感觉传入。理疗则除了电刺激粗纤维关闭闸门的作用外,还可利用深浅不同的热疗改善局部血液循环,对于深部组织损伤疗效较好,主要有间动电、干扰电、调制中频电、超短波、微波等电疗温热疗法及药物离子导入等方法。

6．热敷 是治疗疼痛的常见方式。一般认为,在疾病过程的亚急性和慢性阶段,采取热疗法是最好的。热产生的生理反应可以增加胶原质的延展,增加血流和代谢率,减少关节僵硬、肌痉挛和疼痛。热疗法可以直接降低肌梭的敏感性,皮肤的表浅热疗也可以间接减少肌梭的兴奋性。热的直接和间接作用可以提高痛阈。延展性牵拉中使用的深部热疗对于治疗骨骼肌肉挛缩也有好处。浅表热疗对与慢性炎性疾病相关的关节僵直(尤其是影响肢体的僵直),

可减轻疼痛、增加运动范围,提高功能。热疗对亚急性和慢性黏液囊炎,腱鞘炎和上髁炎也可以减轻疼痛。

7.冷疗是采用冰袋或冰块按摩给组织以超强刺激,可以使疼痛长时间缓解,冷冻疗法对于慢性疼痛也有好处。Pegg证实,用冷敷的方法可以使慢性炎性关节疾病在疼痛,僵硬和活动度方面有所改进。下腰痛患者使用冷冻疗法在可控性临床试验中反映良好,效果与TENS类似,可与TENS交替使用来克服适应现象。在治疗肌筋膜炎性疼痛综合征方面,Travell广泛采用冷冻喷雾剂的方法。综合使用冷冻喷雾剂,牵伸,疼痛点的注射可以大大地起到缓解疼痛的作用。

(三)心理学控制

1.生物反馈疗法和放松疗法 其核心都是分散注意力、松弛肌肉,使心情逐渐放松,降低中枢神经系统的敏化状态,解除大脑对疼痛的注意及焦虑而起到下行抑制作用。生物反馈疗法由仪器显示一定视觉或听觉的指标,鼓励患者,指导其放松,使特定肌肉的肌电图或皮肤温度逐步接近限定的目标,以转移注意力、降低感觉传入和觉醒水平、减少对疼痛的感受。放松疗法主要是配合舒缓的音乐和录制好的指导语,指导患者依照一定次序逐块地放松肌肉,排除杂念,产生宁静的主观体验,也可分散对疼痛部位的注意,提高控制疼痛的信念,对于紧张引起的头痛、背痛有一定疗效。

2.操作性条件技术 Wilbert E,Fordyce等认为,疼痛是受别人强化或鼓励痛行为造成的,因此治疗"痛行为"的方法是停止鼓励:忽略患者对疼痛的诉说等行为,以微笑、赞扬和物质奖励来鼓励患者增加一切体力活动,将药物用量减到最低限度,以减轻痛行为和药物成瘾,改善患者的功能障碍和残疾。同时,教给病人放松训练方法,让他多想愉快的事情,用大声数数来分散对疼痛的注意力,并进行支持性心理治疗,可取得一定程度的缓解。

3.认知技术和催眠术 为了改变与疼痛经历相联系的认知结构和认知过程(自主思维,想像,内心对话),认知行为的修正能帮助患者学会自我处理的状态和解决问题的认识力。对想像力疏忽的认知策略,疼痛的虚构改变,集中注意力和分裂行为中的躯体化都是有用的。

缓解紧张的放松方法包括深部肌肉放松,隔膜深呼吸,沉思,瑜珈术和主动训练。也可教患者进行自我催眠。催眠可产生无副作用的放松,正常功能无减少。催眠术能够暗示痛觉丧失或麻醉,用另一种感觉替代疼痛,把疼痛的感觉转移到很少或几乎不受累的区域,改变疼痛的意义,增加疼痛的忍耐力,可以从部分患者的意识中把躯体的感觉分离出来。

对于以上心理疗法,也应采用多元化的综合治疗,而不是单一疗法。

(四)外科学途径

可采用化学药品永久性地阻断或破坏周围神经、脊神经根、交感神经系统;有多种手术方法如神经切断术、神经根切断术、交感链切除术及皮质毁损术等。但总的来讲术后疼痛有短期缓解,随后出现新的顽固性疼痛,因此,现在总的趋势不主张使用,近年来神经外科医生倾向于在不同部位给予电刺激以镇痛。

以上介绍了慢性疼痛的多种疗法。在明确诊断后,一般是将药物、调节感觉输入、运动疗法和心理疗法结合起来同步进行,利用其协同作用,争取在最短的时间内使疼痛缓解。

目前国际上公认的慢性疼痛的治疗趋势是采用综合疗法。因为,对于发生机制如此复杂的慢性疼痛,采取几种措施作用于其发出的多个环节的综合疗法势必比单一方法有效得多。因此,在慢性疼痛的治疗中要避免轮番序贯地试用各种疗法,致使患者对每一疗法依次出现抗药性、耐受性而迁延不愈,使疼痛加剧,残疾加重,患者对治疗的信心丧失。应采用综合疗法进行"总攻",以发挥多种疗法的协同作用,防止耐受与成瘾,其整体性的作用远远大于各疗法的简单相加,对于缩短病程,减轻患者的痛苦,限制和减少残疾的发生,减轻家庭和社会的负担,具有重要意义。

另外,由于每一类慢性疼痛及每一患者本身的特异性,首先需要详细的体检,了解患者疼痛的主要部位、特点、触发点及病人本身的心理状态,选择最佳疗法设计有针对性的综合治疗方案。在明确诊断以后,一般是将药物、调节感觉输入、心理疗法和运动疗法结合起来,尽可能同步进行,以发挥其协同作用,争取在最短时间内使疼痛缓解。当然,在治疗时对每一疗法也应随时按照患者的反应及时调整,包括药物剂量、仪器参数、训练方法和强度,才可能取得较理想的疗效。

三、几种慢性疼痛的综合治疗

(一)肌筋膜性(myofascial)疼痛

是慢性疼痛中的常见疼痛。可能由于外伤、紧张、炎症和其他未明因素而引发。疼痛的特征是有激发点,可以引起局部痛、牵涉痛和相关现象。

注射 A 型肉毒杆菌可使疼痛缓解的时间延长。在打断疼痛的环路以后,就可通过一些针对性的牵拉训练和/或器械牵拉,以有规律地牵拉受累肌肉群来恢复正常静息的肌肉长度。以温热疗法改善局部血液循环以后再进行牵拉能取得更好的治疗效果。如果存在长期压力和紧张的问题,则需要心理干预。对于肌筋膜性疼痛患者,在家庭中坚持进行长期的牵拉治疗很重要。以下以对于慢性腰背痛的物理治疗(physiotherapy,PT)方案为例,介绍牵拉的方法和相关肌力耐力训练的方法。

1.治疗方法

(1)止痛 采用电疗、热疗或冷疗解决局部的疼痛。

1)电疗:①经皮神经电刺激(TENS):波宽 200 微秒,频率 2~10 赫兹,治疗时间:15~30 分钟,一天一次。②短波。③超声波。④干扰电。

2)热疗:用于慢性痛。每次 15 分钟,一日一次。

3)冷疗:如冰袋。

(2)活动能力训练 主要防止腰背肌僵硬,训练后疼痛一般不减轻(有时减轻)。

(3)肌力耐力训练。

(4)家居腰痛体操 每个动作保持 3~5 秒,做 10 次为一组,3 组/日。

1)仰卧位(屈膝):收腹;桥式运动;手前伸;抱膝;摆膝;提单腿。

2)俯卧位:撑起;提腿。

3)跪位:燕飞。

4)坐位(伸膝):手前伸。

5)立位:上身扶床,单腿后抬。

2. 治疗程序
即活动能力训练与肌力耐力训练,2和3的具体流程。

(1) 第一阶段

1) 牵拉肌肉训练:见图17-5。

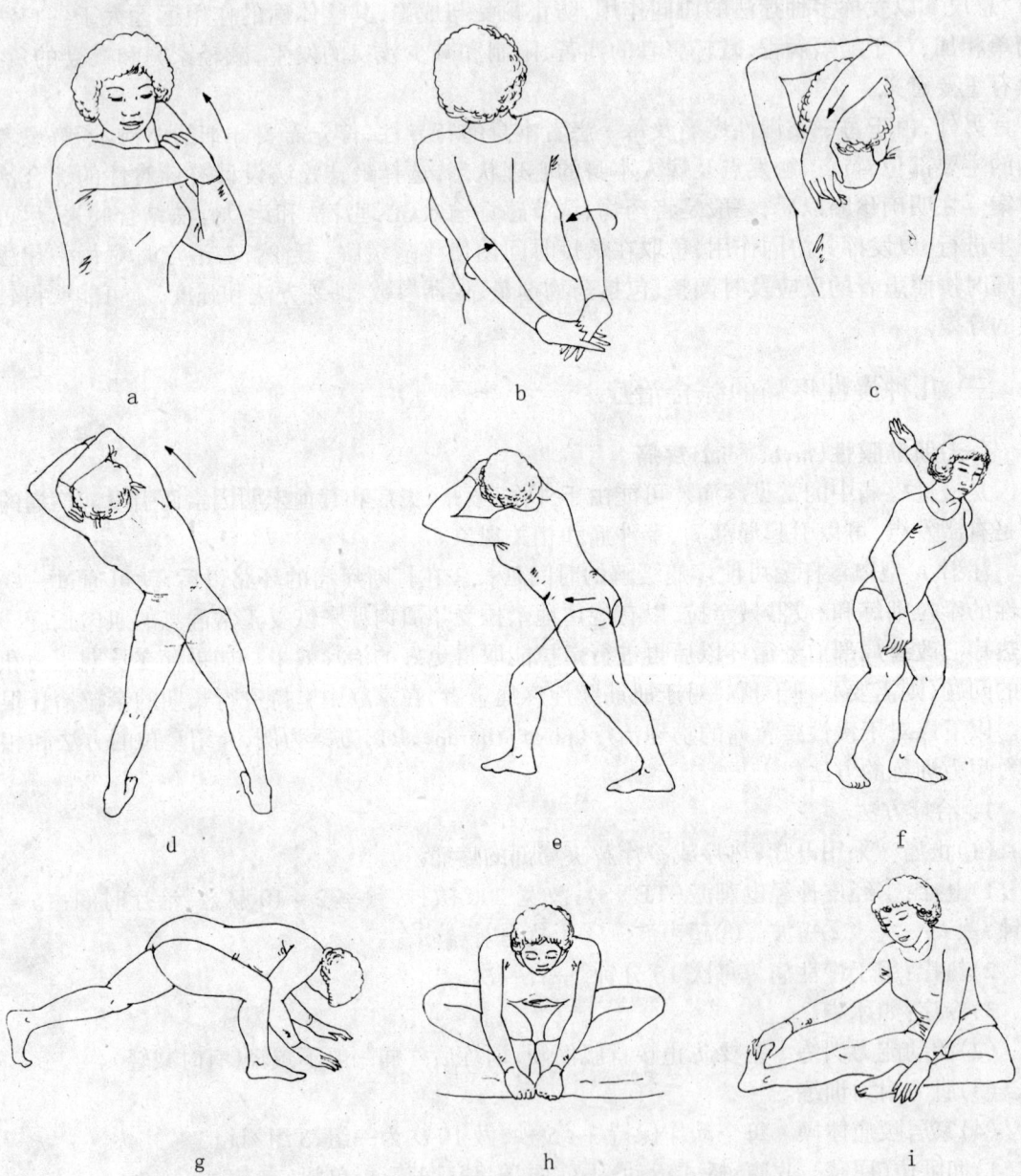

图17-5 牵拉肌肉训练

2) 腰部运动:见图 17-6。
3) 强化肌肉运动:见图 17-7。
4) 背肌耐力训练:登车训练(大手单车等),踏级运动。

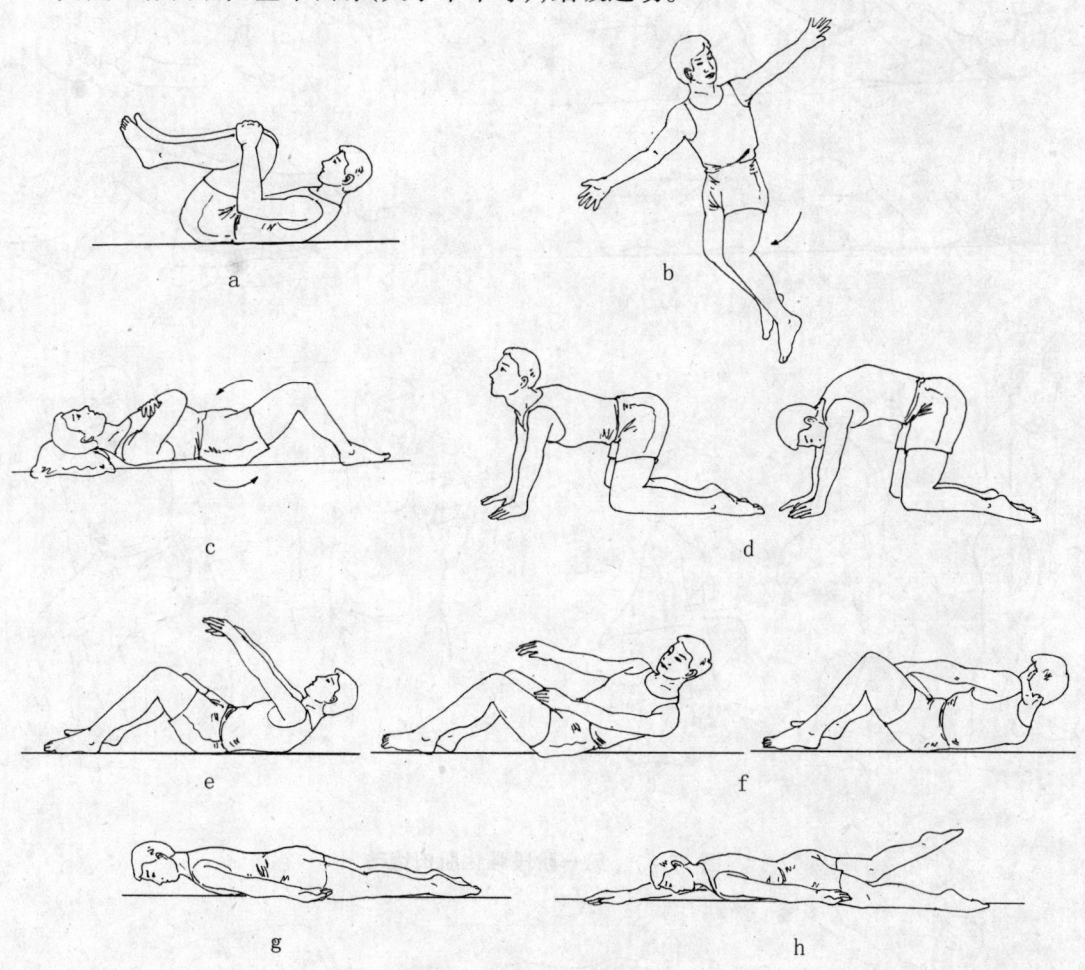

图 17-6 第一阶段腰部运动

(2) 第二阶段
1) 腰部运动:见图 17-8。
2) 强化肌肉运动:见图 17-9。
3) 强化肌肉抗阻训练:见图 17-10。
4) 背肌耐力训练:登车训练等。
5) 等速运动系统训练:腰部转动;腰部后弯训练。

(3) 第三阶段 同第二阶段。以上训练均为 6 次/天,每天 2~4 小时(PT 与 OT 比重随时间的延长而改变)。总周期为 12 周。

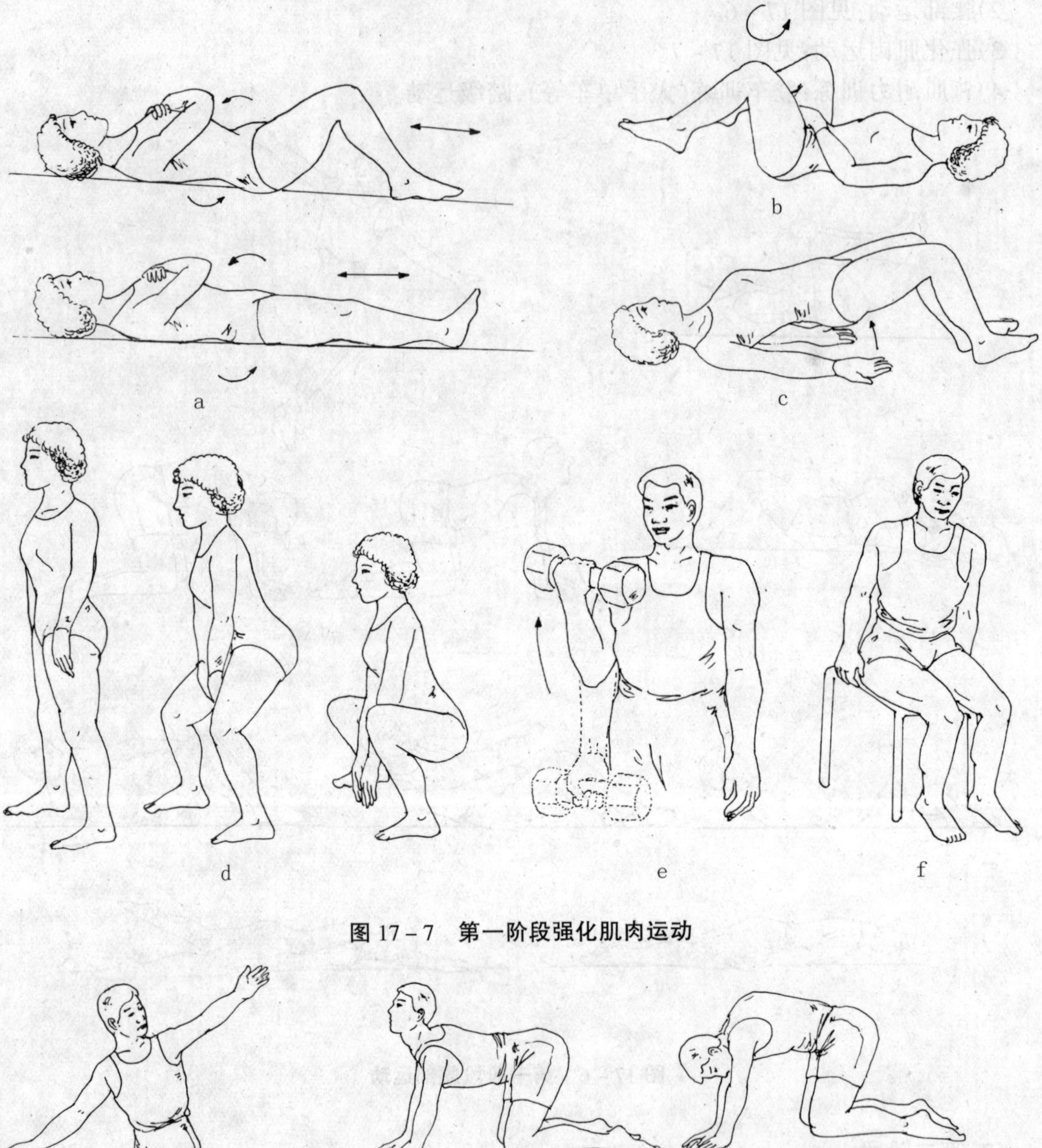

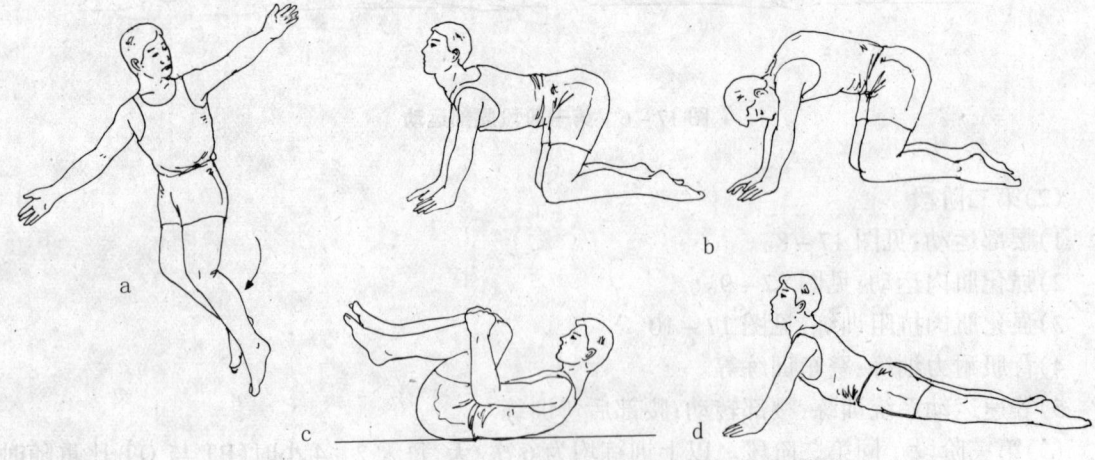

图 17-7 第一阶段强化肌肉运动

图 17-8 第二阶段腰部运动

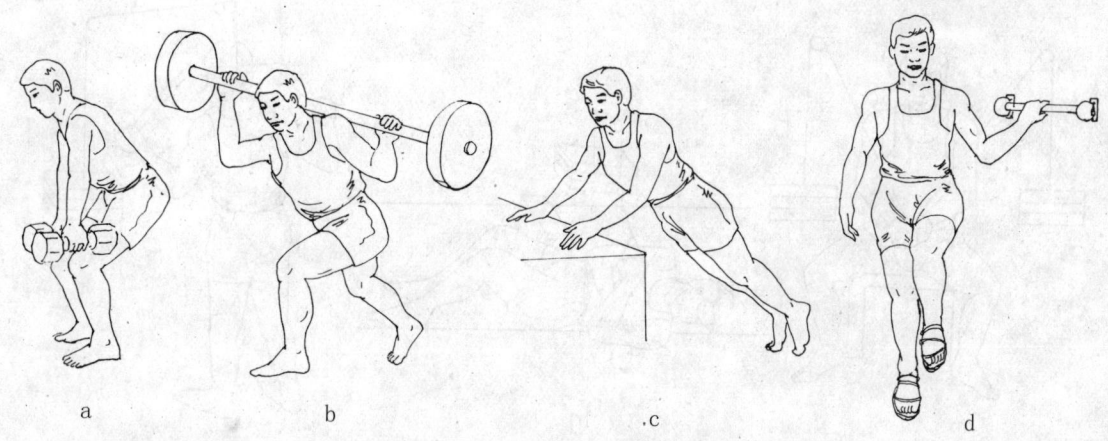

图 17-9 第二阶段强化肌肉运动

(二) 积累性外伤疾病

积累性外伤疾病的病因学是反复的运动和压力导致了肌肉和肌腱的轻微外伤。这种轻微外伤偶尔涉及到韧带，关节，软骨，骨骼和骨骼肌肉结构。存在的症状包括肌腱炎，肌肉扭伤，韧带损伤，黏液囊炎，肌筋膜疼痛，压迫性神经病和椎间盘疾病。

疼痛是周围神经病常见的特征。这种疼痛或者是持续性或者是间歇性的，常被描述为烧灼痛和刺痛。它伴有或不伴有感觉消失、肌无力、萎缩症或反射消失。

康复的干预应包括锻炼、脱敏训练、TENS 和药物治疗。周围性神经病患者有一些与慢性疼痛相关问题，包括抑郁、失用综合征和生活方式的重大改变。对于这类患者，心理性干预和物理治疗是治疗的关键部分，还可采用传统的理疗、TENS 和基本训练计划。

(三) 反射性交感神经失调和灼痛

在一些慢性疼痛综合征中，交感神经系统的过分活跃是一个重要因素。经常表现为外伤远端的持续灼痛。灼痛可以解释为主要神经的局部损伤发生以后的交感神经过分活跃综合征。包括肩手综合征、外伤后水肿的神经阻断。心理电反射试验和发热纪录在判定交感神经系统过分活跃时可能是有用的。交感神经营养失调的最有效诊断是使用局麻药对交感神经进行适当的阻滞。

治疗包括：交感神经阻滞或静脉注射疗法；神经病性疼痛的患者可行脊髓刺激，如果有效可采用局部植入电极长期刺激或硬膜外灌注药物。当交感神经阻滞与灌注结合进行时，应行物理治疗；适当的放松和生物反馈方法和精神咨询也很重要。严重者可对交感神经干进行神经注射或实行交感神经切断术。

(四) 幻肢痛

经皮神经刺激、三环类抗抑郁药、抗惊厥药、降钙素都被使用并获得不同程度的成功。交感神经切除术或神经外科手术也有报道。

(五) 神经瘤和疤痕痛

不断地注射局麻药非常有效。注射前可以对疤痕组织进行牵拉、深部按摩和超声波疗法。这种治疗可以减轻疼痛 6 个月以上以至于永久。有报道在 $-20℃$，使用冷冻探针对神经瘤冷

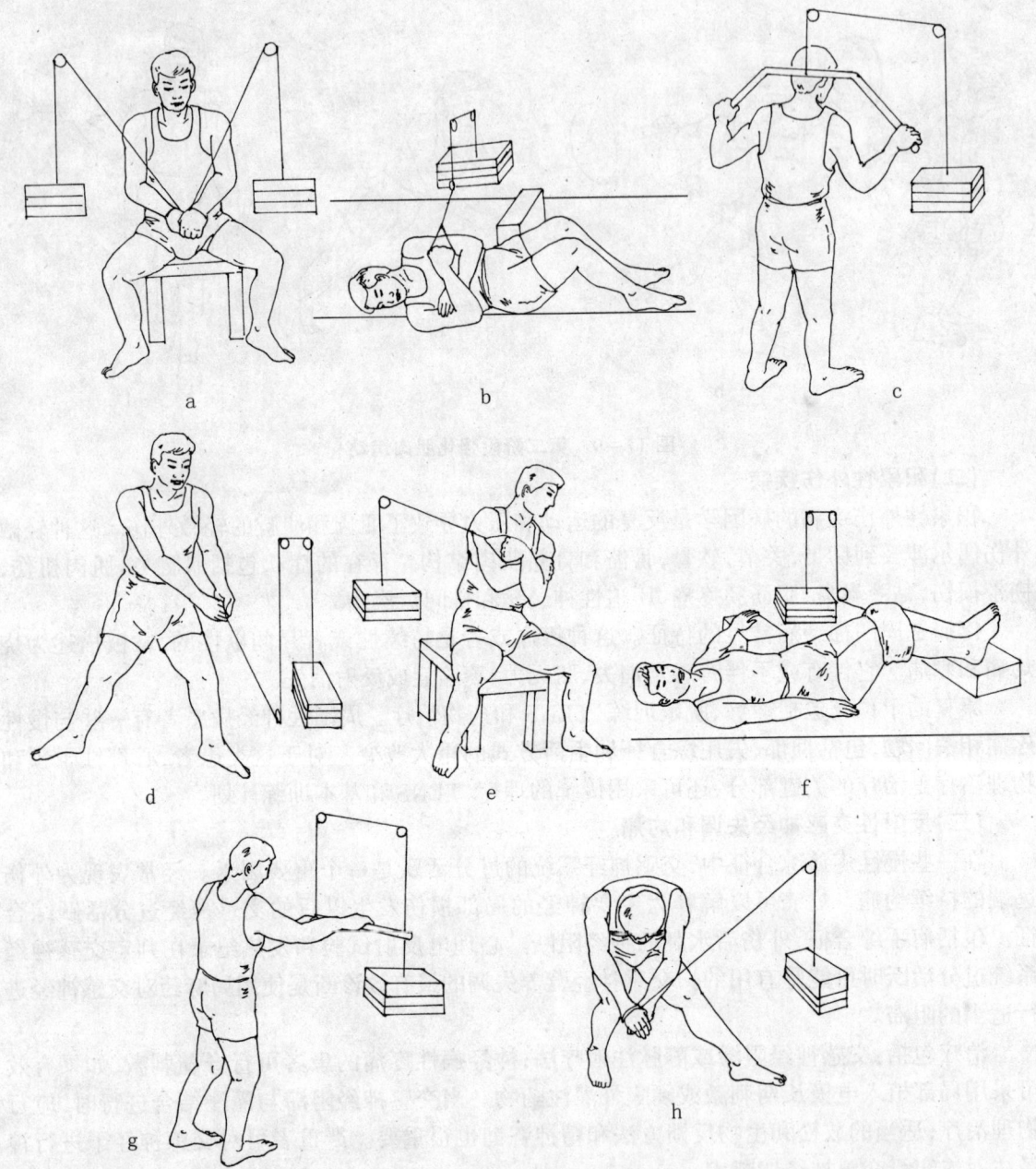

图 17-10 强化肌肉抗阻训练

冻 1 分钟的技术也有很好疗效,好处在于不会产生新的神经瘤或神经炎。

(六)癌症痛

单一的非介入治疗方法(皮肤刺激、热疗和行为干预。可减少并发症、降低消费,很少有严重副作用)常用于轻中度疼痛,中重度疼痛的治疗需配合药物,口服药在任何时候都应使用。

止痛药的使用采用三阶梯方案:

1. 轻中度疼痛患者最初应用非阿片类止痛药治疗,例如阿司匹林或非类固醇抗消炎药中的一种,如果需要,再加辅助的止痛药。

2. 轻中度疼痛患者或采用第一步不能达到良好效果的患者,应该从口服小量阿片类药开始,如可待因,如必要可与非阿片类药物及辅助药合用。继发于软组织和骨转移的疼痛通常对阿片类药物有限制性的反应。在这些情况下,可用非类固醇抗炎药。

3. 有严重疼痛的患者,或采用第二步不能达到良好效果的患者,治疗处方应该包括强效阿片类药物,可伴有或不伴有非阿片类药,如果必要,可加辅助类药物。

病人自控式止痛(patient-controlled analgesia,PCA)是20世纪70年代后期发展起来的一种新型止痛技术,是在医生指导下,病人自己按需要调控静脉注射止痛药的时机与剂量。其优点是:①轻便、携带方便,不影响活动。②可24小时连续不断地控制疼痛,避免反复肌肉注射的痛苦。③缩短疼痛,使病人直接感受到止痛生效的时间,当病人感觉疼痛时,无须呼叫医生护士,可自行给药。④适应各种疾病在止痛需求上的差异,病人对止痛有参与感和自主权,可减少对疼痛的恐惧。⑤副作用小,阿片类药物经PCA方式给药,恶心、呕吐及头晕等副作用较少,不易产生药物依赖,呼吸抑制亦极少发生。⑥以较低的止痛剂量达到满意的止痛效果。PCA对顽固性慢性疼痛和癌痛病人提供了一个很有效的止痛选择。由于癌痛病人在感觉疼痛时才自行给药,用药总量较少,耐药性发生率低,适用于能生活自理的慢性疼痛及癌痛的病人。不适宜于昏迷、精神病人、幼儿等无法遵从医嘱正确自行控制使用PCA装置的病人。老年人、极度衰竭的病人,病情危急的病人,严重肝、肾功能衰竭的病人禁用。

记住麻醉药品的最大剂量以及晚期癌症的长期治疗不适合口服药物很重要。药品依赖和呼吸抑制很少发生。药物治疗的严重副作用包括便秘和恶心、呕吐,应该防止或治疗。使用大剂量阿片而引发副作用的患者可通过慢性灌输的硬膜外导管或内导管输入阿片类药物和/或可乐宁而取得长期效果。

很多侵入的方法如外科手术除去肿瘤、放射疗法和化学疗法使肿瘤收缩都能缓解疼痛。常见的侵入式麻醉治疗方法包括激发点注射和神经阻滞。神经阻滞常用于减轻胸腹部位的疼痛。神经外科治疗对于癌症痛的治疗也有效。

(七) 疱疹性神经痛

很多报道显示,如果患者在带状疱疹出现后的一个月内施行交感神经阻滞,治疗后神经痛就可避免。因此,治疗后神经痛可以预防,很大一部分患者施行交感神经阻滞后疼痛有所减轻。如果该综合征三个月到一年不进行治疗,那么它就很难治愈。

对于已形成的治疗后神经痛处理的最有效治疗是小剂量地使用三环类抗抑郁药,例如阿密曲替林。大多数患者在睡时服用25~75mg可以缓解疼痛。如果仅仅服用三环类不能完全减轻疼痛,可以再加氟非那嗪(Prolixin),开始在睡时服用1mg,然后按照需要达到最大剂量,即一天三次,每次1mg。服用抗惊厥药也可以达到不同的效果,例如地仑丁等。据报道,局部使用利多卡因和辣椒素也可使疼痛减轻。在治疗已形成的治疗后神经痛时,使用周围神经阻滞和破坏性神经外科处理疗效不好。

(八) 脊髓损伤后的中枢性疼痛及其他

病因尚未确定,近来的证据提示可能与外伤诱导的疼痛通路的改变有关。上传通路中组织的超敏性可能发挥一定作用。有报道脊髓损伤患者中50%有轻中度疼痛;约20%有重度疼痛。患者可能用下面的成分描述他们的疼痛:损伤部位以下躯体的烧灼痛,损伤部位周围深部隐痛感、放射状和刺痛的特征。由于其发生机制复杂,单纯用药物、手术、神经阻滞等某一种方法难以奏效,而应采用综合疗法。戴红等采用肌电生物反馈和耳压疗法(选用神门、心、肾、皮质下、枕、脑点等镇静安神穴位及最痛部对应穴位点压)直接降低中枢神经的兴奋性,在放松肌肉的同时放松身心,针对不同类型疼痛采用经皮神经电刺激仪或电动按摩器在感觉减退平面以上、脊柱两侧刺激以调节感觉输入的综合疗法对这类患者的疼痛起到较显著效果($P<0.05\sim0.001$),证明综合疗法是治疗这类疼痛的较好途径,TENS的刺激频率对近发性患者可用15Hz、100Hz、150Hz三种频率各一周后再序贯进行效果良好;对陈旧性脊髓损伤幻觉痛患者150Hz采用两周后用15Hz、100Hz各一周再序贯进行,效果较好。刺激方式以连续和间断交替,电压以患者感到舒适为宜。另外,也可使用人工冬眠、催眠术、认知技术等来降低中枢兴奋,转移注意力。也有报道认为,最有效的治疗是使用三环类抗抑郁药和神经扩大术(neuroaugmentive techniques)。

　　脊椎骨折疼痛可采用激发点的注射疗法,TENS,认知/行为技术和辅助药物都可能有效。矫正术也可以用来减少机械性压力和缓解潜在的病因。

　　脊髓损伤后的根性痛可能继发于骨折部分压迫、椎骨分离或外伤性蛛网膜炎的结果而产生的神经根的压迫,用抗痉挛药配合TENS作为辅助进行治疗效果显著。

(戴　红)

第十八章　康复医疗中的急症

美国学者 Dorland 所著的医学词典中将急症定义为:"一个没有预见到的或突发的情况或事件;一种对于临床救治的急迫的需求。"在康复医学领域中,急症被广义地理解为,在康复医疗过程中所发生并可危及生命或影响康复流程和功能恢复的突发事件。

传统的看法往往认为康复治疗过程是相对平静、安全、节奏缓慢的,与各种急症相去甚远。实际上,接受康复治疗的患者与临床各种疾病有着千丝万缕的联系。近年,国外关于康复过程中急症发生的观察和报道较前增多,国内也陆续有人报道康复患者在治疗过程中发生不同种类的急症,因此,加强对康复医疗中急症的认识和了解,提高对急症的处理水平,对于保证临床康复的顺利进行是很有必要的。

近年康复医疗过程中急症增多的原因如下:

第一、更多的老年人参与康复。统计资料显示,目前人口的绝对生命长度有所增加,更多的人寿命超过 65 岁而进入老年期,尤其是 80 岁以上这个年龄段的人口增长很快。老年病学家指出:一般而言,解剖和生理年龄与器官系统的功能降低呈线性关系,因而在老年人中,多种疾病的总发病率与相应的功能障碍随年龄而增加。许多老年人患病后,不愿意自己的生活质量明显降低,不愿意给社会和家人增加负担,希望自身的疾病能够得到康复,要求积极参与到康复治疗中来。然而由于他们本身疾病的情况和对康复干预的适应能力降低,在康复过程中可能发生这样那样的急症。

第二、患者早期参与康复。现在越来越多的患者由于认识到康复治疗对防止和减轻继发性功能障碍的作用,越来越注重在其疾病的早期就接受康复介入治疗。这固然有其有利的一面,但毕竟在疾病的早期病情有时还不稳定,因而病情变化及意外的可能性就增加了。

第三、更多的患有慢性疾病正在接受治疗的患者参与康复。某些慢性病诸如免疫功能损害、糖尿病、慢性阻塞性肺疾病、射血分数低的心脏病、肾功能衰竭、肿瘤等,虽然内外科的药物治疗、介入治疗等不同程度地改善了患者的病情,毕竟不能解决所有问题。这些慢性病的存在经常是患者康复治疗过程中发生急症的诱因。

第四、在社区中进行康复的患者增多。接受不同项目康复治疗的患者日益增多,一些较大的综合医院和康复机构容量有限,因而部分患者转移到社区中接受康复治疗。社区康复机构由于设施相对简陋,医生经验相对不足,对某些疾病潜在的危险性认识不够,处理不力,也是康复过程中急症时有发生的原因之一。

本章参考国内外康复医疗中急症发生的情况,同时结合工作中的经验,主要论述了心血管系统、呼吸系统、神经精神方面以及骨折等急症发生的原因、临床表现和处理。泌尿系感染虽然也是康复过程中常见的急症,因另有专门章节叙述,本章中不予重复。

第一节 心搏骤停

心搏骤停(cardiac arrest)是指各种原因导致的心脏突然停止搏动,有效泵血功能丧失,造成全身血循环中断、呼吸停止和意识丧失,引起全身严重缺血、缺氧,是临床上最常见、最严重的急症,在偏瘫康复、截瘫康复、骨关节康复及内科心肺疾病康复治疗过程中均会遇到。

一、原因

能引起心搏骤停的原因有很多种,在接受康复治疗的患者中出现心搏骤停与以下病因关系较密切。

1. 患者有明确诊断的冠心病或潜在的尚未明确诊断的冠心病,突然出现急性心肌缺血、不稳定心绞痛、冠状动脉急骤痉挛、严重心功能不全。
2. 心电生理异常 如传导系统异常、严重心律失常。
3. 血管性疾病 如肺动脉栓塞、反射性迷走神经功能亢进。
4. 严重电解质紊乱及酸碱平衡失调。

二、临床表现

1. 症状与体征 由于心脏泵血功能突然停止,其症状和体征依次出现。
(1)心音消失、脉搏扪不到、血压测不出。
(2)意识突然丧失或伴有短时间抽搐。抽搐常为全身性,多发生于心脏停搏后 10 秒内,有时伴眼球偏斜。
(3)呼吸断续,呈叹息样,随后即停止,多发生在心脏停搏后 20~30 秒内。
(4)昏迷,多发生于心脏停搏 30 秒后。
(5)瞳孔散大,多在心脏停搏后 30~60 秒出现。
2. 心电图表现 心搏骤停的心电图表现有三种形式。
(1)心室颤动(或扑动) 粗颤、细颤。
(2)心室停搏(心室静止)。
(3)心肌电-机械分离。

三、治疗

无论患者发生心搏骤停时是在医院内、家中或公共场所,都应尽快尽可能采取以下急救治疗措施。

1. 迅速将患者放置为正确的抢救体位 仰卧、头部不得高于胸部平面。
2. 心前区叩击 用于心脏停搏 1 分钟~1 分 30 秒内的患者(此时心脏应激性和传导性是增强的)和心电监护下的室速或室颤患者。术者右手握拳高举 20~30 厘米,以尺侧基部坚定、快速地叩击患者胸骨中部 1 次。继之给以持续胸外心脏按压,按压频率每分钟 80~100 次,按压力度以每次按压时胸廓下降4厘米为宜。

3. **电击除颤** 心搏骤停时一般采用非同步电击除颤,可根据情况连用3次,能量递增。

4. **通畅气道** 可采用仰头提颏法、仰头抬颈法,如有异物阻塞气道应采用正确方法取出,然后采用气囊面罩通气或气管插管连接呼吸机进行机械通气。

5. **立即开放静脉通道** 静注肾上腺素,可3~5分钟重复一次,其他药物酌情应用(阿托品、利多卡因、多巴胺等)。

6. 尽快移送CCU或ICU病房加强监护治疗,尽早明确引起心搏骤停的原因并给予纠正。

第二节 急性心功能不全

心功能不全是由不同病因引起的心脏舒缩功能异常,以至在循环血量和血管舒缩功能正常时,心脏泵出的血液达不到组织的需要,或仅能在心室充盈压增高时满足代谢需要,此时神经体液因子被激活参与代偿,形成具有血流动力功能异常和神经体液激活两方面特征的临床综合征。

传统概念认为心功能不全患者均有器官淤血症状,因而统称为充血性心力衰竭。新概念认为心功能不全可分为无症状和有症状两个阶段,前者有心室功能障碍的客观证据(如左室射血分数低),但无典型充血性心力衰竭症状,如不进行有效治疗,迟早会发展成有症状心功能不全。

根据心功能不全发生的缓急和循环系统代偿程度的差别,临床可分为急性、慢性、代偿性和失代偿性心功能不全。本节所讨论的主要是康复医疗过程中所出现的急性心功能不全。

一、原因

1. **心脏容量负荷急剧加重** 如康复训练中运动负荷过大超过患者心功能代常能力;静脉输液或输血过快、过多。

2. **急性弥漫性心肌损害** 引起心肌收缩无力,如发生急性心肌梗死,合并感染情况下心肌受到损害等。

3. **发生严重的心律失常** 如快速的异位心律、心室颤动、心室暂停、显著的心动过缓等,使心脏暂停排血或排血量显著减少。

二、临床表现

根据心脏排血功能减退的程度、速度和持续时间的不同,以及代偿功能的差别有下列四种不同表现。

1. **昏厥** 心脏本身排血功能减退,心排血量减少引起脑部缺血,发生短暂的意识丧失,称为心源性昏厥。昏厥发作持续数秒钟时可有四肢抽搐、呼吸暂停、紫绀等表现。发作大多短暂,发作后意识常立即恢复。主要见于急性心脏排血受阻或严重心律失常。

2. **休克** 由于心脏排血功能低下导致心源性休克。

3．急性肺水肿 为急性左心功能不全或急性左心衰竭的主要表现。典型法作为突然、严重气急；每分钟呼吸可达30～40次，端坐呼吸，阵阵咳嗽，面色灰白，口唇青紫，大汗，常咯出泡沫样痰，严重者可从口腔和鼻腔内涌出大量粉红色泡沫痰。发作时心率、脉搏增快，血压在起始时可升高，以后降至正常或低于正常。两肺内可闻及广泛的水泡音和哮鸣音。心尖部可听到奔马律。X线片可见典型蝴蝶形大片阴影由肺门向周围扩展。急性肺水肿早期肺间质水肿阶段可无上述典型的临床和X线表现，而仅有气促、阵咳、心率增快、心尖部奔马律和肺部哮鸣音，如及时作出诊断并采取治疗措施，可以避免发展成肺泡性肺水肿。

4．心脏骤停 为严重心功能不全的表现，心脏泵血功能突然停止，其症状和体征可见上一节心脏骤停的表现。

三、治疗

急性心功能不全一旦发生，应根据病因给予及时、准确的相应处理。如由严重心律失常引起者，应迅速控制心律失常；心脏负荷过重者，应迅速减轻心脏负荷。

(一)治疗原则

1．降低左房压和(或)左室充盈压。
2．增加左室心搏量。
3．减少循环血量。
4．减少肺泡内液体渗出，保证气体交换。

(二)具体措施

1．使患者取坐位或半卧位，两腿下垂，使下肢静脉回流减少。

2．给氧 面罩给氧较鼻导管给氧效果好。加压给氧不仅能纠正缺氧，还可通过增高肺泡和胸腔内压力，减少液体渗入肺泡内和降低静脉回心血量。

3．镇静 静脉注射吗啡3～5mg，可迅速扩张体静脉以减少静脉回心血量，降低左房压，还能减轻烦躁不安和呼吸困难，降低周围动脉阻力，从而减轻左室后负荷，增加心排血量。

4．舌下含服或静脉滴注硝酸甘油，通过降低肺楔嵌压或左房压迅速缓解症状。舌下含服首剂一般0.3～0.5mg；静滴硝酸甘油的起始剂量为10μg/min，在血压监测情况下，每5min增加5～10μg/min，直至症状缓解或收缩压下降至90mmhg或以下。继续以有效剂量维持静脉滴注，病情稳定后逐步减量至停用。

5．静注地塞米松30～40mg，在利尿作用开始前即可通过扩张静脉系统降低左房压，减轻呼吸困难症状。给药后15～30分钟尿量开始增多，60分钟达高峰。大量利尿减少血容量，可进一步使左房压下降。对血压偏低的患者，尤其是急性心肌梗死或主动脉狭窄引起的肺水肿应慎用，以免引起低血压或休克。

6．静注氨茶碱0.25g，以50%GS40ml稀释，15～20min注完，可解除支气管痉挛，减轻呼吸困难，还可能增强心肌收缩，扩张周围血管，降低肺动脉和左房压。

7．洋地黄制剂对室上性快速心律失常引起的肺水肿有显著疗效，可静注西地兰或毒毛旋花子苷K。

8．伴低血压的肺水肿患者，宜先静滴多巴胺，保持收缩压在100mmHg，再进行扩血管药物治疗。

第三节　血栓性疾病

血栓性疾病范围极广,涉及临床各科,许多疾病的发生及发展都证实与血栓栓塞有关。从脏器来讲,血栓性栓塞可遍及大小动、静脉,甚或毛细血管。其总体发病率之高是毋庸置疑的。在康复医疗过程中遇到最多、也最具危险性的血栓性疾病是深静脉血栓形成(DVT)与肺动脉栓塞(PE)。

一、深静脉血栓形成

(一)康复患者深静脉血栓形成的病因

1. 静脉血流缓慢　因残疾或重病而卧床、心功能不全、腹内压增高等原因均可引起静脉血流缓慢。静脉血流缓慢时可因组织缺氧导致细胞代谢障碍,使局部凝血酶积聚;并由于细胞的破坏而释出血清素和组胺,使血管内皮细胞收缩及其下方的基底膜裸露,使血流中的血小板黏附其上,引起凝血物质的释放和激活。此外,血流缓慢使静脉窦底部氧分压降低,从而导致内皮细胞破坏,在内膜形成许多微小的裂伤。有人报道,外伤性脊髓损伤,特别是伴有双下肢瘫痪的患者,深静脉血栓形成的发生率达38%,肺栓塞发生率为5%。脑卒中患者偏瘫侧肢体因活动减少、血流滞缓所引起的静脉血栓发生率可达30%~60%。

2. 静脉壁损伤　病理证实,在静脉入口和汇合处,管壁的结构最为薄弱,淤血可使静脉管腔扩大,薄弱的内膜上发生极为微小的裂伤,从而使血小板黏附,出现纤维蛋白沉积。有人认为,静脉管壁内平滑肌对损伤的反应,也是造成内膜破坏的主要原因之一。

3. 异常的血液高凝状态　许多疾病可引起血细胞和血浆蛋白的改变,即使正在接受康复治疗的患者也不例外,如脑血栓、心肌梗死后、糖尿病、肿瘤等,血小板粘附性增高,血小板数量增加,血浆纤维蛋白原增加,凝血因子增多和抗纤维蛋白溶酶尤其是 α_1 抗胰蛋白酶的含量增高等,均有助于静脉血栓形成。

(二)临床表现

DVT 的临床表现取决于血栓的发生部位、发生速度、侧支循环情况。

1. 肿胀、水肿　突然发生的下肢肿胀最多见,下肢静脉堵塞的程度不同,肿胀程度自然也不同。应当留意轻度的肿胀,特别是单侧肢体出现肿胀时,应高度怀疑深静脉血栓形成的可能性,应做下肢周径的测量和比较。

2. 皮肤颜色发绀,立位时更明显。

3. 疼痛、压痛　在患肢肿胀的同时,小腿肌肉、腘窝、腹股沟内侧等处有压痛。截瘫患者虽然感觉不到疼痛,但当静脉血栓延伸至髂静脉、股静脉时,可在股静脉部位摸到一条索状物。有时,患者可伴有轻度的全身症状,如发热、乏力、心动过速,并有血白细胞增高和血沉增快等。

(三)静脉功能的实验室检查

检查的目的是为了区分引起深静脉血栓的原因,并对血栓的范围、程度进行判断,以及为制订治疗方案提供依据。

1. 一般检查方法

(1) 血常规检查。

(2) 凝血及纤溶活性检查　凝血酶与抗凝血酶复合物(TAT)、血清纤维胶连蛋白降解产物 D-二聚体(D-dimmer)、纤溶酶与抑制纤溶酶复合物(PIPC)、纤维蛋白降解产物(FDP)、纤溶酶原激活物抑制剂(PAI-1)。

(3) 血栓性因素　凝血酶-Ⅲ(AT-Ⅲ)不足75%为异常；蛋白C、蛋白S，低于50%为异常；纤维蛋白溶酶原；纤维蛋白原。

2. 物理学检查方法　物理学检查为无创性检查，包括静脉形态和功能的检查，其中有下肢静脉容积描记图、彩色多普勒超声、CT和MRI等。在临床实际工作中，上述检查方法多为联合应用。

3. 有创检查方法

(1) 静脉造影　从足背静脉注入造影剂，可得到深浅静脉造影图像；而髂静脉、下腔静脉的造影检查一般由导管方法完成。

(2) 放射性核素静脉造影　常用 ^{99m}Tc 标记白蛋白的检查方法，与静脉造影符合率达90%。

(3) 血管内镜、血管内超声　由于有一定的创伤性，适合于手术中血管内检查和治疗。

(四) 深静脉血栓形成的治疗

血流淤滞、血管壁异常、血液高凝状态是深静脉血栓形成的三大主要原因，所以对深静脉血栓栓塞的抗血栓治疗策略主要是纠正上述一个或多个因素，并去除血栓。

1. 一般治疗

(1) 卧床休息1~2周，可减轻疼痛，并使血栓紧贴于静脉壁的内膜上。抬高患肢有利于静脉回流，患肢需要高于心脏水平，约离床面20~30cm，膝关节宜安置于5°~10°的微屈曲位。床脚抬高30°。

(2) 保持大便通畅，以免用力排便使血栓脱落导致肺栓塞。

(3) 开始起床后应穿有压差或无压差长筒弹力袜，可改善静脉回流，减轻水肿。根据受累部位和水肿程度的不同，穿着时间为6周~3个月。

2. 溶栓方法

(1) 静脉溶栓方法　适用于发病后24小时内，目前所用的药物有尿激酶、链激酶和tPA。

1) 链激酶：先用25万IU~50万IU静脉注射，然后10万IU/h静滴24~72h。

2) 尿激酶：先用4400IU/kg静脉注射，然后4400IU/(kg·h)静滴24~72小时。另一方案为UK2000IU/min连续静滴，直至血运建立，再以2000IU/min静滴，直至血栓完全溶解。溶栓率可达88.5%。

3) t-PA：一般推荐剂量为50~100mg，滴注共2小时。

(2) 介入溶栓疗法　适用于发病后10天内或合并肺栓塞时。静脉造影后，将导引钢丝插过血栓，再将灌注导管埋入血栓的近端中进行灌注；血栓溶解后将导管进一步深入到残留的血栓中进行连续灌注。

3. 抗凝治疗　可用普通肝素静脉滴注，负荷量为2000~3000u/h，继之700~1000u/h或

25u/(kg·h)维持。用药时间以急性过程平息、临床情况好转、血栓明显溶解为止,通常为5~7天。用药期间需要监测激活的部分凝血活酶时间(APTT),至少要大于对照值的1.5倍。APTT证明已达到有效治疗范围的第一天开始使用华法林,此为维生素K的拮抗剂,阻止凝血因子Ⅱ、Ⅶ、Ⅸ和Ⅹ的γ羧酸酯的激活,首次剂量一般为3.0mg,以后根据INR调整剂量,长期服用者INR宜维持在2.0~3.0之间。

若应用低分子肝素抗凝更为安全,不需要监测APTT,每日两次皮下注射,观察认为抗凝效果同样可靠。

4. 抗血小板治疗　可给予阿司匹林口服或低分子右旋糖酐静点。

5. 静脉滤器置入防止血栓脱落造成栓塞。

6. 导管或外科取栓术。

7. 对于溶栓、抗凝等保守治疗无效的静脉血栓栓塞,如栓子较大或栓塞部位比较特殊,若不及时处理后果严重,可在栓塞近心端放置临时滤器后用导管取栓或碎栓。术前、术后抗凝。另外,血管外科取栓也是难治性静脉血栓栓塞的很好方法。

二、肺栓塞

肺栓塞是静脉系统的血栓随血流堵塞肺动脉而发生的疾病,血栓多来自机体的深静脉。学术界的新观点甚至认为:下肢深静脉血栓形成与肺栓塞是一个疾病的两个不同阶段。

国外肺栓塞的发病率很高,在心血管疾病中仅次于冠心病和高血压而位居第三。欧美国家报道深静脉血栓合并肺栓塞可达62%,仅美国每年的发患者数即可达60万,其中约1/10在发病一小时内死亡,余下的仍有1/3死亡。我国尚无确切的流行病学资料。近年随着认识水平和诊断率的提高,也有越来越多的患患者数被报告。

(一)临床表现

肺栓塞的临床表现无特异性,且临床表现谱较宽。小范围的肺栓塞可无明显症状,大的肺动脉栓塞或受累肺血管床范围广泛时,可有以下表现:

1. 症状

(1)呼吸困难　约占84%~90%,尤其以活动后明显。

(2)胸痛　约占70%,突然发生,多与呼吸有关,咳嗽时加重。

(3)咯血　约占30%,是提示肺梗死的症状,血量不多,为鲜红色。

(4)惊恐　约占55%,可能与胸痛和低氧血症有关。

(5)咳嗽　约占37%,多为干咳,或有少量白痰。

(6)晕厥　约占13%,主要原因是由大块肺栓塞引起的脑供血不足。

2. 体征

(1)呼吸频率增快　约70%肺栓塞患者呼吸频率增快,≥20次/分即有诊断意义,最高可达40~50次/分。

(2)心率增快、早搏及室上性心律失常;肺动脉第二音亢进。

(3)病变部位叩诊浊音,肺野可闻及哮鸣音及干湿啰音,部分患者有胸膜摩擦音及胸腔积液。

(4) 发热　常有低热,占肺栓塞的43%,可持续1周左右,也可发生高热达38.5℃以上。

(5) 紫绀　约19%,提示严重缺氧。

(6) 颈静脉充盈、搏动增强　是肺栓塞十分重要的体征,也是右心功能改变的重要窗口。

(7) 低血压或休克　通常提示为大面积肺栓塞。

(8) 猝死　由急性大面积肺栓塞引起。

(二) 实验室检查

一般检查参照深静脉血栓的实验室检查。特别强调以下几项检查:

1. 动脉血气分析　肺血管床堵塞15%~20%即可出现氧分压下降,$PaO_2 < 80mmHg$ 者发生率为88%,12%患者血氧正常。Cvitanic等发现急性肺栓塞患者76%有低氧血症,93%有低碳酸血症,86%~95% $P(A-a)O_2$ 增大。后两者正常可能是诊断肺栓塞的反指征。正常青年人 $P(A-a)O_2$ 为 5~15mmHg;老年人和有肺疾病的患者可高达25~30mmHg。$P(A-a)O_2$ 的计算公式为:$150-[PaO_2+(1.25 \times PaCO_2)]$,150为吸入氧分压(mmHg),1.25为呼吸商0.8的倒数。

2. D-二聚体　血浆D-二聚体含量异常增高对诊断肺栓塞的敏感性在90%以上,小于500μg/L强烈提示无急性肺栓塞,有排除诊断的价值。本测定的主要原理是多数肺栓塞患者有进行性内源性纤维蛋白溶解,某些纤维蛋白降解为D-二聚体。因此有人将D-二聚体测定称为肺栓塞化验检查中的金指标。

3. 心电图　急性大面积肺栓塞的97%,次大面积肺栓塞的77%可发现心电图异常,多在发病后数小时出现,常于数周内消失。最常见的改变是窦性心动过速、T波倒置和ST段下降。比较有意义的改变是 $S_I Q_{III} T_{III}$ 型,即Ⅰ导联S波变深(>1.5mm),Ⅲ导联出现深的Q波和T波倒置;T_{1-4} 倒置,出现类似"冠状T"的改变,有时伴有ST段下移或抬高。

4. 胸部X线平片　急性肺栓塞患者约80%胸部X线不正常,原无心肺疾病患者异常所见占84%。X线征象多在12~36小时或数天内出现。常见的征象有肺浸润或肺梗死阴影;患侧膈肌抬高;纵隔和气管向患侧移位;奇静脉和上腔静脉影增宽;胸腔积液约占30%;区域性肺血管纹理稀疏、纤细,部分或一侧肺野透过度增强。典型的改变是右下肺动脉呈香肠样和Westermark征。前者系血管内径明显增大和变形,后者系血管腔急性堵塞、局部缺血,提示大的中心动脉血管堵塞,此征与灌注缺损的程度呈线性关系。

5. 肺动脉造影　是诊断肺栓塞的金标准,同时也可检测血流动力学和心脏功能,但由于费用高、有创和复杂而限制其广泛应用。

6. 螺旋CT、电子束CT　通过增强扫描和减薄扫描,可以清楚显示血栓部位、形态、与血管壁的关系及腔内受损情况。直接征象有:半月形或环形充盈缺损,完全梗阻,轨道征等;间接征象有:主动脉及左右肺动脉扩张,血管断面细小、缺支、马赛克征、肺梗死灶、胸膜改变等。与传统肺动脉造影比较,增强CT对肺栓塞诊断的平均敏感性为90%,平均特异性为92%。最大的特点是无创,对急症患者尤其有价值,对指导治疗及评价疗效也是可靠的。

7. MRI检查　其影像类似于导管造影,敏感性和特异性均较高。

8. 超声心动图检查　经胸与经食管二维超声心动图能间接或直接提示肺栓塞存在征象,是有价值的检查方法。

9. 放射性核素肺扫描　多方位的肺灌注扫描是检查肺栓塞简单而安全的无创性方法。如扫描结果正常,一般可排除明显的肺栓塞。肺通气扫描与灌注扫描的对比分析可提高诊断肺栓塞的准确率。

(三)诊断和鉴别诊断

1. 肺栓塞的诊断　减少误诊、漏诊的首要条件是临床医生提高对肺栓塞的认识。其次,要了解急性肺栓塞可能发生的情况并综合分析,如:

(1)哪些疾病容易发生肺栓塞。

(2)下肢无力或下肢瘫痪情况下出现不对称性下肢浮肿和血栓性静脉炎。

(3)原有疾病发生突然变化,呼吸困难加重或胸痛、咯血。

(4)不明原因的呼吸困难。

(5)不能解释的休克。

(6)晕厥发作。

(7)低热、血沉增快、紫绀等。

(8)心力衰竭对洋地黄反应不好。

2. 鉴别诊断　肺栓塞的临床类型不一,临床表现多样,临床最易误诊的疾病是急性心肌梗死、冠状动脉供血不足、肺炎、充血性心力衰竭(左心)、心肌病、胸膜炎、支气管哮喘、心包炎等。

(四)治疗

急性肺栓塞的治疗目的是使患者渡过危急期,缓解栓塞和防止复发,尽可能地恢复和维持足够的循环血量和组织供氧。

1. 急救措施　肺栓塞发病后头两天最危险,患者应转入 ICU 病房,连续监测血压、心率、呼吸、心电图、中心静脉压和动脉血气等。

(1)应给患者吸氧。

(2)必要时给予吗啡、哌替啶镇静止痛。

(3)为预防肺内感染应用抗生素。

(4)缓解迷走神经张力过高引起的肺血管痉挛和冠状动脉痉挛可静脉注射阿托品 0.5~1.0mg,如不缓解可每 1~4 小时重复一次,也可以给罂粟碱 30mg 皮下、肌肉或者静脉注射,每小时一次,该药也有镇静和减少血小板凝集的作用。

(5)合并休克者给予多巴胺 5~10μg/(kg·min)、多巴酚丁胺 3.5~10μg/(kg·min)或去甲肾上腺素 0.2~2.0μg/(kg·min),迅速纠正引起低血压的心律失常,维持平均动脉压 > 80mmHg,心脏指数 > 2.5L/(min·m^2)及尿量 > 50ml/h。

(6)改善呼吸　如并有支气管痉挛可使用氨茶碱、喘息定等支气管扩张剂和黏液稀释剂。也可用酚妥拉明 10~20mg 溶于 5%~10%葡萄糖 100~200ml 内静滴,既可解除支气管痉挛,又可扩张肺血管。呼吸衰竭严重低氧血症患者可短时应用机械通气治疗。

2. 溶栓治疗　溶栓疗法是用药物直接或间接将血浆蛋白纤溶酶原转变为纤溶酶,迅速碎裂纤维蛋白,溶解血块;同时通过清除和灭活凝血因子Ⅱ、Ⅴ和Ⅷ,干扰血液凝血作用,增强纤维蛋白转变及干扰纤维蛋白的聚合,发挥抗凝效应。

(1)常用的溶栓药物有尿激酶 20000u/(kg·2h),外周静脉滴注;rt-PA 50~100mg/2h,外周静脉滴注。

急性肺栓塞在发病后越早溶栓效果越好,后来发现第 6~14 天与第 1~5 天溶栓治疗一样有效,故现已将肺栓塞的溶栓时间窗延长至 14 天。

(2)急性肺栓塞溶栓治疗的适应证 ①大块肺栓塞。②肺栓塞伴休克。③原有心肺疾病的次大块肺栓塞引起循环衰竭者。④有症状的肺栓塞。

(3)急性肺栓塞溶栓治疗的绝对禁忌证 活动性胃肠道出血,两个月内的脑血管意外或颅内及脊柱手术。

(4)急性肺栓塞溶栓治疗的相对禁忌证 10 天内的外科大手术;肝肾功能衰竭;严重创伤及未控制的高血压,收缩压≥180mmHg,舒张压≥110mmHg。

溶栓前必须确定诊断,可以用无创方法如增强 CT。有时患者病情不允许搬动去做进一步检查或医院无必要的设备去确诊,此时主要依靠临床进行评定,最重要的是询问提示肺栓塞的表现;观察颈静脉,做下肢深静脉检查;结合心电图、X 线胸片及动脉血气分析、D-二聚体等改变;认真全面做床旁超声心动图检查以发现肺栓塞的直接与间接征象;并为排除需鉴别的疾病作出判断。

溶栓过程中不用肝素,溶栓结束后,根据凝血活酶时间(APTT)决定是否给予肝素。如 APTT 小于对照值的 2.0 倍(或小于 80s),开始使用肝素,如果大于 2.0 倍则每 2~4h 测定一次 APTT,直至治疗范围再开始使用肝素。

出血是溶栓治疗最重要的并发症,应注意观察,及时处理。

总之,当代肺栓塞溶栓治疗已经有很大进步,安全、有效,治疗方案趋向简单和规范化,不一定都必须做肺动脉造影确诊,治疗时间窗延长至 14 天,剂量固定或按体重给药,外周静脉 2 小时滴注,不做凝血指标监测,可在普通病房实施。对康复治疗过程中发生肺栓塞的患者无疑是很有利的。

3.抗凝治疗 肺栓塞抗凝治疗无疑是有效的、重要的,某些患者仅通过抗凝治疗 1~4 周,肺动脉血块即可完全溶解。常用的抗凝药物有肝素和华法林。北京阜外医院常用的肝素给药方法是静脉滴注,负荷量为 2000~3000u/h,继之 700~1000u/h 或 25u/(kg·h)维持。用普通肝素治疗需要监测 APTT,至少要大于对照值的 1.5 倍。低分子量肝素有较大的生物利用度,较好的可预测剂量反应和较长的半衰期,而且出血并发症少,可替代普通肝素使用。

用药时间以急性过程平息,临床情况好转,血栓明显溶解为止,通常为 7~10 天。在肝素通常应用 5~7 天,APTT 证实已达到有效治疗范围的第一天开始应用华法林,首次剂量一般为 3.0mg 以后根据 INR 调整剂量,长期服用者 INR 宜维持在 2.0~3.0 之间。口服抗凝药物至少维持 6 个月。

4.手术治疗 有条件的情况下可考虑以下手术治疗方法:①肺动脉血栓摘除术。②导管破碎肺栓塞。③安装下腔静脉滤器,用以防止肺栓塞复发。

5.深静脉血栓形成(DVT)的治疗 对急性肺栓塞患者的治疗绝不能忽视 DVT 的检查和处理,以防止肺栓塞再次发作。具体治疗内容见前。

第四节 吸入性肺炎

吸入性肺炎系吸入酸性物质、动物脂肪如食物、胃内容物以及其他刺激性液体和挥发性的碳氢化合物后引起的化学性肺炎。严重者可发生呼吸衰竭或急性呼吸窘迫综合征(ARDS)。康复患者中发生吸入性肺炎的多见于脑血管病后存在吞咽障碍者。

一、病因

正常人由于喉保护性反射和吞咽协同作用，一般饮食和异物不易进入下呼吸道，即使误吸少量液体，也可以通过咳嗽反射排出。康复患者发生吸入性肺炎的病因如下：

1. 在神志不清如脑血管意外、癫痫发作、麻醉过量或服镇静剂后，防御能力减弱或者消失，异物即可吸入气管。
2. 各种原因引起的气管食管瘘，食物可经食管直接进入气管内。
3. 医源性因素如胃管刺激咽部引起呕吐。
4. 气管插管或气管切开影响喉功能，抑制正常咽部运动，可将呕吐物吸入气道。

老年康复患者反应性差更易发生吸入性肺炎。

胃内容物吸入后，由于胃酸的刺激，产生肺部炎症反应，其严重程度与胃液酸度、吸入量以及在肺内的分布情况有关。吸入物的 $pH \leqslant 2.5$ 时，吸入量 25ml 即能引起严重的肺组织损伤。动物实验中证实，吸入 $pH < 1.5$ 的液体 3ml/kg 时即可致死。吸入液的分布范围越广泛，损害越严重。

二、病理和病理生理

吸入胃内容物后，胃酸可立即引起气道和肺部化学性灼伤。刺激支气管引起气管壁强烈痉挛，随后产生支气管上皮急性炎症反应和支气管周围炎症浸润。进入肺泡的胃酸迅速扩散至肺组织，引起肺泡上皮细胞破坏、变性，并累及毛细血管壁，使血管壁通透性增加，血管内液体渗出，引起水肿和出血性肺炎。同时由于肺泡毛细血管膜的破坏，形成间质性肺水肿。数日后肺泡内水肿和出血逐渐吸收，并被透明膜代替，久之可形成肺纤维化。吸入食物或者异物时若将咽部寄居菌带入肺内，可导致以厌氧菌为主的继发性细菌感染，形成肺脓肿。肺水肿使肺组织弹性减弱，顺应性降低，肺容量减少，使小气道闭合，肺泡萎陷引起肺不张，均可产生通气不足、通气/血流比例失调和静动脉血分流增加，导致低氧血症或代谢性酸中毒。血管内液大量渗出或反射性血管扩张，可产生低氧血症。

三、临床表现

1. 吸入性肺炎最多见于脑卒中后伴有吞咽功能障碍的患者，常有吸入史或诱因，迅速发病，多于 2 小时内出现症状，临床表现与诱发病因有关，如由于气管食管瘘引起的吸入性肺炎，则每于进食后出现痉挛性咳嗽、气急。

2. 在神志不清的情况下,吸入时常无明显症状,但 1～2 小时后可突然发生呼吸困难,迅速出现紫绀和低血压,常咳出浆液性泡沫状痰,可带血或伴发热。

3. 两肺闻及湿啰音,有时可伴哮鸣音。严重者可发生呼吸窘迫综合征。

4. 肺部 X 线显示吸入后 1～2 小时即能见到两肺散在不规则片状边缘模糊阴影,肺内病变分布与吸入时的体位有关,常见于单侧或双侧中下肺野,右肺为多见。发生肺水肿,则两肺出现片状、云雾状阴影融合成大片状,从两肺门向外扩散,以两肺中内带为明显,与心源性急性肺水肿的 X 线表现相似。

四、预防和治疗

1. 吸入性肺炎的主要预防措施为防止食物或胃内容物吸入,如对昏迷患者可采用头低及侧卧位,尽量安置胃管,必要时做气管插管或气管切开。

2. 在紧急情况下,应立即给予高浓度氧吸入,应用纤维支气管镜或气管插管将异物取出,加用呼气末正压呼吸支持治疗。

3. 纠正血容量不足可用白蛋白或低分子右旋糖酐等。为避免左心室负担过重和胶体液渗入肺间质,可使用利尿剂。

4. 在吸入 12 小时内,可开始大量应用糖皮质激素 3～4 天,有利于肺部炎症的吸收。对合并糖尿病、严重骨质疏松、精神异常者糖皮质激素应慎用或者不用。

5. 抗生素应当用于控制继发性感染,病原菌不明时先根据经验选药,经细菌学检查后病原菌明了时则选用针对性强的敏感抗生素。预防用药目前多不主张,因这样既不能减少继发性细菌感染的发生,且容易产生耐药菌株。

第五节 急性呼吸衰竭

急性呼吸衰竭(acute respiratory failure)是呼吸系统本身或其他系统、器官的疾患所引起肺的通气和(或)换气功能严重障碍,以致不能进行有效的气体交换,导致机体缺氧伴(或不伴)二氧化碳潴留,从而引起一系列生理功能和代谢紊乱的临床综合征。临床表现为 $PaO_2 \leq 60mmHg$ 和/或 $PaCO_2 \geq 50mmHg$ 及 $pH \leq 7.35$。急性呼吸衰竭常在数分钟到数小时或数日内发生,不论其原发病的性质如何,一旦出现急性呼吸衰竭,应立刻实施抢救,否则将危及患者生命。

一、康复患者发生急性呼吸衰竭的原因

1. 呼吸肌麻痹 多见于高位脊髓损伤患者,由于呼吸肌神经支配障碍而造成呼吸泵异常。

2. 中枢性呼吸抑制 某些脑血管病和颅脑创伤患者,即使进入康复期也可出现中枢性呼吸抑制。

3. 气道阻塞 慢性阻塞性肺疾病患者在康复治疗过程中仍可反复发生感染加重而引起急性呼吸衰竭。具有吞咽功能阻碍的患者因误吸造成吸入性肺炎也存在气道阻塞现象。

4. 肺栓塞及急性心功能不全可引起换气性呼吸衰竭。

二、临床表现

急性呼吸衰竭患者除原发病的表现外，主要是低氧血症和高碳酸血症所致呼吸、心血管、神经系统等变化。

1. 呼吸加快及呼吸困难，吸气时出现"三凹征"，随着病情进展，呼吸肌疲劳，呼吸变为浅弱无力或呈潮式呼吸。肺部听诊可闻及哮鸣音、湿性啰音、呼吸音减低。（中枢性呼吸衰竭的呼吸困难以节律和频率方面的改变为主，如潮式、叹息样呼吸；而呼吸肌麻痹、气道阻塞所致的周围性呼吸衰竭呼吸困难往往来得慢）。

2. 发绀，往往是缺氧的典型症状。在日光灯照明下，低于85%时，血流量较丰富的部位，如口唇、甲床及口腔黏膜处可发绀。

3. 心动过速、面色苍白、出汗，甚至心律失常，往往由低氧造成。二氧化碳潴留可引起球结膜水肿、充血、血压增高。

4. 头痛、头晕、注意力下降，严重缺氧时可出现焦虑不安、烦躁、定向功能障碍、行为失常、严重高碳酸血症时可出现瞌睡或昏迷，即所谓"肺性脑病"。

5. 动脉血气分析示 $PaO_2 \leq 60mmHg$ 伴有高碳酸血症。

三、治疗

急性呼吸衰竭多突然发生，故应给予及时治疗，其治疗原则为在保证气道通畅的前提下，尽快改善和纠正低氧血症，缓解二氧化碳潴留和酸中毒。具体治疗措施如下。

1. 保持气道通畅　上气道的通畅可用置入口咽或鼻咽通气管道来维持；昏迷患者可经口或经鼻作气管插管，必要时做气管切开置入导管以利进行机械通气。

2. 消除气道分泌物　应用药物降低气道分泌物的黏滞性，利于痰液的排出，或气管内抽吸达到引流痰液的目的。

3. 解除支气管痉挛　给予常用支气管扩张药如受体激动剂、氨茶碱等以解除支气管痉挛，保证气道通畅。

4. 氧疗　氧疗是急性呼吸衰竭重要的治疗措施，根据患者临床表现及动脉血气情况积极给予。

5. 合理应用机械通气　急性呼吸衰竭患者经鼻导管和面罩氧疗后仍不能纠正缺氧和呼吸性酸中毒，意识障碍患者不能排出气道分泌物时均应进行机械通气。

6. 维持酸碱和水电解质平衡　防止消化道出血和急性肾功能不全。

第六节　癫　痫

癫痫是由多种病因引起的（慢性）脑部疾患，以脑部神经元过度放电所致的突然、反复和短暂的中枢神经系统功能失常为特征。根据患病神经元的部位和发放扩散的范围，功能失常可表现为运动、感觉、意识、行为以及自主神经功能的不同障碍或兼而有之。

一、康复患者中发生癫痫的常见疾病

1. 脑血管病 各种脑血管病均可发生癫痫,但发生率各不相同,出血性脑血管病癫痫发生率较缺血性脑血管病相对低一些,约6%左右。

癫痫发生的时间多在急性期或为首发症状。急性期后仍可有癫痫发作,有人曾统计约33%缺血性脑血管病在急性期以后发生癫痫。癫痫的发生与病灶大小及疾病的严重程度不一定呈平行关系,但与皮质损害关系密切,以额、颞、顶叶损害发生率最高。由于脑血管病本身的发生率很高,特别是老年人群更高,故脑血管病仍为癫痫最常见的病因之一。

2. 颅脑外伤 Gaveness等(1979年)报道1386例外伤后癫痫发病出现的时间:第1周占5%,3个月占10%,6个月占16%,1年占23%,2年占29%。一般根据发生时间长短分为三种情况:①即刻发生,伤后数小时之内癫痫发作,约占3%。可能与颅内出血、凹陷骨折等的刺激以及脑细胞损伤、乙酰胆碱大量释放等有关。②早期发作,伤后数小时至1个月之内引起的癫痫发作,约占13%,可能与创伤愈合或继发性脑组织反应有关。③晚期发作,伤后一个月至数年癫痫发作,约占84%,多与脑挫裂伤、颅内血肿、脑膜脑瘢痕、脑囊肿、脑萎缩等有关。由于脑外伤患者一般是在受伤一个月以后开始康复的,所以在康复机构中较多见的癫痫是晚期发作者。

3. 代谢异常 某些康复患者患有糖尿病后存在水电解质失衡,可引起癫痫发作,常见于以下几种情况:①高血糖:血糖突然升高和高渗状态可引发癫痫。许多脑血管病患者合并糖尿病,血糖水平不稳定。②低血糖:血糖低于2.8~3.36mmol/L(50~60mg/dl),大多数患者可有癫痫发作,可能由于降糖药过量或不能按时进餐所致。③低血钙:血清游离钙浓度低于0.6mmol/L(2.4mg/dl)可引起肌痉挛、手足搐搦、癫痫发作。④低血钠或高血钠。⑤变性及脱髓鞘疾病如老年性痴呆、多发性硬化等。

4. 儿童脑瘫 许多寻求并接受康复治疗的脑瘫患儿因胎儿期母亲病理因素如母孕期妊娠中毒症、精神创伤、腹部外伤、接受放射线、服用药物、接触有害化学物质以及感染性疾病等,以及出生时的病理因素包括出生困难、产钳助产、吸引产、胎位不正、产伤、早破水、过期产、产后窒息、吸入性肺炎等,以及出生后遭受脑部外伤、颅内感染等疾患。我院儿童脑瘫科统计,前来康复的脑瘫患儿癫痫的发生率为10%,由于部分患儿正在服药控制,症状未曾表现出来,故实际患病率还不止10%。

二、癫痫的常用实验室检查

1. 脑电图 为癫痫诊断和分型必不可少的依据,还用于指导临床用药、估计预后、手术前定位以及癫痫的研究。

2. CT检查 可明确脑梗死、脑出血、颅内血肿以及颅内肿瘤、炎性疾病、脑萎缩、脑积水等与癫痫有关的颅内疾病情况。

3. MRI检查 较CT有更高的软组织分辨率,对于诊断脑缺血、脱髓鞘病(脑白质病)等,MRI优于CT。

三、抗癫痫药物的选择（表18-1、表18-2）

表18-1 抗癫痫药物

发作类型	第一线药物	第二线药物
部分发作（单纯及复杂部分发作，继发全身强直阵挛发作）	卡马西平、苯妥英钠、丙戊酸、苯巴比妥、扑米酮、乙酰唑胺	氧异安定、氯硝西泮、拉莫三嗪、托吡酯
全身强直阵挛发作	丙戊酸、卡马西平、苯妥英钠苯巴比妥、扑米酮	氧异安定、氯硝西泮、拉莫三嗪、氨己烯酸、非氨酯、乙酰唑胺
失神发作	乙琥胺、丙戊酸	乙酰唑胺、氯硝西泮、拉莫三嗪
强直发作	卡马西平、苯巴比妥、苯妥英钠、丙戊酸	氧异安定、氯硝西泮
失张力及非典型失神	丙戊酸、氧异安定、氯硝西泮、苯巴比妥、扑米酮	乙酰唑胺、苯妥英钠
肌阵挛发作	丙戊酸、氯硝西泮、乙琥胺、氧异安定、苯巴比妥、苯妥英钠	乙酰唑胺、脑复康
婴儿痉挛	促肾上腺皮质激素、氯硝西泮	氨己烯酸、硝西泮

表18-2 一线抗癫痫药物的药代动力学资料

药物名称	达峰时间 (h)	蛋白结合率 (%)	半衰期 (h)	达稳态时间 (d)	有效血浓度 (μg/ml)
卡马西平	2~6	80	12	5~14	4~12
苯妥英钠	3~12	90	24	7~11	10~25
苯巴比妥	6~18	40~60	96	14~28	15~40
扑尔酮	2~4	<20	12 14~28	5~15	
乙琥胺	2~3	低	40	6~14	40~100
丙戊酸	1~4	80~94	14	3~6	50~100
氯硝西泮	1~2	50	30	5~14	0.01~0.05

第七节 骨 折

在康复治疗过程中发生骨折的病例已不少见，近10年来，仅在中国康复研究中心接受康复训练的患者发生骨折的已有十余例。这些患者大多曾因疾病长期卧床或发生骨折时仍在卧床而存在不同程度的骨质疏松。骨质疏松是引起骨折最直接的原因。

一、引起骨质疏松的常见疾病

1. 截瘫与骨质疏松 截瘫患者骨质疏松的主要原因就是长期卧床及瘫痪肢体无肌肉收缩应力所致，还可能与体内激素的稳定环境被破坏，机体出现钙代谢改变等有关。中国康复研究中心自1988年至1995年对650例外伤性截瘫患者应用双能QDR-1000X线骨密度仪测量双侧股骨近端及腰椎的骨密度,发现均表现不同程度的骨质疏松。一般伤后一个月即可通过骨密度仪测出骨密度降低达骨质疏松的水平。卧床时间越长,骨质疏松越严重。

对截瘫骨质疏松患者危害最大的就是股骨干骨折,在下肢进行被动训练,或从床上移乘到轮椅的过程中,不小心跌伤,比较轻微的外力就可造成股骨干骨折,这对瘫痪肢体功能及整个康复过程将造成严重的影响。

2. 偏瘫与骨质疏松　Hodkinson(1967年)发现,老年偏瘫患者偏瘫侧的股骨发生骨萎缩和病理性骨折频率增加。不论何种脑血管病所致的偏瘫均强迫患者要卧床一段时间,由于偏瘫侧肢体肌肉麻痹,肢体的运动受到极大的限制,肌肉收缩对骨刺激应力的消失,再加上卧床的免负荷,以及瘫痪后内分泌的改变,骨质疏松是不可避免的。长期卧床后偏瘫侧肢体的骨质疏松要比健侧肢体严重,病理骨折也多出现在偏瘫侧。

3. 截肢患者残肢的骨质疏松　传统的假肢是末端开放、残肢插入式假肢,在负重时残肢的皮肤肌肉等软组织越塞越紧,而骨端并无负重,残肢肌肉萎缩,残肢骨表现骨质疏松。现代假肢是末端闭合、全面接触、全面承重式假肢,由于骨端负重及肌肉生理功能的发挥,则残肢的骨质疏松明显减轻,但仍有不同程度的骨质疏松。另据观察,大腿截肢与小腿截肢对股骨骨密度的影响有显著性差异。前者股骨骨密度明显降低,后者只是相对减少。以上说明负重对于残肢骨密度有着直接影响。

4. 各种疾病长期卧床引起的骨质疏松　不论任何内、外、儿科疾病,只要是迫使患者长期卧床就会造成骨矿物质丢失,引起骨质疏松,卧床时间越长,肢体运动功能越差,引起骨质疏松的程度就越重。长期卧床患者股骨骨矿丢失最早最明显,依次为股骨近端、脊柱,上肢骨矿丢失较少。

二、骨折发生的常见部位

1. 脊柱压缩骨折　比较常见,因长期卧床引起的骨质疏松在脊柱是明显的,轻微的外伤,如扭伤、坐倒在地,都可以造成椎体的压缩骨折,引发严重的腰背疼痛,强迫患者又要继续卧床,加重了骨质疏松。

2. 股骨颈骨折　卧床后股骨近端的骨质疏松仅次于跟骨,轻度外伤,如跌伤、髋部扭伤就可以造成股骨颈骨折。

3. 股骨粗隆间骨折　与股骨颈骨折一样,发生率也是很高的,患者需要卧床牵引或手术治疗,随之而来的是各种并发症,尤其是老年患者。卧床期间易发生臀部压疮、泌尿系感染、肺内感染等,如果再患有高血压、冠心病、糖尿病等将,威胁患者生命。

4. 桡骨远端骨折(colles骨折)　由于桡骨远端是松质骨,是骨质疏松的好发部位,跌倒时保护性的手掌着地,桡骨远端直接受力发生骨折,故该部位骨折在上肢骨折中占第一位。

5. 肱骨外科颈骨折　在上肢骨折中占第二位,骨折后由于疼痛、肿胀及制动,骨折愈合后造成肩关节活动受限,手不能上举,使患者日常生活活动能力发生障碍。

三、骨折的处理

1. 询问骨折的原因、时间、部位及骨折时的体位,以往有无骨折及其他骨病史。

2. 检查怀疑骨折的部位，有无反常活动、骨擦音、骨擦感及畸形等骨折特有的局部体征，有无局部压痛，局部软组织肿胀和瘀斑，功能障碍及程度；对功能障碍不明显的不完全性和嵌入性骨折，应警惕漏诊。

3. X线检查 对长骨干骨折，应摄正侧位X线片，并包括邻近关节，对腕、跗骨等多面骨，需做不同角度的X线片，诊断不能明确时，需以健侧X线片进行对照。

4. 急症处理时需注意有无骨折引起的全身并发症如休克、脂肪栓塞、ARDS等，应及时进行处理。

5. 局部处理 如有开放性损伤应及时止血、无菌包扎、局部制动、止痛、应用抗生素预防感染。闭合性损伤发现有筋膜室综合征者应及时切开减压，合并主要动脉伤者及时手术探查修复。

根据骨折的不同部位和情况可采取手法复位和外固定，切开复位与内固定，持续皮牵引或骨牵引复位，一般均由骨科医生按骨科常规实行。

6. 药物治疗 早期可用活血化瘀、通络止痛类药物，中晚期用消除关节肿胀、促进骨折愈合的药物。

康复患者骨折的处理必须考虑原发疾病的影响，如瘫痪的肢体骨折愈合较慢，易出现各种并发症等。

第八节 康复过程中的情感危机

一、脊髓损伤患者的情绪障碍

绝大多数脊髓损伤造成的截瘫患者是由一个健康人，一下子进入残疾人的行列，心理打击之大是可想而知的。再加上随之可能出现的并发症，如疼痛、痉挛、泌尿道感染、压疮等给受伤的身体增添了新的痛苦。随着截瘫后工作能力的减退，原有岗位的丧失，经济来源的减少，使其婚恋及家庭关系紧张，这又给患者增加了心灵上的苦恼。据调查，截瘫患者有抑郁情绪的大约占78.12%，有51.56%的人有过自杀意念，7.11%的人有过自杀未遂行为。与其他疾病的群体相比，抑郁情绪与自杀意念的比率都是较高的。

随着对病情的深入了解，一旦患者面对现实，承认终身残疾，梦和幻想完全破灭，忧愁、悲伤的心情占主导地位。由于患者人格特点、残疾损伤情况、周围社会环境不同，再加上对残疾认识的差异，可有轻重不同的抑郁情绪及长短不等的抑郁期。

（一）临床表现

1. 情绪悲观、压抑、苦闷，有时饮泣不语或哭叫连天。自评抑郁量表和/或汉密顿抑郁量表的检测达到轻度以上的抑郁诊断标准。

2. 有无用感、自暴自弃、自罪自责、放弃治疗，自感无路可走、无可奈何、悲愤自怜，感到生活无意义，对前途悲观失望。严重导致失助感和绝望情绪，甚至出现轻生的念头和自杀未遂的行为。

3. 对周围环境反应迟钝，感情麻木，动力不足，缺乏活力，懒散乏力，精神不振，干事缺乏信心。对周围任何事情均不感兴趣，少言寡语，对赞扬无反应，愉快感消失。

4. 出现社会退缩,与别人接触由主动变为被动,害怕与外界来往,怕被别人瞧不起,对以往的爱好失去兴趣或兴趣下降,故作姿态极力掩饰,疏远周围的人,夸大自己的弱点,自我评价降低。

5. 持续表现警觉与激惹性增高,易激动、易发脾气、易受惊、过分警惕。患者在康复期间外露出愤怒是常见的现象,对外伤原因或失去能力的愤怒可以转移到家庭成员或康复工作者身上发泄。

(二)治疗

抑郁情绪明显时,首先要防止自杀情况的出现。如果发现患者有自杀的企图时,应通知主管医师、值班护士、陪护人员、同房病友关注患者动向,防止意外事件发生。同时可采用支持治疗,帮助其渡过危机,辅导其有效地适应面对着的困难。有些患者本来有严重的抑郁情绪,突然变得心情开朗,应找一下原因,因为个别患者找到自杀的方法后会感到心理解脱,情绪可变得平稳一些。对这些患者应该密切注意,及时给予心理治疗。

大部分患者有自杀的意念却很少采取行动,因为他们怕自杀未遂残疾更重。还有些患者自杀是一种求救的信号,他们希望大家对他们的痛苦能够给予足够的重视,仅有2%的人有二次自杀的行为。个别患者对康复的期望值很高,但在梦想破灭后情绪反而轻松,要特别警惕他们有自杀的行为,因为他们认为自杀是解决痛苦和烦恼的最好方法。

个别患者的抑郁以愤怒情绪表现,他们将自己的情绪向外界发泄,很可能做出过激的伤害他人的行为。此时应及时阻止,以防意外伤害的出现。

心理治疗多采用合理情绪疗法(RET),治疗目的是用合理的情绪代替不合理的情绪。此法在急症时采用,往往能起到立竿见影的效果。

(1)首先弄清患者情绪障碍的原因。
(2)使患者领悟到只有改变不合理的意念才能减轻以至消除目前存在的各种症状。
(3)采用辩论方法使患者真正认识到他们不合理的意念是不现实、不合逻辑、站不住脚的。
(4)通过再教育患者改变原有的不合理的信念,现实看待外界及自身,消除不合理的情绪。

二、偏瘫患者的情绪障碍

脑卒中抑郁的发生率占 40.27%,有自杀意念占总数的 17.36%,脑外伤抑郁发生率占 34.42%,有自杀意念占卒中总数的 16.23%。偏瘫患者都有脑实质的损害,71.16% 的患者有不同程度的认知障碍,其中 17.25% 的患者有失语,其临床表现主要为情绪控制能力的减弱。

(一)临床表现

偏瘫患者抑郁的特点主要是对情绪的控制能力弱,情感脆弱、波动性强、易伤感、无故忧虑。由于大部分人均有不同程度的认知功能障碍,对目前的身体比较在意,多数对今后的前途设想较少,问及时才去想,而且常常就事论事,思维的深广度不够。一般轻度抑郁障碍较多,抑郁的深度不够。伤心的表现有时不是哭泣,而是嚎哭,通过转移注意力很快制止,无须耐心劝说,自杀意念比截瘫患者少。

器质性抑郁占抑郁总数的 8.73%,这部分人抑郁较重、时间长,情绪低落、思维迟缓、活动减少明显。

(二)治疗

脑损伤后抑郁过去多归于抑郁症类,临床医生常采用抗抑郁药治疗。经过多年的临床实践和研究后认为,脑损伤后的抑郁状态是既不同于抑郁症,又不同于一般抑郁心情的一组症状。主要表现为情绪的控制能力差,常常为一件小事而情绪失控,哭泣、发怒或笑个不停。情绪外露,易激惹、冲动性增强。即使认为自己能康复,但看到目前的身体状况仍然悲伤、想哭,抑郁以轻、中度为主。患者常常以自我为中心,凭借具体形象的联想来进行思考,就事论事,心情依情境而转移,认识中带有强烈的情绪色彩,行为表现为惰性较强,意志力减退,在治疗上也有其特点。

1. 抑郁情绪明显时,首先要防止自杀情况的出现。但偏瘫患者有自杀意念的少(17%),有自杀行为的极少(2‰)。如果发现患者有自杀的企图时,应通知主管医师、值班护士、陪护人员、同房病友,关注患者动向,防止意外事件发生。同时可采用支持治疗,辅导他有效地适应面对着的困难,帮助他渡过危机。

2. 脑损伤后抑郁多数医生选用药物治疗,近来大多数作者认为百忧解的作用优于其他抗抑郁药,因此百忧解常常作为脑损伤后抑郁治疗的首选药物。

3. 器质性抑郁障碍的卒中患者,心理治疗效果不好,可考虑药物治疗。

4. 偏瘫患者多数有不同程度的认知功能损伤,思维方式以具体形象思维多见,心理治疗多选用行为疗法或认知行为疗法。

(1)认知功能严重障碍的抑郁患者无法理解别人的话语,心理治疗是针对家属的。指导家属如何帮助患者稳定情绪以配合康复训练。

(2)中、重度认知障碍的抑郁患者均有记忆障碍,需家属在旁记住医生的话,及时帮助和提醒患者。方法多采用行为治疗的鼓励技巧,帮助患者建立自信心。家属应督促患者积极配合康复训练,对患者不正确的想法不去指责。

(3)轻度认知障碍的抑郁患者可采用认知-行为疗法,改变患者对自己说的内部语言,矫正他们的自我指导,减轻情绪障碍和无效行为。

(4)有些患者对病情估计过重而与实际不相符,认为自己好不了。此时应将实情告之,减轻患者和家属的心理负担。

(5)另一些患者虽然情绪抑郁,但对病情的康复仍抱有不切实际的幻想,期望能恢复到病前的身体状况,抑郁仅是对目前偏瘫的悲伤。由于多数脑卒中患者采用的思维方式与身体健康的同龄人不同,因此心理治疗时不要打破患者的梦想,应鼓励他们积极康复,随着身体的好转抑郁消失,再逐渐帮助患者明白身体恢复的切实可能性。否则事与愿违,患者一旦得知实情反会使抑郁加重,患者及其家属都会埋怨医生,对病情的恢复也不利。这一点与其他抑郁的治疗不太相同。

(6)少数卒中后抑郁患者认知功能正常,可采用认知疗法、患者中心疗法、方法任选等心理治疗方法。若抑郁的原因与家庭状况有关,可单独与患者交谈。但所有的心理治疗时间不易太长,内容不要太多,应当贯穿于躯体康复的过程当中,且将重点放在躯体康复。

(王 志)

主要参考文献

1. Law E M. Problems in Rehabilitation of Victims of War. J. Flor Med. Assoc. 8:152 – 156 1922
2. 卓大宏主编.中国康复医学.第一版.北京:华夏出版社,1990,13
3. 南登昆主编.康复医学.第二版.北京:人民卫生出版社,2001,10
4. 周士枋,范振华主编.实用康复医学.第一版.南京:东南大学出版社,1998,2 – 4
5. 缪鸿石主编.康复医学理论与实践.第一版.上海:上海科学技术出版社,2000,18
6. 中华人民共和国卫生部医政司.中国康复医学诊疗规范.第一卷.第一版.北京:华夏出版社,1998,1 – 2
7. Hammell. KW. Spinal Cord Injury Rehabilitation London. CHAPMAN & HALL 1995
8. Yerxa, E. J. and Baum, S. (1986) Engagement in daily occupations and life satisfaction among people with spinal cord injuries. Occupational Therapy Journal of Research, 6(5), 271 – 83
9. Melvin JL. Interdisciplinary and multidisciplinary activities and the American Congress of Rehabilitation Medicine. Arch Phys Med Rehab 1980,61:379 – 380
10. Melvin JL. Status report on interdisciplinary medical rehabilitation. Arch Phys Med Rehab 1988,70: 273 – 276
11. Melvin JL. Interdisciplinary Rehabilitation. 中国康复医学杂志,2002,17(1):117 – 118
12. Alexander Q. Dromerick and Syed Ahmed Abdul Khader: Medical Complications During Stroke Rehabilitation. In: H. J. M. Barmett, Julien Bogousslavsky and Heather Meldrum. Ischemic Stroke: advances in Neurology, Vol. 92. Lippincott Williams & Wikins, Philadelphia©2003,409 – 413
13. R. Langton Hewer: Rehabilitation after Stroke. In L. S. Illis. Neurological Rehabilitation. 2th ed. Blackwell Scientific Publications. 1994,157 – 169
14. 罗祖明.脑血管疾病.In 王维治主编.神经病学.第4版.人民卫生出版社,2001,122 – 162
15. 王瑞华.脑血管病的康复.In 朱镛连主编 神经康复学.第1版.人民军医出版社,2001,325 – 334
16. 李小梅.脑血管病运动康复.In 方定华主编.脑血管病临床与康复.第1版.上海科学技术文献出版社,2001,143 – 209
17. Stover, S. L. and Fine, P. R. Spinal Cord Injury: the Facts and Figures. University of Alabama, Birmingham AL, 1986; 14 – 34
18. Guttmann L. Spinal Cord Injury. comprehensive management and research. 1Ed, London , Blackwell scientific pub,1973
19. Law, E. M.: Problems in rehabilitation of victims of war. J. Flor. Med. Assoc. 1922;8:152 – 156
20. Grundy, D. and Swain, A. ABC of Spinal Cord Injury, 2nd edn, British Medical Journal, London, 1993, pp. 6 – 13
21. Buchanan, L E. and Nawoczenski D A. Spinal Cord Injury, concepts and management approaches. Baltimore, Williams and Wilkins,1987,16 – 17

22. 孙葆忱.北京市脊髓损伤5年回顾性调查.中国康复,1988;3(2):55
23. 天津骨科医院.临床骨科学:结核.第一版.北京:人民卫生出版社,1974,256-257
24. Harrington KD. Metastatic disease of the spine. J Bone Joint Surg(Am)1986,(68):1110-1115
25. Schaberg J, Gainor BJ. A profile of metastaticcarcinoma of the spine. Spine. 1985,(10):19-20
26. Ditunno JF. New spinal cord injury standards, 1992. Paraplegia, 1992,30(2):90-91
27. Ditunno JF, Young W, Donovan WH, Creasey G. The international standarts bookletfor neurological and functional classification of spinal cord injury. Paraplegia, 1994, 32:70
28. Holdsworth P. Fractures, dislocations and fracture dislocations of the spine. J Bone Joint Surg, 1970,52A:1534
29. Stauffer S. Diagnosis and prognosis of acute cervical spinal cord injury. Clin Ortho Rel Res, 1975,112:9
30. Klose KJ, Green BA, Smith RS, et al. University of Miami Neuro-Spinal Index(UMNI): A quantitative method for determining spinal cord function. Paraplegia, 1980, 18:331
31. Bedbrook G. The care and Management of Spinal Cord Injuries. New York: Springer-Verlag, 1981, 263
32. American Spinal Injury Association: Standards for Neurological Classification of Spinal Injury Patients. Revisd April 1990
33. Waters R.L, Adkins R.H, Yakura J.S. Definiton of Complete Spinal Cord Injury. Paraplegia, 1991, 29:573
34. Nickel VL. Orthopedic rehabilitation. 1Ed, New York, Churchhill livingstone, 1982, 209-231
35. Staas, W.E., Formal, C.S., Gershkoff, A.M. et Al.(1988)Rehabilitation of the spinal cord-injured patient, in Rehabilitation Medicine: Principles and Practice,(ed.J.A.DeLisa), J.B.Lippincott, Philadelphia, PA, PP.635-59
36. Law, M., Baptiste, S., Carswell-Opzoomer, A. et Al.(1991)Canadian Occupational Performance Measure, Canadian Association of Occupational Therapists, Toronto, Ont
37. Hammell. KW. Spinal Cord Injury Rehabilitation London. CHAPMAN&HALL 1995
38. 中华人民共和国卫生部医政司.中国康复医学诊疗规范.第一卷.第一版.北京:华夏出版社,1998,1-2
39. Yerxa, E.J. and Baum, S.(1986)Engagement in daily occupations and life satisfaction among people with spinal cord injuries. Occupational Therapy Journal of Research, 6(5), 271-83
40. Young, J.S., Burns, P.E. and Witt, G.A.(1982)Medical charges incurrted by the spinal cord injured during the first six years following injury. SCI Digest, 4(2), 19-34
41. Trieschmann, R.B.(1986)The psychosocial adjustment to spinal cord injury, in Management of Spinal Cord Injuries,(eds R.F. Bloch and M. Basbaum), Williams and Wilkins, Baltimore, MD, pp.303-4
42. Bleiberg, J. and Merbitz, C.(1983)Learning goals during initial rehabilitation hospitalization. Archives of physical Medicine and Rehabilitation, 64, 448-51
43. Bracken MB. Pharmacological treatment of acute spinal cord injury: current status and future prospects. Paraplegia, 1992, 30:102-107
44. Young W, Bracken MB: The Second National Acute Spinal Cord Injury Study. J. Neurotrauma. 9(Suppl 1):397-405, 1992
45. Geisler FH, Dorsey FC, Coleman WP. GM-1 ganglioside in human spinal cord injury. J. Neurotrauma. 1992, 9:517
46. Geisler FH, Dorsey FC, Coleman WP. Past and current clinical studies with GM-1 ganglioside in acute spinal cord injury. Ann Emerg Med, 1993, 22:1041-1047
47. 邓少丽,廖维宏.神经生长因子治疗脊髓损伤的研究进展.中国脊柱脊髓杂志,1998,8(2):106-108
48. Suzer T, Coskun E, Islekel S, Tahta K. Neuroprotective effect of magnesium on lipid peroxidation andaxonal

function after experimental spinal cord injury. Spinal Cord,1999,37(7):480 – 484

49. Cooper A(1842) A Treatise on Fractures of the Joints. Longman, London:499

50. Bell C(1807) A System of Operative Surgery. Longman, London:132.6

51. Guttmann L The Conservative Management of closed injuries of the vertebral column resulting in damage to the spinal cord and spinal roots. In: Vinken PJ, Bruyn GW, eds. Handbook of Clinical Neurology. Vol26, part Ⅱ. North – Holland Publishing Co, Amsterdam

52. Holdsworth F(1970) Fractures, dislocations, and fracture – dislocations of the spine. J Bone Joint Surg 52A,1134 – 1151

53. Denis F(1983) The three column spine and its significance in the classification of acute thoracolumbar spinal injuries. Spine 8:817 – 831

54. Jacobs RR, Asher MA, Snider RK(1980) Thoracolumbar spinal injuries. A comparative clinical study of conservative treatment and operative treatment in 100 patients. Spaine 5:463 – 477

55. Willen J, Lindahl S, Nordwall A(1985) Unstable thoracolunbar fractures: A comparative clinical study of conservative treatment and Harrington instrumentation. Spine 10:111 – 122

56. Convery FR, Minteer MA, Smith RW, Emerson SM(1978) Fracture – dislocation of the dorsal – lumbar spine. Acute operative stabilization by Harrington instrumentation. Spine 3:160 – 166

57. Frankel H, Hancock DO, Hyslop G et al(1969): The value of postural reduction in the initial management in the closed injuries in the spine with paraplegia and tatraplegia, Paraplegia 7:171 – 192

58. 关骅. 急性胸腰段脊柱脊髓损伤手术治疗与早期康复. 中华骨科杂志,1993,13(1):37

59. Bedbrook GM, Sedgely GL et al(1980) The management of spinal injury – past and present. Int Rehabil Med 2:45 – 61

60. Esses SI, Botsford DJ, Kostuik JP(1990) Evaluation of surgical treatment for burst fractures. Spine 7:667 – 673

61. Donovan WH, Bedbrook G. Comprehansive management of spinal cord injury. Clinical Symposia.1982,34(2):4 – 19

62. Gaines RW, Humphreys WG(1984) A plea for judgement in management of thoracolumbar fractures and fracture – dislocations. Clin Orthop 189:36 – 42

63. 胥少订. 无放射影像脊柱骨折脱位的脊髓损伤. 中国脊柱脊髓杂志 1998,8(1):58

64. Rea GL, Miller CA. Spinal Trauma: Current Evaluation and Management. AANS Publication committee. USA.1993.pp75 – 93

65. Hochschuler SH, Cotler HB, Guyer RD. Rehabilitation of the Spine. 1 ed. Baltimore, Mosby,1993,291 – 369

66. Piper J. Physical medicine & Rehabilitation: Functional Independence Measure Report.1996, Year to Date. Ohio State Univercity Medical Center.1996

67. SCORS. Early intervention costs less, helps more. Shepherd clinical review. 1997,3(4):1

68. 卓大宏. 中国康复医学. 第一版. 北京:华夏出版社,1990,729 – 758

69. 关骅. 脊髓损伤的早期康复. 中国康复,1992,10(1):29

70. 林尚训. 我国残疾儿童康复事业发展趋势探讨. 中国民政医学杂志,1998,4:2

71. 中华人民共和国卫生部医政司主编. 中国康复医学诊疗规范(上). 北京:华夏出版社,1998,3.5.28.59

72. 中华人民共和国医政司主编. 中国康复医学诊疗规范(下). 北京:华夏出版社,1998,130 – 146

73. 耿德章. 具有中国特色的现代康复医院兴起与展望. 中国康复医学杂志,1998,4:2

74. 胡莹媛. 小儿脑瘫的综合康复治疗. 中国实用儿科杂志,1996,11(4)72 – 77

75. 南登昆. 肢体残疾儿童的教育与训练. 北京:华夏出版社,1996,135 – 153

76. 林庆,李松.小儿脑性瘫患.北京:北京医科大学出版社,2000,62.249
77. H.A.腊斯克著,陈过译.康复医学.杭州:浙江科学技术出版社,1984,336-358
78. 廿乐重信.脑性麻痹.东京:协同医书出版社,1981,23
79. 卓大宏主编.中国康复医学.北京:华夏出版社,1990,3.5.13.503-512 619-623
80. 刘永斌等.残疾人技术辅助器的分类.中国康复理论与实践,1995,1(1):32
81. 赵辉三等.美国格林维尔市截肢康复、假肢矫形器装配技术参考.中国康复研究中心学刊,1991,2(2):103
82. 岩崎光茂.脑性麻痹备忘录(日).ほなさす学园,1990,10
83. 筱冢直子,上田敏.小儿のリハビリテーション.东京:大坂メぷィゥ出版,1985
84. 李树春主编.小儿脑性瘫痪.郑州:河南科学技术出版社,2000,21-24 61-63
85. 戴红主编.康复医学.北京:人民卫生出版社,1998,191-193
86. 缪鸿石主编.康复医学理论与实践.下册.上海:上海科技出版社,2000,1972-2020
87. 汤小泉等主编.社区康复.北京:华夏出版社,2000,217-229
88. 卓大宏主编.中国残疾预防学.北京:华夏出版社,1998,255-256
89. 谢德利主编.现代康复护理.北京:科学技术文献出版社,2000,123-144
90. Joel A. DeLisa and Bruce M. Gans.: Rehabilitation Medicine: Principles and Practice, Third Edition. Lippincott – Raven Publishers, Philadelphia？1998,937,946-948
91. 日本儿童发达研究会.3才儿精神发达诊断法[M] 1987,68
92. Braun Sc. Granger Cv.: A practical approach to functional assessment in pediatrics [J], Occu.ther Pract,1991,2(2)46
93. 胡莹媛,吴卫红,李燕春.残疾儿童综合功能评定法的研究:(一)设计.中国康复理论与实践,2001.9.第7卷.第3期,108-112
94. 陆裕朴,胥少汀,葛宝丰等.实用骨科学.第一版.北京:人民军医出版社,1995
95. 王亦璁,孟继懋,郭子恒.骨与关节创伤.第二版.北京:人民卫生出版社,1991
96. 周天健主译,陈仲武审校.康复技术全书.第一版.北京:北京出版社,1989
97. 杜克,王守志.骨科护理学.第一版.北京:人民卫生出版社.1995
98. 缪鸿石.康复医学理论与实践.上海:上海科技出版社,2000
99. 振华.骨科康复医学.上海:上海医科大学出版社,1999
100. 吴在德.外科学.北京:人民卫生出版社,2000
101. 江藤文夫.リハビリテーツョン.东京:日本医事新报社,1991
102. 细田多穗,柳泽键.理学疗法ハンドブック.改订第3版.东京:协同医书出版社,2000
103. 大古清.リハビリテーツョン 整形外科学.东京:医学书院,2000
104. 崔寿昌,赵辉三,赵利等.要重视截肢理论与技术水平的提高.中华骨科杂志,1997,17(3):183
105. 泽村诚志著,萧英宏译.截肢义肢学.第1版.台湾省:私立树人仁德医事职业学校编印,1985,6
106. 泽村诚志著,孙国风译.假肢学.第1版.北京:中国社会出版社,1992,12-14 40-42
107. Smith DG. Principles of partial foot amputations in the diabetic. Foot Ankle Clin, 1997, 2:171-186
108. Walther. H.O. Bohne. Atlas of Amputation Surgery. New York: Thieme medical Publishers, Inc, 1987, 49
109. 崔寿昌.现代截肢康复.中国康复理论与实践,1995,1(10):41~42
110. 崔寿昌,赵利等.下肢截肢的非理想残肢及临床处理,中国康复,1995,10(2):66-68
111. 崔寿昌.如何做好截肢康复工作.伤残医学杂志,1997,3(2):54-57
112. 赵定麟.《现代颈椎病学》.北京:人民军医出版社,2001,105-152
113. 缪鸿石主编.《康复医学理论与实践》.上海科学技术出版社,2000,1705-1743

114. Izumida s, Inoue s. Assesment of treotment for low back Pain. Japenese orthopaedic Association. J Jpn orthop Ass 1986,60:391－394
115. Rehabilitafion Nledicine: Principles and practice, Third Edition edited by Joel A. Delisa and Brucem. Gans. Lippincott－Raven publishers. Philadephia © 1998.1423－1451
116. Sunders HD. Use of spinal traction in the treatment of neck and back condition. Clin orthop,1983,179:31－38
117. Wong AK. The tracfion angle and cervical intervertebral separation. Spine,1992,17(2):136－145
118. Cherkin Dc. Deyo RA, Wheelerk. Physician views abouf treating low back pain: the results of a national survey. Spine 1995,20:1－9
119. Dettori JR, Bullock SH, Sutlive TG. The effects of Spinal flexion and extension exercises and their assoc:ated postures in patients W:th acute low back pain. Spine 1995,20:2302－2312
120. 励建安.冠心病患者的康复.周士枋等主编.实用康复医学.第二版.东南大学出版社,1998,688－733
121. 周士枋,励建安.慢性冠心病的康复.王茂斌,曲镭主编.心脏疾病的康复医疗学.人民卫生出版社,2000,152－206页
122. 励建安.21世纪国际心脏康复研究的新趋向.中国康复医学杂志,2002,17(1):10－13
123. 单春雷,励建安,周士枋等.大脑行为对等长收缩运动时心血管反应的调控作用与机制.中国康复医学杂志,2000,15(3):140－143
124. 万记青,励建安.血浆内啡肽对等长收缩运动心血管反应的中枢调节定位.中华物理医学与康复杂志,2000,22(5):287－290
125. 陆晓,励建安.心血管疾病患者康复中的抗阻训练,中华理疗杂志,1998,21(6):359－363
126. 袁红洁,励建安,黄澎等.有氧训练对慢性冠状动脉狭窄猪心肌血管内皮生长因子表达的影响.中国康复医学杂志,2002,17(2):72－74
127. 黄澎,励建安,袁红洁等.运动对慢性冠状动脉狭窄后侧支循环生成的影响.中国康复医学杂志,2002,17(1):22－25
128. Flores AM, Zohman LR. Rehabilitation of the Cardiac Patients. In Delisa A and Gans BM, ed. Rehabilitation Medicine: Principles and Practice. 3rd ed. Lippincott－Raven Publishers, Philadelphia,1998,1337－1357
129. Bartels MN. Cardiac rehabilitation. In Grabois M, Garrison SJ, Hart KA, et al. Physical Medicine and Rehabilitation. Massachusetts, Blackwell Science, Inc.2000,1435－1456
130. J Li, WY Zhao, SF Zhou, et al. Relationship of Isometric Exercise and Myocardial Ischemia in patients with coronary artery disease using Echo－Doppler. Chin Med J 2000,113(6):493－497
131. Froelicher VF, Myers JN. Exercise and the Heart. 4th ed. W.B. Saunders Co. Philadelphia,2000
132. Balady GJ, Berra KA, Golding LA, et al. ACSM's Guildelines for Exercise Testing and Prescription. 6th ed. Lippincott Williams & Wilkins, Philadelphia,2000
133. Wasserman K, Hansen JE, Sue DY, et al. Principles of Exercise Testing and Interpretation. 3rd ed. Lippincott Willians & Wilkins, Philadelphia,1999
134. John R. Bach Rehabilitation of the Patient with Respiratory Dysfunction A. Delisa and Bruce M. Gans Rehabilittion Medicine: Principles Practice. Third Edition. Lippincott－Raven Publishers. Philadelpha,1998,1359－1383
135. 中华医学会呼吸病学分会慢性阻塞性肺病组.慢性阻塞性肺疾病诊治指南.中华结核与呼吸杂志,2002,25(8) 453－460
136. 林友华.呼吸功能检查.现代呼吸病学.人民军医出版社,1997,295－319
137. 黑川幸雄,高桥正明,鹤见隆正主编.呼吸理学疗法.株式会社三轮书店,1999

138. Jone E. Hodgkin Bartolome R. Celli Gerilynn L. Connors Pulmonary Rehabilitation Guidelines To Success Lippincott Willams & Wilkins, 2000
139. The Official Statement of The Thoracic Society was Adofied by ATS Board of Directors. Pulmonary Rehabilitation – 1999 American Journal of respiratory and Critical Care Medicine 1999 Vol 159 1666 – 1682
140. ACCP/AACVPR pulmonary rehabilitation Guidelines Panel Pulmonary Rehebilitation Joint ACCP/AACVPR Evidence – Based Guidelines CHEST 1997, 112(5) 1363 – 1395
141. Yves Lacasse, MD, Msc; Gordon H. Guyatt, MD, Msc, Fccp; aand Roger S. Goldstein MBChB, FCCP The Components of a Respiratory Rehabilitation Program A Systematic Overview CHEST 1997, 111:1077 – 1088
142. Donald A. Mahler, MD., FCCP; David H. Weinberg, MD.; Carolyn K. Wells, MPH,; and Alvan R. Feinstein, MD. The Measurement of Dyspnea contents, interobserver Agreement, and Physiologic Correlates of Two New Clinical Indexes CHEST 1984, 85(6) 751 – 758
143. Donald A Mahler, MD. FCCP.; and Carolyn K. Wells, MPH Evaluation of Clinical Methods for Rating Dyspnea CHEST 1988, 93(3) 580 – 586
144. Percoval A. Punzal, MD.; Andrew L. Riew, MD., FCCP; Robert M. Kaplan, PHD.; and Lela M. Prewitt Maximum Intensity Exercise Training in Patients eith Chronic Obstructive Pulmonary Disease CHEST 1991, 100(3) 618 – 623
145. Rik A. A. Gosselink, Robert C. Wagenaar, Hans Rijswijk, Anthony J. Sargeant, and Marc L. A. Decramer Diaphragmatic Breathing Reduces Efficiency of Breathing in Patients with Chronic Obstructive Pulmonary Disease Am J Respir Crit Care Med 1995, 151 1136 – 1142
146. Mitchell B. Horowitz, MD, PHD; Benjamin Littenberg, MD; and Donald A. Mahler, MD. Dyspnea Ratings for Prescribing Exercise Intensity in Patients With COPD. CHEST 1996, 109(5):1169 – 1168
147. 万选才,杨天祝,徐承焘主编.现代神经生物学.北京医科大学中国协和医科大学联合出版社,1999.1
148. 韩济生主编.神经科学纲要.北京医科大学中国协和医科大学联合出版社,1993
149. 吕国蔚.脊髓的感觉机制.人民卫生出版社,1997
150. L.梅尔扎克,P.D.沃尔著,王兆鳞等译.疼痛的挑战,陕西科技出版社,1990
151. 吕国蔚.痛觉过敏的中枢敏感化机制及其分子学基础.中国疼痛医学杂志,1996,2(2)
152. Gary M, Yarkony: Spinal cord Injury Medical Management and Rehabilitaion. By Aspen Publishers., Inc, 1994
153. 赵俊、张立生主编.疼痛治疗学.华夏出版社,1994
154. Grabois, M, et al: Chronic Pain Syndromes: Evaluation and Treatmient. In: Physical Medicine and Rehabilitation (ed) Braddom R. WB Saunders, Philadelphia, 1996
155. R Melzack: The McGill Pain Questionnaire: major porperties and scoring methods. Pain, 1975, 1:277
156. R. Melzack and John D. Loeser: phantom Body Pain in Paraplegics: evidences for a central "pattern generating mechanism" for pain. Pain, 1987, 4, 195
157. 戴红等.关于脊髓损伤后的中枢性疼痛的发生机制.中国康复医学杂志,13(3),1998
158. 戴红等.陈旧性脊髓损伤的中枢痛中自发痛的特性及可能的发生机制.现代康复,3(6),(7),1999
159. Braddom R L. Physical Medicine & Rehabilitation. Philadelphia, Saunders, 1996, 421, 813, 844 – 846, 876 – 878, 886
160. 程显声主编.肺动脉栓塞文集.第一版.北京:人民卫生出版社,2002,8 – 52
161. 王乐民主编.肺栓塞与深静脉血栓形成.北京:人民卫生出版社,2001,39 – 112
162. 徐俊堂,胡大一,丛玉龙编著.心血管血栓的溶栓与抗凝疗法.北京:人民卫生出版社,2000,135 – 163
163. 汪钟,郑植荃主编.现代血栓病学.北京:北京医科大学中国协和医科大学联合出版社,1997,340 – 354

164. Dalen JE, Heffakee CI, et al.Pulmonary embolism, hemorrbage and pulmonary infarctionN Engl J Med, 1997, 296:1431-1460
165. Hull RD, Raskob GE, et al.Continuous intravenous heparin compared with intermittent subcutaneous heparin in the initial treatment of proximalvein thrombosisN Engl J Med, 1998, 315:1109-1114
166. Giuntini G, Ricco GD, Marini G, et al.Epidemiology of pulmonary embolism.Chest, 1995, 107(sup):35-95
167. Kosjerina-Ostric V, Kosjerina Z, Sekerovic M, et al.Pulmonary thromboembolism as a cause of death.Eur Respir J, 1998, 12(Suppl 28):5S
168. 刘忠厚主编.骨质疏松学.第一版.北京:科学出版社,1998,662-679
169. 陈敏章主编.中华内科学.第一版.北京:人民卫生出版社,1999,3930-3947
170. 沈鼎烈主编.临床癫痫学.第一版.上海:上海科学技术出版社,1994

图书在版编目(CIP)数据

临床康复学/关骅主编. —北京:华夏出版社,2005.1(2022.9 重印)
北京市高等教育精品教材建设立项项目
ISBN 978 – 7 – 5080 – 3621 – 2

Ⅰ. 临…　Ⅱ. 关…　Ⅲ. 康复医学 – 高等学校 – 教材　Ⅳ. R49

中国版本图书馆 CIP 数据核字(2004)第 129155 号

临床康复学
关　骅　主编

出版发行	华夏出版社
	(北京市东直门外香河园北里 4 号　邮编:100028　电话:64663331 转)
经　　销	新华书店
印　　刷	三河市少明印务有限公司
装　　订	三河市少明印务有限公司
开　　本	889×1194　1/16 开
印　　张	30.25
字　　数	685 千字
版　　次	2005 年 1 月北京第 1 版 2022 年 9 月北京第 12 次印刷
定　　价	60.00 元

本版图书凡有印刷、装订错误,可及时向我社发行部调换。